U0917230

眼科常见病
诊断与处理

■主编 张伦占 杨艳艳 李 梅 陈世娟
贾 平 郑会娟 汤淼淼 刘 芳

上海科学技术文献出版社
Shanghai Scientific and Technological Literature Press

图书在版编目（CIP）数据

眼科常见病诊断与处理 / 张伦占等主编. -- 上海：上海科学技术文献出版社，2024. -- ISBN 978-7-5439-9211-5
Ⅰ. R771
中国国家版本馆CIP数据核字第2024NY2664号

组稿编辑：张　树
责任编辑：王　珺　黄婉清
封面设计：宗　宁

眼科常见病诊断与处理
YANKE CHANGJIANBING ZHENDUAN YU CHULI
主　　编：张伦占　杨艳艳　李　梅　陈世娟
　　　　　贾　平　郑会娟　汤淼淼　刘　芳
出版发行：上海科学技术文献出版社
地　　址：上海市长乐路746号
邮政编码：200040
经　　销：全国新华书店
印　　刷：山东麦德森文化传媒有限公司
开　　本：787mm×1092mm 1/16
印　　张：21.75
字　　数：557 千字
版　　次：2024年8月第1版　2024年8月第1次印刷
书　　号：ISBN 978-7-5439-9211-5
定　　价：200.00 元

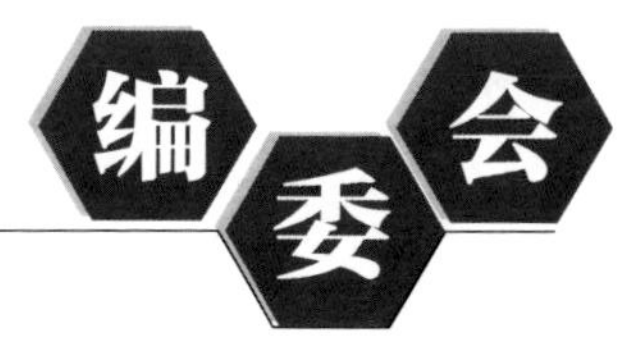

主　编

张伦占　杨艳艳　李　梅　陈世娟

贾　平　郑会娟　汤淼淼　刘　芳

副主编

吴国庆　雷　磊　唐　恺　赵爱云

雷城娟　叶　峻

编　委（按姓氏笔画排序）

叶　峻（浙江省龙游县人民医院）

刘　芳（山东第一医科大学附属青岛眼科医院）

汤淼淼（山东颐养健康集团新泰协庄医院）

李　梅（山东省枣庄市爱尔眼科医院）

杨艳艳（聊城市人民医院）

吴国庆（潍坊潍城正大光明眼科医院）

张伦占（泰安光明爱尔眼科医院）

陈世娟（莒县中医医院）

郑会娟（山东省庆云县人民医院）

赵爱云（东明县人民医院）

贾　平（烟台业达医院）

唐　恺（中国人民解放军陆军第八十集团军医院）

雷　磊（四川现代医院）

雷城娟（溧阳市人民医院）

前言
FOREWORD

眼科学是一门临床医学学科，其任务是研究视觉器官疾病的发生、发展和转归以及预防、诊断和治疗。随着医学的迅速发展、知识的更新和新疾病的发现，医学领域空前繁荣，越来越多原本悬而未决的问题得到了解决，其中，眼科学作为临床医学中发展较快的一个分支，其“知识爆炸”的特点尤为突出。面临不断涌现的新理论、新知识、新技术和新疗法，眼科医师自身的知识更新将成为学科发展的关键。因此，编写一本既涵盖基本理论知识和基本技能，又反映当代眼科进展的眼科书籍十分有必要。基于这样的考虑，我们特组织经验丰富的眼科医务人员编写了《眼科常见病诊断与处理》一书。

本书立足于临床，从实用的角度出发，首先简要介绍了眼科检查法，包括眼部常见症状与体征、眼部功能检查及眼部形态检查；然后重点论述了眼眶疾病、眼睑疾病、泪器疾病、结膜疾病等眼科常见疾病的病因病理、临床表现、检查方法、鉴别诊断和治疗手段等内容。本书将最新的眼科学领域进展与医务人员的临床经验相结合，内容全面系统、条理清楚、科学实用，具有较强的可读性和可操作性，对于规范眼科疾病检查和治疗、提高疾病治愈率具有重要的指导作用。本书有助于眼科专业人员掌握最新的理论知识和操作技术，不仅适合临床眼科医务人员参考使用，也可作为眼视光专业学生的参考用书。

虽然编者在编写过程中做出了很多努力，但鉴于眼科学知识繁杂、更新速度快，书中难免存在疏漏与不足，诚请各位读者提出宝贵意见，以便修正。

《眼科常见病诊断与处理》编委会

2024 年 6 月

目录
CONTENTS

第一章 眼科检查法

第一节 眼部常见症状与体征

一、视功能障碍

视功能障碍包括远方视力、近方视力、视野、色觉、立体觉、同时知觉、融像、对比敏感度等功能异常。

(一)视力障碍

1.突然视力下降无眼痛

见于视网膜动脉或静脉阻塞、缺血性视神经病变、视网膜脱离、玻璃体积血、视神经炎。

2.逐渐视力下降

屈光不正、白内障、慢性视网膜疾病、开角型青光眼。

3.突然视力下降合并眼痛

见于葡萄膜炎、急性闭角型青光眼、角膜炎症、水肿。

4.视力下降而眼底正常者

见于球后视神经炎、中毒性或肿瘤所致的神经病变、视锥细胞变性、视杆细胞性全色盲、癔症、弱视。

5.一过性视力下降或丧失

常见于视盘水肿、一过性缺血、椎基底动脉供血不足、精神刺激性黑矇、直立性低血压、视网膜中央动脉痉挛、过度疲劳、偏头痛、癔症等。

(二)色觉异常

常见于色弱、色盲、某些后天眼病,如烟酒中毒、药物中毒、视神经病、颅脑损伤。

(三)夜盲

常见于视网膜发育不良、视网膜色素变性、周边视网膜病变、白点状视网膜变性;青光眼、虹膜后粘连、屈光间质周边部混浊、瞳孔缩小、维生素 A 缺乏、肝病等。

(四)昼盲

常见于黄斑变性、全色盲;角膜中心区白斑、晶状体中心区混浊、瞳孔散大、黄斑病变、轴性视神经炎等。

(五)视野缺损

1.中心暗点

常见于中心性视网膜脉络膜病变、黄斑变性或黄斑裂孔等黄斑部病变、视神经炎及球后视神经炎。

2.旁中心暗点

常见于青光眼的早期损害。

3.弓形暗点

常见于青光眼、前部缺血性视神经病变。

4.环形暗点

常见于青光眼、视网膜色素变性等。

5.象限性缺损

常见于视交叉以上损害、前部视神经缺血性病变等。

6.偏盲性视野缺损

常见于视束及视皮层病变。

7.生理盲点扩大

常见于视盘水肿、青光眼、高度近视、视盘旁大的近视弧、视盘缺损、视盘有髓神经纤维、视盘黑色素瘤、视盘视网膜炎、视盘血管炎。

8.向心性视野缩小

常见于视网膜色素变性、球后视神经炎、视神经萎缩、中毒性视网膜病变、晚期青光眼、癔症等。

(六)视物变形

常见于:①中心性浆液性和渗出性视网膜脉络膜病变、黄斑水肿;②视网膜脱离;③视网膜血管瘤、视网膜脉络膜肿瘤;④视网膜出血、老年性黄斑变性、黄斑囊样水肿;⑤视网膜寄生虫。

(七)闪光视觉

常见于玻璃体后脱离、视网膜脱离、视网膜脉络膜炎、眼球外伤、玻璃体混浊、一过性视网膜供血不足、颅脑外伤。

(八)视疲劳

常见于远视、近视、散光、斜视、调节/集合异常、精神心理不稳定因素。

(九)立体视觉异常

常见于斜视、弱视、单眼抑制、视差角异常、异常视网膜对应等。

(十)对比敏感度异常

常见于屈光间质异常、弱视、视网膜及视神经系统病变。

二、眼分泌物

常见于细菌性、病毒感染性结膜炎,角膜炎,眼外伤,物理化学刺激,过敏反应,营养缺乏,寄生虫感染等。

三、眼球疼痛

常见于青光眼、角膜炎、急性结膜炎、眼球筋膜炎、巩膜炎、眼外伤、隐斜、视疲劳、神经性眼痛、屈光性眼痛。

四、流泪

(一)流泪

常见于结膜炎、角膜炎、虹膜睫状体炎以及泪腺疾病，如泪腺炎、泪腺肿瘤、Mikulicz 综合征、三叉神经受刺激、面神经、交感神经、味觉反射受刺激、精神性流泪、鳄鱼泪、眼表异物、药物及化学毒剂刺激。

(二)溢泪

常见于泪道狭窄或阻塞、下睑外翻、鼻息肉、鼻中隔偏曲、泪道排出系统的生理功能障碍等。

五、眼球充血

包括结膜充血、睫状充血、混合充血，结膜充血和睫状充血的鉴别如表 1-1 所示。

表 1-1　结膜充血与睫状充血的鉴别

	结膜充血	睫状充血
颜色	鲜红	暗红
显著部位	近穹隆部	近角膜缘
推动球结膜	血管随之移动	血管不移动
视力	正常	多有减退
血管分支	清晰	不清晰
血管形态	粗大、弯曲(树枝状)	微细直行(隐约呈毛刷状)
睫状体压痛	无	有
血管来源	结膜后动脉	睫状前动脉
血管层次	位于眼表	位于结膜下深层
分泌物	有	无
常见疾病	结膜炎症	结膜炎、虹膜睫状体炎、巩膜炎、青光眼
对肾上腺素的反应	充血消失	充血不消失

六、角膜混浊

常见于角膜水肿和浸润、溃疡、角膜新生血管、角膜表面组织增殖、炎症、外伤、变性及营养不良(角膜变性、角膜软化症、凯-弗环、带状角膜变性、颗粒状、斑状及格子状角膜营养不良)、薄翳、瘢痕、白斑、角膜内皮功能失代偿、角膜葡萄肿等。角膜活动性病变与陈旧性混浊的鉴别如表 1-2 所示。

七、瞳孔变形

常见于青光眼、先天性虹膜缺损、先天性虹膜炎、先天性永存瞳孔膜、瞳孔异位、多瞳症、虹膜萎缩、虹膜后粘连、外伤性虹膜根部离断、外伤性散瞳、虹膜脱出等。

八、白瞳征

常见于白内障、视网膜母细胞瘤、眼内炎、Coats 病、永存原始玻璃体增生症、眼内寄生虫、早产儿视网膜病变、瞳孔区机化组织膜、视网膜全脱离等。

表 1-2　角膜活动性病变与陈旧性混浊的鉴别

	活动性病变	陈旧性混浊
病变的境界	模糊、不清楚	边界清楚
病变的表面	表面粗糙，无光泽	表面不粗糙，有光泽
刺激症状	+	−
睫状充血	+	−
荧光素角膜染色	着色	不着色
病变范围	不稳定(多变)	相对稳定

九、视网膜出血

主要有视网膜浅层出血、视网膜前出血、视网膜深层出血、玻璃体积血、视网膜色素上皮下出血，可为点状、片状、多形性。应进一步检查出血原因，包括眼外伤、糖尿病、高血压、动脉硬化、血液病等。

十、脉络膜新生血管

常见于老年性黄斑变性、眼底血管样条纹、病理性近视、Stargardt 病、Best 病及其他视网膜变性疾病、中心性渗出性视网膜病变、炎症、肿瘤、外伤等。

（贾　平）

第二节　眼部功能检查

一、视力检查

视力分为中心视力与周边视力，周边视力又称视野。中心视力分为远视力与近视力，是形觉的主要标志，视力是分辨二维物体形状大小的能力，中心视力反映视网膜黄斑中心凹处的视觉敏感度。视力表是检查中心视力的重要工具。

(一)视力表原理

视力表是根据视角原理设计的。沿用天文学方面的提议，人眼能分辨出两点间最小距离的视角是 1 分(1′)角，视力是根据视角算出来的。视力是视角的倒数，视角为 1′时，则视力＝1/1′＝1.0；如视角为 5′时，则视力为 1/5′＝0.2。目前常用的是国际标准视力表及 ETDRS 视力表。

国际标准视力表上 1.0 行的 E 字符号，在 5 m 处，每一笔画的宽度和笔画间隙的宽度各相当于 1′角。正确认清这一行，即具有 1. 0 的视力。有些视力表不采用小数记录而是采用分数记录。其将视力表置于 6 m 或 20 ft(lft＝0.304 8 m)处，将视力记录为 6/6、6/12、6/30、6/60 或 20/20、20/40、20/200 等，也可换算成小数。除字母外，视力表的 E 字图形也可用有缺口的环形符号、黑白相间的条纹和简单易识的图形代替。

实际上,真正测量远方视力的距离是 5 m 以上,因为 5 m 以外的发散光线进入瞳孔时方可近似地视为平行光线。

视力计算公式为 V=d/D,V 为视力,d 为实际看见某视标的距离,D 为正常眼应当看见该视标的距离。

对数视力表:有些视力表视标增进率与视角增进率不一致。如视标 0.1 行比 0.2 行大 1 倍,而视标 0.9 行比 1.0 行仅大 1/9。对数视力表,视标阶梯按视角递增,两行视标视角差异大小为 1.26。采用 5 分记录法。国外的 LogMAR 视力表采用对数法进行视标等级的分级。美国糖尿病视网膜病变早期治疗研究(ETDRS)组采用的视力检查法是目前国外临床试验的标准方法,采用对数视力表,视标增率为 1.26,每隔 3 行视角增加 1 倍,如小数记录行 1.0、0.5、0.25、0.126。该视力表共 14 行,每行 5 个字母,检查距离 4 m,识别 1 字为 1 分。全部识别为 100 分,相当于视力 2. 0。如能正确读出≥20 个字母(视力>0.2 时),记分+30 分;视力<0.2 时,1 m 处检查,记分为 4 m 时正确读出的字母数+在 1 m 处正确读出的字母数。在 1 m 处不能正确读出字母记录:光感或无光感。

视标的种类:E 视力表、英文字母或阿拉伯数字、C 视力表、儿童用的简单图形视标。

另外,视力表应该防止被检查者背诵或默记下来。可选择转盘式、投影式、荧光屏式。为适应流行病学调查需要,也可应用便携式视力表。视标虽种类繁多,但存在统一的标准化问题。

(二)视力测定法

测量视力应分别于左、右眼进行,惯例是先右后左,测量时可遮盖对侧眼,但不要压迫眼球。

1.远视力检查

标准的照明,受检者距视力表 5 m,并且安置的高度应使视标与受检眼等高。由上而下指出视力表的字符,受检者能正确认清的那一行的标志数字为受检者的视力。如果最低视力行字符(0.1)仍不能辨别,应嘱受检者逐步向视力表走近,直到认清为止。以实际距离计算,如辨认清楚最大视标(相当于 0.1)时的距离为 4 m 时,则测算出视力为:0.1×4/5=0.08。如受检者已戴眼镜,应检查和记录裸眼视力及戴眼镜矫正视力。如走到距视力表 1 m 处不能分辨 0.1 的视标,则查数指。嘱受检者背光而立,检查者伸出不同数目的手指,记录距离,如"数指/15 cm"。如距眼 5 cm 处仍不能正确数指,则查手动,在受检眼的眼前摆动检查者的手,记录能正确判断手动的距离,如"手动/10 cm"。

受检者如不能正确判断手动,则检查光感。于暗室内用检眼镜或手电照射受检眼,请受检者判断眼前是否有光亮,如判断正确,则记录"光感/距离",否则,为"无光感"。检查时将对侧眼严密遮盖,还需检查光源定位能力。受检眼注视前方,将光源放在受检眼前 1 m 处的上、下、左、右、左上、左下、右上、右下 8 个方位,检测受检眼能否判定光源方向,记录各方位光定位能力。

儿童视力检查:新生儿追随光源,浏览周围目标;3 个月双眼集合注视手指,遮健眼时患儿试图躲避。

视动性眼球震颤:将黑白条栅测试滚动柱置于婴儿眼前。在转动滚动柱时,双眼先是随着测试柱顺向转动,随之骤然逆向转动,逐渐将测试柱条栅变窄,直至被检者不产生视动性眼球震颤为止,可评估视力。视觉诱发电位也可客观地估测儿童视功能。

防止背诵视力表很有体检意义,防止背诵视力表者的伪视力。

2.近视力检查

应用标准视力表,在充足照明下,放在一定的距离处检查,如视力很差,可改变距离,直至获得最佳测量结果时,记录视力同时,记录实测距离。

3.婴幼儿视力检查

婴幼儿难以合作,检查视力应与行为判断相结合。如其眼对光源或玩具、食品、饮料的注视、追随运动以及交替遮眼反应,如遮盖患儿一侧眼时,其表现如常,遮盖另一眼时则表现拒绝,试图避开遮盖,则表明拒绝遮盖一侧视力较对侧良好。另外,透照瞳孔时有无红光反应,可观察屈光间质透明度及眼底状况。客观检查婴幼儿视功能还可利用"视动性眼震"和"优选注视法"。"优选注视法"应用两个图形为均匀灰色图像和黑白相间的条纹图形同时出现在受检者前方两侧,如受检儿童能看清条纹,就可能更多地注视条纹图像而很少注视灰色图像;如视力差,则只对低空间频率条纹有反应,对高空间频率条纹无兴趣;如视力较好,则对高空间频率条纹图像也可能有兴趣。这样,根据是否有优先注视条纹图像的反应,判断婴幼儿的视力。也可在婴儿建立起视标形状(或食品)认识的能力后,通过其行为表现定量测量不会指示视标者的视力。

视力测量应纳入眼科初级卫生保健内容。视力表应进入学校、幼儿园、进入千家万户。使每个家庭随时测量其家庭成员的视力变化。

二、对比敏感度

对比敏感度是检测视觉功能的指标之一,是在不同明暗背影下分辨视标的能力。将不同空间频率(即在一定视角内黑白相间的条纹数目不同)作为横坐标;将条纹与背景之间灰度的对比度作为纵坐标,测定不同条件下的分辨能力,可标记为不同的点,不同点连成对比敏感度曲线。某些眼病虽然中心视力正常,其对比敏感度已出现异常,有助于诊断和鉴别诊断。

三、暗适应

暗适应检查可以反映在暗弱条件下的视功能。

从明处进入暗处时,开始对周围物体辨认不清,以后逐渐看清暗处,视觉敏感度逐渐增加,最后达到最佳状态,称为暗适应。测定暗适应能力可以绘出暗适应曲线。正常人最初5分钟暗适应能力提高很快,以后逐渐减慢,8～15分钟再次加快,15分钟后又减慢,到50～60分钟时为稳定的最高度。在5～8分钟时曲线有一个转折点,为视锥细胞暗适应过程结束,此后是视杆细胞的暗适应功能。暗适应检查可以对夜盲这一主要症状进行量化评定,用于诊断和观察各种夜盲性疾病,诸如视网膜色素变性、维生素A缺乏症、先天性遗传性夜盲症等。方法如下。

(一)对比法

受检者和暗适应功能正常的检查者同时进入暗室,假定检查者暗适应能力正常,在相同距离和条件下分别记录两者在暗室内可辨认周围物体需要的时间的异同,判断受检者的暗适应功能。

(二)暗适应仪

常用的有 Hartinger 适应计、Goldmann-Weeker 适应计以及与计算机相连的暗适应计等,它们能定量地控制昏暗程度，即视觉环境的昏暗程度，测定并记录下视觉敏感度以及时间，绘出被检者的暗适应曲线。

四、色觉

色觉是对不同波长光线成分的感知检查功能。色觉正常对从事交通运输、美术、医学、化工等工作十分重要。色觉检查是就业、入学、服兵役等体检的必需项目。色觉异常包括先天性和后天性。先天性色觉异常者生来辨色力差，并可能遗传给后代。后天性色觉异常为获得性色觉异常，与某些眼病、精神异常、颅脑病变、全身疾病及中毒有关，一般不遗传。色觉障碍按其程度可分为色盲和色弱。色盲中最常见的为红绿色盲，也有全色盲者。色盲检查常用下述方法。

（一）假同色图

假同色图又称色盲本。在同一色彩图中既有相同亮度、不同颜色的斑点组成的图，也有相同颜色、不同亮度的斑点组成的图。正常人根据颜色分辨，色盲者只能以明暗来判断故而作出错误的回答。检查在自然白色光线下进行，取 0.5 m 距离，应在 5 秒内辨认正确者为正常，时间延长者为色弱。完全不能分辨者为色盲。

（二）色向排列法

在固定照明条件下，令受检者将许多形状与大小一致但不同颜色的有色物品依次排列，将颜色最接近的物体排列在一起，根据其排列是否正常判断色觉障碍程度与类型。通常应用 FM-100 色彩试验或 DY5 色盘试验。

（三）色觉镜

利用红光与绿光适当混合形成黄光，即原色混合形成的原理，令受检者调配红光与绿光的比例，以判断色觉障碍的类型与程度。

NagelⅠ色盲镜被认为是诊断先天性红—绿色觉异常的金标准，基于 Rayleigh 匹配，用红色光和绿色光去匹配黄色光。区别正常人和红-绿色觉异常者，判断异常的具体类型及程度。NanelⅡ色盲镜包含了蓝色和绿色匹配蓝绿色，检测蓝色觉异常。

五、立体视觉

立体视觉是感受三维视觉空间，感知深度的能力。立体视觉以双眼单视为基础。其形成是由于两眼在观察一个三维物体时，由于两眼球之间存在距离，故而存在视差角，物体在两眼视网膜上的成像存在相似性及一定的差异，形成双眼视差。视中枢融像时，双眼水平视差信息形成了我们感知物体的三维形状及该物体与人眼的距离或视野中两个物体相对关系的深度知觉。许多职业如驾驶交通工具、绘画雕塑、建筑业、机械精细加工、电子等高科技作业要求良好的立体视觉。

检查立体视觉可应用同视机、立体视觉检查图或计算机立体视觉检测系统。立体视觉锐度的正常值≤60 弧秒。

以双眼单视为基础。外界物体在双眼视网膜相应部位成像，经过视觉中枢融合成为立体的单一物像，称为双眼单视。用障碍阅读法、同视机法、随机点立体图、Worth 四点试验、Bagolini 线状镜等检查。

同视机法使用画片检查三级功能：①同视机法画片检查主观斜视角和客观斜视角，两者相差

5°以上为异常视网膜对应。②融合画片为一对画片，两张图上有差异点称为控制点。将两个镜筒臂等量向内向外移动，至两画片不再重合为一。向内移动范围为集合，向外移动范围为分开。两者相加为融合范围。正常融合范围：集合 25°～30°，分开 4°～6°，垂直分开 2°～4°。③立体视觉画片双眼画片的相似图形有一定差异，在同视机上观察有深度感，检测视差角。

随机点立体图：有 Titmus 立体视觉图和随机表式立体视觉图（正常立体视觉锐度≤60 弧秒），用偏振光眼镜或用红绿眼镜检查。

六、视野

视野是当眼向前固视一点时，黄斑区中心凹以外视网膜感光细胞所能见到的范围，又称为“周边视力”。正常视野有两个含义：①周边视力达到一定的范围；②视野范围内各部分光敏感度正常，与视盘及大血管对应为生理盲点。

现代的视野检查标准化、自动化，而且与蓝黄色的短波视野、高通视野、运动觉视野、频闪光栅刺激的倍频视野等相结合。

（一）常用的视野检查方法

1.弧形视野计

弧形视野计为半径 33 cm 的半圆弧形板，称视野弓，内面有刻度记录角度。用以动态检查周边视野。检查时，受检眼注视中心目标，遮盖另一眼，检查者持带柄的视标沿视野弓的内侧面由周边向中央缓缓移动，直到受检者看见为止，记下视野弓所标的角度，再将视标继续向中心移动直到中心注视点为止。如在中途受检者感到某处看不见视标，应记录该处角度，继续移动视标。如果以后又重新看见视标，就再记录各处的角度。依次检查 12～16 个径线，将各径线开始看见视标的角度在视野表上连接画线，即为受检眼的视野范围。将各方向看不见视标的各点连接起来，便可显示暗点。

2.平面视野计

平面视野计为不反光的黑色绒布制成的布屏，并标记出 6 个相间 5°的同心圆和 4 条径线，常用白色视标动态检查中心视野。视屏与受检眼的距离为 1 m，用于检测中心视野里有一生理盲点，为视盘在视野屏上的投影。生理盲点为椭圆形，垂直径（7.5±2）°，横径（5.5±2）°，它的中心位于固视点颞侧 15.5°水平线下 1.5°处。完全看不见视标的暗点称为绝对暗点，虽能看见但辨别颜色困难的暗点称为相对暗点。生理暗点附近可测出大血管的暗点。所采用视标大小根据病情选择并记录。

3.Amsler 方格

共有 400 个小方格，每方格长宽均为 5 mm，线条均匀笔直，主要用于中心 10°范围的视野检查。受检者在 33 cm 距离注视小格图形的中心，回答内容包括：①线条是否扭曲；②方格大小是否相等；③方格是否清晰；④方格是否有缺失等。Amsler 方格对检查黄斑部病变有价值，简便易行。

4.Goldmann 视野计

Goldmann 视野计为投射式半球形视野计，它的视标大小、视标亮度能精确控制，半球形背景照度均匀且能校正，明显增加了视野计检查的量化性、准确性、可重复性和敏感度。

5.动态视野计检查

用不同大小的视标，从不同方位移动，记录下刚能感受到视标出现的点，光敏感度相同的点构成了某一视标检测的等视线，不同视标检测的等视线绘成了类似等高线描绘的视野地形图。速度快，但是对小的、旁中心相对暗点发现率低。

6.静态视野检查

视标位置暂时不动，逐渐增加视标刺激强度，测量受检眼视野中某一点可见光强度的阈值，称静态视野检查法又称静态阈值检查法。

7.自动视野计

应用电脑编制程序控制的静态视野计检查，对视野缺损的程度做定量分析，以光敏感度定量描述视野损害，排除了操作者主观诱导的影响。

自动视野计的检测程序主要有筛选程序（为定性和阈上值筛选）、阈值程序（为定量检测）及动态视野。根据不同疾病及受累的视野部位设计，检查的部位、刺激位点数量、光标的分布排列等。患者的中心固视点和鼻侧水平子午线上下采用密集点的方式更为必要。

评估检查结果的可靠性，自动视野计应用“扑捉实验”程序，检测每次检查的假阳性率、假阴性率和固视丢失率。应避免由于机械声响及患者习惯的影响，电脑自动视野计有比例地出现无光点刺激的机械声，若患者予以应答即为假阳性。在已建立了阈值的区域呈现一个极亮的光刺激，若患者不能应答，为假阴性。将光电随机地投射到生理盲点区时，如果回答的次数超过一定的限度，则中心固视异常。

单点定性打印，用于阈上值的检测，看见与看不见用两种不同符号。采用三种不同的符号，一种为正常的视野，另一种表示相对缺损，还有一种表示绝对缺损。

数字定量打印将每个检测位点两次检测所得的实际敏感度，以分贝值在相应的位置上打印出来，两次数值相同只打印出一个数字，不同则在一旁的括号中表明。这种打印可量化表示视野缺损的程度。

按照视野检测的每一个位点的敏感度结果以不同的灰阶来表示分贝值，绘出灰度图。分贝值越大则灰度越小，分贝值越小则灰度越深，提供一个更直观的表示方法。

有的电脑视野计中还设计有以 X 轴和 Y 轴、Z 轴分别表示横向、纵向、垂直向敏感度的检查结果，为三维立体图。

视野概率图可直观地分析检查结果，整个视野的正常变异是恒定的；每一个位点的正常反应遵循正态分布。计算实测值与估计正常值的差值后，用方差分析，缺损的可能性用符号深浅表示。

（二）视野检查的影响因素

（1）受试者：精神因素、视疲劳、注意力、瞳孔直径、屈光间质透明度、眼睑、鼻部等。

（2）仪器差异、系统误差、背景光、视标、环境因素等。

（3）不同操作者的差异。

（三）正常视野

正常人动态视野的平均值约为上方 56°、下方 74°、鼻侧 65°、颞侧 90°。生理盲点的中心在注视点颞侧 15.5°，其垂直径为 7.5°，横径为 5.5°。生理盲点的上、下缘均可见到狭窄的视盘附近大血管投影暗点。

（四）视野计的设计及检查方法

（1）早期为手动的中心平面视野计和周边弓形视野计后来以 Goldmann 半球形视野计的产生为标志，仍属于手工操作的动态视野计，建立了严格的背景光和刺激光的亮度标准，为定量检查提供了标准;自动视野计利用计算机控制的静态定量视野检查。

(2)视野检查的种类:分为动态视野检查及静态视野检查。①动态视野检查:用不同大小的视标,从不同方位移动,记录下刚能感受到视标出现的点,光敏感度相同的点构成了某一视标检测的等视线,不同视标检测的等视线绘成了类似等高线描绘的视野地形图。速度快,但是对小的、旁中心相对暗点发现率低。②静态视野检查:在视屏的各个设定点上,由弱至强增加视标亮度,刚能感受到的亮度即为该点的视网膜光敏感度或光阈值。

七、视觉电生理检查

包括视网膜电图、眼电图和视觉诱发电位。视网膜组织结构与相应的电生理检查如表1-3所示。

表1-3　视网膜组织结构与相应的电生理检查

电生理检查	视网膜组织结构
色素上皮	EOG
光感受器	ERG的a波
双极细胞等	ERG的b波
无长突细胞等	ERG的OPs波
神经节细胞	图形ERC
视神经	VEP和图形ERG

外界物体在视网膜成像经光电转换以神经冲动的生物电形式经由视路传导到视皮层,形成视觉。视觉电生理检查是通过视觉系统的生物电活动检测视觉功能。视觉电生理检查是一种无创性、客观性检查方法,更适用于检测不合作的幼儿、智力低下患者及诈盲者的视功能;分层定位从视网膜至视皮层的病变;选用不同的刺激与记录条件,还可反映出视网膜黄斑部位中心凹的局部病变。

(一)眼电图

眼球内外存在着电位差,在不加额外刺激时,也有静息电位。眼电图是使眼球按一定的角度转动,导致电位变化,在明适应和暗适应下记录这种电位的变化,计算变化中的峰值与谷值进行的比例。眼电图主要反映视网膜色素上皮和光感受器的功能,也用于测定眼球位置及眼球运动的变化。产生眼电图的前提是感光细胞与色素上皮的接触及离子交换,眼电图异常见于视网膜色素上皮、光感受器细胞疾病、中毒性视网膜疾病等。

(二)视网膜电图

记录闪光或图形刺激视网膜后的动作电位。

1.闪光视网膜电图

由一个负相的a波和一个正相的b波组成叠加的b波上的一组小波为震荡电位(见图1-1)。

(1)a波和b波均下降:反映视网膜内层和外层均有损害,见于视网膜色素变性、脉络膜视网膜炎、全视网膜光凝后、视网膜脱离、玻璃体积血,铁锈或铜锈症、药物中毒等。

(2)b波下降,a波正常:提示视网膜内层功能障碍,先天性静止性夜盲症Ⅱ型、视网膜劈裂症、先天性遗传性夜盲症、视网膜中央动脉或静脉阻塞等。

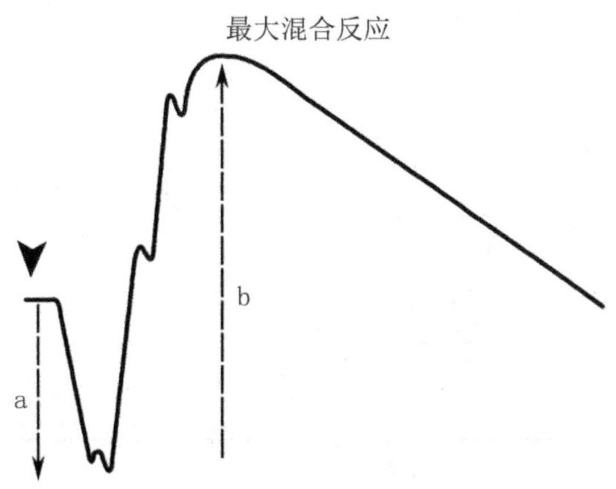

图 1-1　视网膜电图的 a 波和 b 波

(3)震荡电位波下降或消失:见于视网膜缺血状态、糖尿病性视网膜病变、视网膜中央静脉阻塞的缺血型和视网膜静脉周围炎等。

闪光视网膜电图以闪光作为刺激,主要反映神经节细胞以前的视网膜细胞的状态;图形视网膜电图以图形作为刺激,主要反映视网膜神经节细胞层的状态,二者结合起来会更加全面地反映视网膜各层细胞的功能状态。

2.多焦点视网膜电图

多焦点视网膜电图是采用伪随机的二进制 m-序列的输入,输出系统,在同一时间内对视网膜多个正六边形组成区域进行高频刺激,由体表电极记录反应,经过程序处理与分析,得到对每个刺激单元相应的局部视网膜电图信号,通过多位点曲线阵列来表达,以三维地形图显示。反映后极部的局部视网膜(25°)功能。

3.图形视网膜电图

它由 P1(P-50)的正相波和其后 N1(N-95)的负相波组成。与神经节细胞的活动密切相关,用于开角型青光眼(图形视网膜电图的改变早于图形视觉诱发电位)、黄斑病变。

(三)视觉诱发电位

视觉诱发电位是在视网膜受闪光或图形刺激后,在视皮层枕叶视觉中枢诱发出来的生物电。反映视网膜、视路、视觉中枢的功能状态。分为闪光视觉诱发电位和图形视觉诱发电位。视皮层对图形刺激较为敏感,可用于黄斑病变、视路病变、青光眼、视中枢病变诊断及客观视功能测定。

图形视觉诱发电位常用棋盘格图形翻转刺激,波形较稳定,可重复性好(见图 1-2)。闪光视觉诱发电位波形中含有 N1、P1、N2 共 3 波;图形视觉诱发电位波形中含有 N75、P100、N145 共 3 波。其中 P100 波的波峰明显、稳定,为临床常用。作用:①判断视神经、视路疾病,表现为 P100 波潜伏期延长、振幅下降;②脱髓鞘疾病的视神经炎,P100 波的振幅往往正常而潜伏期延长;③检查弱视;④判断无语言能力者的视力;⑤预测屈光介质混浊患者的术后视功能;等等。

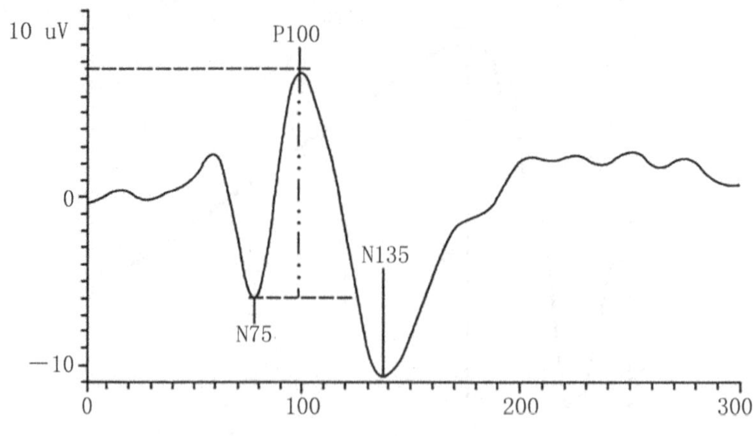

图 1-2 图形视觉诱发电位曲线

值得注意的是，不能用视觉诱发电位的测量代替视力测量，两者相差很大。

（李 梅）

第三节 眼部形态检查

一、眼附属器检查

（一）眼睑

观察局部形态及颜色，有无红肿、淤血、气肿、瘢痕或肿物，有无内翻或外翻，两侧睑裂对称情况，上睑提起及睑裂闭合程度。睫毛分布、方向、颜色及疏密程度，根部有无充血、鳞屑、脓痂或溃疡等。睫毛与角膜、结膜表面的相互位置关系。眼睑触诊则判断是否有压痛、水肿、气肿、新生物等。

（二）泪器

泪点有无外翻或闭塞，有无红肿、压痛或瘘管，有无肿胀、开口大小，有无分泌物自泪点溢出。进一步检查泪道：①荧光素钠试验，将1%～2%荧光素钠液滴入结膜囊内，2分钟后擤涕，如带绿荧光素颜色，这表示泪道可通过泪液；②泪道冲洗，向下泪小点注入生理盐水，有水流入口/鼻或咽部，表示泪道可通过泪液；③X线碘油造影或超声检查，了解泪道堵塞的部位及泪囊大小；④眼干燥症的检查，采用泪液分泌试验或通过测量泪膜破裂时间帮助诊断。

1.泪液分泌试验

泪液分泌试验是将Whatman41号滤纸切成5 mm×35 mm的细条，将一端折弯5 mm，并置于下睑内侧1/3结膜囊内，其余部分于眼睑皮肤表面，轻闭双眼，5分钟后测量滤纸被泪水浸湿的长度，如果检查前点表面麻醉药，泪液分泌试验主要评价副泪腺的功能，短于5 mm为分泌不足；如果检查前不点表面麻醉药，主要评价泪腺的功能，短于10 mm为分泌不足。

2.泪膜破裂时间

将受检者头部安放在裂隙灯颏架上，便额部紧贴颏架，透过钴蓝滤光片观察。在下结膜囊滴

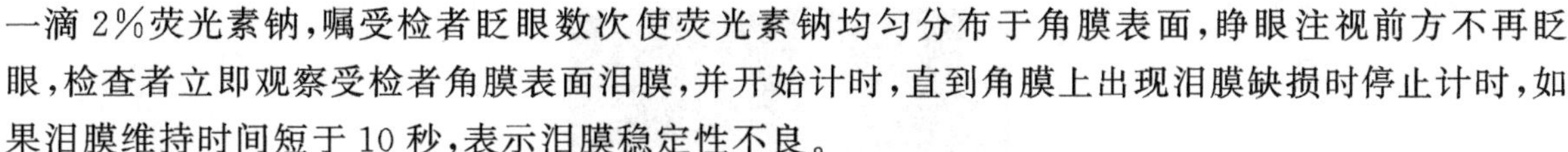

一滴2%荧光素钠,嘱受检者眨眼数次使荧光素钠均匀分布于角膜表面,睁眼注视前方不再眨眼,检查者立即观察受检者角膜表面泪膜,并开始计时,直到角膜上出现泪膜缺损时停止计时,如果泪膜维持时间短于10秒,表示泪膜稳定性不良。

(三)结膜

依次检查上下睑结膜、上下穹隆部结膜内外眦部,充血、出血、水肿、乳头肥大、滤泡增生、溃疡瘢痕、下睑分开,让受检者向各方向转动眼球。将眼睑向上下翻转,检查睑结膜颜色、有无睑球粘连、异物、色素沉着或新生物。将上下睑分开,让受检者向各方向转动眼球。

(四)眼球位置及运动

注意眼球位置、眼球大小、眼球前后位置有无突出或内陷,观察眼球运动,嘱受检者向左、右、上、下及右下、右上、左下、左上各方向注视,了解眼位和运动,触诊了解眼球搏动情况。嘱受检者低头后观察眼球变化。眼球突出度可用Hertel氏突出度计进行测量,嘱受检者平视前方,将突出度计的两端接触受检者两侧眶缘凹陷处,从眼球突出度计的反光镜中读出两眼角膜顶点的切线在标尺上的位置,与此位置相应的毫米数即为每只眼球突出度数值。我国人眼球突出正常值为12~14 mm。两眼球突出度差值不超过2 mm。

(五)眼眶

观察两侧眼眶对称性、形状、大小等,触诊检查眶壁与眶缘有无压痛、隆起或缺损。

二、眼前段检查

检查眼前段常用两种方法,一种是斜照法,即一手持聚光手电筒,从侧方距眼约2 cm处斜照于检查部位,另一手可持13 D放大镜聚焦于眼前节各检查部位。包括角膜、前房、虹膜及晶状体。另一种是应用裂隙灯显微镜及其附件进行检查。

裂隙灯显微镜除升降台及附件外,主要由光路和电路构成(见图1-3)。光路由照明系统和双目显微镜两部分组成,照明系统可装有滤光片等。裂隙灯备有附件,可配压平眼压计、前房深度计、角膜内皮检查仪、照相机摄像系统和激光治疗仪,将扩大其应用范围。常用直接焦点照明法,即灯光焦点与显微镜焦点合二为一,将光线投射在眼部,仔细观察。将裂隙光线投射到透明的角膜或晶状体,形成光学切面,观察这些屈光间质的曲度、厚度、透明度及有无异物、混浊、沉着物、浸润、溃疡以及前1/3玻璃体的状态。将光线调成细小裂隙射入前房,可检查有无房水闪辉,即有无Tyndall现象。此外,还有间接照明法、后发射照明法、弥散照明法、镜面反光照明法、角巩膜缘散射照明法等多种检查。

(一)角膜

观察角膜形状、大小、曲度、透明度、有无混浊(炎症、水肿、瘢痕)、异物、溃疡、新生血管,角膜感觉异常,角膜后沉着物及光滑状态,为进一步查明角膜混浊,用2%荧光素钠滴于下穹隆部结膜囊,如果角膜上有黄绿着色,其着色区域为上皮缺损的部位、范围。检查角膜曲率及光滑度的方法包括Placido环圈映照法,观察Placido板上圆形在角膜上的映像。若正圆形为正常,规则散光者为椭圆形,不规则散光者为扭曲形。测量角膜曲率还可用角膜曲率计或者角膜地形图仪检查。检查角膜感觉的简单方法是用一无菌细棉纤维条,从受检者侧面移近并用尖端触及角膜,勿使受检者看到棉纤维条。知觉正常者出现瞬目反射。若瞬目反射迟钝,表示知觉迟钝;如知觉麻痹,则瞬目反射消失。两眼均测试,相互比较。

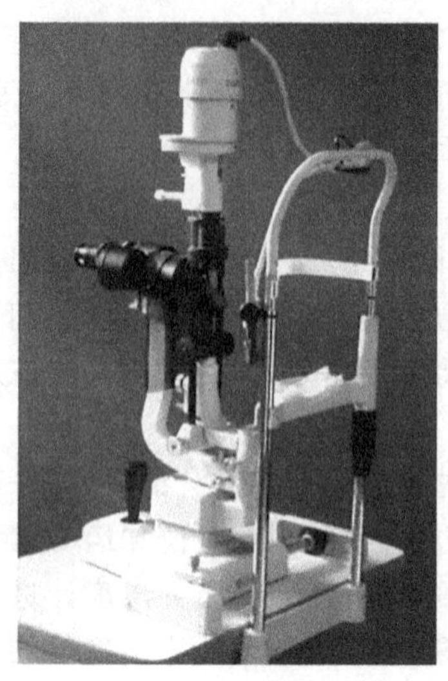

图 1-3 裂隙灯

中央角膜厚度测量，对实际眼压的判定意义重大。其方法是应用角膜测厚仪，测量中央区的角膜厚度。厚的中央角膜厚度测定的眼压较高，薄的中央角膜厚度测定的眼压较低；当应用Goldman眼压计测量眼压时，中央角膜厚度与人群平均中央角膜厚度相差10 μm，实际眼压和测定的眼压之间相差约0.05 kPa(0.5 mmHg)。中国人中央角膜厚度范围为(540±24)mm。

(二)巩膜

观察巩膜颜色，有无黄染、色素、充血、结节、葡萄肿，触诊检查压痛与形状。

(三)前房

用裂隙光在角膜缘做光学切面，判断周边前房与周边角膜厚度(cornea thickness，CT)之比，比如虹膜根部与最周边角膜后壁之间的距离相当于一个角膜厚度为1 CT；如相当于1/2角膜厚度为1/2 CT，以此类推。正常前房中央深度为3 mm。注意房水有无混浊、积血、积脓等。

1.前房角镜检查

前房角的前壁起于角膜后弹力层的末端Schwalbe线，呈白色，继之为小梁网，其外侧为巩膜静脉窦；前壁为巩膜突，白色；隐窝由睫状体带构成，呈灰黑色，后壁为虹膜根部。利用前房角镜，通过光线折射(直接房角镜)或反射(间接房角镜)观察前房各结构。判断前房角的宽窄和开闭。中华医学会眼科学分会推荐用Scheie房角宽、窄分类法，将房角分为宽、窄两型，窄角又分为4级。宽角(W)为眼处于原位即静态时，能看清房角的全部结构；窄Ⅰ(N1)静态下能看到部分睫状体带；窄Ⅱ(N2)静态下能看到巩膜突；窄Ⅲ(N3)静态下能看到前部的小梁；窄Ⅳ(N4)静态下能看到Schwalbe线，动态下则判断房角有无粘连闭合(见图1-4)。Speath认为在改变眼球位置或施加少许压力时如果能够见到后部小梁为房角开放，不能见到后部小梁为房角关闭。此外，还能观察前房角的色素、异物等。

2.小梁网色素分级

0级：小梁网无色素颗粒；Ⅰ级：细小色素颗粒附着在后部的小梁网上；Ⅱ级：前后部小梁网均有细小颗粒色素分布；Ⅲ级：密集粗糙的颗粒状、均质性黑色或棕褐色色素附着在小梁网后部，小梁网前部及Schwalbe线上也可见色素颗粒沉着；Ⅳ级：整个小梁网呈均质性黑色或棕褐色色素覆盖，在Schwalbe线、巩膜嵴及角膜内表面、睫状体带与巩膜表面上均可见色素颗粒。

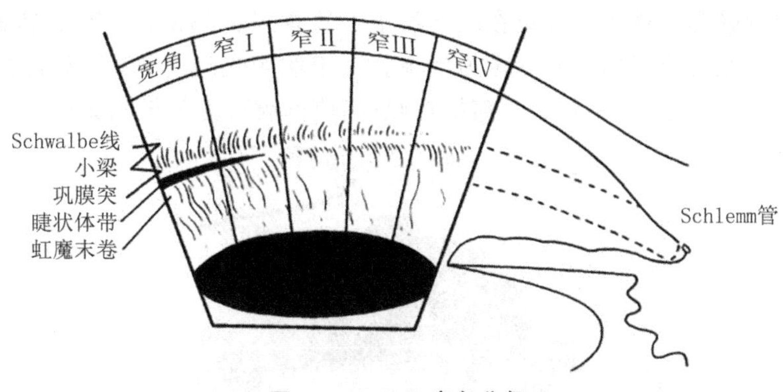

图 1-4　Scheie 房角分级

3.虹膜

观察颜色、纹理隐窝、有无新生血管、色素脱失、萎缩、结节、前后粘连、囊肿缺损、离断震颤。

4.瞳孔

观察瞳孔形状、大小、位置、双侧对称情况、边缘整齐程度及反射。正常成人瞳孔在自然光线下直径为 2.5～4 mm。直接对光反射是指在暗光照明环境中用适度光源直接照射某侧瞳孔时，该侧瞳孔缩小；间接对光反射是适度光源照射一侧瞳孔，另一侧瞳孔缩小。集合反射(近反射)是指受检者先注视一个远距离目标，然后立即注视近距离物体时，瞳孔立即缩小。

(1)阿-罗瞳孔：直接光反射消失而集合反射存在，为神经性梅毒的特有体征。

(2)相对性佳入性瞳孔障碍：即相对性传入性瞳孔反应缺陷，直接对光反射消失而间接对光反射存在，健侧直接对光反射存在而间接对光反射消失。

5.晶状体

观察晶状体透明程度、颜色、位置、形态及有无异物、有无混浊等。必要时散大瞳孔检查。

三、眼后段检查

眼后段是指眼球内位于晶状体后表面以后的部位，包括玻璃体、视网膜、脉络膜与视盘。应在暗室内检查，必要时用药物散大瞳孔，散大瞳孔前应了解病史，测量眼压，眼底检查分为直接检眼镜、间接检眼镜或裂隙灯显微镜配置前置镜或三面镜检查。

(一)检眼镜检查法

检查右眼时，检查者以右眼观察；检查左眼时，则用左眼观察。握镜以示指拨动有不同屈光度小镜片的圆盘，选取盘上的镜片，以达到看清眼底的最佳状态。先用侧照法观察眼的屈光介质有无混浊，距眼前 10～15 cm，用＋12～20 D 观察角膜与晶状体，用＋8～10 D 观察玻璃体。正常时，瞳孔区呈橘红色反光，如橘红色反光中出现混浊，嘱受检者转动眼球，其移动的方向与眼球一致，表明混浊位于移动中心前方，相反则位于移动中心后方。观察清楚视盘后再沿血管方向依次检查各象限眼底。可嘱受检者向上、下、内、外各方向转动眼球，以检查周边部位眼底，嘱患者注视检眼镜灯光有利于窥见中心凹，但由于瞳孔对光反射可使瞳孔缩小。

(二)双目间接检眼镜检查法

充分散大瞳孔后，检查者位于受检者对面或受检者的头部方位，戴上双目间接检眼镜，扣住头带，调整瞳孔距离及反射镜的位置。先用弱光照受检眼，观察在红光背景上有无混浊。之后再进行眼底检查。检查者手持物镜，将弧度小的一面向着受检眼，距该眼 5 cm，检查者的视线与目镜、物镜及受检眼的瞳孔和被检查部位在一条线上。检查周边部位、赤道部、黄斑部等尽量减少光照黄斑的时间，以免造成损伤。眼底像为倒像。由于照明光线可调，可视范围大，如辅以巩膜压迫器可看到锯齿缘，而且，可在较远距离检查眼底，使网膜可见范围加大（见图 1-5）。

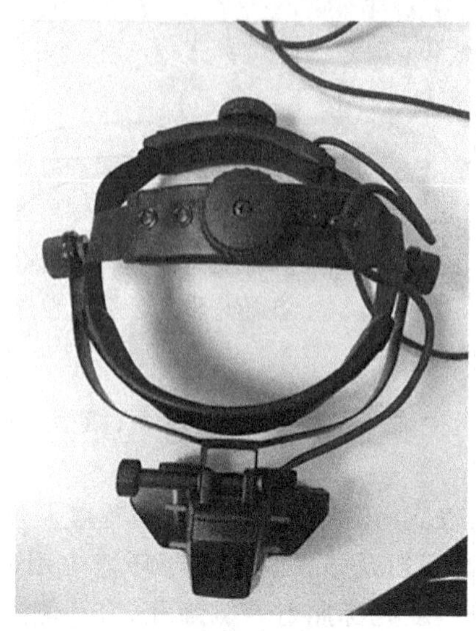

图 1-5　间接检眼镜

（三）裂隙灯显微镜配置前置镜或三面镜检查法

1.裂隙灯配置前置镜检查法

前置镜为＋90 D、＋78 D或＋60 D的双凸镜，所见眼底深径感明显，范围大，为倒像。检查者将该镜位置调整，使焦距适当、眼底影像更清晰。

2.裂隙灯配置三面镜检查法

常配置 Goldmann 三面镜，外观为圆锥形，中央为一凹面镜，锥形圆周内含三个不同倾斜角的反射镜面，分别为 75°、67°和 59°，其中央的凹面镜用于检查眼底后极部；75°镜可看到后极部到赤道部之间的区域；67°镜用于检查周边部；59°镜可看到锯齿缘、睫状体及前房角部位。通过中央所见为正面像，通过三个反射镜所见为反射像，即对面的像。检查前，先对受检眼表面麻醉。检查时，受检者取坐位，头部固定，三面镜接触眼睛的镜面要放置 1％甲基纤维素或生理盐水，角膜表面无气泡残留再进行检查。

（四）正常眼底

正常视盘呈椭圆形，浅红色，边界清楚。中央有生理性凹陷，色泽稍淡，对称。视杯直径与视盘直径之比，称杯/盘比（C/D），正常 C/D 一般小于 0.3。视网膜中央动脉颜色鲜红，静脉颜色暗红，动静脉内径比为 2∶3，视网膜透明，可见下方的色素上皮及脉络膜，黄斑部居于视盘颞侧2 个视盘直径稍偏下方，无血管，其中心有一星样反光点，称中心凹反光。黄斑周围可见一反光轮。正常玻璃体在检眼镜下是透明的，在裂隙灯显微镜下呈板层状光学切面（见图 1-6）。

四、眼压测量

眼压即眼内压是眼球内容物作用于眼球壁及内容物之间相互作用的压力。正常人眼压值为 1.3～2.8 kPa（10～21 mmHg）。眼压测量方法有指压法和眼压计测量法。

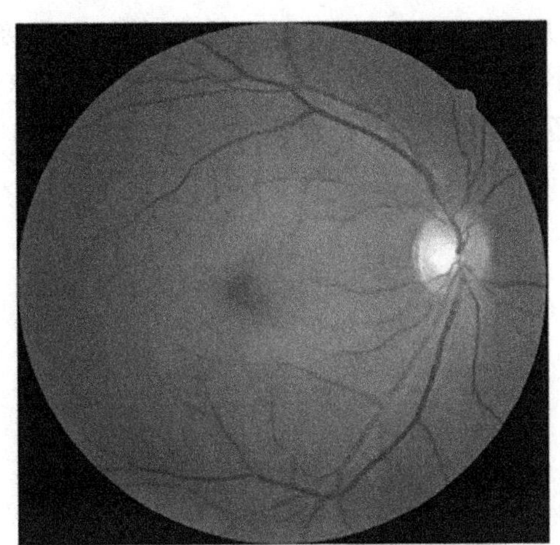

图 1-6　正常人眼底像

(一)指压法

嘱受检者两眼向下看，检查者两手示指尖放在上睑板上缘的皮肤表面，两示指交替轻压眼球，体会波动感，估计眼球的抵抗力。记录法：眼压正常为 Tn，眼压轻度升高为(T+1)，眼压中度升高为(T+2)，眼压极度升高为(T+3)；反之，则以(T−1)、(T−2)、(T−3)分别表示眼压稍低、较低和很低。

(二)眼压计测量法

应用眼压计测量眼压。分为压陷式眼压计、压平式眼压计和非接触式眼压计。

1.Schiötz 眼压计

Schiötz 眼压计属于压陷式眼压计。以一定重量的砝码通过放在角膜上的底板中轴压迫角膜中央，根据角膜被压的深度间接反映眼压，并由相连指针计量角膜被压的深度，计算眼压，使受检者仰卧直视上方，角膜切面保持水平位，滴 0.5%丁卡因 2～3 次，每分钟一次，表面麻醉显效后，嘱受检者举起左手伸出示指作为注视点，通过此注视点直视上方，角膜切面保持水平位。检查者右手持眼压计，左手拇指及示指分开受检者上下睑，不可使眼球受压。将眼压计底板放在角膜的中央，使眼压计中轴保持垂直，先用 5.5 g 砝码读指针指示的刻度，如读数小于 3，则需换 7.5 g 的砝码，再进行检查；以此类推。由刻度读数查表得出眼压的实际数字。受检者结膜囊内滴抗生素滴眼剂。应该注意：第一，眼压计使用前应先校正，使其在测试板上指针指示“零”点；第二，眼压计使用前后于受试眼接触部位应予表面消毒；第三，检查者不要人为地向受检眼加压；第四，要考虑到巩膜的硬度的影响，必要时测校正眼压。

2.Goldmann 眼压计

Goldmann 眼压计属于压平式眼压计。附装在裂隙灯显微镜上，其原理为可变的重量压平一定面积的角膜，根据所需的重量与被检测角膜面积改变之间的关系判定眼压。眼球壁硬度和角膜弯曲度对测量结果影响甚小，是目前较准确、可靠的眼压计。除裂隙灯上装配附式的压平眼压计外，还有手持式压平眼压计。手持式压平眼压计的优点是不需裂隙灯显微镜，受检者坐位、卧位均可测量。

3.非接触式眼压计

其原理是利用一种可控的空气脉冲，气流压力具有线性增加的特性，将角膜中央部恒定面积($3.6\ mm^2$)压平，借助微电脑感受角膜表面反射的光线和压平此面积所需要的时间测出眼压计数。非接触式眼压计的优点是避免了通过眼压计与受检查者直接接触引起的交叉感染,无须表面麻醉,但眼压的准确性在小于 1.1 kPa(8 mmHg)和大于 5.3 kPa(40 mmHg)者误差较大。实际上,被检查者眼部与气流还是接触(见图 1-7)。

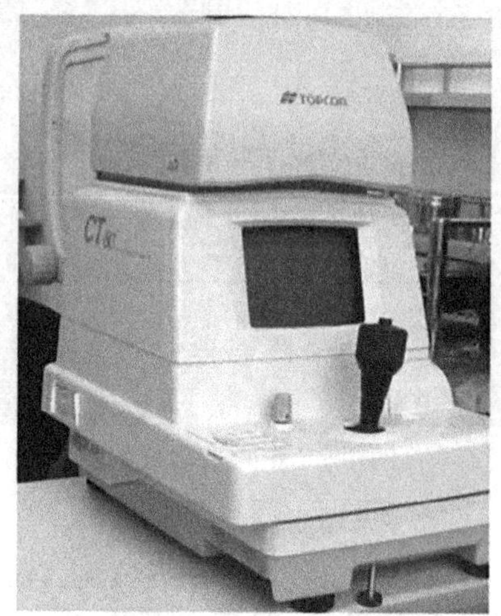

图 1-7　非接触眼压计

以上三种眼压计均受中央角膜厚度影响,注意排除影响及测量误差。

4.iCare 眼压计

原理是利用螺线管瞬时电流产生瞬时磁场。由于同极相斥原理,使探针以 0.2 m/s 的速度向角膜运动,探针撞击角膜前表面,减速,回弹,控电开关监视回弹的磁化弹针引起的螺线管电压,电子信号处理器和微传感器计算撞击角膜后的减速度,最后整合信息转换成眼压读数(0.1 秒内快速获得读数)。眼压越高,弹针撞击后的减速度增加,持续时间越短(见图 1-8)。

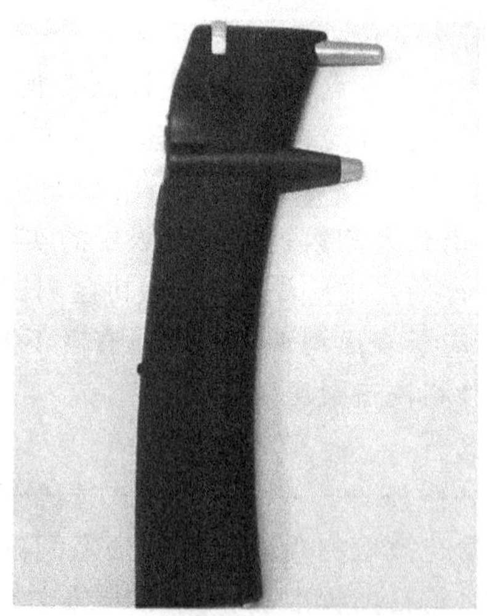

图 1-8　iCare 眼压计

5.Tono-Pen 眼压计

Tono-Pen 眼压计是一种新型压平式眼压计,类似于一支笔,重量轻,携带方便,应用范围广泛。该眼压计的作用原理是通过测压头中的传感器将外力转换为波形,故测量时可不考虑角膜上皮的影响。该眼压计的测压头接触角膜的直径仅为 1.02 mm,可自动记录并用数字显示多次眼压测量的平均值及其变异系数。

五、像差检查

像差分为球面像差、色像差、像散、彗差、畸变等。多种像差合成若干种形态，分为低阶和高阶像差，应用像差仪测量，对屈光手术、提高视觉质量意义重大。

（贾　平）

第二章

眼眶疾病

第一节 眼眶炎症

一、眶蜂窝织炎

眶蜂窝织炎为眶内软组织的急性化脓性炎症，重症可导致视力丧失、颅内蔓延或败血症而危及生命。本病是由化脓性细菌感染引起，致病菌以金黄色葡萄球菌和溶血性链球菌多见，其他细菌尚有流感杆菌、类白喉杆菌、大肠埃希菌和厌氧菌等。多由邻近组织的化脓性病灶引起，如鼻窦、眼睑、颜面、牙槽或海绵窦炎症，或脓性栓子血行感染，也可通过眼眶穿通伤直接感染或植物性异物滞留所致。

(一)临床表现

(1)起病急骤，常伴有全身症状，如发热、寒战、周身不适、食欲缺乏。外周血嗜中性粒血细胞增多。

(2)眶区疼痛，眼球触痛或眼球转动痛。

(3)眼睑红肿、血管扩张。球结膜高度充血、水肿。

(4)眼球突出和眼球运动障碍，严重者眼球突出固定。

(5)视力减退：眼底视盘水肿、视网膜出血和静脉曲张及视神经萎缩均可引起视力减退，甚至视力完全丧失。

(6)眼眶炎症沿血行或直接向周围组织结构蔓延的临床表现：海绵窦血栓形成、脑膜炎、眼内炎、坏死性巩膜炎、败血症等。

(7) 眶内脓肿：炎症局限可形成眶内脓肿，需要手术切开引流治疗。

(二)诊断

(1)典型的临床表现。

(2)超声探查见眶内脂肪密度增高，眼外肌肿大，眼球筋膜水肿，脓肿显示呈边界清楚的低回声区。

(3)CT 扫描可发现脂肪密度增高、眼睑水肿、眼环增厚、眼外肌肥大、鼻旁窦的炎症、骨膜炎等。可对眶内脓肿进行定位。

(4)血常规检查见白细胞计数增多,中性粒细胞比例增加。

(三)鉴别诊断

1.脓毒性海绵窦栓塞

脓毒性海绵窦栓塞又称急性海绵窦栓塞性静脉炎,本病起病急骤,发展迅速,头痛寒热,周身不适。眼部症状与全身症状同时出现。双眼先后发病,表现为眼睑和球结膜的高度水肿及静脉曲张、眼突出、眼球运动障碍或眼球固定,角膜、眼睑、眶上区痛觉丧失、眼底静脉曲张,视盘水肿和视力减退。海绵窦段颈内动脉交感神经丛受侵犯,发生霍纳综合征,甚至瞳孔缩小。而眶蜂窝织炎一般限于单侧,对侧的瞳孔反射及视盘均为正常。

2.眶骨炎与骨膜炎

眶缘骨炎与骨膜炎时局部红肿、疼痛、烧灼感,眼球向病变对侧移位,转动时轻度受限。脓肿形成时可见充血性肿物,有波动感。破溃后形成瘘管,经久不愈。眶中部骨炎与骨膜炎时有眼球后深部疼痛及压痛。眼球突出,并向病变对侧移位,眼球运动障碍明显。眶尖骨炎与骨膜炎时眼球后部疼痛及压迫眼球时疼痛加剧。可伴有眶上裂综合征。早期视盘水肿,晚期视神经萎缩。但与眶蜂窝织炎有时鉴别困难。

3.眼球筋膜炎

浆液性眶筋膜炎多发生于双眼,突然发生,发展较快。可有疼痛,球结膜水肿、充血,可有眼球运动障碍。化脓性眶筋膜炎时眼球疼痛、水肿、眼球突出、眼球运动障碍,均比浆液性眶筋膜炎严重。但有时与眼球筋膜炎鉴别困难。

(四)治疗原则

(1)应做细菌培养,包括血、鼻、喉腔和鼻旁窦的培养。如有脑膜刺激症状及双侧眼睑肿胀应培养脑脊液。

(2)在未查明病原体之前,应尽早使用大剂量广谱抗生素静脉滴注,全身抗生素应持续应用 2 周。

(3)待细菌培养有结果后根据药物敏感试验选择有效药物。

(4)脓肿形成后切开引流,必要时行脓腔内抗生素灌洗。

二、急性眶骨炎与眶骨膜炎

急性眶骨炎与眶骨膜炎发生于眼眶骨和骨膜的炎症。可单独发生,也可同时发生。原发性骨膜炎最多见。多由鼻旁窦的炎症,通过血管周围间隙,或较薄的眶壁直接蔓延而来。也可见于猩红热、百日咳及远处脓毒栓子患者。

(一)临床表现

根据病变所在位置的不同可有不同的临床表现。

1.眶缘骨炎与骨膜炎

(1)局部红、肿、触疼痛。

(2)眼球向病变对侧移位。

(3)脓肿形成时可扪及有波动性肿物,破溃后形成瘘管,经久不愈。

2.眶中部骨炎与骨膜炎

(1)病灶位于眶缘与眶尖之间,有深部疼痛及压痛。

(2)眼球突出,眼球运动障碍。

3.眶尖部骨炎与骨膜炎

(1)视力减退。

(2)眼球后部疼痛及压迫眼球压迫痛。

(3)可伴有眶上裂综合征、眶尖综合征及视神经受压症状。

(二)诊断

(1)主要根据病史和临床表现诊断。

(2)X线片检查多显示正常,或有鼻旁窦密度增高。CT检查显示病灶区骨膜下积液、骨膜肥厚和骨破坏征象。

(三)鉴别诊断

1.眶结核性骨膜骨髓炎

病程缓慢,多见儿童、体弱及有结核病史或结核病家族史者。表现为眶缘局部隆起的边缘不清的软性肿物,有波动感。肿物破溃,可见米汤样液体及干酪样沉淀物溢出,溢液中可查见结核杆菌。形成的瘘管经久不愈。皮肤结核菌素试验阳性。X线及CT检查可见眶骨破坏或骨硬化。组织病理检查发现干酪坏死性肉芽肿。

2.泪腺瘘管

常开口在上眼睑外上方,瘘孔周围皮肤受瘘孔流出液的刺激而发生糜烂。如有继发感染可形成脓瘘,无骨质破坏。

(四)治疗原则

(1)应用广谱抗生素治疗。

(2)对脓肿及骨膜下积液行切开引流。

(3)清除坏死骨组织、切除瘘管。

三、眼球筋膜炎

眼球筋膜后起自视神经周围,向前至角膜缘附近。筋膜炎是发生在这层膜上及其囊内的炎症。眼外肌穿过筋膜,附着于巩膜表面,所以筋膜炎可有眼肌症状。临床上比较少见。一般分为浆液性和化脓性两种。前者多伴有风湿性关节炎、结节性动脉炎、红斑狼疮、复发性多发性软骨炎等全身免疫性疾病。后者多因眼球或邻近组织的化脓性炎症,或因局部外伤感染而引起,可伴有流行性感冒、肺炎或白喉等疾病。

(一)临床表现

1.浆液性

(1)多发生于双眼。

(2)发病急,进展较快。

(3)眼部疼痛,球结膜水肿、充血。

(4)如累及眼外肌,可有眼球运动障碍,且疼痛加剧。

(5)如发生于眼球后部,可有眼睑和结膜水肿,压痛较轻,轻度眼球突出,明显的眼球运动障碍。

(6)视力一般不受影响。

(7)超声检查可发现眼球壁外弧形暗区。CT检查可见眼球壁增厚。

2.化脓性

(1)眼部疼痛、水肿、眼球突出及眼球运动障碍,均比浆液性眼球筋膜炎严重。

(2)多能查到原发化脓灶。

(3)可有视力下降。

(4)有时脓液积存于结膜下,可在眼前部结膜下看到黄白色脓点。

(5)可引起眶内脓肿或眼内炎症。

(二)诊断要点

(1)浆液性筋膜炎多为双侧,化脓性筋膜炎为单侧。

(2)发病急,进展快,眼部疼痛,结膜水肿、充血,眼球运动受限。

(3)眼部超声检查可发现眼球壁外弧形暗区。

(4)CT 检查可显示眼环增厚。

(三)鉴别诊断

眶蜂窝织炎为眶内软组织的急性化脓性炎症。其起病急骤,出现发热、寒战、周身不适等全身症状,眶区疼痛,压迫眼球或眼球转动时疼痛加重。眼睑红肿、发硬、血管曲张。球结膜高度水肿,眼球突出,眼球运动障碍,严重者眼球固定。眼底视盘水肿、视网膜出血和静脉曲张。如累及视神经可发生视力减退及视神经萎缩。

(四)治疗

1.浆液性

全身及眼部应用糖皮质激素治疗,局部应用抗生素。

2.化脓性

以广谱抗生素治疗为主。局部可行热敷及其他对症治疗,脓肿形成及时切开引流。

四、眼眶结核

眼眶结核指结核杆菌感染眶缘骨膜或眶内其他组织。分原发和继发两种。原发者结核杆菌经血运至眼眶,继发者由鼻旁窦、眼球、泪腺或泪囊的结核直接蔓延而来。本病好发于儿童和青年人,外伤常为诱因。多发生在眼眶外上和外下部位,呈慢性过程,最终由皮肤破溃,形成瘘管,久治不愈。患者一般无活动性肺结核。

(一)临床表现

(1)结核性骨膜炎多发生于儿童的眶外上缘或外下缘。局部红肿,如波及眼睑可引起上睑下垂。

(2)病程进展缓慢,可达数周或数月。

(3)扪诊可发现骨膜肥厚、压痛。眶缘不整齐,可扪及边界不清楚的软性肿物,有波动感,可形成寒性脓肿,缺乏明显的充血水肿。

(4)肿物可破溃,溢出米汤样液体及干酪样坏死物。溢液中可发现结核杆菌。破口可形成瘘管,屡愈屡破,增长大量瘢痕组织,愈合后皮肤与骨膜粘连,可引起睑外翻。

(5)成年人则可在眶内形成结核瘤,病变进展缓慢,初起有疼痛、溢泪,数月后出现眼球突出。位于眶前部的可扪及肿物,眶深部的可误认为炎性假瘤。可伴有眼球运动受限。常需要活检,以明确诊断。

(6)继发于眼球周围结构的结核,其原发病变更为明显,如泪腺肿大、泪囊炎或鼻旁窦炎。

(7)X 线或 CT 检查可见眶骨破坏或骨硬化。

(二)诊断

(1)主要根据眶部改变,骨膜增厚,寒性脓肿。

(2)有瘘管形成,溢出米泔样液体,内有结核杆菌。

(3)结核杆菌素试验阳性。

(4)CT 检查显示眶骨破坏。

(三)鉴别诊断

1.眼眶部的其他感染

一般有红、肿、热、痛等急性炎症的表现。

2.泪腺瘘管

常开口在上眼睑外上方,瘘孔周围皮肤受瘘孔排出液的刺激而发生糜烂。如有继发感染可形成脓瘘。无骨质破坏。

(四)治疗原则

(1)抗结核药物治疗。

(2)手术切除腐骨及瘘管。

五、眶真菌性炎症

眶真菌性感染指在人体抵抗力降低时,真菌引起眼眶感染。多种真菌均可侵犯眼眶,但较常见的是毛霉菌和曲霉菌。此类感染源于腭、鼻和鼻旁窦。毛霉菌感染常见于糖尿病、癌症及其他免疫功能低下的患者,病理改变为组织坏死,对眼眶组织破坏性很大;曲霉菌感染常见于健康个体,病理改变为炎性肉芽肿,病程较慢。但偶可见发生于免疫受损患者的暴发型,病理改变出现组织坏死表现。

(一)临床表现

1.可因病变的位置不同而异

眼眶前部感染时,眼球向对侧移位,并可扪及肿物,肿物与皮肤粘连。病变发生于眶后部的,出现眶尖综合征,视力减退,眼球轴性突出,眼内外肌麻痹,上睑下垂,结膜水肿,面部疼痛。

2.眼眶毛霉菌感染

常表现为眶尖综合征,引起眼外肌麻痹,眼球突出和视力下降。还可有视神经炎、视网膜炎、视网膜中央动脉和睫状动脉阻塞。患者还可能有鼻甲、鼻中隔、眼睑和面部皮肤坏死和结痂。

3.眼眶曲霉菌感染

早期无明显表现,眼球突出常为其第一特征,病变发生于眶前部者,眼睑肿胀、充血、隆起,皮下硬性肿物,不能推动,渐进性、非轴性眼球突出,眼球移位,向病变方向运动受限。累及视神经时引起视盘水肿、萎缩,视网膜静脉曲张,视力下降。少数免疫功能受损患者可引起组织坏死及眶组织脓肿。

(二)诊断

(1)临床诊断困难,炎性肉芽肿内或脓液中发现真菌菌丝及真菌培养阳性明确诊断。

(2)CT 检查显示与鼻旁窦病变相连接的高密度型,伴有骨破坏。

(三)鉴别诊断

(1)与其他原因引起的眶尖综合征相鉴别:本病的病理检查可发现真菌菌丝。

(2)与其他原因引起眼球突出相鉴别。

(四)治疗

(1)抗真菌药物长期治疗:如两性霉素 B、氟康唑、伊曲康唑等抗真菌药物合理应用,疗程一般在1～3 个月。

(2)手术切除较大的肉芽肿组织。

六、眶梅毒

眶梅毒由梅毒螺旋体侵犯眼眶,发生眶骨、骨膜炎或树胶肿,均见于梅毒的第三期。本病已很少见。

(一)临床表现

(1)发生于眶缘的梅毒性骨膜炎多位于眶上缘,局部肥厚肿胀。疼痛和压痛,有时有三叉神经痛。

(2)眶后部骨、骨膜炎发生于眶顶,可有疼痛,夜间加重,有压痛。

(3)伴有树胶肿性浸润的可引起眼睑及球结膜水肿,眼球突出和眼球运动障碍。角膜感觉迟钝,常伴发虹膜炎、巩膜炎和视神经炎等。

(4)如病变累及视神经,会导致视力减退,视盘水肿、萎缩。

(5)病变侵犯眼外肌,则发生眼球转动受限及复视。

(二)诊断

(1)根据有不洁性病史和全身其他部位梅毒的临床表现,如下疳、皮疹等。

(2)梅毒血清学检查阳性。

(3)眶部疼痛,视力减退,眼球突出,眼球运动受限等。

(4)CT 检查显示骨膜肥厚,骨破坏,眶内软组织块影。

(三)鉴别诊断

有结核接触或结核病史。如为眶结核,眶内软组织受累后引起无痛性、进行性眼球突出。如为眶结核性骨膜炎,则肿物可破溃,溢出米汤样液体及干酪样坏死物。

(四)治疗原则

驱梅治疗,青霉素及广谱抗生素均有效。

(张伦占)

第二节　眼眶血管畸形

一、眼眶静脉曲张

眼眶静脉曲张是常见的眶内血管畸形。其畸形血管由大小不等的静脉构成,输入和输出血管均为静脉。畸形血管间缺乏或很少有增生的纤维组织联系。临床以体位性眼球突出为特征。分为原发和继发两种。原发者缺乏明显的前驱因素,静脉畸形扩张;继发者因静脉内压力增高,驱使静脉增粗、迂曲。一般眶静脉曲张是指原发者,其发生原因尚不明了,可能与胚胎时期血管发育异常有关,异常静脉呈囊状、蜂窝状或迂曲扩张,临床上比较多见。

(一)临床表现及分型

(1)典型体征是一侧性体位性眼球突出,常在低头、弯腰、咳嗽和憋气等颈内静脉压增高时发生眼球突出。多为轴性突出。眼球突出后出现眶内压增高的症状,如眶区胀痛、恶心、呕吐、眼睑遮盖眼球,一时性视力减退、复视、眼球运动障碍等。抬头直立后这些症状消失。

(2)由于长期眶内静脉充血,压迫脂肪组织,使之吸收,体积减小,直立时发生眼球内陷。

(3)婴幼儿时期发生的体位性眼球突出,扩张的眼上静脉压迫眶上裂,使之扩大,颅腔与眶腔沟通,引起眼球搏动。

(4)曲张的静脉偶可破裂出血,突发眼球突出,与体位无关。持续存在不能缓解,同时视力丧失、眼球固定、眼睑不能上举、恶心呕吐,出血可弥散至结膜下或皮下。

(5)眶尖部出血或血栓形成部可导致视力丧失和视神经萎缩。

(二)诊断

1.临床表现

典型的体位性眼球突出。

2.超声检查

头高位时探查显示正常。在颈部加压后,眼球向前突出的同时,球后脂肪内出现圆形、管状或形状不规则,大小不等之透声区,去除加压,眼球复位的同时,声腔消失。

3.CT 扫描

头高位时,可为正常表现或有静脉石,压迫颈内静脉,眶区出现软组织密度块影。

4.眼静脉造影

显示眶内造影剂斑块。

(三)鉴别诊断

与眼球突出的其他情况相鉴别。

(四)治疗原则

(1)症状轻者,不必进行损伤性治疗。注意避免低头用力、咳嗽、便秘等一切引起眼球突出的诱因。

(2)对于进展较快、症状明显、影响正常生活和工作时,则应予以处理。眶前部病灶,适用于硬化剂注射治疗或手术切除。眶后部特别是肌锥内静脉曲张应慎重考虑手术治疗。手术进路采用外侧开眶,切除紫红色病变,栓塞与海绵窦的通路。

二、颈动脉-海绵窦瘘

颈动脉-海绵窦瘘为颈动脉与海绵窦之间发生异常交通。常见原因如下:①外伤,可由颅底骨折或头部轻微外伤所致。②自发性,颈内动脉及其分支或颈外动脉的动脉硬化,以及动脉瘤或其他动脉壁病变,自发形成裂隙或破裂,主干或分支血液直接流入海绵窦。③先天性,颈内动脉分支与海绵窦间存在着胚胎动脉或动、静脉交通畸形,或先天性动脉壁薄而后破裂等所引起。如果形成的瘘口大,血液流量大,称为高流量瘘。如果形成的瘘口小,血液流量小,称为低流量瘘。

(一)临床表现

1.症状和体征

虽然颈动脉-海绵窦瘘的原发部位在颅内,但其症状和体征多表现在眼部。

2.不同程度的眼球突出

高流量瘘且伴有与心跳同步的搏动，眶前区闻及吹风样杂音。眼球突出方向为轴性或稍向下移位。压迫同侧颈动脉，搏动与杂音均消失。低流量瘘时搏动性眼球突出与血管性杂音均不明显。

3.巩膜表面静脉曲张

高流量瘘形成后，即刻出现明显结膜水肿和静脉曲张，低流量瘘则逐渐缓慢产生。巩膜表面静脉高度迂曲扩张，从角膜缘到穹隆部，放射状排列，深红色。

4.复视及眼球运动障碍

动眼、滑车、外展神经不全麻痹，其中外展神经不全麻痹最多见。

5.眼压增高

巩膜静脉窦充血和轻度或中度眼压增高。

6.眼底改变

视盘水肿，视网膜中央静脉曲张，压迫眼球可见静脉搏动。视网膜常有小量出血。

7.视力下降

不多见。可由视网膜出血、眼压升高或脉络膜脱离而引起。在高流量瘘，眼动脉中血流可逆流，长期缺血缺氧，可导致视神经萎缩、白内障和角膜变性，视力丧失。

8.头痛

约有半数患者主诉患侧头痛及眼眶痛。

(二)诊断

1.临床表现

根据头部外伤史、搏动性眼球突出和血管杂音、眼球表面静脉曲张和视网膜中央静脉压增高等临床表现可以诊断。

2.超声检查

可显示眼上静脉曲张与搏动、静脉血逆流、脉络膜脱离和眶内软组织结构肿胀四种特征。

3.CT 扫描

可见眼上静脉曲张，海绵窦扩大。

4.数字减影血管造影(DSA)

可显示颅内血管畸形，可清晰显示各级血管及其相互联系，可以确诊。

(三)鉴别诊断

(1)眶内动-静脉畸形：虽然症状和体征相似，但血管造影无颈动脉和海绵窦之间的交通。

(2)眶内静脉曲张。

(3)海绵窦血栓性静脉炎。

(四)治疗

1.低流量瘘

可自发痊愈，可反复压迫颈内动脉，促进痊愈过程。因此对病情轻微者只需随诊观察。

2.高流量瘘

可通过股动脉或眼上静脉介入性栓塞治疗。

3.继发青光眼的治疗

以药物降低眼压，必要时行眼外滤过手术。

三、动静脉血管瘤

动静脉血管瘤是胚胎时期血管形成缺陷造成的先天性动、静脉血管畸形。由动脉和静脉两种成分构成，两种血管之间为异常的小动脉、小静脉和动、静脉直接交通而成的血管团。

（一）临床表现

（1）畸形血管发生于眼眶前部或波及眼睑时，眼睑可呈不规则隆起，可扪及搏动性或震颤性肿物，皮下静脉迂曲扩张，压迫后肿物体积缩小。

（2）畸形血管位于球后者，引起搏动性眼球突出和血管杂音。开始时眼球突出程度较轻，逐渐进展，严重时眼球脱出于睑裂之外。

（3）多数患者眼底正常。可发生视盘水肿或萎缩。如伴有视网膜动静脉血管畸形的，可见血管高度迂曲扩张和异常吻合，视网膜水肿、渗出和出血。

（4）伴有颅内动静脉血管瘤者可引起脑出血、癫痫、头痛及进行性神经功能障碍。大量出血颅内压急剧增高，可突然头痛、恶心、呕吐、意识丧失引起脑疝死亡。也有后遗偏瘫、半身感觉障碍、失语等神经缺失。

（二）诊断

1.临床表现

根据搏动性眼球突出，血管杂音，紫红色肿物，结膜血管曲张、水肿，眼底可见畸形血管，且常伴有脑症状即可诊断。

2.超声检查

超声检查显示眶内形状不规则，边界不清的占位病变，肿物明显搏动，压迫变形。彩色多普勒可显示眶内动脉血流入静脉内。

3.CT 扫描

CT 扫描显示眶内可见形状不规则的高密度块影，强化后血管显示为粗大的高密度条影，之间有不强化的间隔影。

4.血管造影

血管造影可显示颈内、颈外动脉系统的血管畸形。

（三）鉴别诊断

1.眶内动静脉瘘

搏动性眼球突出，眼球可还纳。超声检查见搏动的眼上静脉曲张。血管造影动脉期显示海绵窦及眼上静脉。

2.眼内供血丰富的肿瘤

搏动性眼球突出，眼球不能还纳。血管造影动脉期显示粗大眼动脉，动静脉期显示肿瘤，静脉期显示肿瘤及眼上静脉。

（四）治疗

（1）治疗困难，药物治疗无效。

（2）需手术治疗，分两步进行。先结扎或栓塞供血血管，然后切除肿物。一般血管栓塞后 2 周内进行第二次手术为宜。

四、眼眶动脉瘤

眼眶动脉瘤分为原发和继发两种。发生于眼眶的动脉瘤非常罕见。常见原因：①先天因素，局部血管壁薄弱，甚至缺乏肌层，可形成动脉瘤。②血管病，高血压和动脉硬化管壁发生病变，形成动脉瘤。③外伤、细菌感染、损伤血管壁也可引起动脉瘤，但甚为少见。眼眶动脉瘤多为颅内动脉瘤经眶上裂扩展到眶内。

(一)临床表现

1.原发于视神经管和眶尖部的动脉瘤

原发于视神经管和眶尖部的动脉瘤主要症状为视力减退，眶深部痛和头痛，视神经萎缩和眼球运动障碍。眼球突出常不明显，动脉瘤破裂可引起眶内大出血，急性眶内压升高，视力丧失，眼球突出，眼球固定，眼睑肿胀及皮下出血。

2.继发于颅内的动脉瘤

多发生于颈动脉的海绵窦前段和前床突下段，向眶上裂方向发展，延伸入眶尖部。常引起眼球轻度突出及眼球表面充血，眼球运动障碍。也可压迫视神经导致视力丧失。

(二)诊断

1.临床表现

临床甚为少见，其临床表现有近于占位病变或动静脉血管畸形，诊断比较困难。

2.X 线片及 CT 扫描

显示视神经管扩张或眶上裂扩大。可见高密度肿物，强化非常显著。并可见骨压迫。

3.超声检查

可见眶尖囊性搏动性肿物。

4.数字减影血管造影(DSA)

可以特异性地显示血管瘤的动、静脉属性，供血情况及受累范围。

(三)鉴别诊断

应与引起眼球突出的其他情况相鉴别。

(四)治疗

1.动脉瘤蒂结扎

数字减影血管造影(DSA)发现动脉瘤的蒂，并予以结扎。

2.手术切除

适于颅内动脉瘤。

3.介入治疗

安全性相对较高，选择性强，微创，但价格较贵。

五、眶内动-静脉瘘

眶内动-静脉瘘，本病极为罕见，多因锐器自前方刺入眶尖部，损伤眼动脉和眼上、下静脉，形成动静脉异常交通。也可能是头颈部动静脉畸形的一部分。

(一)临床表现

与颈动脉-海绵窦瘘相同，但较轻缓。

(二)诊断

(1)根据外伤史、临床表现可以诊断。

(2)影像学特征：超声检查和 CT 可显示眼上静脉曲张、眼外肌肥大等继发性改变。数字减影血管造影(DSA)可显示动静脉之间瘘孔。根据动脉造影结果可以确诊。

(三)鉴别诊断

(1)眶内静脉曲张。

(2)海绵窦血栓性静脉炎。

(3)颈动脉-海绵窦瘘症状和体征相同,但较重。血管造影会发现在动脉与海绵窦之间发生异常交通。

(四)治疗

(1)多数患者无严重后果,不需要手术治疗。

(2)如体征明显,可利用脱离性球囊堵塞眼动脉。

(张伦占)

第三节 眼眶肿瘤

眼眶肿瘤种类繁多,肿瘤可原发于眼眶组织,也可由邻近组织蔓延而来,或为远处的转移癌。

一、皮样囊肿和表皮样囊肿

皮样囊肿和表皮样囊肿是胚胎期表皮外胚层植入形成的囊肿,是一种迷芽瘤。多见于儿童,发生于青年人或成年人者多位于眶隔以后囊肿。囊肿由囊壁和囊内容物组成。皮样囊肿的囊壁为角化的复层鳞状上皮、毛囊和皮脂腺,囊腔含有脱落上皮、毛发及皮脂腺分泌物。表皮样囊肿的囊壁仅有表皮,囊腔内为角蛋白填充。

(一)临床表现

囊肿常位于外上或内上眶缘,增长缓慢,触诊为圆形肿物,表面光滑,无压痛,可推动,也可固定。囊肿如压迫眼球,可引起屈光不正,如侵蚀眶壁,可使眶顶或外壁缺损,并容易沿骨缝向颅内或颞窝蔓延。位于眶深部的囊肿,常表现为渐进性眼球突出并向下移位,偶尔囊肿破裂,引起严重炎症,颇似眶蜂窝织炎。

(二)诊断

根据病史及临床表现可作出诊断。超声图像多呈圆形或椭圆形,边界清楚,透声性强,可压缩,根据囊腔内容物的性质,内回声呈多样性。CT 检查可发现占位病变的形态和位置。

(三)治疗

必须采用手术摘除,应尽可能将囊壁去除干净。位于骨膜下者,囊壁刮除后用石炭酸腐蚀,75%乙醇中和,生理盐水冲洗,以免复发。

二、海绵状血管瘤

海绵状血管瘤是眶内较常见的良性肿瘤,多见于成年人。肿瘤多位于肌锥内或视神经的外侧,近似圆球形,紫红色,有完整包膜,切面呈海绵状,有大小不等的血管窦构成。

(一)临床表现

常表现为无痛性、慢性进行性眼球突出,突出方向以肿瘤位置而定,视力一般不受影响。位于眶前部的肿瘤,局部呈紫蓝色隆起。触诊为中等硬度的圆滑、可推动的肿物。眶深部肿瘤虽不能触及，但按压眼球有弹性阻力。位于眶尖者，可压迫视神经，引起视神经萎缩及脉络膜视网膜条纹。晚期可出现眼球运动障碍、复视。

（二）诊断

根据病史、临床表现，结合超声、CT 及 MRI 影像检查多可确诊。

（三）治疗

对体积小、发展慢、视力好、眼球突出不明显者可观察。影响视力或有症状时，施行手术治疗。

三、横纹肌肉瘤

横纹肌肉瘤为儿童最常见的原发性眶内恶性肿瘤，大多在 10 岁前发病，平均发病年龄 7～8 岁。肿瘤发展快，恶性程度高，如得不到及时治疗，大部分患者于发病后 1～2 年死亡。

（一）临床表现

肿瘤好发于眶上部，也可见于球后或眶内其他部位，位于眶上方者常有上睑下垂，眼睑水肿，变色，眼球向前下方移位。如瘤细胞侵及皮下，可出现皮肤充血，肿硬，发热，眼球突出，可误诊为眶蜂窝织炎。如肿瘤侵及视神经和眼外肌，则视力丧失，眼球运动障碍。如不及时治疗，肿瘤可蔓及整个眼眶，累及鼻窦，甚至进入颅内。

（二）诊断

根据病史和临床表现，结合 CT、MRI 和 B 超等影像检查，能明确肿瘤的部位和范围，CT 检查在儿童如显示眶骨破坏则有助于诊断。

（三）治疗

治疗以往多采用眶内容剜出，目前已不再作为首选治疗手段，主要采用放射治疗和化学治疗相结合的综合治疗。通常放射治疗剂量为 45～60 Gy，疗程为 6 个周。化学治疗采用长春新碱、环磷酰胺等药物，疗程1～2年。

四、眼眶血管瘤

（一）毛细血管瘤

1.概述

毛细血管瘤多见于婴儿时期，又名婴儿型血管瘤。多发生于皮肤和皮下组织，头颈部好发，临床常表现为眼睑肥大性的血管瘤。发生率为新生儿的 1%～2%。多数可自发消退。

2.诊断

(1)症状：①最多发生于出生后 3 个月内，随后 3 个月增长较快。多数 1 岁后病变静止，可自发消退。②具有典型的眶周或眼睑皮肤的鲜红色软性肿物，且常伴头颈、口腔或躯干等部位的同类病变。③只发生于眶内者表现为眼球突出，不易和其他儿童时期眼眶肿瘤区别。

(2)体征：按发生部位和范围可分为表层、深层和混合 3 种类型。①表层毛细血管瘤：仅限于真皮层，位于眼睑皮肤，形状不规则，边界清楚，稍隆起，鲜红色，表面有小凹陷，形同草莓，故名草莓痣。②深层毛细血管瘤：侵犯眼睑深部和眶隔之后，眼睑肥厚或扁平隆起，呈蓝紫色，哭闹时增大，严重者可致上睑下垂，影响视觉发育。③混合型者同时具有前两者的临床表现。

(3)辅助检查：①超声检查显示病变形状不规则，边界不清，内回声多少不等，强弱不一，可压缩。彩色超声多普勒检查具有一定特异性，可发现肿瘤内弥漫的点状彩色血流，并可探及动脉频谱。②CT检查时病变可位于皮下、眼睑和眶内，呈高密度，形状不规则，弥漫生长，边界欠清，与眼球呈“铸造征”。③MRI 检查时 T_1 加权像为中信号，较眼外肌略低或等强度；T_2 加权像为高信号，强度较眼外肌高，有时表现为信号混杂或斑驳状，增强明显。

(4)鉴别诊断：①横纹肌肉瘤是儿童时期最常见的眶内恶性肿瘤，发病年龄较毛细血管瘤稍大，肿瘤生长迅速，几乎全部发生于眶内，眶周常可扪及质硬肿物，超声检查肿瘤内部有少量低弱回声，彩色多普勒超声检查可见肿瘤内粗大分支动脉血流。②静脉性血管瘤青少年时期常见，发展缓慢，可急性出血。少数可见皮下紫黑色肿物，超声检查肿瘤呈多个低回声腔，形状不规则，MRI 显示瘤内液平面有助确诊。③绿色瘤是发生于儿童时期的造血系统恶性肿瘤，病情发展快，可单侧或双侧眼眶发病，表现为眼球突出移位，球结膜充血水肿，眶压增高，血常规和骨髓检查发现异常可以确诊。④前部脑膜脑膨出可为先天性眶骨缺损，或伴有神经纤维瘤病，特征为出生时或出生后不久内眦部鼻侧出现波动的、光滑的膨出物。或向外侧突入眶内而使眼球移位，轻轻压迫可使其压回颅内。肿物表面皮肤颜色正常，有时充血或表面血管扩张。超声检查显示为囊性病变，CT 扫描可发现眶骨缺失。

3.治疗

毛细血管瘤因有自发消退倾向，应采用刺激或破坏性较小的治疗措施。

(1)皮质激素：病变范围较广泛，可口服泼尼松，1.5～2.5 mg/(kg · d)，2 周后逐渐减量，治疗 14 周(总量 1 400～2 200 mg)，约 1/3 患者可有显著改善。为避免全身用药的不良反应，可瘤内注射皮质激素，长效与短效激素混合使用效果较佳，注入量以不引起眶压增高为宜。可间隔 4～6 周反复注射。眶深部注射最好在全身麻醉下，在有经验的医师指导下进行，避免患儿哭闹和瘤内出血导致眶压升高。

(2)口服或局部涂抹普萘洛尔：普萘洛尔作为血管瘤的治疗用药是法国医师在治疗肥厚性心肌病合并血管瘤患儿时无意中发现的，鉴于普萘洛尔在治疗婴幼儿血管瘤方面疗效好，且不良反应轻，逐渐成为欧美国家和国内一些医疗中心治疗婴幼儿血管瘤，尤其是重症血管瘤的一线治疗药物。现有的经验显示：①治疗开始年龄越小，疗效越好，但不推荐新生儿期用药；②用药剂量为 1.0～2.0 mg/(kg · d)，分 2～3 次服用；③有关普萘洛尔疗程的具体时间尚无确切规定，国外多在 2～17 个月，国内多在 1～18 个月，通常需要用药 6 个月以上，至血管瘤增生期结束或者瘤体消退不再生长。最常见的不良反应有心率减慢、四肢发凉、血压降低、腹泻、睡眠改变等。大部分不良反应的症状表现轻微，经对症支持治疗或降低剂量即可缓解。

(3)瘤内注射硬化剂：适用于皮下较小或表层肿瘤，常见硬化剂有 5%鱼肝油酸钠、50%尿素、无水乙醇或沸水、平阳霉素等。深层注射可致严重并发症，表层注射皮肤易遗留瘢痕。

(4)冷冻和激光治疗：适用于表层病变。冷冻足板直接接触肿瘤 1 分钟，冻融两次。

(5)放射治疗：表层肿瘤用 ^{90}Si(锶)或 ^{32}P(磷)敷贴器直接接触肿瘤，治疗 4～6 次。深层病变用X 射线或 ^{60}Co(钴)照射。但放射性白内障、骨发育迟缓等并发症比较严重，不建议使用。

(6)手术适应证：①保守治疗无效且病变较局限者；②肿瘤较大，上睑下垂，遮盖瞳孔，影响视力发育；③反复出血、感染的表层肿瘤控制感染后可切除，多需植皮；④外观畸形影响心理发育；⑤眶深部肿瘤、生长过快，需切除行病理检查。手术需准备输血，多经眼睑或眶缘皮肤切口。较大的肿瘤可适量切除大部分瘤体，避免因切除过多导致外观畸形或功能障碍，残余肿瘤可采用瘤体内皮质激素或平阳霉素注射治疗。

(二)静脉性血管瘤

静脉性血管瘤最常见于青少年时期，是由成熟的静脉血管组成的血管畸形，伴有纤维和脂肪组织，并非真性肿瘤。

1.概述

静脉性血管瘤病因不明，有学者认为是由毛细血管瘤发展而来，即大部分患者的毛细血管瘤在人生长过程中自发消退，约有25%患者虽然纤维增生较多，毛细血管退化不全，而发展为较大的静脉，形成血管纤维组织团块。但此血管瘤常为多发，多见于眼睑、头颈部及口腔黏膜下，有患者出生时或出生不久发现肿瘤，因而可能是胎生后期或出生后血管异常增生所形成的错构瘤。

2.诊断

(1)症状：①儿童和青少年时期发病，女性多于男性。反复眼睑皮下出血史，眼球突出可急剧加重也可逐渐缓解，反复发作。肿瘤浅表时可见结膜下或眶周紫蓝色肿物。身体其他部位的皮下或黏膜下可发生同类病变。②眼球缓慢进展性突出，一般无体位性，肿瘤体积较大或引流血管较粗大时，可有轻微体位性。③肿瘤还可侵犯结膜下及眼睑、额部、颞部皮下，甚至眶周骨质等，出现相应症状。

(2)体征：①眼球突出可突然加重，伴有结膜水肿和充血，皮下或结膜下淤血，是由于瘤内出血或血栓形成的活塞作用所致。可反复出血。②眶周扪及中等硬度或软性肿物，呈紫蓝色，表面光滑，无压痛，低头时肿物体积可轻度增大或无变化。

(3)辅助检查：①超声检查显示肿瘤形状不规则，边界不清或不光滑，内回声多少不等，可见多个片状无回声区。探头加压，无回声区缩小或闭锁。约有1/4患者可探及静脉石，数量不等，表现为强回声光斑及其后部声影。标准化A超可见肿瘤内高低不等的反射波峰间有长短不等的平段，平段表示积血区。彩色超声多普勒可探及静脉血流信号或血流缺如。②CT检查显示肿瘤形状不规则，边界不清，边缘多不光滑，密度均质或不均质，部分患者可发现数量不等的静脉石，呈圆形高密度影。如有出血，肿瘤与眼球可呈“铸造征”。③MRI检查：信号成因复杂，与瘤内出血时间、瘤内液体成分、纤维间质多少有关，T_1加权像、T_2加权像都可呈低、中或高信号，不均质，表现为大小不等的弥漫的泡沫状影，瘤内出红细胞沉降率淀可显示液平。

(4)鉴别诊断：①静脉曲张多数在成年发病，因导血管明显粗于静脉性血管瘤而得名。特征是端坐时眼球内陷，低头时眼球突出。影像学检查可发现病变加压前、后体积明显不同。②横纹肌肉瘤：静脉性血管瘤瘤内急性出血，需与生长较快的横纹肌肉瘤鉴别，后者行彩色多普勒超声检查可发现分支状动脉频谱。③炎性假瘤：当静脉性血管瘤瘤内急性出血时，眼球突出可突然增加，需要与发生于儿童期的炎性假瘤相鉴别，后者超声为弱回声，内部缺乏管腔状无回声区。彩色超声多普勒均显示丰富的彩色血流和动脉频谱。而静脉性血管瘤可见管状无回声区，且可压迫闭锁，无或有彩色血流，为静脉性频谱。

3.治疗

(1)手术治疗：此类病变手术相对较困难，根据肿瘤位置和大小决定手术入路。因肿瘤无边界，包膜菲薄，粘连严重，发现肿瘤后应钝性分离，尽量使肿瘤减少破损，注意保护肌肉、神经等正常结构。侵犯眶尖、包绕视神经等重要结构的肿瘤可部分切除。术毕彻底止血，必要时放置引流条，缝合睑裂。

(2)放射治疗：对于不能完全切除的肿瘤可试行γ刀治疗。

(3)保守观察：症状不严重或病变较小者，包绕视神经等重要结构者，可观察随诊，注意避免剧烈活动或外伤。

(张伦占)

第三章

眼睑疾病

第一节　睑与睫毛位置异常

正常的眼睑解剖位置是保持其生理功能、保护眼球安全的重要条件。正常眼睑：①应与眼球紧密相贴，中间留有潜在的毛细间隙；②静眼时上睑缘位于瞳孔上缘的适当位置；③上下睑睫毛排列整齐，自然伸展指向前方，不与眼球相接触；④上下睑可紧密闭合。

一、倒睫与乱睫

由于先天畸形、沙眼、眼外伤、化学性烧伤及睑腺炎等原因导致的眼睑瘢痕均可形成眼睫毛向后生长（倒睫）或不规则生长（乱睫）。重者均可使睫毛接触眼球，造成眼球损伤。

（一）临床特点

（1）患者可有持续性异物感及流泪，重者伴有疼痛。

（2）倒睫多少不一，检查下睑时，需嘱被检者向下看。

（3）眼部检查可见结膜充血、角膜上皮脱落及角膜缘新生血管，重者可致角膜溃疡，瘢痕形成。

（二）治疗

（1）1～2 根倒睫可直接拔出，再次生长可再拔。

（2）少数倒睫若需彻底治疗，可电切倒睫毛囊或手术切除相应部位毛囊。

（3）严重倒睫需手术矫正，方法同睑内翻矫正术。

二、睑内翻

眼睑内翻是指眼睑睑缘向眼球方向内卷，睫毛倒向眼球。

（一）病因和分类

睑内翻根据不同病因可分为 3 类。

1.先天性睑内翻

先天性睑内翻多见于婴幼儿，大多有内眦赘皮共存，以下睑居多，眼缘部眼轮匝肌过度发育或睑板发育不全的肥胖幼儿鼻根部发育欠饱满是睑内翻的主要原因。

2.痉挛性睑内翻

痉挛性睑内翻主要发生在下睑，多由眶隔和下睑皮肤松弛失去牵制眼匝肌的收缩作用，同时缺乏脂肪对眼睑的支持所致。一些老年人因眼结膜、角膜急性炎症刺激，长期眼部包扎，引起眼轮匝肌痉挛收缩也是其病因之一。

3.瘢痕性睑内翻

瘢痕性睑内翻由睑结膜和睑板瘢痕收缩所致，沙眼晚期瘢痕收缩是常见原因，化学烧伤导致的睑内翻近年来有增多的趋势，而结膜天疱疮等也可发生。

（二）临床特点

睑内翻形成的倒睫摩擦角膜表面，轻者仅表现异物感、疼痛、畏光、流泪等，严重者可造成角膜浸润、溃疡、瘢痕、新生血管侵入等并发症，最终视力明显减退甚或失明。

（三）治疗

（1）先天性睑内翻如对眼球无明显损伤，随着年龄增大可以自然消失，不必急于手术。内翻倒睫严重摩擦角膜者影响视力者应尽快手术矫正。

（2）痉挛性眼睑内翻的治疗可局部注射普鲁卡因，然后注射 90%的无水乙醇 0.2～0.3 mL 可以缓解眼痉挛。切除部分皮肤，剪除部分眼轮匝肌可以减弱其作用。

（3）瘢痕性睑内翻的治疗以手术治疗为主，药物治疗无效。手术方式可以睑板切除矫正上睑内翻。而缝线法则以矫正下睑内翻为主。但选择具体术式原则是以睑内翻的严重程度而定。

三、睑外翻

睑外翻和睑内翻恰好相反，它是睑缘离开眼球，向外翻转。

（一）病因和分类

根据病因不同，临床可将其分为以下几类。

（1）痉挛性睑外翻是由于眶部眼轮匝肌痉挛性收缩，上睑板上缘，下睑板下缘受到压力引起外翻，多见于儿童和青少年，以重度眼球突出、结膜炎、角膜炎及结膜水肿者易发生。

（2）老年性睑外翻仅发生在下睑，因老年人的下睑皮肤松弛，眼轮匝肌松弛失去弹性，加上重力因素而发生睑外翻。如有溢泪，患者不断擦拭眼泪，可加重眼睑外翻。

（3）麻痹性睑外翻和老年性睑外翻一样仅限于下睑，多由于神经麻痹，眼轮匝肌收缩功能丧失，因下睑本身的重量而发生下垂，造成眼睑外翻。

（4）瘢痕性睑外翻临床上十分常见，多数由化学物质烧伤、热烧伤、创伤、眼眶骨髓类等疾病所形成的皮肤瘢痕性收缩引起。

（5）先天性睑外翻极为少见，多伴有其他眼部异常。

（二）临床特点

（1）轻者只是睑缘离开眼球，不紧密接触稍向外倾。

（2）重者可使睑缘或眼睑部分或全部外翻。

（3）由于眼睑外翻，泪液不能由泪小点排出，引起溢泪。

（4）外翻的结膜长期暴露在空气中，失去泪液的湿润，暴露的结膜充血，肥厚干燥。

（5）眼睑长期外翻可引起眼闭合不全，使角膜失去保护，角膜上皮干燥脱落，造成暴露性角膜炎和角膜溃疡，如治疗不及时可导致失明。

(三)治疗

(1)对痉挛性睑外翻以治疗原发病为主。

(2)麻痹性睑外翻关键是治疗好原发病。

(3)老年性睑外翻可以手术矫正,以缩短睑缘为主。

(4)瘢痕性睑外翻手术治疗比较复杂。轻的睑外翻可以做 V-Y 成形术,以松解瘢痕,让眼睑缘复位;严重的睑外翻,如化学或铁水烧伤引起者,必须使用大面积游离植皮术,才能使眼睑缘彻底复位。

(5)先天性睑外翻少数可于出生后数周内消失,多数需手术治疗。

(汤淼淼)

第二节 眼睑炎症

一、眼睑湿疹

(一)定义及分型

眼睑湿疹有急性和慢性两种。局部皮肤涂抹滴眼液、眼膏或其他不能耐受的刺激性物质时,常呈急性湿疹,是一种过敏性皮肤病。溢泪、慢性泪囊炎、卡他性结膜炎等则可引起慢性湿疹。

(二)诊断

(1)病变部位痒感明显。

(2)急性者初起时,睑皮肤肿胀充血,继而出现疱疹、糜烂、结痂。如有继发感染,则可形成脓疱、溃疡。慢性者,局部皮肤肥厚、粗糙及色素沉着。少数可并发结膜炎和角膜浸润。血液中常有嗜酸粒细胞增多。

(三)治疗

停用有关药物,去除致病因素。局部糜烂、渗液时,采用 3% 硼酸溶液湿敷。局部丘疹而无渗出时,可外用炉甘石洗剂,已干燥的病变可外用氧化锌糊剂或四环素可的松眼膏。全身口服抗过敏药物,如苯海拉明、氯苯那敏、去氯羟嗪,静脉推注葡萄糖酸钙。重症患者可加用口服皮质类固醇药物,并对症处理。

二、眼睑带状疱疹

(一)定义

眼睑带状疱疹为带状疱疹病毒侵犯三叉神经的半月神经节或其第一、第二支,在其分布区域发生伴有炎性的成簇疱疹。各年龄及性别组均可出现,但多见于老人及体弱者。

(二)诊断

起病前常先有发热、疲倦、全身不适、神经痛、畏光、流泪等前驱症状。3 天后,三叉神经分布区出现皮肤肿胀、潮红、群集性疱疹。水疱可变干结痂,痂皮脱落后常留下瘢痕及色素沉着。病变区域可留有长期的感觉消失或异常。皮损局限于神经支配区域,不超过鼻部中线为眼睑带状疱疹的最大特征。有时同侧眼的角膜与虹膜也可同时累及。继发感染者,相应部位淋巴结肿大。

(三)治疗

发病初期局部可涂1%甲紫液或氧化锌物剂,也可用0.1%~0.2%碘苷液湿敷或3%阿昔洛韦眼膏涂布。适当休息,给予镇静、止痛剂,以及维生素 B_1 及维生素 B_2。重症患者为增强抵抗力,可用丙种球蛋白及转移因子。预防继发感染,必要时全身使用抗生素。出现角膜炎、虹膜炎等并发症时,局部应用抗病毒药和散瞳药等。

三、单纯疱疹病毒性睑皮炎

(一)定义

单纯疱疹病毒性睑皮炎由单纯疱疹病毒所引起。这种病毒通常存在于人体内,当身体发热或抵抗力降低时,便趋活跃。因发热性疾病常常可以引起单纯疱疹发生,故又名热性疱疹。

(二)诊断

病变多发生于下睑部位,并与三叉神经眶下支分布范围符合。初发时睑部出现簇状半透明小疱组成的疱疹,约在1周内干涸,以后结痂脱落,不留下痕迹,但可复发。发病时有刺痒与烧灼感。如发生在近睑缘部位,亦有可能蔓延到角膜。病变基底刮片,常证实有多核巨细胞。

(三)治疗

(1)局部保持清洁,防止继发感染。涂1%煌绿乙醇后涂氧化锌糊剂或抗生素软膏,以加速干燥结痂过程。

(2)病变蔓延至角膜,见单纯性角膜疱疹的治疗。

四、眼睑丹毒

(一)定义

丹毒是由溶血性链球菌感染所致的皮肤和皮下组织的急性炎症。面部丹毒常易累及眼睑,累及眼睑时称为眼睑丹毒,上下眼睑均可发病,并向周围组织蔓延。

(二)诊断

眼睑丹毒典型症状为皮肤局部充血(鲜红色)、隆起、质硬,表面光滑,病变边缘与正常皮肤之间分界清楚,周围有小疱疹包围,这是临床诊断的重要特征。眼睑常高度水肿,不能睁开,患部剧烈疼痛和压痛。耳前和颌下淋巴结常肿大,全身伴有高热。在病变过程中,如发现深部组织硬结化,应视为睑脓肿的前驱症状。睑部丹毒除可由面部蔓延而来以外,还可因睑外伤或湿疹继发性感染所致。抵抗力较强的患者,病变可于几天之内自行消退,但大多数情况,不经彻底治疗则病变可迁延数周之久,愈后无免疫力,遇到寒冷或创伤时,在原发灶上易复发。多次复发的结果慢慢会变成睑象皮病。

坏疽性丹毒是一种较严重的丹毒感染,一般都原发于眼睑部。这种丹毒可在几小时或几天之内引起眼睑深部组织坏死,表面覆盖一层黑色硬痂皮,几周后脱落。

睑部丹毒可通过面部静脉或淋巴组织向眶内或颅内蔓延扩散,造成严重后果。有的病例由于眼球和眼眶组织的破坏而导致视神经炎和视神经萎缩,以致失明。

(三)治疗

(1)局部紫外线照射,同时肌内或静脉注射大剂量青霉素。

(2)卧床休息。

五、睑缘炎

(一)概述

睑缘炎可根据解剖部位而分类:前部睑缘炎主要累及睫毛的基底部,而后部睑缘炎累及睑板腺开口处。传统上,临床将睑缘炎分为葡萄球菌性、脂溢性、睑板腺功能障碍(MGD)或多种因素共存型。葡萄球菌和脂溢性睑缘炎主要累及前部眼睑,可诊断为前部睑缘炎。而睑板腺功能障碍累及后部睑缘。

各种类型的睑缘炎的症状有相当大的重叠。睑缘炎常导致与之相关的眼表炎症,如结膜炎、功能性泪液缺乏和角膜炎。睑缘炎也可使原有的眼表疾病如过敏和泪液水样层缺乏症状加重。睑缘炎慢性病程、病因不明及与眼表疾病共存的特点使其治疗较为困难。

葡萄球菌性睑缘炎特点为沿睫毛区有鳞屑和结痂形成。慢性炎症可间或发生急性恶化,导致溃疡性睑缘炎发生。还可能发生睫毛脱落并可累及角膜,出现点状角膜上皮缺损、新生血管形成和边缘性角膜浸润。

尽管在正常人群和睑缘炎的患者眼睑中分离出表皮葡萄球菌的阳性率都很高(89%～100%),但是在临床诊断为葡萄球菌性睑缘炎患者的眼睑分离出金黄色葡萄球菌的阳性率更高一些。表皮葡萄球菌和金黄色葡萄球菌均对葡萄球菌性睑缘炎的形成起到一定作用,但作用机制尚很不清楚。有报告说毒素的产生与睑结膜炎有关。然而,也有人发现金黄色葡萄球菌的毒素与疾病之间没有关系。也有免疫机制的相关报道。金黄色葡萄球菌细胞壁成分过敏可使发生睑缘炎。在40%的慢性睑缘炎的患者中发现了对金黄色葡萄球菌的细胞介导的免疫功能增强,而正常人群则没有增强。在与葡萄球菌性睑缘炎相关的角膜炎发病中认为有细胞介导的免疫机制参与。葡萄球菌抗原自身可通过黏附于角膜上皮中的细菌抗原结合受体而产生炎症反应。

脂溢性睑缘炎的患者前部眼睑有脂性结痂,常在眼眉和头皮处也有脂溢性皮炎。

睑板腺功能失调的睑缘病变特征有皮下和黏膜交接处可见明显的血管,睑板腺口阻塞,睑板腺分泌少或浑浊,睑缘和睑板腺肥厚和粗糙以及睑板腺囊肿,这些改变可最终致睑板腺萎缩。睑板腺功能障碍的患者还经常同时患玫瑰痤疮或脂溢性皮炎。有文献报道睑板腺功能障碍的患者与正常人相比,其睑板腺分泌物的成分有改变。

(二)流行病学

尽管目前已认识到睑缘炎是最常见的眼部疾病,但其特定人群中的发病率和患病率的流行病学资料尚缺乏。一项90例慢性睑缘炎的研究表明,患者平均年龄为50岁。与其他类型的睑缘炎相比,葡萄球菌性睑缘炎患者相对年轻(42岁),多为女性(80%)。

1.睑缘炎相关情况和病因

有报告称葡萄球菌性睑缘炎中50%患者患有干燥性角结膜炎。反之,在一项对66名干燥性角结膜炎患者的研究中发现,75%的患者患有葡萄球菌性结膜炎或睑缘炎。泪液缺乏所致局部裂解酶和免疫球蛋白水平的下降可使局部对细菌的抵抗力下降,从而易患葡萄球菌性睑缘炎。

25%～40%的脂溢性睑缘炎和睑板腺功能障碍患者和37%～52%累及眼部的玫瑰痤疮患者伴有泪液缺乏。这可能由于脂质层缺乏导致泪液蒸发过强及眼表知觉下降所致。慢性睑缘炎患者出现角结膜干燥与泪膜中磷脂水平下降有相关性。玫瑰痤疮与上皮基膜异常和反复角膜上皮糜烂有关。

即使泪液分泌正常，睑板腺功能障碍的患者荧光素泪膜破裂时间也明显变短。这表明睑板腺分泌对维持泪膜的稳定性具有重要意义。各种类型的慢性睑缘炎临床特征之间的重叠，以及各种类型的睑缘炎均和泪液功能障碍有程度不同的联系，突出了睑缘炎和泪液功能障碍之间关系的复杂性，也表明了对有眼部刺激症状主诉的患者进行多种治疗的必要性。

脂溢性睑缘炎和睑板腺功能障碍患者的皮肤病变可能有共同的病因和易感因素。在一项研究中，95%的脂溢性睑缘炎患者同时患有脂溢性皮炎。在患有一种称为原发性(弥漫性)睑板腺炎的睑板腺功能障碍(MGD)的患者中，74%的患者患有脂溢性皮炎，51%的患者患有玫瑰痤疮(酒渣鼻痤疮)。

玫瑰痤疮是一种累及皮肤和眼部的疾病，常见于肤色较淡者。典型的面部皮肤表现为红斑、毛细血管扩张、丘疹、脓肿、皮脂腺突出和酒渣鼻。皮肤较黑的患者较难诊断玫瑰痤疮，是由于较难分辨出扩张的毛细血管和面部充血。玫瑰痤疮常被漏诊，部分原因是毛细血管扩张和面部充血等体征轻微。

异维A酸是一种治疗严重囊性痤疮的口服药，也可引起睑缘炎。据报告，23%的患者出现眼部不良反应，其中的37%表现为睑缘炎、结膜炎或睑板腺炎。口服异维A酸剂量为2 mg/(kg·d)的患者中43%出现睑缘结膜炎，口服剂量1 mg/(kg·d)的患者中20%患睑缘结膜炎。停药后绝大多数的患者病情改善。

角膜接触镜相关的巨乳头性角结膜炎患者发生睑板腺功能障碍的比率明显增加。巨乳头性角结膜炎的严重程度可能与睑板腺功能障碍的严重程度具有相关性。

如表3-1所示为可能产生睑缘炎症的病种。

表3-1　与睑缘炎症有关的其他情况

病因	疾病名称	病因	疾病名称
细菌感染	脓疱病	免疫性疾病	异位性皮炎
	丹毒		接触性皮炎
			多形红斑
病毒感染	单纯疱疹病毒		天疱疮
	传染性软疣		类天疱疮
	带状疱疹病毒		Steven-Johnson综合征
	乳头瘤状病毒		结缔组织病
	牛痘苗		盘状狼疮
			皮肌炎
寄生虫感染	阴虱		供体-受体疾病
皮肤病	鳞屑病	恶性眼睑肿物	基底细胞癌
	鱼鳞癣		鳞状细胞癌
	剥脱症		皮脂腺癌
	红皮病		黑色素瘤
			卡波氏肉瘤
			杀真菌剂肌炎

续表

病因	疾病名称	病因	疾病名称
良性眼睑肿物	假性上皮细胞瘤样增生	外伤	化学伤
	角化症		热损伤
	鳞状细胞乳头状瘤		放射伤
	皮脂腺增生		机械性损伤
	血管瘤		手术损伤
	化脓性肉芽肿	中毒	药物性中毒

2.自然病史

睑缘炎是一种慢性疾病，可于儿童期发病，间歇性加重和缓解。葡萄球菌性睑缘炎随时间延长可减轻。一项研究表明，葡萄球菌性睑缘炎的患者平均年龄为42岁，有短期的眼部症状病史(平均1.8年)。患有脂溢性睑缘炎和睑板腺功能障碍的患者总的来说年龄较大一些，眼部症状持续时间相对长一些(6.5～11.6年)。严重的葡萄球菌性睑缘炎可最终导致睫毛脱落、眼睑瘫痪形成伴有倒睫、角膜瘢痕和新生血管形成。严重的眼部玫瑰痤疮患者可发展成浅层点状上皮病变，角膜新生血管化和瘢痕化。睑缘毛细血管扩张和睑板腺开口狭窄可见于无症状的老年人。

(三)预防和早期发现

适当的治疗和处理可缓解睑缘炎的症状和体征，防止造成永久的组织损害和视力丧失。对于类似睑缘炎表现的癌症，早期诊断和适当治疗可以挽救生命。

(四)诊治过程

1.患者治疗效果评价标准

睑缘炎的治疗效果评价标准如下。

(1)防止视力丧失。

(2)尽量减少组织损伤。

(3)减轻睑缘炎的症状和体征。

2.诊断

所有的患者应定期对眼部情况作一个眼部综合的医疗评估。对有睑缘炎症状和体征患者的最初评估包括眼部综合医疗评估中的相关方面。睑缘炎的诊断常是基于患者的典型病史和特征性检查所见。辅助检查偶尔也有帮助。

(1)患者病史：在了解患者病史时询问如下问题将有助于获得所需信息。①症状和体征：如眼红，刺激症状、烧灼感、流泪、痒、睫毛根部结痂，睫毛脱落、睫毛黏附、不能耐受角膜接触镜、畏光、瞬目增多，这些症状在晨起时较重。②症状持续时间。③单眼或双眼发病。④加重因素：如吸烟、变应原、风、接触镜、湿度降低、视黄醛、饮食和饮酒等。⑤与全身疾病相关的症状：如玫瑰痤疮、过敏。⑥目前和既往全身和局部用药情况。⑦最近与有感染的患者的接触：如虱病。⑧眼部病史应考虑既往眼睑和眼部手术史，以及放射和化学烧伤的局部外伤史。⑨全身病史应考虑皮肤病如皮疹、玫瑰痤疮、湿疹以及用药情况(如异维A酸)。

(2)检查：体格检查包括视力测量、外眼检查和裂隙灯检查。

外眼检查应在光线好的房间内进行，特别注意以下情况。①皮肤包括与玫瑰痤疮有关的如酒渣鼻、红斑、毛细血管扩张、丘疹、脓疱、面部皮脂腺肥大、皮炎、皮疹。②眼睑包括睑缘充血/红斑，睫毛脱落、断裂或乱生，睫毛根部异常堆积物，溃疡，囊泡，过度角化，鳞屑，睑板腺囊肿/睑腺炎，瘢痕形成，眼睑外翻或内翻。

裂隙灯活体显微镜检查应注意以下方面。①泪膜：黏液层和脂质层的质量、泡沫形成。②前部睑缘：充血、毛细血管扩张、瘢痕形成、色素变动、角化、溃疡、囊泡、血液渗出物、虱病和肿块。③睫毛：位置不正、方向不正、缺失或断裂、虱卵和化妆品积聚。④眼睑后缘：睑板腺开口异常，如赘生物、后退、增生、阻塞；睑板腺分泌物情况如能否排出、黏稠度、浑浊度、颜色等；新生血管；角化；结节；增厚；结痂。⑤睑结膜：翻开眼睑，睑板腺的外观和腺管如扩张和炎症，睑板腺囊肿，充血，瘢痕，角化，乳头/滤泡反应，脂性渗出/浓缩物。⑥球结膜：充血，小泡，荧光素/孟加拉玫瑰红/丽丝胺绿点状着色。⑦角膜：荧光素/孟加拉玫瑰红/丽丝胺绿点状着色，浸润，溃疡和(或)瘢痕，新生血管形成包括斑翳，囊泡。

3.诊断性试验

目前尚没有临床特异的睑缘炎的诊断性实验。然而，可对反复前部眼睑伴重度炎症的患者和对治疗反应不佳的患者进行睑缘细菌培养。

在症状明显不对称、治疗无效或睑板腺囊肿单一病灶反复发作且治疗不佳者应行眼睑活检，除外癌症的可能。在怀疑皮脂腺癌取病理前应咨询病理学家，讨论肿瘤可能播散的范围和做冰冻切片。新鲜的组织可能需用特殊的染色如油红-O寻找脂质。

临床症状可帮助区别葡萄球菌、脂溢性和睑板腺功能不良性睑缘炎，总结于表3-2。这些不同种类的睑缘炎的临床症状经常互相重叠，并与干眼症状相似。

表3-2　睑缘炎分类症状描述

特征	葡萄球菌性	脂溢性	后部眼睑
睫毛缺损	经常	很少	(一)
睫毛方向不正	经常	很少	病程长时可有
眼睑聚积物	硬痂	油性或脂性	油脂过多，可能为泡沫状
眼睑溃疡*	很少出现严重发作	(一)	(一)
眼睑瘢痕	可能发生	(一)	长期病程也不少见
睑板腺囊肿	很少	很少	偶尔至经常，有时多发
睑腺炎	可能发生	(一)	(一)
结膜	轻至中度充血，可能有小泡	轻度充血	轻至中度充血，睑结膜乳头样反应
泪液缺乏	经常	经常	经常
角膜	下方角膜上皮点状缺损，周边/边缘浸润，瘢痕，新生血管和血管翳变薄，小泡(尤其是4～8点钟)	下方角膜上皮点状缺损	下方角膜上皮点状缺损，浸润，瘢痕形成，新生血管化，斑翳，溃疡
皮肤疾病	异位，很少	脂溢性皮炎	玫瑰痤疮

注：*也可考虑单纯疱疹病毒，表内(一)表示在该类型的睑缘炎不出现这种特征。

4.治疗

尚无足够的证据可以明确推荐睑缘炎的治疗方案，患者必须明白在很多情况下是不能完全治愈的。下列治疗措施可有一定帮助：①热敷；②注意眼睑卫生；③抗生素；④局部应用糖皮质激素。

睑缘炎患者治疗的第一步是进行眼睑清洁，可有多种方法。一种方法是热敷几分钟来软化结痂粘连和(或)加热睑板腺分泌物，然后轻轻按摩眼睑来促进睑板腺的分泌。仅有前部睑缘炎的患者和手灵活性较差的患者可能会忽略按摩。一般在患者方便的时候每天进行一次按摩即可。过多的眼睑按摩反而可能刺激眼睑。然而，有的患者发现每天反复进行热敷有效。有的患者在热敷后轻轻擦去眼睑的分泌物会更好。可使用稀释的婴儿香波或购买到的眼睑清洁棉签轻擦睫毛根部以进行眼睑清洁。有规律地每天或一周数天进行眼部清洁，经常可以缓解慢性睑缘炎的症状。要告知患者需终身注意眼部卫生，如果停止治疗的话，症状可能反复。

对于有金黄色葡萄球菌感染的睑缘炎，局部滴用抗生素如杆菌肽或红霉素可每天一次至数次，或睡前应用一次，持续一周至数周。根据病情严重程度不同决定用药的时间和频率。如果睑板腺功能障碍患者的慢性症状经眼部清洁后不能很好控制，可口服四环素。每天多西环素100 mg或四环素 1 000 mg，当临床症状减轻(通常需 2～4 周)时可减量至每天多西环素 50 mg或四环素 250～500 mg，可根据患者病情的严重程度和对药物的反应停药。用四环素的理由是一些小型的临床试验报告四环素对缓解眼部玫瑰痤疮患者的症状有效，并可提高眼部玫瑰痤疮和睑板腺功能障碍患者的泪膜破裂时间。实验室研究还表明它可以降低表皮葡萄球菌和金黄色葡萄球菌脂酶的产生。四环素及相关药物可引起光敏反应、胃肠不适、阴道炎，在极少的情况下还可引起氮质血症。在大脑假瘤病例中已提示这一点，同时它还可以降低口服避孕药的药效，增强华法林的药效。20 mg 缓释多西环素每天 2 次可减少不良反应。这些药物对孕妇、哺乳期及对四环素有过敏史的人禁用。儿童不宜用四环素，因为可使牙齿着色。可用口服红霉素替代。已有报道四环素和米诺四环素可使巩膜着色并引起结膜囊肿的发生。

短期内局部滴用糖皮质激素可改善眼睑或眼表的炎症，如严重的结膜充血、边缘性角膜炎或滤泡性结膜炎。一般每天数次用于眼睑或眼球表面。一旦炎症得到控制，应停药或减量，然后间断应用以改善患者症状。糖皮质激素应用最小有效剂量，并避免长期应用。应告知患者糖皮质激素的不良反应，包括眼压增高和发生青光眼的可能性。应用部位特异性糖皮质激素，如氯替泼诺，以及眼部穿透性弱的糖皮质激素如氟米龙，可减少这些不良反应。对于维持治疗的方案还有待进一步讨论。由于许多睑缘炎的患者伴有泪液缺乏，在眼部清洁和用药的同时应用人工泪液(每天 2 次)可改善症状。

对于不典型的睑缘炎或者药物治疗效果不理想的睑缘炎，应重新进行考虑。有结节样肿块、溃疡、大的瘢痕、局限的痂和皮炎鳞屑或急性炎症中间伴黄色的结膜结节提示可能为眼睑肿瘤。基底细胞癌和鳞状细胞癌是最常见的累及眼睑的恶性肿瘤。黑色素瘤和皮脂腺癌是眼睑第 2 位的恶性肿瘤。皮脂腺癌可能有多发病灶，可由于变形性骨炎样播散表现为严重的结膜炎症而难以诊断。

5.随诊

应告知有轻度睑缘炎的患者如果病情加重应及时复诊。随诊时间间隔应视病情严重程度、治疗方案和伴随疾病因素，如应用糖皮质激素治疗的青光眼患者等因素而定。随访时应注意随访间期的情况、视力测量、外眼检查和裂隙灯检查。如果应用了糖皮质激素治疗，应在数周内了解治疗的效果，测量眼压并了解患者用药的依从性。

6.医疗提供者和环境

睑缘炎的诊断和治疗需要较多的医学技术和经验。非眼科医师检查的睑缘炎的患者若发生如下情况之一应立即转诊至眼科医师：①视力下降；②中或重度疼痛；③严重或慢性眼红；④角膜受累；⑤反复发作；⑥治疗无效。

睑缘炎患者可在门诊进行治疗。

7.咨询/转诊

诊治睑缘炎患者的一个最重要的方面是教育他们认识到该病的慢性病程和反复发作的特性。应告知患者病情常可得到控制，但很少能根治。

六、睑腺炎

(一)定义及分类

睑腺炎又称麦粒肿，是眼睑腺体及睫毛毛囊的急性化脓性炎症。多见于儿童及年轻人。根据发病部位不同，可分为外麦粒肿和内麦粒肿两种。化脓性细菌(以葡萄球菌多见)感染，引起睫毛毛囊皮脂腺或汗腺的急性化脓性炎症，称外麦粒肿；而引起睑板腺急性化脓性炎症的，则称内麦粒肿。

(二)诊断

1.外麦粒肿

睑缘部红、肿、热、痛，触痛明显。近外眦部者常伴有颞侧球结膜水肿。数天后，睫毛根部出现黄脓点，溃破排脓后痊愈。炎症严重者，常伴同侧耳前淋巴结肿大、压痛，或可伴有畏寒、发热等全身症状。

2.内麦粒肿

被局限于睑板腺内，眼睑红肿较轻，但疼痛较甚。眼睑红、肿、热、痛，睑结膜面局限充血、肿胀，2～3天后其中心可见黄脓点。自行穿破，脓液排出后痊愈。

(三)治疗

脓肿形成前，应局部热敷，使用抗生素滴眼液及眼膏。反复发作及伴有全身反应者，可口服抗生素类药物。脓肿成熟时需切开排脓。应注意：外麦粒肿，其皮肤切口方向应与睑缘平行；内麦粒肿，其睑结膜面切口方向须与睑缘垂直。切忌挤压排脓，以免细菌随血流进入海绵窦引起脓性栓塞而危及生命。

七、睑板腺囊肿

(一)定义

睑板腺囊肿是睑板腺排出管阻塞、腺内分泌物滞留，刺激管壁引起的睑板腺无菌性慢性炎性肉芽肿。

(二)诊断

(1)多偶然发现，一般无显著症状。囊肿较大时，可有沉重不适感，部分则有异物感。

(2)单发或多发，上睑尤多。眼睑皮下可扪及圆形、边界清楚、与皮肤不粘连的肿块，无压痛。相应的睑结膜充血，呈紫红或紫蓝色。如有继发感染，则其表现类似睑腺炎。反复发作的老年患者，应警惕睑板腺癌和横纹肌肉瘤之可能。

(3)切开后可见黏稠的灰黄色胶样内容物：符合前两项条件即可诊断睑板腺囊肿，第三项可加强诊断。若切开后内容物不是黏稠的胶样物质，而是脆碎的组织，必须进行病理检查。

(三)治疗

囊肿小者，可不予处理，任其自行吸收或消散。也可局部热敷或用2%黄氧化汞眼膏涂布并按摩，以促进囊肿吸收。囊肿大者，需手术刮除，睑结膜面的切口方向须与睑缘垂直，彻底清除囊肿内容物并向两侧分离囊膜壁逐渐剥离。

八、睑板腺阻塞

(一)病因

睑板腺阻塞是指睑缘炎、慢性结膜炎或其他原因造成睑板腺排泄管阻塞,分泌物积存日久而钙化。

(二)诊断

(1)患者可有干痒感,有时有异物感。

(2)透过睑结膜可见点状及线条状黄白色凝聚物,日久形成小结石。

(三)治疗

病因治疗的同时可局部应用抗生素眼膏,并按摩。小结石突出于睑结膜面时,可在1%丁卡因表面麻醉后,用尖锐小刀或注射针头剔除。

(汤淼淼)

第三节　眼睑充血、出血与水肿

一、眼睑充血

眼睑充血可因眼睑皮肤的炎症、睑腺炎症、睑周围组织炎症的蔓延,虫咬、化学物质刺激、物理性刺激,如热、辐射等均可造成。睑缘充血为睑缘炎、屈光不正、眼疲劳、卫生条件差等均可引起。充血一般为亮鲜红色。

暗红色的充血为血液回流障碍,凡是血液回流障碍的疾病均可引起,常同时伴有眼睑水肿。

治疗:根据发病的原因治疗。

二、眼睑出血

眼睑出血:造成眼睑出血的全身原因如咳嗽、便秘、高血压动脉硬化、败血症、有出血素质者、胸部挤压伤等,一般出血较局限。

局部原因造成的眼睑出血多为外伤,可以是眼睑直接外伤引起,也可以是眼眶、鼻外伤或颅底骨折引起,出血渗透到眼睑皮下,可以沿着皮下疏松的组织向四周蔓延,一直跨过鼻梁侵入对侧眼睑。严重的是颅底骨折所致的出血一般沿着眶骨底部向鼻侧结膜下和眼睑组织渗透,多发生在受伤后的数天。眶顶骨折所致的出血沿提上睑肌进入上睑,眶尖骨折沿外直肌扩散,眶底骨折出血进入下睑。

随血量的多少,出血可为鲜红色、暗红色、紫红色或黑红色。

治疗方法如下。

(1)少量浅层出血无须治疗,数天后可自行吸收。

(2)出血多时,于当时立即作冷敷以停止出血,同时可使用止血药物如酚磺乙胺、维生素K、氨甲苯酸、三七粉或云南白药等。数天后不再出血时可作热敷促进吸收。

(3)用压迫绷带包扎。

(4)有眶顶、眶尖、颅底骨折需请神经外科会诊,治疗。

三、眼睑水肿

眼睑水肿是眼睑皮下组织中有液体潴留,表现为皮肤紧张、光亮感。

炎性水肿为局部原因,眼睑炎症或附近组织炎症如眼睑疖肿、睑腺炎、睑皮肤炎、泪囊炎、眶蜂窝织炎、丹毒、严重的急性结膜炎、鼻窦炎等。眼睑皮肤肿、红、局部温度升高,有时有压痛,可伴有淋巴结肿大,严重者全身畏寒、发热。

非炎性水肿为血液或淋巴液回流受阻。局部原因见眶内肿物。全身病见于心、肾病、贫血,非炎性者皮肤色为苍白。

治疗:根据病因进行治疗。

(汤淼淼)

第四节 眼睑闭合不全

正常的人眼睑可以自由关闭以保护角膜,特别是在晚上睡觉时,眼睑始终是闭合的。当眼睑不能完全闭合,使部分眼球暴露于睑裂之外者称眼睑闭合不全,亦称兔眼症。

一、病因

引起眼睑闭合不全的原因如下。

(1)凡是有眼睑外翻的患者都有闭合不全。

(2)面神经引起的面瘫,造成下眼睑松弛下坠,患面瘫的患者除眼睑闭合不全,还有口角㖞斜,咀嚼功能障碍等症状。

(3)眼球突出:如大眼球、葡萄肿、眼眶内肿痛、眼眶蜂窝织炎等。

(4)毒性弥漫性甲状腺肿:此类患者多因眼眶内组织增生,眼眶内压力增加,使眼球向前移位,造成眼睑不能闭合。

(5)昏迷衰竭的患者,眼眶匝肌功能性减弱,也可造成眼睑闭合不全。

(6)生理性闭合不全:有一些正常人晚上睡觉时可以睁开眼睛睡觉,这类人是眼轮匝肌功能欠佳的表现,但对眼球无大碍,因晚上睡觉时,眼球是上转的(称贝尔麻痹)。

(7)先天性眼睑缺损:上睑下垂矫正术后也可造成眼睑闭合不全。

二、临床特点

眼睑闭合不全对眼球的危害极大,分为以下几种情况。

(1)造成角膜干燥,形成暴露性角膜炎。角膜上皮脱落,形成溃疡和瘢痕,严重影响视力。

(2)使泪小点不能接触泪湖,破坏眼球与眼睑之间正常的毛细管虹吸作用,引起一定程度的溢泪。

(3)可以明显影响患者的美观。

三、治疗

(1)首先要去除病因,尽快恢复眼睑闭合功能,以保护眼球免受空气、尘埃及异物的侵犯。

(2)保持眼球湿润,避免结膜、角膜干燥,维持眼的正常视功能。

(3)对面神经麻痹,组织缺损的患者应尽早进行手术矫正。

(4)对眼球突出的疾病如毒性弥漫性甲状腺肿引起的恶性突眼,应尽早做提上睑肌延长,苗勒氏肌切除手术,必要时可作眼眶减压或眼睑缘缝合术。

(5)暂时无条件进行手术的患者,应用眼膏、眼药水滴眼或制造"湿房"以保护角膜。

(汤淼淼)

第五节　眼睑皮肤病

一、病毒性感染

(一)眼睑热病性疱疹

1.病因

热病性疱疹又称单纯疱疹,是由单纯疱疹病毒Ⅰ型感染所致。常发生在流感、发热、肺炎等呼吸道感染同时有眼睑疱疹出现。

2.症状

(1)自觉局部症状轻微,有痒及灼热。

(2)典型的病损在红斑的基础上有成簇的粟粒或绿豆大小的水疱、壁薄、潴留液,破溃后形成糜烂或小溃疡,结痂、痊愈后不留瘢痕或留有暂时性色素沉着,常同时在口唇、鼻翼旁出现同样的病损。

(3)全身可有热病性传染病的症状。

(4)本病有自限性,一般1～2周可自愈,无免疫性,可再发。

3.治疗

(1)局部滴用阿昔洛韦眼药水和涂以眼药膏或碘苷眼药水。

(2)有继发感染时可酌情加入抗生素。

(二)带状疱疹

1.病因

带状疱疹由水痘-带状疱疹病毒引起,初次感染表现为水痘,常见于儿童。以后病毒长期潜伏于脊髓后根神经节内,当机体抵抗力下降、免疫功能减弱或某种诱发因素致使水痘-带状疱疹病毒再度活化,侵犯三叉神经第一支或第二支引起眼睑带状疱疹,本病无免疫,当机体抵抗力再度下降,可再发病。

2.症状

(1)发病前可有发热、倦怠、食欲缺乏等前驱症状。

(2)病初起时在患侧三叉神经分布区发生皮肤灼热、神经痛,疼痛往往年龄越大,疼痛越重。

有时剧烈难忍，疼痛可发生于皮疹出现前或与皮疹同时发生，疼痛常持续至皮疹完全消退，甚至持续数月、数年。

(3)皮疹病损在红斑基础上群集粟粒至绿豆大小水疱，有的中央有脐窝，疱内容清，严重时呈血性，水疱彼此融合，可发生坏死溃疡，皮疹多发生于三叉神经第一支支配区，第二支较少。发病为单侧是本病的特点，不越过鼻中线呈带状分布，向上达前额、头皮，侵犯鼻睫状神经时可并发角膜病变和虹膜睫状体炎，偶有眼肌麻痹。

(4)不发生坏死溃疡者水疱干瘪、结痂、遗留色素沉着，发生坏死溃疡者则留永久性瘢痕。

3.治疗

(1)局部用药：红斑水疱可用炉甘石洗剂、阿昔洛韦眼药水或碘苷眼药水，糜烂坏死用0.1%雷夫奴尔湿敷，外用阿昔洛韦软膏或用喷昔洛韦乳剂每天4～5次，早期外用明显减少带状疱疹后神经疼痛的发生。

(2)全身用药：阿昔洛韦200～800 mg口服，每天五次，连服10天，有阻止病毒繁殖，缩短病程，减少神经痛的作用。严重的病例可静脉滴注阿昔洛韦，每公斤体重5 mg，每0.5 mg加入注射用水10 mL，充分溶解、摇匀，再用生理盐水或5%葡萄糖液稀释到至少100 mL，点滴不少于一小时，每天三次，连用药10天，或注射重组人干扰素α-2a有抗病毒作用。但此两种药合用要慎重。也可用调节免疫功能药物如转移因子皮下注射，1～2支/次(每支2 mL)，一周或两周一次。

(3)激素类药物：在足够量的阿昔洛韦治疗下，病变在3天内口服泼尼松可减轻炎症及神经痛，始量每天30～40 mg，隔天递减，10～12天内撤完。

(4)神经营养药及止痛药：可注射维生素B_1、维生素B_{12}。疼痛剧烈可口服去痛片等。

二、细菌性感染

(一)毛囊炎

1.病因

毛囊炎系由金黄色葡萄球菌感染毛囊引起的炎症。

2.症状

(1)自觉痒痛，好发于年轻人，面部皮肤也有散发的毛囊炎。

(2)粟粒大的丘疹，顶端化脓呈小脓疱，不融合，破后有少量脓血、无脓栓，愈后不留瘢痕。

3.治疗

(1)外用消炎止痒药物，也可外用0.5%林可霉素液或0.2%碘伏。

(2)早期可用超短波治疗。

(3)根据病情可适当给予抗生素。

(4)反复发作的病例，应检查有无糖尿病、贫血等全身疾病。

(二)眼睑疖肿和脓肿

1.病因

眼睑疖肿和脓肿是由金黄色葡萄球菌侵犯毛囊深部及周围组织引起皮肤炎症，发病与体质有关，与皮肤不洁、多汗和搔抓也有关系。

2.症状

(1)自觉灼热及疼痛明显。

(2)眼睑皮肤红肿、有硬结、触痛显著，严重时有发热、全身不适，数天后顶部发黄，疼痛加剧，耳前淋巴结肿大、压痛、破溃后有脓血流出。眼睑疖肿有脓栓(甚至有数个脓栓及多房性脓肿称为痈)。周围组织坏死形成腔隙，以后深部有肉芽组织充填，愈合后结瘢痕。

(3)睑部疖肿和脓肿受挤压后因睑及面部静脉无瓣，脓液有可能进入血液形成海绵窦脓栓，甚至脑脓肿、脓毒败血症等危及生命。

3.治疗

(1)局部治疗：早期热敷，超短波可缓解炎症、止痛。外用鱼石脂软膏。

(2)全身治疗：全身用抗生素首选耐青霉素类葡萄球菌感染的药物，如苯唑西林肌内注射4～6 g/d，分四次给，或氯唑西林 2 g/d，肌内注射或口服 0.5 g/次，一天四次。或用头孢菌素类肌内注射或静脉滴注，如对青霉素类过敏可用林可霉素 0.6 mg 肌内注射，每天两次(注意肾功能)。或肌内注射克林霉素0.6 mg，分 2～4 次用(对林可霉素过敏者禁用)。因金黄色葡萄球菌对多种抗生素耐药，在严重的病例用以上药物均无效时，方可使用万古霉素，成人每次 500 mg 静脉滴注，每 8 小时一次。

(3)严禁挤压病变区。

(4)化脓后切开排脓，有脓栓者可用镊子轻轻取出，切口内放置引流条，每天换药，待脓汁排净后始取去引流条。

(三)眼睑丹毒

1.病因

眼睑丹毒为β型溶血性链球菌引起的急性眼睑皮肤炎症。多有皮肤轻微的损伤，细菌侵入感染由眼睑丹毒可扩散及面部，也可由面部丹毒引起眼睑丹毒。

2.症状

(1)发病前有畏寒、全身不适、继之发热。

(2)皮肤表面为略高于皮面的红色水肿性斑，表面紧张发亮，边界清楚，严重者可有水疱、压痛明显、局部皮肤温度升高。

(3)淋巴结肿大，遇寒冷或外伤可在原病灶复发。

3.治疗

(1)超短波、红外线有缓解炎症、止痛作用。

(2)局部用药：呋喃西林湿敷，外用抗生素软膏。

(3)全身用药：首选青霉素 400～800 万单位静脉滴注，或用头孢菌素类点滴，也可用红霉素1.0～1.5 mg 静脉点滴，或用头孢菌素 V 6 mg 静脉点滴，也可用阿奇霉素 0.5 mg 口服，每天一次用药 5～7 天。

三、过敏性皮肤炎

(一)接触性皮炎

接触性皮炎是指皮肤接触外界某种物质后主要在接触部位发生炎症反应。引起本病的物质主要是化学性物质，根据发病机制可分为变态反应性接触性皮炎及刺激性接触性皮炎(能造成直接损伤，任何人接触均可发病，如强酸、强碱等，不属于过敏范畴，故不赘述)。

变态反应性接触性皮炎是由于接触变态反应原后引起第Ⅳ型变态反应(迟发反应)，致敏原多为小分子化学物质，本身多无刺激性，作用于皮肤后对少数具有特异性过敏体质的人引起发

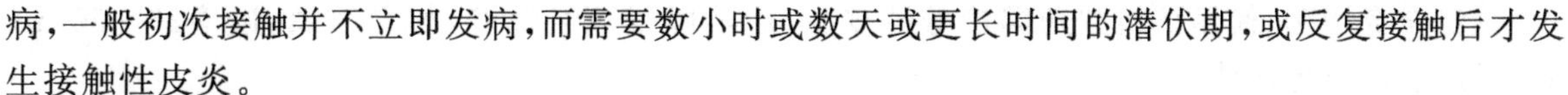

病，一般初次接触并不立即发病，而需要数小时或数天或更长时间的潜伏期，或反复接触后才发生接触性皮炎。

1.致敏原

常为化工原料、染料、化妆品、洗涤剂，药品如碘、汞、磺胺类、丁卡因、普鲁卡因、抗生素、阿托品、毛果芸香碱或配制药品的赋形剂等。此外，染发剂、乌发剂中的对苯二胺是较常见的致敏原。

2.症状

(1)发病前有接触化学物质的历史。自觉眼睑或眼睑附近的皮肤有剧烈的痒感、烧热感。全身症状不多，染发液或洗发水引起的皮炎伴有头皮剧痒(又称染发性皮炎)。

(2)发病急，轻时眼睑皮疹为红斑、稍水肿或有粟粒大小密集的红色丘疹，重者红斑肿胀，密集丘疹、水疱甚至大疱、糜烂、渗出，临床上症状单一。

(3)一般皮肤的炎症仅限于接触部位，境界清楚，但可由于搔抓或渗液流出带到其他部位，而引起该处同样的炎症反应。

(4)发病有一定的潜伏期，多于1～2周可愈，治愈后再接触再发病。

3.治疗

(1)局部用药：红斑可用炉甘石洗剂(注意勿进入眼内)，水疱、渗液用4%硼酸水冷湿敷。如有继发感染可用0.05%呋喃西林冷湿敷，涂以1%氢化可的松霜，每天2～3次，渗液可涂40%氧化锌膏。

(2)全身用药：口服抗组胺药如氯苯那敏4 mg，每天三次，或去氯羟嗪25 mg每天三次。为防止药物引起嗜睡、困倦，可用特非那定60 mg，每天2次。

(3)激素类药物：病情严重者可酌情用泼尼松，每天30～40 mg，炎症控制后在两周内撤完。

(4)病情严重也可静脉注入10%葡萄糖酸钙10 mL，每天一次，或5%葡萄糖内加入维生素C 2～3 mg，每天静脉滴注一次。

(5)有继发感染可全身用抗生素。

(6)不能确诊变应原者，可于皮炎痊愈后作皮肤斑贴试验，寻找变应原，避免再次接触。

(二)眼睑湿疹

眼睑湿疹是一种常见的与过敏有关的皮肤病。发病原因比较复杂，致敏原往往不易查清，眼睑湿疹可单独发病，也可是面部或全身湿疹的一部分。

1.症状

(1)自觉瘙痒剧烈，婴幼儿可以是身体他处有湿疹，同时眼睑有湿疹，有时夜间难以入睡，哭闹、烦躁，常搔抓。

(2)皮疹以潮红的丘疹及小水疱为主，严重时渗出、结痂，局限性皮疹境界不清楚，皮疹不断向外扩展，周围有散在丘疹水疱，治愈后有反复发作及慢性化的倾向。

(3)慢性泪囊炎或结膜炎分泌物的刺激引起的皮炎为暗红色或棕红色斑、融合增厚呈苔藓样改变，表面有脱屑、抓痕及血痂，表现为湿疹的慢性期改变，分泌物中酶为致敏因素。

2.鉴别诊断

变态反应性接触性皮炎应与急性湿疹相鉴别。前者病变多局限于接触部位，皮疹形态单一，境界清楚，病程是急性经过，去除接触性病因后，易治愈或自愈。再接触再发病。

3.治疗

(1)局部用药：与接触性皮炎相同，如有慢性泪囊炎、结膜炎，应及时治疗。

(2)全身用药：使用抗组胺药同接触性皮炎，影响睡眠可给镇静，如异丙嗪、羟嗪26～30 mg睡前服，或口服地西泮。

(3)严重者可静脉给10%葡萄糖酸钙10 mL加维生素C 0.5 mg，每天一次，一般不主张用激素类药物，合并感染可用抗生素。

四、其他

(一)眼睑血管神经性水肿

1.病因

眼睑血管神经性水肿又称巨型荨麻疹，原因不明，主要由于血管运动系统不稳定，有人认为与过敏、内分泌、毒素有关。

2.症状

(1)慢性血管神经性水肿影响皮下组织，形成绷紧的、圆形、非可凹性、边界不清楚的荨麻疹，表面皮肤正常，不痒。

(2)突然发病，持续几天或几周，周期性、无规律、无原因反复发作，有时每月一次，有时清晨，有时持续几年。

(3)发作几年后产生永久性组织增厚，组织学类似慢性炎性渗出和增生，有时有色素增生，重复发作几年皮肤和皮下组织形成可悬垂的皱褶。

3.治疗

假使找到病因，按原因治疗，消除病灶。

(二)眼睑皮肤弛缓症

1.原因

眼睑皮肤弛缓症原因不明。

2.症状

(1)以慢性复发性水肿为特点，男女同样发病，主要在青年人，特别是青春期，为双侧性。

(2)疾病开始常不被注意，上睑间歇性、周期性水肿，发作持续1～2天，无痛、但皮肤稍发红，类似血管神经性水肿。

(3)以后发作变得频繁，皮肤变薄，产生永久性改变，皮肤松弛，如囊状悬垂达睑缘，甚至遮盖睫毛。

(4)皮肤随着下垂出现深的皱纹，变红棕色，更进一步发展到眶隔松弛，眶脂肪进入松弛的眼睑皮下，加重皮肤下垂，睑裂变窄。

3.鉴别诊断

老年性眼睑皮肤松垂，随年龄增长而松弛，无复发性水肿。

4.治疗

无特效方法防止复发，切除过多的皮肤，结合面部皮肤整容。

(汤淼淼)

第六节 眼睑肿瘤

眼睑肿瘤可分为良性和恶性肿瘤两大类。良性肿瘤有色素痣、黄色瘤、皮样囊肿、血管瘤、鳞状细胞乳头状瘤等;恶性肿瘤有基底细胞癌、鳞状细胞癌、睑板腺癌、眼睑恶性黑色素瘤等。

一、色素痣

(一)概述

出生时即有,婴儿期生长较快。

(二)诊断

成年期渐趋静止。少数在青春期出现。

1.临床表现

色素痣多见于外眦部睑缘,表面扁平或稍隆起,色泽及大小不一。表面平滑、不隆起、没有毛发生长者称斑痣;高出皮肤表面,其上有毛发生长者称毛痣;在睑缘上突起,呈乳头状,色较黑,呈米粒或豆大者称乳头状痣;分占上、下睑各半,闭眼时合二为一者称分裂痣。在外来刺激下也可恶变。

2.检查

仔细检查眼睑局部情况。必要时活组织病理检查以助确诊。

(三)治疗

一般不需治疗。一旦近期增长迅速,色素加重,表面粗糙,兼有出血倾向时,应警惕恶变可能,尽早手术切除,并做病理检查。切除范围应包括其周围部分的正常皮肤。

二、黄色瘤

(一)定义

黄色瘤是指发生于眼睑的黄色扁平斑瘤。原因不明,一般认为与脂肪代谢障碍有关。多见于原发性高脂血症及继发性高脂血症。

(二)诊断

1.临床表现

老年妇女上睑内侧多见,呈对称性分布。淡黄色、圆形或椭圆形、质软、扁平,稍隆起于皮肤面。生长缓慢,有的是静止性的,但并不自行吸收消失,无任何不适。

2.检查

仔细检查上、下睑内侧皮肤。

(三)治疗

无须治疗。为美观,可手术切除或用二氧化碳冷凝。

三、皮脂腺囊肿

(一)定义

皮脂腺囊肿又称粉瘤,是较多见的眼睑良性肿瘤,生在眼睑者其特征与身体其他部位者相同。

(二)诊断

皮脂腺囊肿为一隆起的硬结,黄豆至蚕豆大小,位于浅层皮下,与皮肤紧密粘连,囊肿内容物为一种如豆渣样皮脂变质物质。常可继发感染而成急性炎症表现。也可自发破溃排出内容物。

(三)治疗

手术完整切除囊肿,囊壁残留有时可复发。

四、皮样囊肿

(一)病因

皮样囊肿属先天发育异常,儿童多见。

(二)诊断

1.临床表现

多见于上睑外侧皮下,大小不一、圆形或椭圆形、表面光滑、边界清楚、质软的肿块。与皮肤无粘连,但可与骨膜黏附。内含软骨、毛发、牙齿、腺体及脱落上皮等,周围有囊膜。

2.检查

局部检查为主,生长于上睑内侧的囊肿,需与脑膜膨出相鉴别。

(三)治疗

手术切除。

五、血管瘤

(一)定义及分型

眼睑血管瘤系先天性血管组织发育畸形。可分为毛细血管瘤、葡萄状血管瘤和海绵状血管瘤三种类型。

(二)诊断

1.临床表现

(1)毛细血管瘤:最多见。出生时或生后不久发生,迅速生长,至7岁时常自行退缩。扁平或稍隆起,无痛,边界清楚。发生在浅表皮肤者,呈鲜红色,称为草莓痣。深部者为浅蓝色或暗紫色,有海绵质感,用玻璃片压之均可褪色。

(2)葡萄状血管瘤:又称火焰痣,为扁平、紫红色的血管病变,常见于单侧三叉神经第一或第二支的分布区域。先天性,与生俱有,无自发性退化,用玻璃片压之不褪色。常与脑面血管瘤病有联系。此综合征具有以下特点:①单侧广泛的面部皮肤及黏膜毛细血管血管瘤,其范围常遍及三叉神经第一、第二支分布区域。②结膜及脉络膜也有血管瘤,视网膜静脉迂曲、扩张,同侧眼为青光眼。③同侧脑膜血管瘤。

(3)海绵状血管瘤:见于青年人,此种血管瘤是发育性的,而不是先天性的,不会自行退缩。位于皮下或真皮深层。境界清楚、球状突起、色蓝紫、质软、有包膜。头低位时,肿块增大,颜色加深。

2.检查

常规检查视力,仔细检查眼睑局部情况。必要时做裂隙灯显微镜、检眼镜及眼压检查,甚至CT检查。

(三)治疗

(1)儿童毛细血管瘤有自行消退趋向,不急于处理。瘤体迅速增大,尤其遮盖瞳孔引起弱视或反复出血、感染者需进行治疗,首选为肿瘤内注射皮质类固醇、激光、放射线治疗。

(2)葡萄状血管瘤可选择激光治疗,如合并青光眼则需抗青光眼治疗。

(3)海绵状血管瘤连同包膜一并手术切除。

六、乳头状瘤

(一)定义

乳头状瘤是发生于睑缘黏膜、泪阜、结膜等处的眼睑良性肿瘤。

(二)诊断

乳头状瘤为眼睑最常见良性病变。常有蒂,颜色与相邻近的眼睑皮肤相同。往往是多发,好累及睑缘,表面常有角化蛋白痂,显微镜下,可见指状突起构成,血管化结缔组织,外有增殖性上皮覆盖,表皮常棘皮化,足钉延长,有角化过度和灶性角化不全区域。

(三)治疗

手术切除。

七、基底细胞癌

(一)定义

基底细胞癌是一种由表皮基底细胞不能以正常形式成熟及角化而引起的上皮癌。好发于下睑近睑缘处的内眦部。在眼睑恶性肿瘤中基底细胞癌的发病率占第一位。50～60 岁多见,男性稍多于女性。

(二)诊断

1.临床表现

多见于老年人。常发生在内眦睑缘移行部,呈丘疹样结节或类似色素痣,质硬,表面有鳞屑及痂皮。中央部可出现溃疡,逐渐扩大,溃疡外有新的珠状硬结。基底坚硬而不平,边缘隆起并内卷,这是其最典型特征。此病进展缓慢,很少转移至远处,但可向周围及深部蔓延,出现相应症状及体征。

2.检查

常规检查视力,用放大镜、裂隙灯显微镜检查眼前节情况。活体组织病理检查可协助诊断。怀疑肿瘤细胞扩散时,应做 X 线检查及必要的特殊检查(如 CT、脑部 MRI 等),以明确范围及程度。

3.鉴别诊断

本病与老年疣的鉴别在于后者成菜花状外观,有角化及鳞屑,周围皮肤无浸润硬结,无溃疡。但最终确诊须依据病理组织检查。

(三)治疗

基底细胞癌对 X 线及 Ra、Co 放疗敏感。瘤体小时,可行手术切除或冷冻。晚期病例,可做眶内容摘除术,并结合放疗。

八、鳞状细胞癌

(一)定义

鳞状细胞癌指起自皮肤或黏膜上皮层的恶性肿瘤。好发于皮肤与黏膜交界处的睑缘。

(二)诊断

1.临床表现

50岁以上男性多见。睑缘皮肤与结膜交界处先出现局限性隆起,渐成乳头状或菜花状。中央发展成溃疡,基底硬而不平,边缘坚实并隆起、外翻。进展缓慢,全身淋巴转移少见,但可向周围蔓延或向深部发展,甚至累及颅腔,出现相应症状及体征。患者死亡原因多为出血、继发脑膜炎或恶病质。

2.检查

常规检查视力,用放大镜、裂隙灯显微镜检查眼前节情况。活体组织病理检查可助诊断。怀疑肿瘤细胞扩散时,应做X线检查、全身检查及必要的特殊检查(如骨ECT、脑部MRI等),以明确范围及程度。

3.鉴别诊断

本病与基底细胞癌在临床上有时不易区分,鳞状细胞癌较少见,发展快,恶性度较高,对X线敏感度不及基底细胞癌。如果在眼睑皮肤上有一生长较快的肿块,在一年内即达蚕豆大者应怀疑为鳞状细胞癌。

(三)治疗

尽早局部手术切除并整复眼睑。晚期应做眶内容摘除术,术后辅以放疗和化疗。

九、眼睑恶性黑色素瘤

(一)定义

眼睑恶性黑色素瘤占眼睑所有恶性肿瘤的1%。虽然发病率相当低,但几乎所有皮肤癌死亡中,2/3是黑色素瘤所致。可起自原先存在的交界病、复合痣或罕见的起白细胞性蓝痣,也可自行发生。

(二)分型

(1)小痣恶性黑色素瘤。

(2)表浅扩散性黑色素瘤。

(3)结节性黑色素瘤。

(4)起自痣的黑色素瘤。

(三)诊断

1.临床表现

最初黑色素细胞增生是向水平方向伸延(非侵犯性水平性生长期),随之为侵犯(垂直方向生长)期。提示色素病恶性转变的一系列预兆性体征:①颜色的改变,特别是红、白和蓝的色调,以及突然变深和暗;②大小改变。③表面特征的改变,如结痂、渗出、出血或溃疡。④质地改变,尤其是变软或脆。⑤症状改变,如痛、痒或压痛。⑥形状改变,如原先扁平病变迅速隆起。⑦四周皮肤的改变,如红、肿或出现卫星病变。

2.病理检查

病理检查可确诊。

(四)治疗

彻底切除。

十、睑板腺癌

(一)定义

原发于睑板腺的恶性肿瘤称之为睑板腺癌。

(二)诊断

1.临床表现

多见于60岁以上女性。上睑多于下睑,发展慢,自觉症状少见。

早期表现类似睑板腺囊肿,眼睑肥厚变形,皮肤和结膜完整不破。当肿瘤细胞突破睑板组织后,则呈现黄白色结节,并迅速形成溃疡,基底硬、易出血。可蔓延至邻近组织,也可发生淋巴转移。

2.检查

常规检查视力,用放大镜、裂隙灯显微镜检查眼前节情况。活组织病理检查可助诊断。怀疑肿瘤细胞扩散时,应做X线检查、全身检查,以及必要的特殊检查以明确范围及程度。

3.鉴别诊断

睑板腺癌与睑板腺囊肿的区别在于腺癌部位的睑结膜有些粗糙的乳头状瘤样肿物,手术切开时见到的内容物有助于鉴别诊断,癌肿切开后可见豆渣样质地硬而脆的淡黄色组织,而睑板腺囊肿内容物为胶冻样或液化物质。

(三)治疗

早期广泛手术切除,晚期应做眶内容摘除术。肿瘤细胞对放疗不敏感,只能做辅助治疗。

(汤淼淼)

第四章

泪器疾病

第一节　先天性泪器异常

先天性泪器异常主要是指胚胎发育过程中胎儿受到某些因素影响，泪器发育异常和功能异常。先天性泪器异常主要包括先天性泪腺异常和先天性泪道异常，有些患者同时伴有隐眼畸形、先天性无结膜、上睑下垂、内眦赘皮等眼部异常和全身其他器官的先天异常。

一、临床表现

（一）泪腺缺如

出生后无眼泪、畏光、结膜干燥、角膜浑浊等。病理检查见眼眶外上方穹隆部结膜上皮轻度向内生长，此处未分化为泪腺。

（二）泪腺瘘管

常开口于上眼睑外上方，相当于睑板上缘处。周围皮肤长有一圈睫毛样毛发。瘘孔周围皮肤受瘘孔排出泪液的刺激而发生糜烂。如有继发感染可形成脓瘘。

（三）泪腺囊肿

由于泪腺无导管开口于上穹隆，使眶外缘下可扪及波动性张力大的肿物，长期可引起眼睑肿胀，上睑下垂，眼球突出等。

（四）泪点和泪小管缺如或闭锁

泪点很小或完全缺如，或被结膜上皮覆盖而只呈一个凹坑。多伴有溢泪。

（五）多发泪点和泪小管

多发泪点和泪小管指正常泪点位置出现两个或两个以上泪点。这些泪点有的各通一个泪小管，有的共通一个泪小管，有的只是一个盲端。一般无症状。

（六）泪囊和鼻泪管闭锁

在临床上较常见，阻塞多在下口，阻塞后流泪分泌物多形成黏液囊肿或有脓性分泌物形成新生儿泪囊炎。

（七）泪囊瘘

瘘孔位于内眦韧带偏下方处，有清黏液流出，有时也可保持干燥，冲洗泪道可发现有液体从瘘口溢出，偶可引起泪道狭窄或堵塞。

二、诊断

(1)多为1岁以内的婴幼儿。
(2)有溢泪或无泪症状,有眼局部皮肤湿疹和继发感染,结膜干燥等。
(3)根据发现的泪腺或泪点异常的表现,可以作出诊断。

三、鉴别诊断

(一)后天的泪点、泪小管狭窄或阻塞等泪道疾病

在出生后并没有发现。

(二)慢性泪囊炎、泪腺肿物等

根据发生时间可以鉴别。

四、治疗

(一)先天性无泪者

治疗原发病,同时对症治疗,如眼部滴用人工泪液,保持眼表面湿润。

(二)泪腺瘘

将瘘管移植到结膜囊穹隆部,或将瘘管和与之相连的部分泪腺切除。

(三)泪腺囊肿

可手术切除。

(四)先天无泪点

单纯的泪点狭窄或闭锁可使用泪点扩张器将泪点穿通扩大,若无效则可做泪点切开成形手术或植入支撑管3～6个月;泪点外翻和异位可通过手术矫正。

(五)先天无泪小管

可行结膜泪囊造口术。泪小管狭窄阻塞可在泪点扩大后使用泪道探针探通,植入支撑管3～6个月。

(六)多个泪点和泪小管

无症状时可不治疗。

(七)泪囊和鼻泪管闭锁

首先保守治疗,滴用抗生素滴眼液,每天4～5次,每天多次向下按摩泪囊区,冲洗泪道。无效者用较细的泪道探针探通。必要时行泪囊鼻腔吻合手术或植入泪道再通管治疗。

(张伦占)

第二节　泪　腺　病

一、急性泪腺炎

(一)概述

急性泪腺炎是泪腺的急性炎症,最常见的病原体为金黄色葡萄球菌或肺炎链球菌,也可见于

某些病毒。病原体可以来自周围组织的化脓性炎症直接扩散，也可从远处化脓性病灶血行转移而来。儿童急性泪腺炎常并发麻疹、流行性腮腺炎、感染性单核细胞增多症及流行性感冒等传染病。

（二）临床表现

（1）多单侧急性发病，常见于儿童及青年，上睑颞侧泪腺区红肿、疼痛，有流泪或脓性分泌物。

（2）眶外上方局部肿胀、触痛，上眼睑呈S形弯曲，皮肤红肿，呈现炎性上睑下垂。眼球向下、内方移位，运动受限。

（3）同侧耳前淋巴结肿大，可有发热、头痛等全身不适症状。

（4）CT检查显示泪腺扩大，边缘不规则，但不累及鼻窦、眶组织及周围骨壁。

（三）诊断

（1）典型的临床表现可诊断。

（2）血常规化验进行白细胞计数和分类，分泌物涂片及细菌培养。

（3）眼球突出、运动受限或怀疑泪腺肿物的患者，行CT检查以排除泪腺肿物。

（四）鉴别诊断

1.睑腺炎

位于上睑颞侧的睑腺炎易与急性泪腺炎混淆。睑腺炎可触及上睑皮下结节，局部明显的局限性触痛。无发热等全身症状，白细胞计数正常。

2.眶蜂窝织炎

眼球突出，运动障碍，眼睑红肿，球结膜水肿明显。

3.急性结膜炎

该病多为双眼发病，上下睑结膜可见乳头滤泡形成，睑结膜充血，有黏稠的分泌物。

4.眼眶炎性假瘤

眼球突出，向下移位，运动受限。无发热，白细胞计数正常，但嗜酸性粒细胞计数升高。对抗生素治疗不敏感，全身应用糖皮质激素后症状明显改善。

5.泪腺恶性肿瘤

眼球向前下方移位，眼球突出，运动受限。可于泪腺区触及中等硬度的肿物。CT或MRI检查可显示肿物。

（五）治疗

1.细菌感染

（1）全身应用敏感抗生素，轻度患者可口服青霉素类或头孢类抗生素，中重度患者、伴有发热等症状的，应选用头孢类抗生素静脉注射治疗。根据细菌培养及药物敏感试验调整用药，抗生素需要完成7～14天的疗程。

（2）局部应用抗生素滴眼液及眼膏。

（3）如果发生脓肿，需要切开引流。睑部泪腺炎采用上睑外侧皮肤切口，眶部泪腺炎从上穹隆外侧结膜切开排脓。

2.病毒感染

（1）全身及局部使用抗病毒药物及镇痛药物治疗。

（2）冷敷。

二、慢性泪腺炎

(一)概述

慢性泪腺炎可由急性泪腺炎发展而来，也可由邻近组织炎症扩散而发生，是一种病程缓慢的增殖性炎症，多为双侧发生。多数见于良性的淋巴细胞浸润、淋巴瘤、白血病或结核等。双侧泪腺肿大伴有腮腺肿大，有结核、白血病、淋巴瘤等全身性疾病的，称为米库利奇综合征。

(二)临床表现

(1)双侧发病，病情进展缓慢。

(2)眼睑外上侧可触及质硬肿物，可移动无压痛。伴有轻度上睑下垂。

(3)眼球向鼻下方移位，向外上方转动受限，可出现复视。但眼球突出少见。

(三)诊断

(1)双侧泪腺部肿物，上睑下垂，眼球运动受限。

(2)全身伴有结核、梅毒等病史。

(3)X线检查泪腺区钙化液化等病灶，活组织检查可明确诊断。

(四)鉴别诊断

1.甲状腺相关性眼病

可有眼球突出、泪腺肿大等表现，大多有甲状腺功能的改变。

2.泪腺肿瘤

眼球突出，向鼻下方移位，部分患者可有疼痛。泪腺部可触及肿物。但泪腺肿瘤多为单侧，影像学检查可显示肿物，予以鉴别。

(五)治疗

(1)针对病因进行治疗，首先药物治疗原发病。

(2)可做泪腺组织活检确定病变性质，如为良性淋巴上皮病变或泪腺肉样瘤病者可用皮质类固醇全身治疗。

(3)药物治疗无效者可考虑手术切除泪腺。

(张伦占)

第三节 泪 道 病

一、泪道阻塞

先天因素、创伤、烧伤、炎症粘连、异物、肿瘤或手术后瘢痕等均可造成泪道阻塞，可发生于泪点、泪小管、泪囊、鼻泪管等部位。

(一)临床表现

(1)流泪，由于流泪可造成内眦部皮肤潮红、粗糙，甚至出血糜烂。

(2)常伴有慢性结膜炎、湿疹性皮炎、下睑外翻。

(3)泪道冲洗不通或不畅，冲洗液反流，一般无泌物。

(4)泪道造影泪道完全不显影,或节段性显影,可发现堵塞部位。

(二)诊断

根据临床表现,以及冲洗泪道的结果,可以明确诊断。

(三)鉴别诊断

1.泪小管炎

流泪,眼红,结膜囊多量分泌物,泪道冲洗多通畅,泪点充血、肿胀。轻压泪小管处,有黏液脓性分泌物或颗粒状分泌物自泪点溢出。

2.慢性泪囊炎

流泪,压迫泪囊区有较多黏液脓性分泌物自泪点溢出。

3.泪道肿物

可触及肿物。

4.泪道周围组织结膜睑缘等炎症

有炎症的表现。

(四)治疗

1.泪点阻塞

可用泪点扩张器反复扩大泪点。若无效可行泪点切开成形术。

2.泪小管阻塞

先滴用抗生素滴眼液后用泪道探针探通,开始时可用较细探针,以后逐渐使用粗的探针,直到泪小管通畅。也可采用泪道激光探通术。必要时泪小管内留置塑料管支撑,保留3～6个月。

3.泪囊鼻泪管狭窄阻塞

在滴用抗生素滴眼液后用泪道探针探通,开始时可用较细探针,以后逐渐使用粗的探针,直到泪管通畅。或采用激光泪道疏通术治疗。如仍无效可再次激光治疗疏通,通畅后留置硅胶管3～6个月。

二、泪小管炎

(一)概述

泪小管炎是由沙眼衣原体、放线菌、白色念珠菌或曲霉菌感染引起的慢性炎症。可由结膜炎或泪囊炎感染泪小管所致,常与泪囊炎合并存在。

(二)临床表现

(1)下泪小管多见,常合并结膜炎或泪囊炎。

(2)眼红、溢泪、有分泌物,上下睑鼻侧轻触痛。

(3)泪小点发红、肿胀,周围皮肤发红。

(4)压迫泪囊区,有黏液性分泌物自泪小点溢出。

(5)早期冲洗泪小管可通畅,晚期表现为泪小管阻塞。

(三)诊断

(1)眼红、溢泪病史,合并结膜炎或泪囊炎。

(2)泪小点红肿,压迫泪囊有分泌物。

(3)分泌物涂片或培养有助于致病微生物的确诊。

(四)鉴别诊断

1.急性泪囊炎

急性发病,泪囊区明显红肿,触痛。红肿及疼痛程度较泪小管炎显著,可伴有全身症状。

2.鼻泪管阻塞

溢泪明显,泪小管及周围皮肤没有红肿及触痛表现。

3.结膜炎

结膜炎可有眼红及流泪表现,查体可见睑结膜乳头及滤泡形成,泪小点无红肿表现,压迫泪囊区无分泌物溢出。

(五)治疗

(1)去除阻塞的凝结物,早期可采用冲洗法,必要时行泪小管切开排出脓液。

(2)抗生素滴眼液彻底冲洗泪道,真菌感染者可使用 1∶20 000 的制霉菌素溶液冲洗。

(3)根据致病菌,使用敏感的滴眼液局部治疗。

三、急性泪囊炎

(一)概述

急性泪囊炎由毒力较强的金黄色葡萄球菌或β-溶血性链球菌或白色念珠菌引起,多为慢性泪囊炎的急性发作,也可直接发生。新生儿泪囊炎的致病菌多为流感嗜血杆菌,发展迅速,易演变为眶蜂窝织炎。

(二)临床表现

(1)起病急,患眼充血、溢泪,有脓性分泌物。

(2)泪囊区红、肿、热、痛,可波及眼睑结膜及面颊。轻压泪囊区可见同侧泪小点有分泌物溢出。

(3)颌下及耳前淋巴结肿大,全身可伴有发热。

(4)数天后红肿局限,形成脓肿,破溃后脓液排出,炎症减轻,局部可形成泪囊瘘管,经久不愈。

(5)感染未控制者,可演变为眶蜂窝织炎,甚至脓毒血症导致死亡。

(三)诊断

(1)慢性泪囊炎病史,突然发病。眼红、溢泪、脓性分泌物。

(2)泪囊区有红、肿、热、痛等急性炎症表现。

(3)伴有发热等全身表现,外周血中性粒细胞升高。

(4)分泌物涂片和培养以明确致病菌。

(四)鉴别诊断

1.急性筛窦炎

鼻骨表面疼痛、肿胀,患者前额部头痛,鼻塞,常有发热。

2.急性额窦炎

急性额窦炎累及上睑,前额部触痛,泪囊区无急性炎症表现,挤压泪囊无分泌物溢出。

(五)治疗

(1)控制感染,全身应用抗生素。对于病情较轻者,可给予青霉素类或头孢类抗生素口服,中重症伴有发热的患者需给予头孢类抗生素静脉注射。

(2)局部滴用抗生素滴眼液。

(3)脓肿出现波动感时,切开排脓,放置引流条。

(4)炎症局限后,可行局部微波理疗,慢性泪囊炎的患者行鼻腔泪囊吻合术。

(5)急性期忌行泪道冲洗或泪道探通,以免引起炎症扩散。

四、慢性泪囊炎

(一)概述

慢性泪囊炎是由于鼻泪管下端阻塞,导致泪囊内分泌物滞留,伴发感染而致泪囊慢性炎症。常见致病菌为肺炎链球菌、链球菌、葡萄球菌等。

(二)临床表现

(1)中老年女性多见溢泪,黏液或脓性分泌物由泪小点溢出。

(2)挤压泪囊区有分泌物由泪小点溢出,泪囊可有轻度肿胀,可伴有压痛。

(3)冲洗泪道不通畅,分泌物由原泪点反流或下冲上返,加压后不通,有黏液或脓性分泌物冲出。

(4)长期溢泪可引起下睑皮肤潮红、湿疹。

(5)伴有结膜炎,若角膜受损可导致角膜炎,甚至角膜溃疡。

(三)诊断

(1)中老年女性溢泪。

(2)挤压泪囊及冲洗泪道检查,泪道阻塞,有分泌物。

(3)泪囊碘油造影了解泪囊大小及阻塞部位。

(四)鉴别诊断

1.泪小管阻塞

患者溢泪,无黏液脓性分泌物溢出。碘油造影可明确阻塞部位。

2.泪囊肿物

可触及实性肿物,可伴有血性分泌物,影像学检查可发现肿物。

(五)治疗

(1)局部滴用抗生素滴眼液,滴药前挤压泪囊挤出分泌物。

(2)可用生理盐水加抗生素滴眼液冲洗泪道,每周1～2次,但疗效不确切。

(3)经系统治疗,泪囊无脓液一周后,可冲洗泪囊后用泪道探针行泪道探通术,或激光泪道疏通术进行治疗。

(4)治疗无效时,可采用鼻腔泪囊吻合术或鼻内镜下鼻腔泪囊造口术。术前需进行详细的鼻腔检查,明确在鼻中隔和鼻甲之间是否有足够的引流空间。若患者高龄或鼻腔泪囊吻合术手术禁忌,可行泪囊摘除术。

(5)泪道内镜直视下,泪道激光或环钻术可以直接探查阻塞部位及判断病变性质,直视下行泪道激光或环钻并配合泪道插管,可取得较好效果。

(6)内眼手术前必须冲洗泪道,如合并慢性泪囊炎,必须先予以治疗,以免内眼手术后引起眼内化脓性感染。

五、新生儿泪囊炎

(一)概述

新生儿泪囊炎是由于鼻泪管下端的胚胎残膜没有退化,阻塞鼻泪管下端,泪液和细菌潴留在泪囊内,由继发性感染所致。有2%～4%足月产婴儿可能有残膜阻塞,但绝大多数在出生后4～6周内残膜萎缩,泪道通畅。因骨性鼻泪管发育不良、狭窄所致者较为少见。

(二)临床表现

婴儿出生后即可发现患眼溢泪,伴有分泌物,有的泪囊部有肿块,压迫泪囊区可有黏液或脓性分泌物自泪小点溢出。

(三)诊断

(1)出生后出现患眼泪溢,伴有黏液或脓性分泌物。

(2)泪道冲洗显示泪道阻塞,有分泌物被冲出。

(四)鉴别诊断

淋病奈瑟菌结膜炎:新生儿可通过母亲产道感染。出生后2～3天发病,双眼流泪,大量黄色脓性分泌物。眼睑水肿、结膜充血可并发角膜溃疡及眼内炎。

(五)治疗

(1)局部按摩半岁内患儿可先行局部按摩(手指有规律地由泪囊向下按摩数次),挤出脓液后滴抗生素滴眼液,坚持数周,多能促使鼻泪管开放。

(2)按摩及抗生素滴眼液治疗6个月后仍无效,可行泪道探通术。

(张伦占)

第四节　泪器肿瘤

一、泪腺多形性腺瘤

(一)概述

泪腺多形性腺瘤是由上皮和间质构成的良性肿瘤,是最常见的泪腺上皮性肿瘤。

(二)临床表现

(1)多见于青壮年,单侧发病,病程长,生长缓慢。

(2)单眼进行性眼球突出,向下移位,向颞上方转动受限,患眼轻度上睑下垂。

(3)眶外上方可触及质硬肿物,无触痛,不能推动。

(4)少数患者由于肿物压迫眼球,出现散光,甚至出现视网膜水肿等表现而致视力下降及复视。

(5)X线检查显示眶腔扩大或泪腺向外上方膨隆,边界清晰。CT检查显示泪腺窝内圆形或类圆形高密度影,界清,光滑,内密度基本均质。骨壁可有压迫性骨凹陷及泪腺窝扩大。B超检查显示眶外上方圆形或类圆形占位,边界清晰,中等或强回声,无可压缩性。

(三)诊断

(1)病程进展缓慢,无痛。

(2)单侧泪腺区肿物,眼球突出,运动障碍。

(3)影像学检查显示肿物。

(4)病理学检查可见分化的上皮细胞构成的大量双层管状结构及形态各异的片状、条索状和乳头状上皮细胞巢,间质分化区可见大量的星形、梭形细胞和透明样、黏液样、假性软骨、钙化及骨组织结构。

(四)鉴别诊断

1.慢性泪腺炎

眼睑肿胀、疼痛,X 线检查可见泪腺区钙化液化等病灶。

2.泪腺囊肿

泪腺囊肿多为外上方穹隆结膜的波动性肿物,质软,无压痛。B 超检查可显示囊性病变,CT 检查可见病变内密度低,包膜密度高,无增强现象。

3.泪腺脱垂

上睑外侧皮肤饱满,轻度上睑下垂。颞上眶缘下皮下可触及分叶状可移动的肿物,可用手还纳到泪腺窝,松手后又自行脱出。

(五)治疗

(1)无明显眼球突出和眼球运动障碍、视力无影响的,可密切观察。

(2)有明显临床症状的,需要完整切除肿瘤并做病理学检查。如有复发,可根据病情行扩大的局部切除、部分眶内容或全眶内容摘除术。

(六)预后

如手术切除彻底,预后良好。术后复发多见于术前穿刺或活检、术中肿瘤囊膜破裂或手术切除不彻底所致。复发次数与恶变机会成正比。

二、泪腺多形性腺癌

(一)概述

泪腺多形性腺瘤也称恶性混合瘤,临床表现类似泪腺多形性腺瘤,组织学上具有良性和恶性两种特征。

(二)临床表现

(1)多见于青壮年,单侧发病,病程短,生长迅速。可为长期的泪腺肿物突然增长,也可为已切除的泪腺多形性腺瘤复发。

(2)眼球突出,向下移位,向颞上方转动受限,患眼轻度上睑下垂。

(3)眶外上方粘连性肿物,边界不清,压痛明显。

(4)少数患者由于肿物压迫眼球,出现散光、视力下降,甚至出现视网膜水肿等表现。

(5)X 线检查显示眶腔扩大,泪腺窝溶骨破坏。CT 检查显示泪腺窝内圆形或类圆形高密度影,边界不清,局部骨破坏。晚期可见广泛骨破坏,病变向前、中颅凹及颞凹或鼻窦蔓延。B 超检查显示泪腺区占位病变,内回声不均,声衰减较多,无可压缩性。

(三)诊断

(1)泪腺区肿物突然生长加速或切除的泪腺多形性腺瘤复发,肿物生长速度快。

(2)泪腺区质硬肿物,边界不清,压痛。

(3)影像学检查帮助诊断。

(4)病理学检查可见肿物包膜不完整或无包膜,组织学表现为良性肿瘤结构与恶变区混杂,恶变区表现为低分化腺癌、腺样囊性癌、鳞状细胞癌等。

(四)鉴别诊断

1.泪腺多形性腺瘤

生长缓慢,无压痛,肿物边界清晰。影像学检查无骨破坏。

2.慢性泪腺炎

眼睑肿胀,疼痛,X 线检查可见泪腺区钙化液化等病灶。

(五)治疗

(1)一旦确诊立即行眶内容摘除术,范围包括泪腺窝骨壁在内。

(2)术前术后可辅以放射治疗。

(六)预后

泪腺多形性腺癌预后极差,易复发,常因侵犯颅内或转移而死亡。

三、泪腺腺样囊性癌

(一)概述

泪腺腺样囊性癌是泪腺恶性上皮性肿瘤中最常见的。恶性程度最高,易复发,预后差。

(二)临床表现

(1)多见于青中年女性,发病急,病史短。

(2)眼球突出、移位,泪腺区质硬肿物,压痛明显。

(3)伴有明显的自发痛和触痛,是由于肿瘤早期侵犯神经及邻近骨膜、骨壁引起的疼痛。疼痛是腺样囊性癌的主要症状。

(4)X 线检查显示泪腺窝扩大及骨破坏。CT 检查显示泪腺窝高密度占位病变,形状为扁平形或梭形沿眶外壁向眶尖生长,可明显增强。部分病变经眶上裂或眶顶蔓延至颅内。B 超检查显示边界不清肿物,内回声不均匀,声衰减中等。

(三)诊断

(1)中青年女性多见,泪腺区质硬肿物,疼痛明显。

(2)眼球向前下方突出,运动受限。

(3)影像学检查示泪腺区肿物。

(4)病理学检查见肿物由群集成巢或条索状、核深染而胞质较少的小圆细胞组成。有时在一团团细胞中,可见大小不等、数量不一的囊性腔隙,形成典型的“筛状”结构。

(四)鉴别诊断

1.泪腺炎性假瘤

眶外上方红肿、疼痛,反复发作,皮质激素治疗效果显著。B 超检查显示内回声缺乏。

2.泪腺的良性肿瘤

生长缓慢,无疼痛,影像学检查可予以鉴别。

(五)治疗

(1)一经确诊立即行眶内容摘除术,切除骨壁,并在无法切除的骨壁上行电灼或冷冻。复发的重要原因是骨壁受侵，术中需仔细处理骨壁。

(2)术后辅以局部放射治疗。

(3)选择敏感的抗肿瘤药物进行化学治疗。

(六)预后

腺样囊性癌预后极差，10年存活率仅20%。

四、泪囊肿瘤

泪囊肿瘤多为原发性，以恶性居多，多见于中老年，易扩展到周围组织。也可继发于邻近的睑结膜、眼睑、眼眶等组织器官。良性泪囊肿瘤较少见。

(一)临床表现

(1)溢泪。

(2)内眦部或泪囊区肿块，一般较硬，不可压缩，无触痛。但泪囊恶性肿瘤后期可有疼痛、鼻出血、眼球突出或全身症状。

(3)冲洗泪道通畅、部分通畅或可以探通，可伴有血性或黏液性分泌物反流。

(4)泪囊挤出分泌物后仍饱满，有弹性和波动感。

(5)如泪道阻塞后继发感染，可表现为急性泪囊炎或泪囊脓肿。

(6)影像学检查:X线平片及泪道造影均显示泪囊不规则扩张、充盈、缺损，泪囊囊壁变形，周围骨质有破坏。

(二)诊断

泪囊肿瘤生长缓慢，初期常误诊为慢性泪囊炎或急性炎症。如抗炎治疗无效，可触及肿块时应怀疑为泪囊肿瘤。泪囊造影可有助于诊断。活组织病理检查可提供可靠的诊断依据。

(三)鉴别诊断

1.慢性泪囊炎

泪囊肿瘤的早期可有慢性泪囊炎的表现，容易误诊。泪囊造影可有助于鉴别诊断。X线平片可显示泪囊周围的骨质破坏。

2.泪小管肿物

泪点肿物位置偏向外侧。

3.内眦部炎性病变

有急性炎症的表现，但无溢泪。

(四)治疗

(1)对良性肿瘤可手术切除，行泪小管鼻腔吻合术或泪囊单纯切除术，后期再行泪道重建手术。

(2)对恶性肿瘤应尽可能完全切除瘤体。手术后辅以放射治疗加化学治疗。

五、泪小管肿瘤

临床上泪小管肿瘤极少见，可分为良性肿瘤和恶性肿瘤。在良性肿瘤中以乳头状瘤最常见，其次是血管瘤。恶性肿瘤多为邻近组织扩散而来。

(一)临床表现

(1)溢泪，血泪。

(2)肿瘤可见有细蒂连接泪小管内，菜花状，呈红色或粉红色。

(3)泪小管睑缘部肿胀可触及肿物,质地柔软。

(4)冲洗泪道早期通畅,晚期狭窄阻塞有分泌物。

(5)晚期可向周围组织浸润转移。

(6)X线泪道造影检查泪小管占位性扩张,或狭窄、阻塞,管壁粗细不均。

(二)诊断

根据临床表现可以诊断。泪道影像学检查有助于诊断。

(三)鉴别诊断

1.泪道狭窄阻塞

有溢泪,但无肿瘤可见。

2.慢性泪小管炎及泪囊炎

有炎症的表现,有时可见泪点充血,凸起,肿胀外翻,类似肿瘤,但是挤压泪囊区会出现脓性分泌物或结石溢出,触诊无实体感。

(四)治疗

(1)良性肿瘤一般行手术切除治疗;术中尽量避免泪小管、泪点损伤。

(2)恶性肿瘤要根据肿瘤的类型、有无扩散转移等决定治疗方法。对较局限的可手术切除治疗;对周围浸润较大的肿瘤,不宜手术治疗,可采用直接放射治疗或术后放射治疗加化学治疗。

(张伦占)

第五章

结膜疾病

第一节 结 膜 炎

一、细菌性结膜炎

正常情况下结膜囊内可存有细菌，大约 90％的人结膜囊内可分离出细菌，其中 35％的人更可分离出一种以上的细菌，这些正常菌群主要是表皮葡萄球菌(>60％)，类白喉杆菌(35％)和厌氧的痤疮丙酸杆菌，这些细菌可通过释放抗生素样物质和代谢产物，减少其他致病菌的侵袭。当致病菌的侵害强于宿主的防御功能或宿主的防御功能受到破坏的情况下，如干眼症、长期使用类固醇激素等，即可发生感染。患者眼部有结膜炎症和脓性渗出物时，应怀疑细菌性结膜炎。按发病快慢可分为超急性(24 小时内)、急性或亚急性(几小时至几天)、慢性(数天至数周)。按病情的严重情况可分为轻、中、重度。急性结膜炎患者均有不同程度的结膜充血和结膜囊脓性、黏液性或黏脓性分泌物。急性结膜炎通常有自限性，病程在2 周左右，局部有效治疗可以减少发病率和疾病持续时间，给予敏感抗生素治疗后，在几天内痊愈。慢性结膜炎无自限性，治疗较棘手。

(一)病因

其他较少见的细菌有结核分枝杆菌、白喉杆菌等。

慢性结膜炎可由急性结膜炎治疗不当演变而来，也可能为摩-阿二氏双杆菌、链球菌或其他毒力不强的菌类感染后一开始就呈慢性炎症过程，发病无季节性。还可由不良环境刺激如粉尘和化学烟雾等、眼部长期应用有刺激性的药物、屈光不正、烟酒过度、睡眠不足等引起。很多患者同时存在睑内翻倒睫，以及慢性泪囊炎、慢性鼻炎等周围组织炎症。

(二)临床表现

急性乳头状结膜炎伴有卡他性或黏脓性渗出物者是多数细菌性结膜炎的特征性表现。起先单眼发病，通过手接触传播后波及双眼。患者眼部刺激感和充血，晨间醒来睑缘有分泌物，起初分泌物呈较稀的浆液性，随病情进展变成黏液性及脓性。偶有眼睑水肿，视力一般不受影响，角膜受累后形成斑点状上皮混浊可引起视力下降。细菌性结膜炎乳头增生和滤泡形成的严重程度取决于细菌毒力包括侵袭力。白喉杆菌和溶血性链球菌可引起睑结膜面膜或假膜形成。

常见的致病细菌如表 5-1 所示。

表 5-1　各型细菌性结膜炎的常见病原体

发病快慢	病情	常见病原菌
慢性(由数天至数周)	轻至中度	金黄色葡萄球菌 摩-阿二氏双杆菌 变形杆菌 大肠埃希菌 假单胞菌属
急性或亚急性 (几小时至几天)	中至重度	流感嗜血杆菌 肺炎链球菌 科-韦二氏杆菌 金黄色葡萄球菌
超急性(24 小时内)	重度	淋病奈瑟菌 脑膜炎奈瑟菌

1.超急性细菌性结膜炎

超急性细菌性结膜炎由奈瑟菌属细菌(淋病奈瑟菌或脑膜炎奈瑟菌)引起。特征:潜伏期短(10 小时至 3 天),病情进展迅速,结膜充血水肿伴有大量脓性分泌物。有 15%～40%患者可迅速引起角膜混浊、浸润,周边或中央角膜溃疡,治疗不及时几天后可发生角膜穿孔,严重威胁视力。其他并发症包括前房积脓性虹膜炎、泪腺炎和眼睑脓肿。淋病奈瑟菌性结膜炎成人主要是通过生殖器-眼接触传播而感染,新生儿主要是分娩时经患有淋病奈瑟菌性阴道炎的母体产道感染,发病率大约为 0.04%。脑膜炎奈瑟菌性结膜炎最常见患病途径是血源性播散感染,也可通过呼吸道分泌物传播。成人淋病奈瑟菌性结膜炎较脑膜炎球菌性结膜炎更为常见,而脑膜炎球菌性结膜炎多见于儿童,通常为双眼性,潜伏期仅为数小时至 1 天,表现类似淋病奈瑟菌性结膜炎,严重者可发展成化脓性脑膜炎,危及患者的生命。两者在临床上往往难以鉴别,两种致病菌均可引起全身扩散,包括败血症。特异性诊断方法需要培养和糖发酵试验。近年来,奈瑟菌属出现青霉素耐药菌群,因此药物敏感试验非常重要。

2.新生儿淋病奈瑟菌性结膜炎

新生儿淋病奈瑟菌性结膜炎潜伏期 2～5 天者多为产道感染,出生后 7 天发病者为产后感染。双眼常同时受累。有畏光、流泪,眼睑高度水肿,重者突出于睑裂之外,可有假膜形成。分泌物由病初的浆液性很快转变为脓性,脓液量多,不断从睑裂流出,故又有“脓漏眼”之称。常有耳前淋巴结肿大和压痛。严重病例可并发角膜溃疡甚至眼内炎。感染的婴儿可能还有并发其他部位的化脓性炎症,如关节炎、脑膜炎、肺炎、败血症等。

3.急性或亚急性细菌性结膜炎

急性或亚急性细菌性结膜炎又称“急性卡他性结膜炎”,俗称“红眼病”,传染性强多见于春秋季节,可散发感染,也可流行于学校、工厂等集体生活场所。发病急,潜伏期 1～3 天,两眼同时或相隔 1～2 天发病。发病 3～4 天时病情达到高潮,以后逐渐减轻,病程多<3 周。最常见的致病菌是肺炎双球菌、金黄色葡萄球菌和流感嗜血杆菌。病原体可随季节变化,有研究显示冬天主要是肺炎双球菌引起的感染,流感嗜血杆菌性结膜炎则多见于春夏时期。

(1)金黄色葡萄球菌:通过释放外毒素和激活生物活性物质如溶血素、溶纤维蛋白溶酶、凝固酶等引起急性化脓性结膜炎。患者多伴有睑缘炎,任何年龄均可发病,晨起由于黏液脓性分泌物糊住眼睑而睁眼困难，较少累及角膜。表皮葡萄球菌引起的结膜炎少见。

(2)肺炎双球菌：肺炎双球菌性结膜炎有自限性，儿童发病率高于成人。潜伏期大约 2 天，结膜充血、黏脓性分泌物等症状在 2～3 天后达到顶点。上睑结膜和穹隆结膜可有结膜下出血，球结膜水肿。可有上呼吸道症状，但很少引起肺炎。

(3)流感嗜血杆菌：流感嗜血杆菌是儿童细菌性结膜炎的最常见病原体，成人中也可见。潜伏期约 24 小时，临床表现为充血、水肿、球结膜下出血，脓性或黏液脓性分泌物，症状 3～4 天达到高峰，在开始抗生素治疗后 7～10 天症状消失，不治疗可复发。流感嗜血杆菌Ⅲ型感染还可并发卡他性边缘性角膜浸润或溃疡。儿童流感嗜血杆菌感染可引起眶周蜂窝织炎，部分患者伴有体温升高、身体不适等全身症状。

(4)其他：白喉杆菌引起的急性膜性或假膜性结膜炎，白喉杆菌类毒素被广泛使用后发病率明显下降，如今白喉杆菌性结膜炎偶见于儿童咽白喉患者，最初，眼睑红、肿、热、痛，可有耳前淋巴结肿大，严重病例球结膜面可有灰白色-黄色膜和假膜形成，坏死脱落后形成瘢痕。角膜溃疡少见，但一旦累及很容易穿孔。白喉毒素可致眼外肌和调节麻痹，干眼、睑球粘连、倒睫和睑内翻是白喉杆菌性结膜炎的常见并发症。本病有强传染性，需全身使用抗生素。

其他少见的急性化脓性结膜炎有摩拉克菌结膜炎在免疫力低下和酗酒人群中可见，假单胞菌属、埃希菌属、志贺菌和梭菌属等偶可引起单眼感染，眼睑肿胀，球结膜水肿，可有假膜形成，极少累及角膜。

4.慢性细菌性结膜炎

慢性细菌性结膜炎可由急性结膜炎演变而来，或毒力较弱的病原菌感染所致。多见于鼻泪管阻塞或慢性泪囊炎患者，或慢性睑缘炎或睑板腺功能异常者。金黄色葡萄球菌和摩拉克菌是慢性细菌性结膜炎最常见的两种病原体。

慢性结膜炎进展缓慢，持续时间长，可单侧或双侧发病。症状多种多样，主要表现为眼痒，烧灼感，干涩感，眼刺痛及视力疲劳。结膜轻度充血，可有睑结膜增厚、乳头增生，分泌物为黏液性或白色泡沫样。摩拉克菌可引起眦部结膜炎，伴外眦角皮肤结痂、溃疡形成及睑结膜乳头和滤泡增生。金黄色葡萄球菌引起者常伴有溃疡性睑缘炎或角膜周边点状浸润。

(三)诊断

根据临床表现、分泌物涂片或结膜刮片等检查，可以诊断。结膜刮片和分泌物涂片通过革兰氏染色和吉姆萨染色可在显微镜下发现大量多形核白细胞和细菌。为明确病因和指导治疗，对于伴有大量脓性分泌物者、结膜炎严重的儿童和婴儿及治疗无效者应进行细菌培养和药物敏感试验，有全身症状的还应进行血培养。

(四)治疗

去除病因，抗感染治疗，在等待实验室结果时，医师应开始局部使用广谱抗生素，确定致病菌属后给予敏感抗生素。根据病情的轻重可选择结膜囊冲洗、局部用药、全身用药或联合用药。切勿包扎患眼，但可佩戴太阳镜以减少光线的刺激。超急性细菌性结膜炎治疗应在诊断性标本收集后立即进行，以减少潜在的角膜及全身感染的发生，局部治疗和全身用药并重。成人急性或亚急性细菌性结膜炎一般选择滴眼液。儿童则选择眼膏，避免滴眼液随哭泣时眼泪排除，而且其作用时间更长。慢性细菌性结膜炎治疗基本原则与急性结膜炎相似，需长期治疗，疗效取决于患者对治疗方案的依从性。各类型结膜炎波及角膜时应按角膜炎治疗原则处理。

1.局部治疗

(1)当患眼分泌物多时,可用无刺激性的冲洗剂如3%硼酸水或生理盐水冲洗结膜囊。冲洗时要小心操作,避免损伤角膜上皮,冲洗液勿流入健眼,以免造成交叉传染。

(2)局部充分滴用有效的抗生素眼药水和眼药膏。急性阶段每1~2小时1次。革兰氏阳性菌所致者可局部使用:5 000~10 000 U/mL青霉素、15%磺胺醋酰钠、0.1%利福平、杆菌肽、甲氧苄啶-多黏菌素B、0.5%氯霉素等眼药水频点和红霉素、杆菌肽-多黏菌素B眼膏等抗生素眼药膏。革兰氏阴性菌所致者可选用氨基糖苷类或喹诺酮类药物,如0.3%庆大霉素、0.3%妥布霉素、0.3%环丙沙星、0.3%氧氟沙星眼药水或眼药膏。在特殊情况下,可使用合成抗生素滴眼液。如甲氧苯青霉素耐药性葡萄球菌性结膜炎可使用5 mg/mL万古霉素滴眼液。慢性葡萄球菌性结膜炎对用杆菌肽和红霉素反应良好,还可适当应用收敛剂如0.25%硫酸锌眼药水。

2.全身治疗

(1)奈瑟菌性结膜炎应全身及时使用足量的抗生素,肌内注射或静脉给药。淋病奈瑟菌性结膜炎角膜未波及,成人大剂量肌内注射青霉素或头孢曲松钠1 g即可,如果角膜也被感染,加大剂量,1~2 g/d,连续5天。青霉素过敏者可用大观霉素(2 g/d,肌内注射)。除此之外,还可联合口服1 g阿奇霉素或100 mg多西环素,每天2次,持续7天;或喹诺酮类药物(环丙沙星0.5 g或氧氟沙星0.4 g,每天2次,连续5天)。

新生儿用青霉素G 5万U/(kg·d),静脉滴注或分4次肌内注射,共7天。或用头孢曲松钠(0.125 g,肌内注射)、头孢噻肟钠(25 mg/kg,静脉注射或肌内注射),每8小时或12小时1次,连续7天。

大约1/5外源性(原发性)脑膜炎球菌性结膜炎可引起脑膜炎球菌血症,单纯局部治疗患者发生菌血症的概率比联合全身用药患者高20倍。因此必须联合全身治疗。脑膜炎球菌性结膜炎可静脉注射或肌内注射青霉素。青霉素过敏者可用氯霉素代替。2天内可有明显疗效。和脑膜炎球菌性结膜炎患者接触者应进行预防性治疗,可口服利福平每天2次持续2天,推荐剂量是成人600 mg,儿童10 mg/kg。

(2)流感嗜血杆菌感染而致的急性细菌性结膜炎,或伴有咽炎或急性化脓性中耳炎的患者,局部用药的同时应口服头孢类抗生素或利福平。

(3)慢性结膜炎的难治性病例和伴有酒糟鼻患者需口服多西环素100 mg,1~2次/天,持续数月。

(五)预防

(1)严格注意个人卫生和集体卫生。提倡勤洗手、洗脸和不用手或衣袖拭眼。

(2)急性期患者需隔离,以避免传染,防止流行。一眼患病时应防止另眼感染。

(3)严格消毒患者用过的洗脸用具、手帕及接触的医疗器皿。

(4)医护人员在接触患者之后必须洗手消毒以防交叉感染。必要时应戴防护眼镜。

(5)新生儿出生后应常规立即用1%硝酸银眼药水滴眼1次或涂0.5%四环素眼药膏,以预防新生儿淋菌性结膜炎和衣原体性结膜炎。

二、衣原体性结膜炎

衣原体是介于细菌与病毒之间的微生物,归于立克次纲,衣原体目。具有细胞壁和细胞膜,以二分裂方式繁殖,可寄生于细胞内形成包涵体。衣原体目分为二属。属Ⅰ为沙眼衣原体,可引起沙眼、包涵体性结膜炎和淋巴肉芽肿；属Ⅱ为鹦鹉热衣原体，可引起鹦鹉热。衣原体性结膜炎包括沙眼、包涵体性结膜炎、性病淋巴肉芽肿性结膜炎等。衣原体对四环素或红霉素最敏感，其次是磺胺嘧啶、利福平等。

(一)沙眼

沙眼是由微生物沙眼衣原体感染所致的一种慢性传染性结膜角膜疾病，潜伏期为5～12天，双眼发病，儿童少年时期多发。因其在睑结膜表面形成粗糙不平的外观，形似沙砾，故名沙眼。全世界有3亿～6亿人感染沙眼，感染率和严重程度同当地居住条件及个人卫生习惯密切相关。20世纪50年代以前该病曾在我国广泛流行，是当时致盲的首要病因，70年代后随着生活水平的提高、卫生常识的普及和医疗条件的改善，其发病率大大降低，但仍然是常见的结膜病之一。

1.病因

有关沙眼的病原学，曾有“立克次体、病毒、颗粒性野口杆菌、包涵体”等学说。沙眼衣原体由我国病毒研究所汤非凡教授和北京市眼科研究所张晓楼教授共同合作采用鸡胚培养方法在世界首次成功分离，并将TE55(标准株)推广在世界范围内使用。沙眼衣原体的发现，明确了沙眼病原学，并促进了敏感药物的研创。国际沙眼防治组织授予“国际沙眼金质奖章”予以表彰。

沙眼衣原体种内有3个生物变种(或亚种)：眼血清型包括A、B、Ba、C四个血清型；生殖血清型包括D、Da、E、F、G、H、I、Ia、J、K十个血清型；性病性淋巴肉芽肿血清型包括L1、L2、L2a、L3四个血清型。在自然条件下，沙眼衣原体仅感染人，地方性致盲沙眼通常由4个眼血清型A、B、Ba和C引起。我国有学者用微量免疫荧光试验对中国华北沙眼流行地区沙眼衣原体免疫型进行检测，结果表明我国华北地区沙眼流行以B型为主，C型次之。沙眼通过直接接触或污染物间接传播，节肢昆虫也是传播媒介。易感危险因素包括不良的卫生条件、营养不良、酷热或沙尘气候。热带、亚热带区或干旱季节容易传播。

2.临床表现

沙眼一般起病缓慢，临床症状轻重不等，病情因反复感染而加重，感染频次不同致使病程长短不一，或自愈，或持续数月，或延绵数年甚至数十年之久。急性沙眼感染主要发生在学前和低年学龄儿童，但在20岁左右时，早期的瘢痕并发症才开始变得明显。成年后的各个时期均可以出现严重的眼睑和角膜并发症。男女的急性沙眼的发生率和严重程度相当，但女性沙眼的严重瘢痕比男性高出2～3倍，推测这种差别与母亲和急性感染的儿童密切接触有关。幼儿患沙眼后，症状隐匿，可自行缓解，不留后遗症。成人沙眼为亚急性或急性发病过程，早期即出现并发症。

沙眼患者早期无自觉症状，或仅有轻微异物感，似有灰尘侵入眼内等眼部异物和不适感，表现为滤泡性慢性结膜炎，以后逐渐进展到结膜瘢痕形成。

急性期症状包括畏光、流泪、异物感，较多黏液或黏液脓性分泌物。可出现眼睑红肿，结膜明显充血，乳头增生，上下穹隆部结膜满布滤泡，可合并弥漫性角膜上皮炎及耳前淋巴结肿大。

慢性期无明显不适，仅眼痒、异物感、干燥和烧灼感。结膜充血减轻，结膜污秽肥厚，同时有乳头及滤泡增生，病变以上穹隆及睑板上缘结膜显著，并可出现垂幕状的角膜血管翳。病变过程中，结膜的病变逐渐为结缔组织所取代，形成瘢痕。最早在上睑结膜的睑板下沟处，称之为Arlt线，渐成网状，以后全部变成白色平滑的瘢痕。角膜缘滤泡发生瘢痕化改变临床上称为Herbert小凹。沙眼性角膜血管翳及睑结膜瘢痕为沙眼的特有体征。血管翳是发生在角膜上缘，由球结膜经过角膜上缘伸到角膜表面半月形的一排小血管，血管翳的底是灰色的，充血时则血管翳变厚，显而易见。最严重的可成全血管翳。角膜血管翳是沙眼最重要的一个特异性特征。倒长的睫毛持续地摩擦角膜引起角膜各种形状的不透体如薄翳、斑翳或白斑。

重复感染时，并发细菌感染时，刺激症状可更重，且可出现视力减退。晚期发生睑内翻与倒睫、上睑下垂、睑球粘连、角膜混浊、实质性结膜干燥症、慢性泪囊炎等并发症。症状更明显，可严重影响视力，甚至失明。

3.分期和诊断标准

多数沙眼根据乳头、滤泡、上皮下角膜炎，血管翳(起自角膜缘的纤维血管膜进入透明角膜形成)、角膜缘滤泡、Herbert 小凹等特异性体征，可以做出诊断。由于睑结膜的乳头增生和滤泡形成并非为沙眼所特有，因此早期沙眼的诊断在临床病变尚不完全具备时较困难，有时只能诊断“疑似沙眼”，要确诊须辅以实验室检查。世界卫生组织(WHO)要求诊断沙眼时至少符合下述标准中的 2 条：①上睑结膜 5 个以上滤泡；②典型的睑结膜瘢痕；③角膜缘滤泡或 Herbert 小凹；④广泛的角膜血管翳。

中华医学会眼科学会制订的沙眼分期和诊断标准：第二届中华医学会眼科学会制订了统一的沙眼分期和诊断标准，临床沿用至今。

(1)沙眼诊断：①上穹隆部和上睑板结膜血管模糊充血，乳头增生或滤泡形成，或二者兼有。②放大镜或裂隙灯显微镜下检查可见角膜血管翳。③上穹隆部和上睑结膜瘢痕。④结膜刮片有沙眼包涵体。在第一项的基础上，兼有其他 3 项中之一者可诊断沙眼。疑似沙眼者：上穹隆部及眦部睑结膜充血，有少量乳头增生或滤泡，并已排除其他结膜炎者。

(2)沙眼分期。①Ⅰ期——进行期：即活动期，乳头和滤泡同时并存，上穹隆结膜组织模糊不清，有角膜血管翳。②Ⅱ期——退行期：自瘢痕开始出现至大部分为瘢痕，仅残留少许活动性病变为止。③Ⅲ期——完全瘢痕期：活动性病变完全消失，代之以瘢痕，无传染性。

(3)沙眼分级标准：根据活动性病变(乳头和滤泡)占上眼睑结膜总面积的多少分为轻(＋)、中(＋＋)、重(＋＋＋)三级。占 1/3 面积以下者为轻(＋)，占 1/3～2/3 者为中(＋＋)，占 2/3 面积以上者为重(＋＋＋)。

(4)角膜血管翳分级：将角膜分为四等份，血管翳侵入上 1/4 以内为(＋)，1/4～1/2 者为(＋＋)，1/2～3/4 者为(＋＋＋)，超过 3/4 者为(＋＋＋＋)。

为便于所有卫生工作者(包括基层医院)易于识别沙眼体征及其并发症，仅使用双筒放大镜(×2.5)和足够的照明(日光或者手电筒)即可进行检查，在社区内也可对沙眼的流行状况能够进行简单的调查和评估。WHO 介绍了一种新的简单分期法来评价沙眼严重程度。①沙眼性滤泡(TF)：上睑结膜 5 个以上滤泡，滤泡直径不小于 0.5 mm。②沙眼性剧烈炎症(TI)：弥漫性浸润，上睑结膜明显炎症性增厚，遮掩睑结膜深层血管，乳头增生、血管模糊区＞50％。③沙眼性瘢痕(TS)：典型的睑结膜瘢痕形成。④沙眼性倒睫(TT)：倒睫或睑内翻，至少一根倒睫摩擦眼球。⑤角膜混浊(CO)：角膜混浊，部分瞳孔区角膜变得模糊不清致明显的视力下降(视力＜0.3)。

其中 TF、TI 是活动期沙眼，要给予治疗，TS 是患过沙眼的依据，TT 有潜在致盲危险需行眼睑矫正手术。CO 是终末期沙眼。

4.实验室诊断

包括检测沙眼衣原体除结膜涂片、Giemsa 染色、Lugol 碘染色光镜下查包涵体。用荧光素标记的抗沙眼衣原体单克隆抗体直接染色，荧光显微镜下检查衣原体颗粒已广泛应用，另为酶联免疫吸附法(ELISA)检测衣原体抗原，如 ELISA 诊断试剂盒。微量免疫荧光技术(MIF)用以检测血清、泪液、分泌液中衣原体特异抗体型别及水平，还可监测 IgA、IgM、IgG 用于流行病学调查。

(1)结膜细胞学检查方法是实验室检查沙眼衣原体最传统的方法，沙眼细胞学的典型特点是可检出淋巴细胞、浆细胞和多形核白细胞。结膜刮片后行 Giemsa 染色可显示位于核周围的蓝色或红色细胞质内的包涵体。改良的 Diff-Quik 染色将检测包涵体的时间缩短为几分钟，操作简便，假阳性率高。

(2)衣原体分离培养：是诊断衣原体感染的金标准。4 种衣原体均可用鸡胚卵黄囊接种分离，分离阳性率为 20%～30%，可用于初代培养但费时较多，较适宜用以恢复衣原体毒力。用细胞培养分离衣原体是目前分离衣原体最常用的方法。沙眼衣原体可在 McCoy、HeLa-229、HL、FL 等传代细胞生长。肺炎衣原体易在 H292、Hep-2、HeLa-229、McCoy、HL 细胞生长。采用 DEAE-葡聚糖、放线菌酮、细胞松弛素 B、胰酶和 EDTA、聚乙二醇等预处理细胞，标本离心接种等方法可提高分离阳性率。沙眼衣原体培养需要放射线照射或细胞稳定剂(如放线菌酮)预处理，通常在生长 48～72 小时后用碘染色单层细胞，或通过特殊的抗衣原体单克隆抗体检测，但技术要求高，广泛应用较难。

(3)分子生物学技术检测衣原体核酸有 DNA 探针核酸杂交法、PCR 法、巢式 PCR 法、连接酶链反应法(LCR)等都有高度敏感和高特异性，近年有快速诊断试剂盒等问世，费用昂贵。

5.鉴别诊断

需和其他滤泡性结膜炎相鉴别。

(1)慢性滤泡性结膜炎：原因不明。常见于儿童及青少年，皆为双侧。下穹隆及下睑结膜见大小均匀，排列整齐的滤泡，无融合倾向。结膜充血并有分泌物，但不肥厚，数年后不留痕迹而自愈，无角膜血管翳。无分泌物和结膜充血等炎症症状者谓之结膜滤泡症。一般不需治疗，只在有自觉症状时才按慢性结膜炎治疗。

(2)春季结膜炎：本病睑结膜增生的乳头大而扁平，上穹隆部无病变，也无角膜血管翳。结膜分泌物涂片中可见大量嗜酸性粒细胞增多。

(3)包涵体性结膜炎：本病与沙眼的主要不同在于：滤泡以下穹隆部和下睑结膜显著，无角膜血管翳。实验室可通过针对不同衣原体抗原的单克隆抗体进行免疫荧光检测来鉴别其抗原血清型，从而与之鉴别。

(4)巨乳头性结膜炎：本病所致的结膜乳头可与沙眼性滤泡相混淆，但有明确的角膜接触镜佩戴史。

6.治疗

包括全身和眼局部药物治疗及对并发症的治疗。

(1)局部抗生素治疗：局部可选用 0.1%利福平眼药水、0.1%酞丁胺眼药水或 0.5%新霉素眼药水及红霉素类、四环素类眼膏，疗程最少为 10 周。

目前对感染性沙眼的推荐治疗方法有两种：①连续性治疗，1%的四环素眼膏每天 2 次，共 6 周；②间断性治疗，每天 2 次，每月连续 5 天，每年至少连续用药 6 个月；或者每天 1 次，每月连续 10 天，每年至少连续用药 6 个月。

(2)全身抗生素治疗：急性期或严重炎症性沙眼的患者应全身应用抗生素治疗，一般疗程为 3～4 周。可口服四环素 1～1.5 g/d，分 4 次服用；或者多西环素 100 mg，2 次/天；或红霉素1 g/d 分 4 次口服。7 岁以下儿童和孕期妇女忌用四环素，避免产生牙齿和骨骼损害。一些研究显示，成年人一次性口服 1 克阿奇霉素在治疗沙眼衣原体病中是有效的。该药物在组织中的药物浓度可保持 8 天。相对来说，阿奇霉素没有严重的不良反应，可以在 6 个月以上的儿童中使用。但孕期禁用。

为了达到长期消除致盲性沙眼的目的，WHO 建议不同沙眼检出率的治疗原则如表 5-2 所示。

表 5-2　不同沙眼检出率的治疗原则

检出情况	基本治疗	附加治疗
TF：低于 5％	个体局部抗生素治疗	无附加治疗
TF：5％～20％	群体或个体/家庭局部抗生素治疗	对严重患者进行选择性全身抗生素治疗
TF：20％或以上或 TI：5％或以上	群体局部抗生素治疗	对严重患者进行选择性全身抗生素治疗

注：群体治疗：患病群体的全部家庭中所有成员都接受治疗；家庭治疗：家庭中有一或一个以上成员患有 TF 或 TI，全部家庭成员都接受治疗。

手术矫正倒睫及睑内翻，是防止晚期沙眼致盲的关键措施。

7.预防及预后

沙眼是一种持续时间长的慢性疾病，现在已有 600 万～900 万人因沙眼致盲。相应治疗和改善卫生环境后，沙眼可缓解或症状减轻，避免严重并发症。在流行地区，再度感染常见，需要重复治疗。预防措施和重复治疗应结合进行。WHO 提出了有效控制沙眼的 4 个要素：手术、抗生素、眼部清洁和环境改善（SAFE 战略）。具体内容如下。

（1）手术矫正沙眼倒睫最有效预防沙眼性盲的重要手段。

（2）抗生素治疗显著减少活动性沙眼感染人群。

（3）增加洗面和清洁眼部次数可有效防治沙眼相互传播。

（4）环境的改善，尤其水和卫生条件的改善是预防沙眼长期而艰巨的工作。

（二）包涵体性结膜炎

包涵体性结膜炎是 D～K 型沙眼衣原体引起的一种通过性接触或产道传播的急性或亚急性滤泡性结膜炎。包涵体结膜炎好发于性生活频繁的年轻人，多为双侧。衣原体感染男性尿道和女性子宫颈后，通过性接触或手-眼接触传播到结膜，游泳池可间接传播疾病。新生儿经产道分娩也可能感染。由于表现有所不同，临床上又分为新生儿和成人包涵体性结膜炎。

1.临床表现

（1）成人包涵体性结膜炎：接触病原体后 1～2 周，单眼或双眼发病。表现为轻、中度眼红、刺激和黏脓性分泌物，部分患者可无症状。眼睑肿胀，结膜充血显著，睑结膜和穹隆部结膜滤泡形成，并伴有不同程度的乳头增生，多位于下方。耳前淋巴结肿大。3～4 个月后急性炎症逐渐减轻消退，但结膜肥厚和滤泡持续存在，3 个月之后方可恢复正常。有时可见周边部角膜上皮或上皮下浸润，或细小表浅的血管翳（＜2 mm），无前房炎症反应。成人包涵体性结膜炎可有结膜瘢痕但无角膜瘢痕。从不引起虹膜睫状体炎。可能同时存在其他部位如生殖器、咽部的衣原体感染征象。

（2）新生儿包涵体性结膜炎：潜伏期为出生后 5～14 天，有胎膜早破时可在出生后第 1 天即出现体征。感染多为双侧，新生儿开始有水样或少许黏液样分泌物，随着病程进展，分泌物明显增多并呈脓性。结膜炎持续 2～3 个月后，出现乳白色光泽滤泡，较病毒性结膜炎的滤泡更大。严重病例假膜形成、结膜瘢痕化。大多数新生儿衣原体结膜炎是轻微自限的，但可能有角膜瘢痕和新生血管出现。衣原体还可引起新生儿其他部位的感染威胁其生命，如衣原体性中耳炎、呼吸道感染、肺炎。沙眼衣原体可以与单纯疱疹病毒共感染，除了注意全身感染外，检查时还应注意眼部合并感染的可能性。

2.诊断

根据临床表现诊断不难。实验室检测手段同沙眼。新生儿包涵体性结膜炎上皮细胞的胞质内容易检出嗜碱性包涵体。血清学的检测对眼部感染的诊断无多大价值，但是检测 IgM 抗体水平对于诊断婴幼儿衣原体肺炎有很大帮助。新生儿包涵体性结膜炎需要和沙眼衣原体、淋病奈瑟菌引起的感染鉴别。

3.治疗

衣原体感染可波及呼吸道、胃肠道，因此口服药物很有必要。婴幼儿可口服红霉素[40 mg/(kg・d)]分 4 次服下，至少用药 14 天。如果有复发，需要再次全程给药。成人口服四环素(1～1.5 g/d)或多西环素(100 mg，2 次/天)或红霉素(1 g/d)，治疗 3 周。局部使用抗生素眼药水及眼膏如 15%磺胺醋酸钠、0.1%利福平等。

4.预后及预防

未治疗的包涵体结膜炎持续 3～9 个月，平均 5 个月。采用标准方案治疗后病程缩短，复发率较低。

应加强对年轻人的卫生知识特别是性知识的教育。高质量的产前护理包括生殖道衣原体感染的检测和治疗是成功预防新生儿感染的关键。有效的预防药物包括 1%硝酸银、0.5%红霉素和 2.5%聚维酮。其中 2.5%的聚维酮点眼效果最好、毒性最小。

(三)性病淋巴肉芽肿性结膜炎

性病淋巴肉芽肿性结膜炎是一种由衣原体 L_1、L_2、L_3 免疫型性传播的结膜炎症。常由试验等意外感染所致，亦见于生殖器或淋巴结炎急性感染期经手传播。

起病前多有发热等全身症状。局部淋巴结(耳前淋巴结、颌下淋巴结等)肿大、触痛。眼部典型症状为急性滤泡性结膜炎及结膜肉芽肿性炎症，睑结膜充血水肿，滤泡形成，伴有上方浅层角膜上皮炎症，偶见基质性角膜炎，晚期累及全角膜，形成致密角膜血管翳。重症者伴有巩膜炎、葡萄膜炎、视神经炎。淋巴管闭塞时，发生眼睑象皮病。

实验室诊断可用 Frei 试验，皮内注射抗原 0.1 mL，48 小时后局部出现丘疹、浸润、水疱甚至坏死。结膜刮片可见细胞内包涵体，并可做衣原体分离。治疗方案参见包涵体性结膜炎。

(四)鹦鹉热性结膜炎

鹦鹉热性结膜炎少见，鸟类是鹦鹉热衣原体的传染源，人类偶然感染。最常见的感染人群是鸟类爱好者、宠物店店主和店员、家禽行业的工人。感染者最早出现肺部症状，表现为干咳和放射线影像肺部呈斑片状阴影，患者还有严重的头痛、咽炎、肌肉痛和脾大。眼部表现为上睑结膜慢性乳头增生浸润、伴上皮角膜炎。结膜上皮细胞内见包涵体，衣原体组织培养阳性，治疗同上。

三、病毒性结膜炎

病毒性结膜炎是一种常见感染，病变程度因个体免疫状况、病毒毒力大小不同而存在差异，通常有自限性。临床上按病程分为急性和慢性两组，以前者多见包括流行性角结膜炎、流行性出血性结膜炎、咽结膜热、单纯疱疹病毒性结膜炎和新城鸡瘟结膜炎等。慢性病毒性结膜炎包括传染性软疣性睑结膜炎、水痘-带状疱疹性睑结膜炎、麻疹性角结膜炎等。

(一)腺病毒性角结膜炎

腺病毒感染性结膜炎症是一种重要的病毒性结膜炎,主要表现为急性滤泡性结膜炎,常合并有角膜病变。本病传染性强,可散在或流行性发病。腺病毒是一种脱氧核糖核酸(DNA)病毒,可分为31个血清型。不同型别的腺病毒引起的病毒性结膜炎可有不同的临床表现,同样的临床表现也可由几种不同血清型的腺病毒所引起。腺病毒性角结膜炎主要表现为两大类型,即流行性角结膜炎和咽结膜热。

1.流行性角结膜炎

流行性角结膜炎是一种强传染性的接触性传染病,由8、19、29和37型腺病毒(人腺病毒D亚组)引起。潜伏期为5～7天。

(1)临床表现:起病急、症状重、双眼发病。主要症状有充血、疼痛、畏光、伴有水样分泌物。疾病早期常一眼先发病,数天后对侧眼也受累,但病情相对较轻。急性期眼睑水肿,结膜充血水肿,48小时内出现滤泡和结膜下出血,色鲜红,量多时呈暗红色。假膜(有时真膜)形成后能导致扁平瘢痕、睑球粘连。发病数天后,角膜可出现弥散的斑点状上皮损害,并于发病7～10天后融合成较大的、粗糙的上皮浸润。2周后发展为局部的上皮下浸润,并主要散布于中央角膜,角膜敏感性正常。发病3～4周后,上皮下浸润加剧,形态大小基本一致,数个至数十个不等。上皮下浸润由迟发性变态反应引起,主要是淋巴细胞在前弹力层和前基质层的浸润,是机体对病毒抗原的免疫反应。这种上皮下浸润可持续数月甚至数年之久,逐渐吸收,极个别情况下,浸润最终形成瘢痕,造成永久性视力损害。结膜炎症最长持续4周。原发症状消退后,角膜混浊数月后可消失。患者常出现耳前淋巴结肿大和压痛,且于眼部开始受累侧较为明显,是和其他类型结膜炎的重要鉴别点,疾病早期或症状轻者无此表现。需注意儿童睑板腺感染时也可有耳前淋巴结肿大。儿童可有全身症状,如发热、咽痛、中耳炎、腹泻等。

(2)诊断:急性滤泡性结膜炎和炎症晚期出现的角膜上皮下浸润是本病的典型特征,结膜刮片见大量单核细胞,有假膜形成时,中性粒细胞数量增加。病毒培养、PCR检测、血清学检查可协助病原学诊断。

(3)鉴别诊断。①流行性出血性结膜炎:70型肠道病毒(偶由A24型柯萨奇病毒)感染引起,潜伏期短18～48小时(病程短15～7天),除具有结膜炎一般性症状和体征外,主要特征为结膜下出血呈片状或点状,从上方球结膜开始向下方球结膜蔓延。少数人发生前葡萄膜炎,部分患者还有发热不适及肌肉痛等全身症状。②慢性滤泡性结膜炎:原因不明。常见于儿童及青少年,皆为双侧。下穹隆及下睑结膜见大小均匀,排列整齐的滤泡,无融合倾向。结膜充血并有分泌物,但不肥厚,数年后不留痕迹而自愈,无角膜血管翳。③急性细菌性结膜炎:又称"急性卡他性结膜炎",临床表现为患眼红、烧灼感,或伴有畏光、流泪。结膜充血,中等量黏脓性分泌物,夜晚睡眠后,上下睑睫毛常被分泌物黏合在一起。结膜囊分泌物培养细菌阳性。

(4)治疗:必须采取措施减少感染传播。所有接触感染者的器械必须仔细清洗消毒,告知患者避免接触眼睑和泪液,经常洗手。当出现感染时尽可能避免人群之间的接触。治疗无特殊,局部冷敷和使用血管收缩剂可减轻症状,急性期可使用抗病毒药物抑制病毒复制如干扰素滴眼剂、0.1%碘苷、0.1%利巴韦林、4%吗啉胍等,每小时1次。合并细菌感染时加用抗生素治疗。出现严重的膜或假膜、上皮或上皮下角膜炎引起视力下降时可考虑使用皮质类固醇眼药水,病情控制后应减少皮质类固醇眼药水的点眼频度至每天1次或隔天1次。应用中要注意逐渐减药,不要突然停药,以免复发,还要注意激素的不良反应。

2.咽结膜热

咽结膜热是由腺病毒3、4和7型引起的一种表现为急性滤泡性结膜炎伴有上呼吸道感染和发热的病毒性结膜炎，传播途径主要是呼吸道分泌物。多见于4～9岁儿童和青少年。常于夏、冬季节在幼儿园、学校中流行。散发病例可见于成人。

(1)临床表现：前驱症状为全身乏力，体温上升至38.3～40.0 ℃，自觉流泪、眼红和咽痛。患者体征为眼部滤泡性结膜炎、一过性浅层点状角膜炎及上皮下混浊，耳前淋巴结肿大。咽结膜热有时可只表现出1～3个主要体征。病程10天左右，有自限性。

(2)诊断：根据临床表现可以诊断。结膜刮片中见大量单核细胞，培养无细菌生长。

(3)治疗和预防：无特殊治疗。可参考流行性角结膜炎的治疗和预防措施。发病期间勿去公共场所、泳池等，减少传播机会。

(二)流行性出血性角结膜炎

流行性出血性结膜炎是由70型肠道病毒(偶由A24型柯萨奇病毒)引起的一种暴发流行的自限性眼部传染病，又称“阿波罗11号结膜炎”。

1.临床表现

潜伏期短，通常为18～48小时(病程短15～7天)，常见症状有眼痛、畏光、异物感、流泪、结膜下出血、眼睑水肿等。结膜下出血呈片状或点状，从上方球结膜开始向下方球结膜蔓延。多数患者有滤泡形成，伴有上皮角膜炎和耳前淋巴结肿大。少数人发生前葡萄膜炎，部分患者还有发热不适及肌肉痛等全身症状，印度和日本曾报道个别病例出现类似小儿麻痹样下肢运动障碍。

2.诊断

急性滤泡性结膜炎的症状，同时有显著的结膜下出血，耳前淋巴结肿大等为诊断依据。

3.治疗和预防

无特殊治疗，有自限性，加强个人卫生和医院管理，防止传播是预防的关键。

四、免疫性结膜炎

免疫性结膜炎以前又称变态反应性结膜炎，是结膜对外界变应原的一种超敏性免疫反应。结膜经常暴露在外，易与空气中的致敏原如花粉、尘埃、动物羽毛等接触，也容易遭受细菌或其他微生物的感染(其蛋白质可致敏)，药物的使用也可使结膜组织发生变态反应。由体液免疫介导的免疫性结膜炎呈速发型，临床上常见的有花粉症、异位性结膜炎和春季角结膜炎；由细胞介导的则呈慢性过程，常见的有泡性结膜炎。眼部的长期用药又可导致医源性结膜接触性或过敏性结膜炎，有速发型和迟发型两种。还有一种自身免疫性疾病，包括干燥性角结膜炎、结膜类天疱疮、史-约综合征等。

(一)春季角结膜炎

春季角结膜炎又名春季卡他性结膜炎、季节性结膜炎等。青春期前起病，持续5～10年，多为双眼，男孩发病率高于女孩。该病在中东和非洲发病率高，温带地区发病率低，寒冷地区则几乎无病例报道。春夏季节发病率高于秋冬两季。

1.病因

尚不明确，其免疫发病机制是Ⅰ型和Ⅳ型超敏反应。很难找到特殊的致敏原。通常认为和花粉敏感有关。各种微生物的蛋白质成分、动物皮屑和羽毛等也可能致敏。近来，发现春季角结膜炎患者角膜上皮表达细胞黏附分子ICAM-1。泪液中可分离出特异性的IgE、IgG，组胺和类胰蛋白酶升高，血清中组胺酶水平下降。因此发病机制和体液免疫（IgG、IgE）及细胞免疫都有关。春季角结膜炎也见于 IgE 综合征的患者。

2.临床表现

临床上把春季性角结膜炎分为睑结膜型、角结膜缘型及混合型 3 种。患者眼部奇痒，黏丝状分泌物，夜间症状加重。可有家族过敏史。

睑结膜型的特点是结膜呈粉红色，上睑结膜巨大乳头呈铺路石样排列。乳头形状不一，扁平外观，包含有毛细血管丛。下睑结膜可出现弥散的小乳头。严重者上睑结膜可有假膜形成。除非进行冷冻、放疗和手术切除乳头等创伤性操作，一般反复发作后结膜乳头可完全消退，不遗留瘢痕。

角结膜缘型更常见于黑色人种。上下睑结膜均出现小乳头。其重要临床表现是在角膜缘有黄褐色或污红色胶样增生，以上方角膜缘明显。

混合型睑结膜和角膜同时出现上述两型检查所见。

各种类型春季角结膜炎均可累及角膜，文献报道角膜受损发生率 3%～50%。以睑结膜型更为常，主要是由于肥大细胞及嗜酸性粒细胞释放炎症介质引起。角膜受损最常表现为弥漫性点状上皮角膜炎，甚至形成盾形无菌性上皮损害，多分布于中上 1/3 角膜称为“春季溃疡”。部分患者急性期可在角膜缘见到白色 Horner-Trantas 结节。结膜分泌物涂片和 Horner-Trantas 结节活检行 Giemsa 染色，可见大量嗜酸性粒细胞和嗜酸性颗粒。角膜上方可有微小血管翳，极少全周角膜血管化。该病和圆锥角膜可能有一定关系。

3.诊断

根据男性青年好发，季节性反复发作，奇痒；上睑结膜乳头增生呈扁平的铺路石样或角膜缘部胶样结节；显微镜下结膜刮片每高倍视野出现超过 2 个嗜酸性粒细胞，即可做出诊断。

4.治疗

春季结膜炎是一种自限性疾病，短期用药可减轻症状，长期用药则对眼部组织有损害作用。治疗方法的选择需取决于患者的症状和眼表病变严重程度。物理治疗包括冰敷，以及在有空调房间可使患者感觉舒适。患者治疗效果不佳时，可考虑移居寒冷地区。

局部使用糖皮质激素具有抑制肥大细胞介质的释放，阻断炎症细胞的趋化，减少结膜中肥大细胞及嗜酸性粒细胞的数量，抑制磷脂酶 A2，从而阻止花生四烯酸及其代谢产物的产生等多种功能。对迟发性超敏反应亦有良好的抑制作用。急性期患者可采用激素间歇疗法，先局部频繁（如每 2 小时 1 次）应用激素 5～7 天，后迅速减量。顽固的睑结膜型春季角结膜炎病例可在睑板上方注射 0.5～1.0 mL 短效激素如地塞米松磷酸钠（4 mg/mL）或长效激素如曲安西龙奈德（40 mg/mL）。但要注意长期使用会产生青光眼、白内障等严重并发症。

非甾体抗炎药是环氧化酶的抑制剂，它可以抑制前列腺素的产生及嗜酸性粒细胞的趋化等，在过敏性疾病发作的急性阶段及间歇阶段均可使用，对缓解眼痒、结膜充血、流泪等眼部症状及体征均显示出一定的治疗效果。

肥大细胞稳定剂通过抑制细胞膜钙通道发挥作用。它可以阻止因抗原与肥大细胞膜上 IgE 交联而引起的炎症介质的释放。常用的有色甘酸二钠及奈多罗米等。最好在接触变应原之前使用，对于已经发作的患者治疗效果较差。目前多主张在春季角结膜炎易发季节每天滴用细胞膜稳定剂色甘酸钠或新一代药物萘多罗米钠肥大细胞稳定剂 4～5 次，预防病情发作或维持治疗效果，待炎症发作时才短时间使用激素进行冲击治疗。

抗组胺药(富马酸依美斯汀)可拮抗已经释放的炎症介质的生物学活性,减轻患者症状,与肥大细胞稳定剂联合使用治疗效果较好,可减轻眼部不适症状。

经过一系列药物治疗(抗组胺药、血管收缩剂)仍有强烈畏光以至于无法正常生活的顽固病例,局部应用2%的环孢素A可以很快控制局部炎症及减少激素的使用量。但是在停药后2～4个月后炎症往往复发。0.05%FK506可以抑制IL-2基因转录及IgE合成信号传递通路,对顽固性春季结膜炎有良好的治疗效果。

人工泪液可以稀释肥大细胞释放的炎症介质,同时可改善因角膜上皮点状缺损引起的眼部异物感,但需使用不含防腐剂的剂型。对花粉和其他变应原进行脱敏治疗效果尚不肯定。春季结膜炎伴发的葡萄球菌睑缘炎和结膜炎要给予相应治疗。

(二)过敏性结膜炎

过敏性结膜炎是由于眼部组织对变应原产生超敏反应所引起的炎症。本节专指那些由于接触药物或其他抗原而过敏的结膜炎。有速发型和迟发型两种。引起速发型的致敏原有花粉、角膜接触镜及其清洗液等;药物一般引起迟发型,如睫状肌麻痹药阿托品和后马托品,氨基糖苷类抗生素,抗病毒药物碘苷和三氟胸腺嘧啶核苷,防腐剂硫柳汞和乙二胺四醋酸及缩瞳剂等。

1.临床表现

接触致敏物质数分钟后迅速发生的为Ⅰ型超敏反应,眼部瘙痒、眼睑水肿和肿胀、结膜充血及水肿。极少数的患者可表现为系统性过敏症状。在滴入局部药物后24～72小时才发生的为迟发Ⅳ型超敏反应。表现为眼睑皮肤急性湿疹、皮革样变。睑结膜乳头增生、滤泡形成,严重者可引起结膜上皮剥脱。下方角膜可见斑点样上皮糜烂。慢性接触性睑结膜炎的后遗症包括色素沉着、皮肤瘢痕、下睑外翻。

2.诊断

根据有较明显变应原接触史,脱离接触后症状迅速消退;结膜囊分泌物涂片发现嗜酸性粒细胞增多等可以诊断。

3.治疗

查找变应原,Ⅰ型超敏反应经避免接触变应原或停药即可得到缓解。局部点皮质类固醇眼药水(如0.1%地塞米松)、血管收缩剂(0.1%肾上腺素或1%麻黄碱),伴有睑皮肤红肿、丘疹者,可用2%～3%硼酸水湿敷。近年来,研制的几种新型药物(如非甾体抗炎药0.5%酮咯酸氨丁三醇、抗组胺药0.05%富马酸依美斯汀及细胞膜稳定剂萘多罗米钠)点眼,可明显减轻症状。严重者可加用全身抗过敏药物,如氯苯那敏、阿司咪唑、抗组胺药或激素等。

(三)季节性过敏性结膜炎

季节性过敏性结膜炎又名枯草热性结膜炎,是眼部过敏性疾病最常见的类型,其致敏原主要为植物的花粉。

1.临床表现

该病主要特征是季节性发作(通常在春季);通常双眼发病,起病迅速,在接触致敏原时发作,脱离致敏原后症状很快缓解或消失。最常见的症状为眼痒,几乎所有的患者均可出现,轻重程度不一。也可有异物感、烧灼感、流泪、畏光及黏液性分泌物等表现,高温环境下症状加重。

主要体征为结膜充血及非特异性睑结膜乳头增生,有时合并有结膜水肿或眼睑水肿,小孩更易出现。很少影响角膜,偶有轻微的点状上皮性角膜炎的表现。

许多患者有变应性鼻炎及支气管哮喘病史。

2.治疗

(1)一般治疗：包括脱离变应原，眼睑冷敷，生理盐水冲洗结膜囊等手段。

(2)药物治疗：常用的有抗组胺药、肥大细胞稳定剂、非甾体抗炎药及血管收缩剂，对于病情严重，使用其他药物治疗无效的患者可以考虑短期使用糖皮质激素。多采用局部用药，对于合并有眼外症状者可以全身使用有抗组胺药、非甾体抗炎药及糖皮质激素。

3.脱敏治疗

如果致敏原已经明确，可以考虑使用脱敏治疗。对于因植物花粉及杂草引起的过敏性结膜炎其效果相对较佳。但对于许多其他原因引起的过敏性结膜炎患者，其治疗效果往往并不理想。

4.预后

预后良好，多无视力损害，很少出现并发症。

(四)常年性过敏性结膜炎

常年性过敏性结膜炎远比季节性过敏性结膜炎少见。致敏原通常为房屋粉尘、虫螨、动物的皮毛、棉麻及羽毛等。

1.临床表现

临床表现与季节性过敏性结膜炎相似。由于抗原常年均有，故其症状持续存在，一些患者有季节性加重现象。眼部症状通常比季节性结膜炎轻微。

检查时常发现结膜充血、乳头性结膜炎合并少许滤泡、一过性眼睑水肿等。一些患者可能没有明显的阳性体征。

2.治疗

治疗手段基本同季节性过敏性结膜炎。

由于致敏原常年存在，因此通常需要长期用药。常用的药物为抗组胺药物及肥大细胞稳定剂，糖皮质激素仅在炎症恶化其他治疗无效时才使用，且不宜长期使用。

脱敏治疗效果往往很不理想，故很少采用。

3.预后

预后良好，多无视力损害，很少出现并发症。

(五)巨乳头性结膜炎

巨乳头性结膜炎发生与抗原沉积及微创伤有密切的关系，为机械性刺激与超敏反应共同作用的结果。

1.临床表现

该病多见于戴角膜接触镜(尤其是佩戴材料低劣的软性角膜接触镜者)或义眼，以及有角膜手术病史(未埋线)或视网膜脱离手术史(填充物暴露)的患者。患者常首先表现为接触镜不耐受及眼痒，也可出现视矇(因接触镜沉积物所致)，异物感及分泌物等。

检查最先表现为上睑结膜轻度的乳头增生，之后被大的乳头(＞0.3 mm)替代，最终变为巨乳头(＞1 mm)。

巨乳头结膜炎很少累及角膜，少数患者可以出现浅点状角膜病变及 Trantas 斑。

2.治疗

(1)一般治疗：更换接触镜，选择高透气性的接触镜或小直径的硬性接触镜，缩短接触镜佩戴时间；加强接触镜的护理，避免使用含有防腐剂及汞等具有潜在抗原活性的护理液；炎症恶化期间，最好停戴接触镜。义眼必须每天用肥皂清洗，在清水中浸泡，置于干燥的地方备用。对有缝线及硅胶摩擦者，如情况许可应加以拆除。

（2）药物治疗：常用的药物有肥大细胞稳定剂、糖皮质激素及非甾体抗炎药。糖皮质激素应尽量避免使用，但对于佩戴义眼患者可以放宽使用范围。

3.预后

尽管治疗过程中症状及体征消退缓慢，但一般预后良好，很少出现视力受损。

（六）泡性结膜炎

泡性角结膜炎是由微生物蛋白质引起的迟发型免疫反应性疾病。常见致病微生物包括结核分枝杆菌、金黄色葡萄球菌、白色念珠菌、球孢子菌属，以及 L_1、L_2、L_3 血清型沙眼衣原体等。

1.临床表现

多见于女性、青少年及儿童。有轻微的异物感，如果累及角膜则症状加重。泡性结膜炎初起为实性，隆起的红色小病灶（1～3 mm）周围有充血区。角膜缘处三角形病灶，尖端指向角膜，顶端易溃烂形成溃疡，多在10～12天内愈合，不留瘢痕。病变发生在角膜缘时，有单发或多发的灰白色小结节，结节较泡性结膜炎者为小，病变处局部充血，病变愈合后可留有浅淡的瘢痕，使角膜缘齿状参差不齐。初次泡性结膜炎症状消退后，遇有活动性睑缘炎、急性细菌性结膜炎和挑食等诱发因素可复发。反复发作后疱疹可向中央进犯，新生血管也随之长入，称为束状角膜炎，痊愈后遗留一带状薄翳，血管则逐渐萎缩。极少数患者疱疹可以发生于角膜或睑结膜。

2.诊断

根据典型的角膜缘或球结膜处实性结节样小泡，其周围充血等症状可正确诊断。

3.治疗

治疗诱发此病的潜在性疾病。局部类固醇激素眼药水点眼如0.1%地塞米松眼药水，结核菌体蛋白引起的泡性结膜炎对激素治疗敏感，使用激素后24小时内主要症状减轻，继用24小时病灶消失。伴有相邻组织的细菌感染要给予抗生素治疗。补充各种维生素，并注意营养，增强体质。对于反复束状角膜炎引起角膜瘢痕导致视力严重下降的患者可以考虑行角膜移植进行治疗。

（七）特应性角结膜炎

特应性角结膜炎好发于有特应性皮炎病史的患者，在发生Ⅰ型速发超敏反应同时还伴有细胞介导的免疫抑制。因此患者容易合并单纯疱疹病毒或金黄色葡萄球菌感染。

1.临床表现

该病患者通常终年患病，好发于老年人。睑结膜中等大小的乳头，伴有上皮下纤维化，晚期形成结膜瘢痕，有时会发展成睑球粘连。慢性上皮病变损害角膜缘干细胞后，形成广泛的角膜新生血管。部分患者伴有晶状体后囊混浊。

2.治疗

避免接触变应原。药物治疗同春季角结膜炎相似。合并病毒或细菌感染时给予相应治疗。极少数患者局部的药物治疗通常不能有效控制病情，需局部使用免疫抑制剂（如环孢素A）。

（八）自身免疫性结膜炎

自身免疫性结膜炎可引起眼表上皮损害、泪膜稳定性下降，导致眼表泪液疾病的发生，严重影响视力。主要有干燥综合征、结膜类天疱疮、史-约综合征等疾病。

1.干燥综合征

干燥综合征（Sjögren's syndrome，SS）是一种累及全身多系统的疾病，该综合征包括干眼症、口干、结缔组织损害（关节炎）。三个症状中两个存在即可诊断。绝经期妇女多发。泪腺有淋巴细胞和浆细胞浸润，造成泪腺增生，结构功能破坏。

（1）临床表现：干燥综合征会导致干眼症状。睑裂区结膜充血、刺激感，有轻度结膜炎症和黏丝状分泌物，角膜上皮点状缺损，多见于下方角膜，丝状角膜炎也不少见，疼痛有朝轻暮重的特点。泪膜消失，泪液分泌试验异常，结膜和角膜虎红染色及丽丝胺绿染色阳性有助于临床诊断。

（2）诊断：唾液腺组织活检有淋巴细胞和浆细胞浸润，结合临床症状可确诊。

（3）治疗：主要为对症治疗，缓解症状，治疗措施要有针对性。可采用人工泪液，封闭泪点，湿房镜等措施。

2.瘢痕性类天疱疮

瘢痕性类天疱疮病因未明，治疗效果不佳的一种非特异性慢性结膜炎，伴有口腔、鼻腔、瓣膜和皮肤的病灶。女性患者严重程度高于男性。部分有自行减轻的趋势。

（1）临床表现：常表现为反复发作的中度、非特异性的结膜炎，偶尔出现黏液脓性的改变。特点为结膜病变形成瘢痕，造成睑球粘连，特别是下睑，以及睑内翻、倒睫等。根据病情严重程度可分为Ⅰ期结膜下纤维化，Ⅱ期穹隆部缩窄，Ⅲ期睑球粘连，Ⅳ期广泛的睑球粘连而导致眼球运动障碍。

结膜炎症的反复发作可以损伤杯状细胞，结膜瘢痕阻塞泪腺导管的分泌。泪液中水样液和黏蛋白的缺乏最终导致干眼。合并睑内翻和倒睫时，出现角膜损伤，角膜血管化、瘢痕加重、溃疡、眼表上皮鳞状化生。

（2）诊断：根据临床表现，结膜活检有嗜酸性粒细胞，基膜有免疫荧光阳性物质（IgG、IgM、IgA）等可诊断。在某些类天疱疮患者的血清中可以检测到抗基膜循环抗体。

（3）治疗：治疗应在瘢痕形成前就开始，减少组织受损程度。口服氨苯砜和免疫抑制剂环磷酰胺等对部分患者有效。近年有研究认为静脉注射免疫球蛋白可以治疗包括类天疱疮在内的自身免疫性疾病。病程长者多因角膜干燥，完全性睑球粘连等严重并发症失明，可酌情行眼表重建手术。

3.史-约综合征

史-约综合征发病与免疫复合物沉积在真皮和结膜实质中有关。部分药物如氨苯磺胺，抗惊厥药，水杨酸盐，青霉素，氨苄西林和异烟肼；或单纯疱疹病毒、金黄色葡萄球菌、腺病毒感染可诱发此病。

（1）临床表现：该病的特征是黏膜溃疡形成和皮肤的多形性红斑，该病好发于年轻人，35 岁以后很少发病。患者主诉有眼疼刺激，分泌物和畏光等。双眼结膜受累。最初表现为黏液脓性结膜炎和浅层角膜炎，晚期瘢痕形成导致结膜皱缩，倒睫和泪液缺乏。继发角膜血管瘢痕化后影响视力。

（2）治疗：全身使用激素可延缓病情进展，局部激素使用对眼部损害治疗无效，还可能致角膜溶解、穿孔。结膜炎分泌物清除后给予人工泪液可减轻不适症状。出现倒睫和睑内翻要手术矫正。

五、药物性结膜炎

长期滴用缩瞳剂、抗生素（如庆大霉素、新霉素等），以及含有刺激性防腐剂的其他滴眼液均可导致药物性结膜炎。

(一)临床表现

(1)眼痒,流泪。可有少量分泌物。

(2)结膜充血,有滤泡。

(3)氨基糖苷类抗生素、抗病毒成分及防腐剂的滴眼液,可引起下睑结膜的乳头反应。

(4)滴用阿托品、缩瞳剂、肾上腺素制剂、抗生素和抗病毒药物时,可出现滤泡反应。

(5)可伴有浅层点状角膜炎。

(二)诊断

根据眼部长期用药史和结膜的改变,可以诊断。

(三)鉴别诊断

沙眼:沙眼睑结膜乳头大小不一,结膜滤泡和角膜血管翳。而药物性结膜炎在停止用药数周后,症状和体征可消退。

(四)治疗

停止用药。

(张伦占)

第二节　结膜变性

一、翼状胬肉

翼状胬肉是一种慢性炎症性病变,因形状似昆虫翅膀而得名,俗称"攀睛"或"胬肉攀睛"。多在睑裂斑的基础上发展而成。近地球赤道部和户外工作的人群(如渔民、农民)发病率较高,地理纬度与翼状胬肉有较大的关系,卡梅伦发现翼状胬肉发病最高的地区为纬度30°～35°。具体病因不明,可能与紫外线照射、烟尘等有一定关系。局部角膜缘干细胞受损,失去屏障作用可能也是发病基础。近年用免疫荧光法发现翼状胬肉组织内存在IgE、IgG,而IgE的存在可能与Ⅰ型变态反应有关,组织学检查在翼状胬肉基质中有浆细胞和淋巴细胞浸润。也有学者认为是结膜组织的增殖变性弹力纤维发育异常而产生的弹力纤维变性所致。

(一)临床表现

多双眼发病,以鼻侧多见。一般无明显自觉症状,或仅有轻度异物感,当病变接近角膜瞳孔区时,因引起角膜散光或直接遮挡瞳孔区而引起视力下降。睑裂区肥厚的球结膜及其下纤维血管组织呈三角形向角膜侵入,当胬肉较大时,可妨碍眼球运动。

按其发展与否,可分为进行性和静止性两型。进行性翼状胬肉头部隆起、其前端有浸润,有时见色素性铁线,体部充血、肥厚,向角膜内逐渐生长。静止性翼状胬肉头部平坦,体部菲薄,静止不发展。

(二)诊断与鉴别诊断

检查见睑裂区呈翼状的纤维血管组织侵入角膜即可诊断。需与睑裂斑和假性胬肉相鉴别。睑裂斑通常不充血,形态与胬肉不同,底部方向相反,且不向角膜方向发展。假性胬肉通常有角膜溃疡或创伤病史,与附近结膜组织粘连,可在任何方位形成。

(三)治疗

减少外界环境的刺激因素对于预防翼状胬肉的发生有一定作用，毕竟日光中的紫外线与翼状胬肉的发生有密切关系，流行病学发现，在长期佩戴眼镜的人群中，翼状胬肉的发生率较低，因此，佩戴防护镜应该是预防翼状胬肉发生的简便易行的方法。胬肉小而静止时一般不需治疗，但应尽可能减少风沙、阳光等刺激。胬肉进行性发展，侵及瞳孔区，可以进行手术治疗，但有一定的复发率。手术方式有单纯胬肉切除或结膜瓣转移术，胬肉切除＋球结膜瓣转移、移植或羊膜移植术。联合角膜缘干细胞移植、自体结膜移植、β射线照射、局部使用丝裂霉素等，可以减少胬肉复发率。近期研制出的 TGF-β 抑制剂可以通过抑制细胞增殖、胶原合成及炎症细胞浸润来控制翼状胬肉的发展。

二、睑裂斑

睑裂斑为睑裂区角巩膜缘连接处水平性的、三角形或椭圆形、隆起的、灰黄色的球结膜结节。鼻侧发生多且早于颞侧，多为双侧性。外观常像脂类渗透至上皮下组织，内含黄色透明弹性组织。一般是由于紫外线(电焊等)或光化学性暴露引起。目前眼睑闭合对睑裂区球结膜造成的重复性损伤也被认为是一个致病因素。

(一)临床表现

睑裂部接近角膜缘处的球结膜出现三角形隆起的斑块，三角形基底朝向角膜。睑裂斑通常是无症状，至多是美容的问题。偶尔睑裂斑可能会充血、表面变粗糙，发生睑裂斑炎。

(二)治疗

一般无须治疗。发生睑裂斑炎给予作用较弱的激素或非甾体消炎药局部点眼即可。严重影响外观、反复慢性炎症或干扰角膜接触镜的成功佩戴时可考虑予以切除。

三、结膜结石

结膜结石是在睑结膜表面出现的黄白色凝结物，常见于慢性结膜炎患者和老年人。组织病理学检查显示结膜结石为充满上皮和角质素残留的上皮性包涵性囊肿，并非真正的“结石”。

(一)临床表现

(1)结膜上皮深层或表面白色细小硬结，单个或数个。

(2)如结石突出结膜表面时可磨损结膜或角膜上皮，从而引起异物感，角膜荧光素染色呈阳性。

(3)上睑结膜的结石多于下睑结膜。

(二)诊断

根据睑结膜表面白色坚硬小结节，可以诊断。

(三)鉴别诊断

睑结膜异物：不呈坚硬的小结节，可以拭去，在裂隙灯下检查易与结膜结石鉴别。

(四)治疗

(1)患者一般无自觉症状，无须治疗。

(2)突出结膜面结石，可在表面麻醉下用异物针或针头剔除。

(张伦占)

第三节　结膜下出血

结膜下出血是球结膜下血管破裂或渗透性增加引起的眼病。常单眼发生，可发生于任何年龄，但易发生于年龄较大的动脉硬化、糖尿病、血液病、外伤和某些传染性疾病（如败血症、伤寒）患者。腹内压增高（如咳嗽、打喷嚏或便秘）导致静脉压增高，可突然引起球结膜小血管破裂而引起出血。

一、临床表现

（1）出血部位色鲜红，范围不等，以后随着血液的吸收逐渐变为棕色。
（2）出血一般在 7～12 天内自行吸收。
（3）无明显症状。当患者不明病情时会造成精神紧张。

二、诊断

根据临床表现进行诊断。

三、鉴别诊断

急性出血性结膜炎：传染性极强，表现为急性滤泡性结膜炎的症状，同时有显著的结膜下出血，伴耳前淋巴结肿大。

四、治疗

（1）患者常因鲜红的片状出血而严重忧虑和关切，应向患者解释，消除其顾虑。
（2）寻找出血病因，针对原发病进行治疗。
（3）出血后可局部冷敷，两天后热敷，每天 2～3 次，可促进出血吸收。
（4）反复双眼出血时应除外血液病。

（张伦占）

第四节　结膜色素沉着

结膜色素沉着可分为外源性和内源性两类。外源性色素沉着常与滴用金属盐类药物有关，内源性色素沉着多与全身疾病引起的代谢异常或黑色素增殖有关。

一、临床表现

（一）结膜银沉着症

长期滴用硝酸银制剂，可在睑结膜及球结膜上出现暗色的色素沉着，整个结膜被染成暗灰蓝色，以结膜穹隆部明显。裂隙灯显微镜下可见角膜基质深层、后弹力层有棕黄色点状银质沉着。

(二)结膜铜沉着症

长期应用铜制剂治疗后，铜剂细粒为弹性组织吸收，除角膜铜沉着症外，结膜也可发生铜沉着症，呈淡绿色。

(三)结膜黑色素沉着

某些结膜疾病，如结膜干燥症、春季结膜炎，球结膜上常出现黑色素沉着。全身疾病，如原发性慢性肾上腺皮质功能减退症，围绕角膜缘有一黑色素环。维生素 A 缺乏症的患者，常在球结膜上出现褐色色素沉着。

二、诊断

根据眼部用药史和结膜的色素改变，可以诊断。

三、鉴别诊断

结膜色素痣：结膜色素痣的球结膜黑色斑边界清楚。

四、治疗

停用引起色素沉着的药物。

（张伦占）

第五节　结膜囊肿与良性肿瘤

一、结膜囊肿

结膜囊肿在临床上并不少见。结膜囊肿应当定义为由结膜上皮组织构成囊壁、其中充填了液体物质。引起结膜囊肿的原因很多，大多数是由于手术、外伤、感染、慢性炎症刺激等造成的植入性上皮性囊肿，发生于结膜穹隆部囊肿的体积可以较大；部分囊肿是先天性的。在分类中，部分学者习惯将位于结膜下的包裹性囊肿也列入结膜囊肿的范畴。

临床常见的结膜囊肿按病因分类分为以下 2 种。

(一)先天性结膜囊肿

先天性结膜囊肿较少见。较小者见于结膜痣，痣本身含有小的透明囊肿。较大的结膜囊肿见于隐眼畸形，眼眶内有一发育很小的眼球及较大的囊肿，囊肿大时可充满眼眶。

1.症状

患者无特殊不适。

2.体征

先天性小眼球伴囊肿患者多无视力；部分患者眼窝表面找不到眼球，或很小的眼球位于下方穹隆部，余部为囊肿充填。结膜痣患者出生时结膜有隆起病灶，生长缓慢。

3.辅助诊断

无特殊，病理切片为诊断的金标准。

4.鉴别诊断

与结膜的实质性肿物相鉴别。与相邻组织的囊肿鉴别。

5.治疗

本病药物治疗无效，根据患者美容的需要，选择手术摘除，局部美容手术。

(二)获得性囊肿

获得性囊肿是结膜囊肿临床上最常见的类型，根据病因，有各种不同的临床表现。多数患者就诊原因为发现眼表肿物，部分囊肿是患者由于其他原因检查眼睛时偶然被发现。①上皮植入性结膜囊肿：由于结膜外伤、手术等原因，结膜上皮被植入到结膜下，这些上皮细胞增生成团，继之在中央部分发生变性，形成囊腔，囊壁由结膜上皮细胞组成，菲薄而透明，其中可见杯细胞。囊内为透明液体及黏液，囊肿的一侧与巩膜表面或有粘连不易移动，周围组织炎症反应轻；当在囊腔内存在细菌等微生物时，囊肿周围组织可能有急慢性炎症。②上皮内生性结膜囊肿：由于结膜受到长期慢性炎症刺激，上皮细胞向内层生长，伸入到结膜下组织。新生的上皮细胞团，中央部变性而形成囊肿，充以液体。囊肿好发于上睑及穹隆部结膜，也见于泪阜、半月皱襞、下穹隆及下睑结膜。③腺体滞留性结膜囊肿：由于慢性炎症浸润刺激，使结膜本身腺体的排泄口阻塞、封闭，腺体分泌物不能排出，滞留而形成囊肿。这种囊肿一般很小，多见于穹隆部结膜，也可见于泪阜处。

1.症状

患者无特殊不适，部分患者有结膜炎症表现，眼部异物感、流泪等。

2.体征

半透明或不透明的结节状、半球形隆起，周围结膜血管或充血；位于穹隆部的囊肿可以较大，表面淡紫色，可使用暴露穹隆法使囊肿突起入结膜囊。

3.辅助诊断

无特殊，病理切片为诊断的金标准。

4.治疗

本病药物治疗无效，选择手术摘除，当怀疑结膜囊肿为感染性，切除肿物时尽量保证肿物完整，根据病理诊断报告，考虑术后是否使用抗感染药物；当手术中囊肿壁有破溃时，尽量取囊内容物(液)涂片，确定有无病原体以便于进一步的治疗。

5.随诊

依据病理诊断结果采取相应治疗，为减轻手术后结膜反应，术中建议使用单股尼龙或丙纶线缝合，拆线时间为缝合后 5～7 天。当伤口有感染时，据伤口愈合状况预约复诊。

6.自然病程及预后

穹隆部的结膜囊肿会生长较快，体积较大；继发感染多见，手术摘除后复发较少。

7.患者教育

确定囊肿的原因很重要，发现囊肿，建议首选切除组织送病理检查。

二、结膜良性肿瘤

结膜肿瘤主要源于结膜上皮或黑色素细胞病变，结膜固有层的间质组织病变亦可引起瘤样增生。与其他部位的肿瘤类似，结膜肿瘤包括错构瘤与迷芽瘤两类。除原发外，炎症等因素也可以导致组织肿瘤性生长。

(一)鳞状细胞乳头状瘤

结膜上皮增生，外生性生长。

1.症状

大部分患者没有症状，以发现眼球表面肿块或色素为主诉。

2.体征

多为暗粉红色，略隆起于结膜表面，桑葚状或菜花状，位于结膜表面，有时基底呈蒂状。

3.辅助诊断

裂隙灯角膜显微镜检查，肿瘤表面不平，似有多数小的乳头状结构，半透明，可以隐约看到瘤体内含扩张弯曲血管。

4.实验室诊断

手术切除标本送病理检查，诊断。

5.鉴别诊断

对所有结膜良性肿瘤来说，重要的是判断肿物的性质，除外恶性肿物。临床医师根据肿瘤的外观、生长速度等可以对病灶性质进行初步诊断，帮助确定手术方案，病理检查是诊断的金标准。

6.治疗

手术切除为首选治疗手段。目前有学者推荐局部冷冻与手术切除联合的治疗方案。

7.随诊

依据病理诊断结果采取相应治疗，为减轻手术后结膜反应，术中建议使用单股尼龙或丙纶线缝合，拆线时间为缝合后5～7天；当伤口有感染时，据伤口愈合状况预约复诊。

8.自然病程及预后

当肿瘤体积较大时，继发感染多见，手术摘除后可能复发，部分肿瘤恶变。

9.患者教育

确定肿物性质很重要，建议首选切除组织送病理检查。

(二)色素痣

属于良性黑色素细胞瘤。有先天性与获得性两类，病理学家佩尔和福尔伯格博士将成年人罹患的色素痣归为原发性获得性结膜黑变病(PAM)的范畴。

1.症状

结膜色素性病灶，多无自觉不适。

2.体征

结膜表面棕黑色、蓝黑色或棕红色病灶，境界清晰，微隆起，表面平滑无血管。痣好发部位为角膜缘附近及睑裂部球结膜，缓慢增长。

3.辅助检查

无特殊。

4.实验室诊断

如手术切除，标本做病理诊断。

5.鉴别诊断

同前。

6.治疗

体积小,患者无感不适(包括生理与心理)的色素痣可以无须治疗。当痣突然增生,表面不平滑者或有出血、破溃等恶变的迹象时,应选择手术切除肿物。对于色素性肿物,临床上务求病灶一次性、全部、完整切除,切除病灶送病理检查。

7.自然病程与预后

色素痣大部分稳定,终身不变或极缓慢生长。部分病例有恶性变的倾向。

8.患者教育

发现结膜色素性肿物,要到医院就诊。切忌自行处理,建议不要使用刺激性药物和方法治疗。

(三)血管瘤

血管瘤有毛细血管瘤和海绵状血管瘤。毛细血管瘤为先天性瘤,出生后生长缓慢或停止生长。一般范围较小,有时也波及眼睑、眼眶等邻近组织。海绵状血管瘤一般范围较广,位置较深,常为眼眶、眼睑或颜面血管瘤的一部分。有时合并青光眼,称为脑面血管瘤病。

(四)皮样瘤

皮样瘤为先天性良性瘤。好发于睑裂部角膜缘处。部分位于角膜浅层,部分位于结膜侧。瘤体与其下结角膜组织粘连牢固,呈淡红黄色,表面不平呈皮肤样、有纤细毛发。组织学检查含有表皮、真皮、毛囊、皮脂腺、汗腺等,手术切除,角膜部分做板层角膜移植修补。

(五)皮样脂瘤

皮样脂瘤为先天性瘤,因含大量脂肪故瘤体呈黄色,质软。好发于颞上侧近外眦部结膜下,与眶内组织相连。手术切除时,慎勿损伤外直肌。

(六)骨瘤

骨瘤为先天性瘤。很少见,好发于颞下侧外眦部结膜下,质硬,多呈圆形,如黄豆大小。应与畸胎瘤区别。

(张伦占)

第六节　结膜恶性肿瘤

一、鳞状细胞癌

临床并不常见,本病变属于结膜鳞状上皮的病变,目前有部分学者将其归类为眼表鳞状细胞肿瘤(OSSN),可能与紫外线辐射有关。好发于上皮细胞性质移行的结合部。

(一)临床表现

患者开始时并无特殊不适,以后可能有眼干涩、局部充血等;病变通常发生在睑裂部,发生在角巩膜缘处的病变,病灶外观类似泡性角膜结膜炎。病灶表面有血管,增长较迅速,可表现为菜花状、鱼肉状或胶冻状外观。结膜鳞状细胞癌病灶表面及周围结膜经常发生角化。在较少情况下，肿瘤可浸润进入眼内，并经淋巴转移到耳前淋巴结、颌下淋巴结及颈部淋巴结。

（二）诊断

病理诊断为本病诊断的金标准。

（三）治疗

临床首选手术切除病灶。在切除时，选用肿瘤非接触切除原则（NO TACHE），意为在手术中，切除缘距肿瘤肉眼病灶 2～3 mm。肿瘤的复发率与肿瘤切除缘是否无肿瘤细胞相关。目前也有采用手术切除病灶联合局部冷冻、局部化疗和局部放疗法抑制肿瘤复发。

二、结膜黑色素瘤

结膜黑色素瘤占眼表恶性肿瘤的约 2%。其大部分来源于原发性获得性黑变病（primary acquired melanosis，PAM），1/5 源于色素痣恶变，仅很少量为原发性黑色素瘤。

（一）临床表现

患者发现结膜表面黑色或灰褐黑色实质性病灶，伴有扩张的滋养血管；非色素性病灶呈现为表面平滑、鲜鱼肉样外观的结节。肿瘤的好发部位为角巩膜缘处的结膜表面。

（二）鉴别诊断

1.较大的色素痣

痣生长慢，不侵犯周围组织，如角膜。

2.眼内黑色素瘤穿破眼球壁

瘤体增长迅速，色黑，表面不平呈分叶状，结膜病灶与其下组织粘连牢固。

3.色素细胞瘤

少见，先天性黑色病灶，通常不易在眼表移动。

4.有色素的鳞状细胞癌

表面粗糙，隆起较明显的结节。

（三）治疗

根据肿瘤状态，采取单纯切除、局部化疗或扩大切除、放疗等手段。色素性肿瘤常早期血行扩散，切除后复发率高，易发生全身转移。制定手术切除治疗方案要慎重、考虑周全并与患者良好沟通。

三、卡波西肉瘤

发生于艾滋病（AIDS）患者。临床表现为孤立或多发，扁平斑状或结节状。瘤体呈红色、暗红或青紫色，常见的生长部位为下睑和下穹隆部，易被误诊为结膜下出血。

（张伦占）

第六章

角膜疾病

第一节　细菌性角膜炎

细菌性角膜炎是由细菌感染引起的，角膜上皮缺损及缺损区下角膜基质坏死的化脓性角膜炎，又称为细菌性角膜溃疡。病情多较危重，如果得不到有效的治疗，可发生角膜溃疡穿孔，甚至眼内感染，最终眼球萎缩。即使药物能控制也残留广泛的角膜瘢痕、角膜新生血管或角膜葡萄肿及角膜脂质变性等后遗症，严重影响视力甚至失明。

一、病原学

可引起角膜炎的细菌种类繁多(见表 6-1)，但最常见的有四组：细球菌科（葡萄球菌、细球菌等)，链球菌科，假单胞菌科，肠杆菌科(柠檬酸杆菌属、克雷伯菌属、肠杆菌属、变性杆菌属、沙雷菌属等)，87%的细菌性角膜炎是由这 4 类细菌引起。

表 6-1　感染性角膜炎致病菌种类

常见致病菌	不常见致病菌
表皮葡萄球菌	奈瑟菌属
铜绿假单胞菌	摩拉克菌属
肺炎链球菌和	分枝杆菌属
其他类型链球菌属	放线菌数
金黄色葡萄球菌	非芽孢厌氧菌属
肠道杆菌(变形杆菌、大肠埃希菌、沙雷菌)	棒状杆菌

从世界范围来看表皮葡萄球菌所占比例已升至首位，但需注意的是在我国铜绿假单胞菌所致的角膜溃疡却占第一位，然而其发病率下降趋势明显，这可能和氟喹诺酮类及妥布霉素等敏感抗生素的应用及生活条件的改善有关。我国占第二位的致病菌为表皮葡萄球菌，再次为金黄色葡萄球菌，其他还有肺炎链球菌、肠道杆菌等，随着抗生素和激素的滥用，一些条件致病菌引起的感染也日渐增多如草绿色链球菌、克雷伯菌、类白喉杆菌、沙雷菌等。主要致病菌谱在不同时间段和不同国家及地区始终处于动态的变化之中，这是由环境、气候、人种、就诊人群、医师用药习

惯等多个因素造成，因此在掌握总体趋势的情况下，在大范围区域内进行多中心的流行病学调查，将对该地区细菌性角膜炎的治疗带来积极的影响。

细菌性角膜炎的诱发因素包括眼局部因素及全身因素(见表 6-2)。多为角膜外伤后感染或剔除角膜异物后感染所致，特别与无菌操作不严格，滴用污染的表面麻醉剂及荧光素等有关。但是一些局部乃至全身疾病如干眼症、慢性泪囊炎、戴角膜接触镜、糖尿病、免疫缺陷、酗酒等，也可降低机体对致病菌的抵抗力，或造成角膜对细菌易感性增加。

表 6-2 细菌性角膜炎的危险因素

眼部因素	全身因素
干眼状态	免疫抑制
泪道阻塞	糖尿病
睑炎	风湿病
大泡性角膜病变	酒精中毒
倒睫	营养障碍
接触镜	严重的烧伤
角膜暴露	昏迷
外伤	年老体弱、维生素缺乏
已有的角膜疾病	免疫缺陷病
污染的眼药制剂 眼部长期使用皮质类固醇及抗生素药物	全身长期使用免疫抑制剂

二、临床表现

一般起病急骤，常有角膜创伤或戴接触镜史，淋病奈瑟菌感染多为经产道分娩新生儿。患眼有畏光、流泪、疼痛、视力障碍、眼睑痉挛等症状。眼睑、球结膜水肿，睫状或混合性充血，病变早期角膜上出现界线清楚的上皮溃疡，溃疡下有边界模糊、致密的浸润灶，周围组织水肿。浸润灶迅速扩大，继而形成溃疡，溃疡表面和结膜囊多有脓性分泌物。如出现多个化脓性浸润灶常提示有混合感染。前房可有不同程度积脓。

革兰氏阳性球菌角膜感染常发生于已受损的角膜，如大泡性角膜病变、慢性单纯疱疹病毒性角膜炎、角膜结膜干燥症、眼部红斑狼疮、过敏性角膜结膜炎等。表现为圆形或椭圆形局灶性脓肿病灶，伴有边界明显灰白基质浸润。葡萄球菌无论是凝血酶阴性，还是阳性的菌属，均可导致严重的基质脓肿和角膜穿孔。肺炎球菌引起的角膜炎，表现为椭圆形、带匍行性边缘、较深的中央基质溃疡，其后弹力膜有放射性皱褶，常伴前房积脓及角膜后纤维素沉着，也可导致角膜穿孔。

革兰氏阴性细菌角膜感染，多表现为快速发展的角膜液化性坏死。其中铜绿假单胞菌引起的感染具有特征性，该型溃疡多发于角膜异物剔除术后或戴接触镜引起的感染，也见于使用了被铜绿假单胞菌污染的荧光素钠溶液或其他滴眼液。起病迅速、发展迅猛，患者眼痛明显，严重的睫状充血或混合性充血，甚至球结膜水肿。由于铜绿假单胞菌产生蛋白分解酶，使角膜呈现迅速扩展的浸润及黏液性坏死，溃疡浸润灶及分泌物略带黄绿色，前房积脓严重。感染如未控制，可导致角膜坏死穿孔、眼内容物脱出或全眼球炎。

其他的革兰氏阴性杆菌引起的角膜感染缺乏特别体征，一般前房炎症反应轻微。克雷伯菌引起的感染常继发于慢性上皮病变。摩拉菌角膜溃疡多见于酒精中毒、糖尿病、免疫缺陷等机体抵抗力下降人群。表现为角膜下方的卵圆形溃疡，逐渐向基质深层浸润，边界清楚，前房积脓少。

奈瑟菌属的淋病奈瑟菌或脑膜炎球菌感染所致的角膜炎来势凶猛，发展迅速。表现为眼睑高度水肿、球结膜水肿和大量脓性分泌物，伴有角膜基质浸润及角膜上皮溃疡。新生儿患者常致角膜穿孔。

三、诊断

病原菌毒力、黏附力、侵袭力的差别；患者角膜的健康状况；使用局部抗生素后，角膜感染的症状和体征可失去原有特征性；以及激素使用后减轻了炎症有关的临床体征等因素，都可引起角膜病情变化多端，使临床表现不典型，需要医师根据实际情况仔细分析判断。药物治疗前，从浸润灶刮取坏死组织，涂片染色找到细菌，结合临床特征大体能作出初步诊断。真正的病原学诊断需要做细菌培养，同时应进行细菌药物敏感试验筛选敏感抗生素指导治疗。

四、治疗

细菌性角膜炎对角膜组织可造成严重损害，因此临床上对疑似细菌性角膜炎患者应给予积极治疗。初诊的细菌性角膜炎患者可以根据临床表现，溃疡严重程度给予广谱抗生素治疗，然后再根据细菌培养＋药敏试验等实验室检查结果，调整使用敏感抗生素。抗生素治疗目的在于清除病原菌，目前没有一种抗生素能对所有细菌起作用，因此使用广谱抗生素在初诊病例中有较大意义。近年来欧美国家推荐使用5％头孢唑啉＋1.3％～1.5％妥布霉素或头孢唑啉＋氟喹诺酮类。头孢霉素是针对病原体未明的革兰氏阳性菌感染进行治疗的首选药物。50 mg/mL头孢唑啉是代表药物。革兰氏阴性菌角膜炎首选抗生素是氨基糖苷类。氟喹诺酮类，对革兰氏阴性菌和许多革兰氏阳性菌都有抗菌作用，尤其对耐药葡萄球菌也有作用。链球菌属，淋病奈瑟菌属引起的角膜炎首选青霉素 G 100 000 U/mL，对于耐药的淋病奈瑟菌感染可使用头孢曲松钠。万古霉素对革兰氏阳性球菌有良好的杀灭作用，尤其对耐药的表皮葡萄球菌和金黄色葡萄球菌如抗甲氧西林的菌株(MRSA 和 MRSE)的敏感性较高，可作为严重的难治性细菌性角膜炎的二线用药。

局部使用抗生素是治疗细菌性角膜炎最有效途径。局部使用剂型包括滴眼液、眼膏、凝胶剂、缓释剂。急性期用强化的局部抗生素给药模式即高浓度的抗生素滴眼液频繁滴眼(每15～30分钟滴眼1次)，严重病例，可在开始30分钟内，每5分钟滴药1次，使角膜基质很快达到抗生素治疗浓度，然后在24～36小时内，维持1次/30分钟的点眼频度。局部药液还可以冲走眼表的细菌、抗原，以及具有潜在破坏性的酶。眼膏剂型和凝胶剂型可增加药物在眼表停留，保持眼表润滑，同时保证用药的延续性，特别适合儿童使用。浸泡抗生素溶液的胶原盾，可提高抗生素生物利用度，同时还起到治疗性角膜接触镜的作用，促进溃疡区上皮愈合。

结膜下注射药物可提高角膜和前房的药物浓度，但存在局部刺激性，多次注射易造成结膜下出血，瘢痕化。一些研究表明配制强化抗生素点眼液具有与结膜下注射同样的效果。但在某些特定情况下如角膜溃疡发展迅速将要穿孔或患者使用滴眼液依从性不佳时，可考虑使用结膜下注射的给药模式(首次24～48小时内，每隔12～24小时在不同部位注射)。此外使用泪点胶原塞，可减少泪液排出，增加抗生素在眼表的停留时间。采用脂质体包被，离子透入疗法等均可提高角膜药物浓度。

如果存在以下情况：巩膜化脓、溃疡穿孔、有眼内或全身播散可能的严重角膜炎，继发于角膜或巩膜穿通伤，或无法给予理想的局部用药，应在局部点眼的同时全身应用抗生素。治疗过程中应根据细菌学检查结果及药物敏感试验，及时调整使用有效抗生素。需要注意药敏试验结果不能完全等同于实际应用效果，临床实践中发现一些药敏试验筛选出的抗生素实际治疗效果并不理想，而一些相对不敏感的抗生素治疗效果却更为满意。这是因为抗生素的药效除了与对细菌的敏感性有关外，药物剂型、使用浓度、组织穿透性、患者使用依从性等也是重要的影响因素。病情控制后，局部维持用药一段时间，防止复发，特别是铜绿假单胞菌性角膜溃疡。

并发虹膜睫状体炎者应给予1%阿托品滴眼液或眼膏散瞳。局部使用胶原酶抑制剂如依地酸二钠、半胱氨酸等，抑制溃疡发展。口服大剂量维生素C、B族维生素有助于溃疡愈合。药物治疗无效、病情急剧发展，可能或已经导致溃疡穿孔，眼内容物脱出者，可考虑行治疗性角膜移植。住院患者应该采取隔离措施，预防院内交叉感染。

（杨艳艳）

第二节　真菌性角膜炎

真菌性角膜炎是一种由致病真菌引起的致盲率极高的感染性角膜病变。随着抗生素和类固醇激素的广泛使用以及对本病的认识和诊断水平的提高，其发病率不断增高。

一、病原学

真菌性角膜炎在热带、亚热带地区发病率高，有超过105种真菌可引起眼部感染，但主要是镰孢属、弯孢属、曲霉属和念珠菌属四大类，前三种为丝状真菌，其引起的角膜感染多见于农民或户外工作人群，其工作生活环境多潮湿，外伤是最主要的诱因，其他诱因包括长期使用激素/抗生素造成眼表免疫环境改变或菌群失调、过敏性结膜炎、佩戴接触镜。念珠菌属酵母菌，此型感染多继发于已有眼表疾病（干眼症，眼睑闭合不全，病毒性角膜炎）或全身免疫力低下者（糖尿病，免疫抑制）。世界各地区之间致病真菌属存在较大差异，印度等地曲霉菌属是主要致病真菌，而在北美则报道白色念珠菌是主要致病菌。我国的首位致病真菌已从曲霉菌属替换为镰孢菌属，其原因是农药和化肥的广泛使用，导致土壤中对镰孢菌属起拮抗作用的假单胞菌属减少，从而镰刀菌大量滋生。

二、临床表现

患者多有植物性角膜外伤史（例如树枝、甘蔗叶、稻草）或长期用激素和抗生素病史。起病缓慢，亚急性经过，刺激症状较轻，伴视力障碍。角膜浸润灶呈白色或乳白色，致密，表面欠光泽呈牙膏样或苔垢样外观，溃疡周围有胶原溶解形成的浅沟或抗原抗体反应形成的免疫环。有时在角膜感染灶旁可见伪足或卫星样浸润灶，角膜后可有斑块状沉着物。前房积脓呈灰白色，黏稠或呈糊状。除了以上共同特征外，部分菌属引起的角膜感染有一定特征性。茄病镰刀菌性角膜炎病程进展迅速，病情严重，易向角膜深部组织浸润，数周内引起角膜穿孔及恶性青光眼等严重并发症。曲霉菌属性角膜炎的症状及进展速度较茄病镰刀菌慢，药物治疗效果较好。弯孢属角膜感染特点为局限于浅基质层的羽毛状浸润，进展缓慢，对那他霉素治疗反应较好，多能治愈，角膜穿孔等并发症发生率低。

丝状真菌穿透性强，菌丝能穿过深层基质侵犯角膜后弹力层，甚至进入前房侵犯虹膜和眼内组织，一旦进入前房，病情则变得极难控制，其常见病变部位在后房，局限于虹膜与晶状体之间的后房周边部，形成顽固的真菌性虹膜炎及瞳孔膜闭，可继发青光眼。此外，可导致并发性白内障及真菌性眼内炎。

三、诊断

临床上可根据植物性角膜损伤后的感染史，结合角膜病灶的特征作出初步诊断。实验室检查找到真菌和菌丝可以确诊。常用快速诊断方法有角膜刮片革兰氏和吉姆萨染色、10%～20%氢氧化钾湿片法、乳酚棉蓝(LPCB)染色、乌洛托品银染色、荧光钙白染色、PAS染色等。真菌培养可使用血琼脂培养基、巧克力培养基、马铃薯葡萄糖琼脂培养基和沙保氏培养基，30～37 ℃培养3～4天即可见真菌生长，培养时间为4～6周，培养阳性时可镜检及联合药敏试验。角膜刮片及培养均为阴性，而临床又高度怀疑者，可考虑做角膜组织活检。患者不接受角膜活检时，可用带微孔的硝酸纤维膜盖在角膜溃疡表面，如印迹细胞学取材一样，施加压力后，将纤维膜送检。此外，免疫荧光染色、电子显微镜检查和PCR技术也用于真菌角膜炎的诊断，其中PCR技术是近年新出现的检测技术，最大优点在于缩短了检测等待时间，通过对样品中真菌DNA进行扩增后筛选阳性结果，其敏感性高于真菌培养，但是特异性只有88%。角膜共焦显微镜作为非侵入性检查手段可在疾病早期阶段直接发现病灶内的真菌病原体。

四、治疗

局部使用抗真菌药治疗。包括多烯类(如0.25%两性霉素B滴眼液、5%那他霉素)咪唑类(如0.5%咪康唑滴眼液)或嘧啶类(如1%氟胞嘧啶滴眼液)，目前，0.15%两性霉素B和5%那他霉素滴眼液是抗真菌性角膜炎的一线药物。如果实验室检查证实病原菌是丝状菌属，则首选5%那他霉素，如果病原菌是酵母菌属，则可选用0.15%两性霉素B，2%氟康唑，5%那他霉素或1%氟胞嘧啶。抗真菌药物联用有协同作用，可减少药物用量，降低毒副作用，目前较为肯定的联用方案有氟胞嘧啶＋两性霉素B或氟康唑，利福平＋两性霉素B等。

抗真菌药物局部使用，0.5～1.0小时滴用一次，增加病灶区药物浓度，晚上涂抗真菌眼膏。感染明显控制后方逐渐减少使用次数。如果病情较重，可增加其他给药方式，可结膜下注射抗真菌药如咪康唑5～10 mg或两性霉素B 0.1 mg。也可全身使用抗真菌药物如静脉滴注咪康唑10～30 mg/(kg·d)，分3次给药，每次用量一般不超过600 mg，每次滴注时间为30～60分钟。也可用0.2%氟康唑100 mg静脉滴注。抗真菌药物起效慢，因此需仔细观察临床体征评估疗效，药物起效体征包括疼痛减轻、浸润范围缩小、卫星灶消失、溃疡边缘圆钝等。治疗过程中注意药物的眼表毒性，包括结膜充血水肿、点状上皮脱落等，药物治疗应至少持续6周。

近年研究表明免疫抑制剂环孢素A(CsA)和FK506对真菌有抑制作用，体外实验证实CsA和FK506明显阻碍茄病镰刀菌、尖胞镰刀菌及烟曲霉菌的生长，对白色念珠菌则无效，但和氟康唑联用时可增强抗念珠菌效果。利福平是大环内酯类药物，可以和FK结合蛋白形成复合物抑制其靶激酶活性，对酵母菌和新型隐球菌感染有治疗作用。此外，动物模型中证实0.02%聚六亚甲基双胍(PHMB)可显著抑制镰刀菌的生长，氯己定也被证实有一定的抗真菌作用。在另一项前瞻性，随机双盲试验中发现1%碘胺嘧啶银眼膏对曲霉菌和镰孢菌引起的角膜炎有良好的治疗作用，效果优于1%咪康唑眼膏。特异性破坏真菌细胞壁的药物FK463，已进入临床试验，具有良好的应用前景。

并发虹膜睫状体炎者，应使用1%阿托品眼药水或眼膏散瞳。不宜使用糖皮质激素。

即使诊断明确，用药及时，但仍有15%～27%患者病情不能控制，这可能和致病真菌侵袭性、毒性、耐药性以及患者伴发的炎症反应强烈有关，此时需考虑手术治疗，包括清创术、结膜瓣遮盖术和角膜移植术。早期施行病灶清创术可促进药物进入角膜基质，提高病灶中的药物浓度和清除病原体。结膜瓣遮盖术可清除角膜真菌，同时利用结膜瓣供血充分的特点，提高药物的渗透性，使角膜局部的药物浓度增高，达到杀灭真菌的目的，但为病理性愈合，遗留明显的角膜瘢痕。角膜溃疡接近或已经穿孔者，可考虑行治疗性角膜移植术。以穿透性角膜移植术为宜，术时应尽量切除感染的角膜组织，角膜环钻的范围，除病灶外，还应包括病灶周围0.5 mm的透明组织。板层角膜移植只适用于病灶可以板层切除干净的病例。术后选用敏感的、毒性较低的抗真菌药物治疗，以防止术后感染复发。

本病在病变局限时已得到控制者，可获得较好的预后；若出现角膜穿孔或真菌已侵入前房引起真菌性眼内炎，预后则非常差，甚至导致摘除眼球。

（杨艳艳）

第三节　单纯疱疹病毒性角膜炎

单纯疱疹病毒（herpes simplex virus，HSV）引起的角膜感染称为单纯疱疹病毒性角膜炎（herpes simplex keratitis，HSK）简称单纯疱疹角膜炎。此病为最常见的角膜溃疡，而且在角膜病中致盲率占第一位，全球可能有超过1千万HSK患者。本病的临床特点为反复发作，由于目前尚无有效控制复发的药物，多次发作后角膜浑浊逐次加重，常最终导致失明。

一、病原学及发病机制

HSV是一种感染人的DNA病毒，分为两个血清型：Ⅰ型和Ⅱ型（HSV-1和HSV-2）。眼部感染多数为HSV-1型（口唇疱疹也是该型感染）。少数人为HSV-2型致病。HSV引起角膜感染的严重程度和致病病毒株类型相关。

HSV引起感染分为原发和复发两种类型。绝大多数成年人都接触过HSV，人群中HSV-1的血清抗体阳性率为50%～90%，大部分没有引起任何临床症状。原发感染后，HSV潜伏在三叉神经节，三叉神经任何一支所支配区的皮肤、黏膜等靶组织的原发感染均可导致三叉神经节感觉神经元的潜伏感染。近来，已测出了HSV特异性核苷酸序列，并且从无复发感染征象的慢性HSK患者切除的角膜移植片中培养出HSV，提示人角膜亦是HSV潜伏的场所。

复发性HSV感染是由潜伏病毒的再活化所致。当机体抵抗力下降，如患感冒等发热性疾病后，全身或局部使用类固醇激素，免疫抑制剂等时，活化的病毒，沿神经轴突逆行到眼表或角膜的上皮细胞，引起HSV复发性、溶细胞性感染。

免疫功能强的个体感染HSV后有自限性，而免疫能力低下包括局部使用激素者、HSV感染呈慢性迁延不愈、损害程度增加。机体针对病毒颗粒或病毒改变性状的细胞发起的免疫反应引起角膜基质和内皮病变。现在有证据表明，活化的 HSV 还可感染眼前节组织如虹膜、小梁网。

二、临床表现

(一)原发单纯疱疹病毒感染

常见于幼儿，有全身发热，耳前淋巴结肿大，唇部或皮肤疱疹有自限性，眼部受累表现为急性滤泡性结膜炎，假膜性结膜炎，眼睑皮肤疱疹，点状或树枝状角膜炎，其特点为树枝短，出现时间晚，持续时间短。不到 10%的患者发生角膜基质炎和葡萄膜炎。

(二)复发单纯疱疹病毒感染

发热、疲劳、紫外线照射、外伤、精神压力，月经以及一些免疫缺陷病，可使单纯疱疹病毒感染复发。多为单侧，也有 4%～6%为双侧发病。包括树枝状和地图状角膜炎，非坏死性和坏死性角膜基质炎和葡萄膜炎等。常见症状有畏光、流泪、眼睑痉挛等，中央角膜受累时视力下降明显。因角膜敏感性下降，患者早期自觉症状轻微，可能贻误就诊时机。

1.树枝状和地图状角膜炎

HSV 引起角膜上皮的病变形式多样，早期可表现为点状角膜炎、卫星灶角膜炎、丝状角膜炎，但都为一过性，多在 1～2 天内发展为树枝状角膜溃疡。树枝状角膜溃疡是单纯疱疹病毒角膜炎最常见的形式，溃疡形态似树枝状线性走行，边缘羽毛状，末端球样膨大，荧光素染色后，溃疡形态更易观察。进展期病例，HSV 沿树枝状病灶呈离心性向周边部及基质浅层扩展，形成地图状溃疡，溃疡边缘失去羽毛状形态，角膜敏感性下降。大多数患者的 HSV 角膜上皮炎通常 3 个星期左右自行消退。HSV 感染引起上皮下浑浊，位于原发上皮缺损区下方，范围稍大，位置表浅，多在 1 年左右消失。

2.角膜基质炎和葡萄膜炎

角膜基质炎是引起视力障碍的一种复发性 HSK。几乎所有角膜基质炎患者同时或以前患过角膜上皮炎。单纯疱疹病毒眼病的复发次数与角膜基质炎的发生与否密切相关。角膜基质炎有非坏死性和坏死性两种临床类型。

(1)非坏死性角膜基质炎：最常见类型是盘状角膜炎。角膜中央基质盘状水肿，不伴炎症细胞浸润和新生血管。后弹力层可有皱褶。伴发前葡萄膜炎时，在水肿区域角膜内皮面出现沉积物。盘状角膜炎是基质和内皮对病毒的抗原体反应引起，免疫功能好的患者病情有自限性，持续数周至数月后消退。慢性或复发性单纯疱疹病毒盘状角膜炎偶可出现持续性大泡性角膜病变。

(2)坏死性角膜基质炎：表现为角膜基质内单个或多个黄白色坏死浸润灶。坏死性角膜基质炎常诱发基质层新生血管，表现为一条或多条中、深层基质新生血管，从周边角膜伸向中央基质的浸润区。坏死性基质炎可使角膜出现溃疡、变薄、甚至穿孔。

HSV 在眼前节组织内复制，引起前葡萄膜炎，小梁网炎时，可波及角膜内皮，诱发角膜内皮炎。

近年来有学者提出对 HSK 进行重新分类，根据角膜病变累及部位和病理生理特点分为4 类(见表 6-3)，上皮型角膜炎(角膜水疱型、树枝状角膜炎、地图状角膜炎、边缘性角膜炎)、神经营养性角膜病变(点状角膜上皮缺损、神经营养性角膜溃疡)、基质型角膜炎(坏死性基质型角膜炎、免疫性基质型角膜炎)、内皮型角膜炎(盘状角膜内皮炎、弥漫性角膜内皮炎、线状角膜内皮炎)，此种分类方法有助于更好理解 HSK 不同类型的病变特点，从而进行针对性治疗。

表 6-3　HSK 的新分类

	上皮型角膜炎	神经营养性角膜病变	基质型角膜炎	内皮型角膜炎
发病机制	病毒在上皮细胞内火花复制	角膜神经功能异常基质浸润、药物毒性	病毒侵袭伴免疫炎症反应	病毒引起的免疫反应
基质损害特点	继发于上皮损害的基质瘢痕	溃疡引起的瘢痕	组织浸润坏死伴新生血管	内皮功能受损慢性水肿引起基质浑浊
其他病变	树枝状、地图状边缘性角膜溃疡	持续性上皮缺损	角膜变薄，可继发上皮角膜炎	盘状、线状弥漫性角膜后沉着物

从上表可以看出上皮型角膜炎是由于病毒在上皮细胞内复制增殖、破坏细胞功能引起，因而必须给予有效的抗病毒药物抑制病毒的活力，控制病情。基质型角膜炎以机体的免疫炎症反应为主，因此除抗病毒外，抗感染治疗更为重要。内皮型角膜炎的治疗方案在给予抗病毒、抗感染治疗同时，还应该积极采取保护角膜内皮细胞功能的治疗措施。神经营养性角膜病变多出现于恢复期，治疗同神经麻痹性角膜溃疡。

三、诊断

根据病史、角膜树枝状、地图状溃疡灶，或盘状角膜基质炎等体征可以诊断。实验室检查有助于诊断，如角膜上皮刮片发现多核巨细胞，角膜病灶分离到单纯疱疹病毒，单克隆抗体组织化学染色发现病毒抗原。PCR 技术可检测角膜、房水、玻璃体内及泪液中的病毒 DNA，是印证临床诊断的一项快速和敏感的检测方法。近年发展的原位 PCR 技术敏感性和特异性更高。

四、治疗

治疗原则为抑制病毒在角膜内的复制，减轻炎症反应引起的角膜损害。树枝状角膜炎可以行清创性刮除病灶区上皮的治疗，以减少病毒向角膜基质蔓延。感染 HSV 后角膜上皮连接疏松，易于刮除。碘剂烧灼无益，还可能导致化学损伤，不主张采用。上皮去除后，加压包扎，上皮缺损通常在 72 小时内修复，联合抗病毒药使用可加速上皮愈合，但要注意药物的毒性。

（一）药物治疗

常用抗病毒药物有阿昔洛韦（ACV），滴眼液为 0.1%，眼膏为 3%；1%三氟胸腺嘧啶核苷；安西他滨，滴眼液为 0.05%，眼膏为 0.1%；碘苷（IDU），滴眼液为 0.1%，眼膏为 0.5%；利巴韦林，滴眼液为 0.1%及 0.5%，眼膏 0.5%。急性期每 1～2 小时点眼 1 次，晚上涂抗病毒药物眼膏。

ACV 局部滴用角膜穿透性不好，房水浓度低，因此对基质型和内皮型角膜炎治疗效果欠佳。眼膏剂型部分程度上可以弥补这种缺陷，使用 3%ACV 眼膏 5 次/天，持续使用 14 天，可获得较理想的 HSK 治疗效果。有报道认为阿昔洛韦合并高浓度干扰素滴眼有较佳疗效。严重的 HSV 感染，需口服阿昔洛韦。近年来一些旨在改善 ACV 双相溶解性，提高药物生物利用度的研究成为热点，VACV（代昔洛韦）和 val-val-ACV 是阿昔洛韦的前体药，组织穿透性提高了 5～6 倍，具有较好的临床应用前景。针对病毒复制环节中的关键酶和需要的特殊原料，许多学者研发了大量拮抗病毒活性的药物如谷氨酰胺拟似物 L-DON、视黄原酸盐复合物 D609、乳铁蛋白等，但上述药物仍处于实验室研究阶段,短期内难以在临床使用。

完全由免疫反应引起的盘状角膜基质炎,一般临床上可使用激素治疗。但也有观点认为免疫功能正常者,通常有自限性,不需使用激素。以免引起细菌/真菌的超级感染、角膜溶解、青光眼等严重并发症。只有存在强烈炎症反应的病灶,才使用激素冲击治疗,而且必须联合抗病毒药物控制病毒复制。

有虹膜睫状体炎时,要及时使用阿托品眼药水或眼膏散瞳。

(二)手术治疗

已穿孔的病例可行治疗性穿透性角膜移植。HSV 角膜溃疡形成严重的角膜瘢痕,影响视力,穿透性角膜移植是复明的有效手段,但手术宜在静止期进行为佳。术后局部使用激素同时应全身使用抗病毒药物。

(杨艳艳)

第四节　角膜基质炎

角膜基质炎是指在角膜基质层的非溃疡性和非化脓性炎症,主要表现为角膜基质炎性细胞渗出、浸润,并常有深层血管化形成,角膜上皮和浅基质层一般不受影响。虽然本病远不如角膜溃疡性炎症多见,但也是损害视力的常见原因。

一、病因与发病机制

角膜基质炎可能与细菌、病毒、寄生虫感染有关。梅毒螺旋体、麻风杆菌、结核杆菌和单纯疱疹病毒感染是常见的病因,虽然致病微生物可以直接侵犯角膜基质,但大多数角膜病变是由于感染所致的免疫反应性炎症。

二、临床表现

(一)一般临床征象

眼部有疼痛、流泪及畏光,伴有水样分泌物和眼睑痉挛。视力轻度到重度下降,睫状充血。

(二)角膜的病变取决于疾病所处的阶段及持续时间

一般说来,上皮完整,但上皮常常处于水肿状态。早期可有弥漫性的或扇形的、周边程度较低的基质浸润。随着基质层炎症反应的加重,基质层和上皮层变得水肿加剧,常呈毛玻璃样外观。前房反应也可加重,患者的症状也加剧。新生血管常侵入基质层内。

根据严重程度,整个病变可能局限于角膜周边部,也可能向中央发展波及整个角膜。如果在几周甚至数月之后不进行治疗,基质炎的炎症和血管化将达到高峰,然后消退,逐渐地血管闭塞,角膜永久性瘢痕形成。

(三)特异性征象

1.梅毒性角膜基质炎

梅毒性角膜基质炎可分为三期:①浸润期;②血管新生期;③退行期。活动性梅毒性基质炎第一个显著的征象是轻微的基质层水肿,少量的内皮层角膜后沉着物(KP)。严重的疼痛,清亮透明的分泌物及畏光等，预示着炎症浸润的开始。

典型的间质性基质层炎症常常从周边开始，在上方呈扇形分布。稀疏的、灰白色的基质层浸润扩大并融合。在此期，上皮层水肿及小水泡形成。这个过程可能局限在角膜的某一部分或整个角膜变浑浊，呈典型的毛玻璃样外观。在新生血管期，浸润变得更加浓密，血管从周边部侵入深基质层。血管内生和炎症可能局限在周边部呈扇形，或在几周甚至几个月后向中央发展侵犯整个角膜，使呈红色色调，称为哈钦森橙红斑。一旦整个角膜血管化，病程可能已达到顶峰，预示进入吸收期。1～2 年后，如果不治疗，炎症开始消退，周边部开始变透明。角膜内血管闭塞、角膜瘢痕持续存在。内皮细胞层和后弹力层可能有持续性的皱褶、疣状赘生物、角膜后玻璃状的嵴状物以及可延续进入前房的纤维束。通常这种现象只在病变静止期能看到。

先天性梅毒性角膜基质炎通常累及双侧角膜，75％以上患者在 1 年之内第 2 只眼开始发病。大约 9％的患者有炎症复发。后天性角膜基质炎通常发病较轻，病灶较局限。

此外，先天梅毒性角膜基质炎，常同时伴有先天性梅毒其他典型的特征，即哈钦森齿及重听（或耳聋）连同角膜基质炎，称为哈钦森三联征。

2.细菌感染

结核杆菌很少并发角膜基质炎，然而，应该排除这种细菌感染的可能性。这种基质角膜炎趋向于周边部，并且常呈扇形分布及伴有扇形角巩膜炎。不像梅毒性角膜炎，这种角膜炎的炎症影响前中基质层，浓密的浸润占主导地位，有时呈现结节状、脓肿样浸润。血管化通常限于前基质层；然而，通常血管管径较大，且呈弯曲状。病程迁延，残余的角膜瘢痕较厚，原因是严重的炎症反应导致了比较重的角膜细胞坏死。

3.麻风以多种方式累及角膜

因颅神经功能失调或眼睑结构的变化导致了角膜暴露。表层无血管性的角膜炎是麻风具有特征性的损害，通常从颞上象限开始。开始小而分散的上皮下浑浊或前基质层浑浊，以后融合变成弥散性的前基质层浑浊。最后，血管侵入，向角膜浑浊区延伸，形成特征性的麻风血管翳。

三、诊断

角膜基质炎的病因诊断主要取决于病史、眼部及全身检查。

（1）急性梅毒性角膜基质炎是先天性梅毒的晚期表现之一。大多数发生于 5～20 岁，但也可以早自出生时，晚至 50 岁。梅毒血清学检查阳性。眼部征象包括“胡椒盐”状的脉络膜视网膜炎或视神经萎缩，或其他先天性梅毒晚期症状的出现，均提示本病的存在。一些其他的晚期梅毒表现，包括哈钦森牙齿和骨骼的畸形、第Ⅷ对脑神经受累导致耳聋、精神发育迟缓及行为异常等。性病史、中枢神经系统症状加上梅毒血清学检查阳性，即可确诊后天性梅毒。

梅毒血清学检查常用的有补体结合试验和沉淀试验等。这些试验对于各期梅毒的诊断，治疗效果的判断以及发现隐性梅毒均有重要意义。

（2）结核性角膜基质炎的病因诊断取决于眼部所见、梅毒血清学检查结果阴性、结核菌素试验阳性以及全身性结核感染的病史。

（3）麻风性角膜基质炎的病因学诊断，眼科医师难以做出初诊，要依据皮肤科医师的协助。面部有典型的“狮样面容”、眼睑皮肤增厚、秃睫，面神经麻痹是常见的晚期征象，可形成兔眼和睑外翻。角膜神经可发生节段性的增粗，形成“串珠”状。虹膜表面可以出现小砂石状的乳白色结节，在睑裂处角巩膜缘的巩膜侧有黄色胶样结节以及角膜颞侧浅层血管翳等可确定诊断。

四、治疗

(一)梅毒性角膜基质炎

梅毒性角膜基质炎是全身梅毒病症的局部表现,应从全身进行驱梅治疗。WHO 已提出了全身驱梅治疗的原则。

局部使用 0.1%地塞米松眼药水滴眼,2 小时 1 次,炎症消退后减量,但应继续维持滴眼数周后逐渐减量停药,以防复发,还可用 1%环孢素 A 眼水,每天 4 次。为预防葡萄膜炎及其并发症的发生,应使用 1%阿托品溶液滴眼散瞳。通过早期适当的治疗,85%以上的患者视力恢复或提高。对于角膜炎症消退后遗留的瘢痕,视力低于 0.1 者,可考虑行穿透性角膜移植术,这种手术的成功率较高,约 90%以上的患者术后有明显的视力改善。

(二)结核性角膜基质炎

首先应用全身抗结核治疗。同时,眼部治疗基本同梅毒性角膜基质炎。

(三)麻风性角膜基质炎

WHO 已制定了治疗麻风的标准。因为这种病原生长极其缓慢,患者可能需要长时间甚至终身的治疗。角膜病变的治疗基本同梅毒性角膜基质炎,但穿透性角膜移植术并非总是治疗该病的适应证,特别是对于严重的眼睑畸形,面神经麻痹或干眼症的患者应慎重考虑。

(杨艳艳)

第五节　角膜软化症

一、定义

角膜软化症是由于维生素 A 缺乏引起的一种角膜溶化及坏死的致盲眼病。

二、临床表现

患儿消瘦,精神萎靡,皮肤干燥粗糙呈棘皮状,声音嘶哑,由于消化道及呼吸道的上皮角化,患儿可伴有腹泻或咳嗽。早期症状主要是夜盲,但因幼儿不能诉述,常被忽略。

三、诊断

(1)患儿消瘦,精神萎靡,皮肤干燥粗糙,声音嘶哑。

(2)夜盲:夜间视力不好,暗适应功能差。但因幼儿不能诉述而不被发现。

(3)结膜干燥:在睑裂部近角膜缘的球结膜上出现三角形的尖端向外眦部的干燥斑,称毕脱斑。

(4)角膜早期干燥无光泽,呈雾状浑浊,继之溶化坏死形成溃疡、感染,进而穿孔。

四、治疗

(1)病因治疗:积极治疗内科疾病,改善营养。维生素 A、维生素 D 每次 0.5～1.0 mL,每天

1 次，连续10～15次。

(2)用抗生素眼药水或眼膏抗感染。

(3)用 1%阿托品眼膏散瞳防虹膜粘连。

(4)若角膜已穿孔，可行结膜遮盖术或角膜移植术。如眼内容脱出，可行眼球摘除术或眼内容剜除术。

(杨艳艳)

第六节　先天性角膜异常

一、圆锥角膜

(一)定义

圆锥角膜是一种先天性角膜发育异常，表现为角膜中央进行性变薄，向前呈圆锥状突出的角膜病变。多在青春期发病，发展缓慢，多为双侧性，可进行性发生、程度不一，女性多见。

(二)临床表现

从青春期到中年时进行性视力下降，早期为高度不易矫正的散光所致。急性角膜水肿可致视力突然下降、眼痛、眼红、畏光、大量流泪等。

(三)诊断

(1)视力下降，早期为高度不易矫正的散光所致。

(2)角膜顶端变薄呈锥形隆起。

(3)角膜中央部水肿、浑浊、瘢痕形成。

(4)极早期圆锥角膜可通过角膜地形图检测发现。

(四)推荐检查

1.检影和屈光检查

寻找不规则散光和红光反射有无水滴或检影。

2.角膜散光仪和角膜地形图

角膜地形图中央和下部角膜陡峭。角膜散光仪检查见不规则旋涡和陡峭。

(五)治疗

(1)轻度圆锥角膜可配硬性角膜接触镜，也可行表层角膜镜片术。

(2)重度者、角膜浑浊严重者，可行穿透性角膜移植术。

二、大角膜

(一)定义

大角膜指角膜横径>12 mm 的一种发育异常，为常染色体隐性或显性遗传。男性多见。

(二)诊断

(1)角膜横径>12 mm，角膜透明，眼前部较正常增大。

(2)眼压、眼底和视功能在正常范围，也可有近视或散光。

(三)治疗

无须治疗。

三、小角膜

(一)定义

小角膜是指角膜横径<10 mm的一种发育异常,为常染色体隐性或显性遗传。

(二)诊断

(1)角膜横径<10 mm,角膜扁平,前房较浅,眼球往往相对较小。

(2)视力差或弱视,或有高度远视。

(三)治疗

无须治疗。因易发闭角型青光眼,在该病易发年龄阶段可行激光虹膜周边切除术以预防。

(杨艳艳)

第七节 角膜扩张性病变

一、球形角膜

球形角膜是一种出生时即存在以角膜变薄并呈球形隆起的先天性角膜病变,临床上罕见,多为常染色体隐性遗传。

(一)病因

目前病因不明。一般认为是与扁平角膜发病原因相反的一种发育异常,也有人认为该病是大角膜的一种异型或水眼病变过程中止所致。还有人认为,此病与圆锥角膜的发病有着密切的关系,临床上有双眼球形角膜的父亲其儿子患双眼圆锥角膜的报道。

(二)临床表现

角膜均匀变薄并呈球状隆起,尤其在周边部,约为正常角膜厚度的1/3,有时合并巩膜组织变薄而形成蓝色巩膜。但角膜透明,直径一般正常。如有后弹力层破裂,可发生角膜水肿、浑浊。病变为静止性,一般不发展,无明显自觉症状,可有屈光不正存在。

(三)诊断

(1)角膜均匀变薄呈球状隆起,但透明,直径正常。

(2)后弹力层破裂时,角膜急性水肿、浑浊。

(3)如合并巩膜组织变薄可形成蓝色巩膜。

(四)鉴别诊断

1.圆锥角膜

角膜中央部进行性变薄并向前呈圆锥状突出,进行性视力减退和严重的不规则散光。裂隙灯检查可见圆锥底部角膜浅层有Kayser-Fleischer环,如角膜后弹力层破裂,角膜水肿、浑浊。

2.先天性前葡萄肿

出生后即可见角膜浑浊,并向前膨隆,葡萄膜黏附于角膜背面,嵌顿的虹膜隐约出现于菲薄的角膜之后，使角膜发蓝色。

(五)治疗

目前尚无治疗方法，但应嘱患者注意保护眼球，防止外伤，以免引起眼球破裂。

二、后部圆锥角膜

后部圆锥角膜为罕见的角膜后表面异常，单眼发病，迄今报道的所有病例均为女性，无遗传倾向。

(一)病因

病因不明，可能是胚胎期由于某种原因使中胚叶发育不良所致。

(二)临床表现

患者出生时即存在角膜后表面弧度增加，甚至呈锥状，但前表面弧度则保持正常，使角膜中央区相对变薄。角膜基质层可能透明，也可能浑浊。如不伴有角膜基质层浑浊者，尚能保持较好视力。根据角膜受累的范围可分为局限型和完全型。病变常为静止性，用裂隙灯光学切面检查可明确诊断。患者常有不规则散光，用检影法检查呈现剪动影。

(三)诊断

主要根据患者角膜后表面弧度增加而前表面弧度正常，角膜中央区相对变薄。患者有不规则散光，检影法验光检查呈现剪动影而诊断。

(四)鉴别诊断

本病主要应与圆锥角膜鉴别。后者表现为青少年时期起病，角膜中央部进行性变薄并向前呈圆锥状突出，角膜前后表面弧度均增加。伴有进行性视力减退和严重的不规则散光。裂隙灯检查可见圆锥底部角膜浅层有 Kayser-Fleischer 环，严重者角膜后弹力层破裂，角膜水肿、浑浊。

(五)治疗

目前尚无治疗方法。

三、Terrien 角膜边缘变性

Terrien 角膜边缘变性是一种发生于角膜边缘部的非炎性缓慢进展的角膜变薄性疾病。

(一)病因

本病被认为可能与神经营养障碍或角膜缘部毛细血管的营养障碍有关，近来被认为是一种自身免疫性疾病。

(二)病理

本病被主要是基质层纤维变性，同时有胶原纤维脂质浸润，上皮细胞增生，基膜和前弹力膜破坏，甚至消失。

角膜基质层变薄，纤维板层结构数目明显减少，新生的肉芽组织及新生的血管伸入。后弹力膜撕裂、缺损或增厚，内皮细胞数天减少，细胞变性。

病变区各层组织均有明显的类脂沉着，常可见到淋巴细胞与浆细胞浸润。

(三)临床表现

10～30 岁发病，多为双眼发病，但病程进展不一致，从发现病变致角膜变薄有时可达20 年以上。男性多于女性。

病变多发生于上半周角膜缘部，也可发生于其他部位或波及全周。早期可无自觉症状，随着病变的发展，可出现轻度刺激征和异物感，但不影响视力。病变晚期，由于病变区角膜膨隆，产生明显的散光而导致不同程度的视力下降。

根据病变的发展，可分为四期。

1.浸润期

角膜周边部出现宽 2～3 mm 的浑浊带，伴有新生血管生长，病变区球结膜轻度充血。

2.变性期

病变区角膜变薄，形成一沟状凹陷。

3.膨隆期

病变区角膜继续变薄，出现单个或多个菲薄囊泡样膨隆区，多位于 10 点、1 点及 5 点处。

4.圆锥角膜期

病变区角膜张力下降，在眼压的作用下病灶向前膨出。并波及中央出现圆锥角膜样改变。严重者组织变薄如纸，当压力过猛或咳嗽时，病变区破裂，导致角膜穿孔，虹膜膨出，继而发生粘连性角膜瘢痕。

裂隙灯下，病变区角膜明显变薄，有新生血管伸入，正常角、结膜结构消失，而上皮层增厚，其他各层模糊不清。

（四）诊断

（1）典型者需具备角膜周边有灰白色浸润、新生血管、脂质沉着、角膜变薄、角膜沟、角膜膨隆及散光。

（2）非典型者假性翼状胬肉、复发性边缘性角膜炎及中央角膜浑浊变薄。

（五）治疗

目前尚缺乏有效药物治疗。早期散光可以用光学眼镜矫正。反复发作的炎性改变，可用类固醇激素治疗，亦可试用三氯醋酸烧灼或其他方法烧灼，以减轻散光。

病变晚期，可行结膜瓣遮盖术或板层角膜移植术，手术范围必须大于角膜病变，否则术后仍有复发和继续发展的可能。

四、角膜边缘透明变性

角膜边缘透明变性是一种发生于角膜下方周边部的少见的非炎症性疾病。由于角膜变薄隆起，可引起高度不规则散光，同时可使后弹力膜破裂导致角膜水肿。

（一）病因

病因不明。因其组织学和超微结构的改变与圆锥角膜相似，故有人认为该病变是局限于周边部的圆锥角膜。

（二）临床表现

本病多发生于 20～40 岁年龄的中青年，男女发病率相近，病程进展缓慢，病变可持续数十年。通常有与高度不规则散光有关的视力下降。本病多在出现畏光、流泪而就诊。

本病多发生在双眼角膜下方，可见宽约 1.2 mm 呈新月形的基质变薄区，与角膜缘之间有 1～2 mm 的正常区域。紧靠变薄区之角膜上皮可出现微小囊样水肿和基质层水肿，可累及视轴区。水肿区后弹力膜可呈灶性、旋涡性或斜行破裂或脱离。

罗德里格斯发现角膜上皮层有不规则增厚，前弹力膜有瘢痕形成，基质层变薄且内皮缺损。

部分患者可发生急性角膜水肿。

角膜边缘透明样变性发生角膜水肿的机制，是因为内皮屏障功能丧失而导致后弹力膜破裂或脱离的结果，这可能是由于角膜扩张变形所致。

（三）治疗

因本病可引起高度不规则性散光，可戴用角膜接触镜矫正视力。部分病例需行板层或大口径的穿透性角膜移植术。

（杨艳艳）

第八节　角膜肿瘤

一、角结膜皮样瘤

角结膜皮样瘤是由一种类似肿瘤的先天性异常脂肪组织构成，来自胚胎性皮肤，属典型的迷芽瘤。

（一）临床表现

出生就存在的肿物，随年龄增长和眼球发育略有增大。肿物多位于角巩膜颞下方，少数侵犯全角膜。外表色如皮肤，边界清楚，可有纤细的毛发存在。较大皮样瘤常可造成角膜散光，视力下降。中央部位的皮样瘤可造成患眼的弱视。小儿眼耳脊椎综合征伴有上睑缺损、副耳或眼部其他异常。

（二）治疗

角结膜皮样瘤治疗以手术切除为主，肿物切除联合板层角巩膜移植是最理想的手术方式。手术前后应及时验光配镜，对矫正视力不良者应配合弱视治疗，以期达到功能治愈。

二、上皮内上皮癌

上皮内上皮癌又称角膜原位癌或原位鳞状细胞癌病程缓慢的上皮样良性肿瘤。

（一）临床表现

本病多见于老年，单眼发病，病程缓慢。病变多好发于角膜结膜交界处，为缓慢生长的半透明或胶冻样新生物，微隆起呈粉红色或霜白色，表面布满“松针”样新生血管，界限清楚，可局限生长。活检及组织病理学可确诊。

（二）治疗

可行肿瘤切除联合板层角膜移植术，博莱霉素结膜下注射亦有较好的疗效。

三、角结膜鳞癌

角结膜鳞癌是一种原发性上皮恶性肿瘤，也可由上皮内上皮癌迁延多年，恶变而来。

（一）临床表现

本病多发于中老年男性。通常睑裂区角膜缘为好发部位，尤以颞侧常见。肿瘤呈胶样隆起，基底宽富有血管。肿瘤可向球结膜一侧深部发展，或在角膜面扁平生长迁延。少数向眼内蔓延甚至侵犯眼眶组织。亦可沿淋巴管向全身其他部位转移。继发感染时，可有浆液脓性分泌物，淋巴引流区淋巴结肿大压痛。组织病理学检查可以确诊。

（二）治疗

病变早期未突破前弹力层时，行广泛的结膜和角膜板层切除。施行“非接触”的病灶切除，即在肿瘤侵犯区域边缘外 1～2 mm 的正常结膜及角膜处划界，然后开始剥离，使肿瘤完全游离后切除，可达到根治目的。眼内组织或眼眶组织被肿瘤侵犯者需行眼球摘除或眶内容剜除术。

（杨艳艳）

第七章

巩膜疾病

第一节　巩膜外层炎

巩膜外层炎即为巩膜表面的薄层血管结缔组织的炎症反应，具有自限性。好发于年轻人，30～40 岁起病，女性患病率是男性的 3 倍，2/3 的患者单眼受累，容易复发。病因不明，1/3 的患者有局部或全身疾病，如酒渣鼻、痛风、感染、血管结缔组织病。

一、临床表现

患者主诉为无痛性的眼红，可持续 24～72 小时后自然缓解，视力一般不受影响。病变常位于睑裂区即角膜缘至直肌附着线之间的区域内，可在同一部位或其他部位复发。约 1/3 的患者双眼同时或先后发病。少数患者还可出现畏光及伴有水样分泌物。临床上将巩膜外层炎分为单纯性和结节性两种类型，单纯性炎症局限，约占 70%，结节性病灶侵及整个表层巩膜，约占 30%。

巩膜外层炎有两种典型的表现。第一种为在症状开始后的 24 小时达到高峰。随后在 5 小时至 10 天内缓慢进展，2～3 周内完全恢复。这种类型易在同一眼或另一眼复发，可以为单纯性也可为结节性巩膜外层炎。据报道复发率为 60%，通常在首次发作后的 2 个月内复发，复发可持续3～6 年，但不伴有全身表现。另一种巩膜外层炎的表现比较缓和，持续较长时间，两次发作的间隔不规律，常伴有全身症状。

巩膜外层炎急性期在巩膜表面可见结节状、扇形、弥漫性充血，其下巩膜没有炎症和水肿，浅表放射状血管丛仍保持正常走行。巩膜外层炎通常不累及角膜，若出现严重的流泪、畏光及视力下降则提示炎症波及角膜。在结节性巩膜外层炎中，结节可变化发展，10%的患者在邻近表层巩膜的炎症部位可见到小的角膜混浊。巩膜外层炎通常预后不会造成对眼组织的长期损害。

(一)单纯性巩膜外层炎

单纯性巩膜外层炎又称周期性巩膜外层炎，40%单纯性巩膜炎表现为双眼发病，其主要特点为急性起病，患者通常能够指出疼痛开始的具体时间。周期性发作，每次持续 1 至数天，间隔1～3 个月，病变部位表层巩膜和球结膜弥漫性充血水肿，可侵犯一两个象限甚至全周，可伴有神经血管性眼睑水肿。一般不影响视力。妇女月经期发作多见。

(二)结节性巩膜外层炎

起病更加隐匿，较单纯性巩膜外层炎症状更重，病程更长。13%的结节性巩膜外层炎为双眼起病。主要表现为急性发生的2～3 mm大小的局限性结节样隆起，最大可达6 mm，可单发或多发，2～3天内逐渐增大，持续存在2个月左右，平均4～5周，可自行消退但多有复发。结节不出现坏死。

二、诊断和鉴别诊断

根据上述临床表现一般可做出诊断。本病需和结膜炎和巩膜炎相鉴别。

结膜炎无局限性、充血性质为由角膜缘向穹隆部逐渐明显，其睑结膜也受累。泡性结膜炎易与结节性巩膜外层炎混淆，结节性巩膜外层炎的结膜在结节之上滑动，而泡性结膜炎病变则发生于结膜本身，另外，泡性结膜炎可形成浅表溃疡。

巩膜外层炎可被误诊为巩膜炎，其临床鉴别要点为：巩膜外层炎其下巩膜没有炎症和水肿，结节可移动。自然光线下巩膜外层炎为鲜红色充血，而巩膜炎为紫红色充血。局部滴用10%去氧肾上腺素可使浅层结膜血管和巩膜浅层毛细血管收缩，但不能收缩巩膜深层血管。如果血管走行迂曲，应怀疑巩膜炎的可能。根据以上要点，从而鉴别巩膜外层炎与巩膜炎。

三、治疗

本病具有自限性，1～2周内自愈，一般无须特殊治疗。但局部或口服非甾体消炎药吲哚美辛(75 mg，2次/天)或氟比洛芬(100 mg，3次/天)可减轻患者的疼痛症状。冷敷、血管收缩剂、人工泪液可减轻眼红症状。在疾病初期或自限期尽可能局部少用类固醇激素，炎症严重或频繁发作者可用0.5%可的松或0.1%地塞米松滴眼液短期点眼治疗，必要时可全身应用糖皮质激素。伴发其他疾病者给予相应治疗。

(刘　芳)

第二节　巩　膜　炎

巩膜因血管和细胞少，又没有淋巴管，绝大部分由胶原组成，其表面为球结膜及筋膜所覆盖，不与外界环境直接接触，因此巩膜自身的疾病很少见。绝大部分巩膜炎是由相邻的组织或全身疾病而引起。据统计其发病率仅占眼病总数的0.5%左右。巩膜炎具有以下临床特征：①病程较长，易复发。②与眼部邻近组织或全身自身免疫性疾病相关。③对特异性及综合性治疗个体反应的差异较大。

巩膜炎的发病率女性多于男性，女性约占70%以上，双侧巩膜炎占50%左右，而后巩膜炎占10%左右。发病年龄常见于中年，35岁以上者多见。

一、巩膜炎的病因

巩膜炎的病因多不明，尤其与全身疾病有关的巩膜炎，原因更难确定，甚至连炎症的原发部位是在巩膜、上巩膜、球筋膜或是在眶内其他部位也不清楚。

(一)外源性感染

临床不多见，可为细菌、真菌和病毒等通过结膜、眼内感染灶、外伤口、手术创面等引起感染。

(二)内源性感染

临床上很少见,如全身的脓性转移灶或非化脓性肉芽肿(结核、麻风、梅毒等)。

(三)自身免疫性疾病

特别是血管炎性免疫病,是最常见引发严重巩膜炎的病因。

此类型巩膜炎的发生、发展与病变程度与自身免疫性疾病的性质、持续状态和严重程度有关。如常见的原发性中、小血管炎性病变,并伴结缔组织炎的疾病,如类风湿关节炎、系统性红斑狼疮、复发性多软骨炎。

另一类为血管炎症伴肉芽肿性疾病,如结节性多动脉炎、贝赫切特综合征、肉芽肿性血管炎等。另外还有与皮肤或代谢有关的疾病,如酒糟鼻、痛风等。所以临床上医师要诊断巩膜炎时,需要对患者眼及全身做全面的检查,找出可能的全身病因,以便眼病和全身病同时治疗,以达到良好的疗效。

二、巩膜炎的组织病理

巩膜炎的组织病理学研究不多,目前的结果多见于摘除眼球和术中切下病变组织的观察结果。巩膜炎时出现的浸润、肥厚及结节是一种慢性肉芽肿改变,具有炎性纤维蛋白坏死及胶原纤维破坏的特征。常在血管进出部位见局限性炎症。

肉芽肿性炎症表现为被侵犯的巩膜为慢性炎症,有大量的多核白细胞、巨噬细胞和淋巴细胞浸润,这些细胞与炎症组织形成结节状及弥漫性肥厚的病灶。肉芽肿被多核的上皮样巨细胞和血管包绕,有的血管有血栓形成。类风湿性结节性巩膜炎除表现为有巩膜肉芽肿样改变外,血管周围炎表现突出;而非风湿结节性巩膜炎,则表现为巩膜明显增厚,结缔组织反应性增生,但很少坏死,血管周围炎表现不明显,而以淋巴细胞浸润为主。

浅层巩膜炎表现为浅层巩膜血管充血,淋巴管扩张,炎症控制后多不留痕迹。前巩膜炎常会波及角膜,而近角膜缘的角膜基质炎也常累及前段巩膜。

坏死性巩膜炎时,病灶中央区出现纤维蛋白坏死,严重时见炎症细胞浸润中心有片状无血管区,造成组织变性坏死,继而可出现脂肪变性或玻璃样变性、钙化等。坏死组织逐渐吸收,此局部巩膜变薄而扩张。眼内色素膜组织膨出,形成巩膜葡萄肿样改变。有的则形成纤维增生,形成“肥厚性巩膜炎”。

三、巩膜炎的临床类型及临床表现

巩膜炎的临床类型,按侵犯巩膜的部位分为前部、后部及全巩膜炎三大类。按病变性质又分为单纯性、弥漫性、结节性、坏死穿孔性四大类,而临床上的诊断是把病变部位和病变性质这两种分型结合起来进行分类,如以弥漫性前部巩膜炎最为常见,约占50%,其次为结节性前部巩膜炎,前部坏死穿孔性巩膜炎相对较少,后巩膜炎约占10%。由于后部巩膜炎易被临床医师忽视,实际发病率可能高于10%。

(一)巩膜外层炎

1.单纯性巩膜外层炎

常见于睑裂区靠近角巩膜缘至直肌附着之间的区域,表现为表层巩膜及其上方球结膜发生弥漫性充血,充血为暗红色,巩膜表浅血管怒张、迂曲、无深层血管充血的紫色调,也无局限性结节。常有眼胀痛、刺痛感,不影响视力,本病可周期性发作,一般发作时间较短,有的女患者与月经周期有关。

2.结节性巩膜外层炎

较常见，以局限性巩膜充血、结节为特征的一种巩膜外层炎，结节可为1个或数个，直径为2～3 mm，结节位于巩膜表层组织内，可被推动，同时病灶处的球结膜充血、水肿。病程2周左右，结节由红色变为粉红色，形态也由圆形或椭圆形隆起逐渐变小和变平，最后可完全吸收。一般不影响视力。结节在反复发作时可出现于不同部位，最后可形成环绕角膜、巩膜的环形色素环。

有些患者可引起周边部角膜基质炎或虹膜睫状体炎。

(二)巩膜炎

巩膜炎比表浅巩膜炎严重，也少见，是巩膜本身的炎症。常发病急，伴发角膜和葡萄膜的炎症。由于反复发作，常导致巩膜变薄及相邻组织的炎症而引起并发症，故预后不佳。

巩膜炎主要与全身血管性自身免疫性疾病、胶原和代谢性疾病关系密切。免疫反应的类型以Ⅲ、Ⅳ型抗原抗体复合物或迟发性超敏反应为主，如原发坏死性前巩膜炎患者对巩膜可溶性抗原是迟发型超敏反应，但多数患者难找出原因。

(三)前巩膜炎

病变位于赤道前，可分为结节性、弥漫性和坏死穿孔性巩膜炎3种。

1.弥漫性前巩膜炎

本病是巩膜炎中最良性的一种，只有约20%合并有全身性疾病。临床上也可见病变处巩膜弥漫性充血，上方球结膜常轻度充血，但水肿较明显，在结膜充血、水肿看不清下方巩膜时，滴1∶100肾上腺素收缩球结膜血管后，便易发现下方巩膜血管的充盈情况和巩膜的病变范围。病变范围可局限于一个象限，严重者也可占据全眼前段。

2.结节性前巩膜炎

临床上起病缓慢，但逐渐发展。眼胀痛、头痛、眼球压痛为最常见症状。炎性结节呈深或暗色完全不能活动，但与上方浅层巩膜组织分界清楚。结节可单发，也可多发，有的可以形成环形结节。病程较长，有的可达数年。常合并有角膜基质炎或前葡萄膜炎，而影响视力。

3.坏死性前巩膜炎

坏死性前巩膜炎亦称坏死穿孔性前巩膜炎，是最具破坏性的一种，也常是全身严重血管性疾病或代谢病的先兆，病种迁延，常累及双眼。临床上早期表现为巩膜某象限局灶性炎症浸润，可见病变区充血、血管怒张迂曲，典型表现为局限性片状无血管区，在此无血管下方或附近巩膜表现为水肿。病变的区域开始很小，随着病程进展，可见大面积坏死或从原发病处向周围扩展，也可见几个不同象限同时有病灶存在，最后可侵及全巩膜。当炎症控制后巩膜仍继续变薄，可见到下方的葡萄膜色素。当眼压升高时，易出现巩膜葡萄肿。福斯特观察的172例巩膜炎患者中，有34%为坏死性前巩膜炎，其中4例为成人类风湿患者。巩膜炎的加重与类风湿的活动有密切关系，从弥漫性或结节性巩膜炎向坏死性巩膜炎进展时，也通常意味着身体其他部位有类风湿血管炎。坏死性巩膜炎还可见于巩膜外伤后。系统性红斑狼疮患者中有1%出现巩膜炎，其出现是系统性红斑狼疮全身活动期的体征。全身疾病恶化时，巩膜炎同步加重并有复发性，有时可见到弥漫性或结节性前巩膜炎转化成坏死性巩膜炎。

(四)后巩膜炎

后巩膜炎指发生于赤道后部及视神经周围巩膜的炎症。著名巩膜炎专家沃特森指出："后巩膜炎是眼科中最易误诊而又具可治性疾病之一。"由于临床表现变化多样，常导致临床上误诊或漏诊。本病在未合并前巩膜炎，外眼又无明显体征时，最易造成漏诊。在检查一些被摘出的眼球后，发现患过原发性后巩膜炎或前巩膜炎向后扩散的眼球并不少见，表明后巩膜炎在临床上的隐蔽性。

1.症状

后巩膜炎最常见的症状有眼胀痛，视力下降，眼部充血等，疼痛程度与前部巩膜受累程度成正比。有些患者除主诉眼球痛以外还放射到眉部、颧部等。也有一些患者没有症状或仅有这些症状中的一种。严重患者可伴有眼睑水肿，巩膜表面血管怒张、迂曲，球结膜水肿，眼球突出或出现复视。有时症状和体征与眼眶蜂窝织炎难以区别。其鉴别为巩膜炎的球结膜水肿较蜂窝织炎明显，而眼球突出又较蜂窝织炎轻。

视力下降是最常见的症状，其原因是巩膜的炎症引起相应视网膜的炎症，有时可造成渗出性视网膜脱离，黄斑部的后巩膜炎性渗出，可致黄斑囊样水肿，还可直接导致视神经炎发生。由于后巩膜弥漫性增厚导致眼轴缩短。有些患者主诉近视度数减轻或远视明显增加，而引起视疲劳。

临床和病理方面的研究结果显示，后巩膜炎患者常有前部巩膜受累，表现有高隆部浅层巩膜血管扩张，弥漫或结节性前巩膜炎。在重症后巩膜炎的患者，同时伴有巩膜周围炎。这些炎症常扩散到眼外肌或眼眶，导致眼球突出，上睑下垂和眼睑水肿等表现。由于眼外肌炎症，也可见有眼球转动痛或复视。

2.体征

除部分有前巩膜炎的表现外，大部分为眼底的改变，如视盘水肿，黄斑囊样水肿，浆液性视网膜脱离，视神经炎或球后视神经炎的表现。概括起来有以下几个方面：①局限性眼底肿胀，常见于结节性后巩膜炎引起的脉络膜隆起，有些患者并无明显症状，只是在检查时才被发现，有些患者有眼眶周围痛。隆起处视网膜色泽一般与正常眼底网膜无差异，但常见为周边的脉络膜皱褶或视网膜条纹。②脉络膜皱褶、视网膜条纹和视盘水肿。这是后巩膜炎的主要眼底表现。③环形脉络膜脱离。在邻近巩膜炎病灶处可见略显球形的脉络膜脱离，但环形睫状体脉络膜脱离更常见，易导致虹膜隔前移，致房角前移造成眼压升高。④渗出性黄斑脱离常见于年轻女性患者。后巩膜炎可致后极部血-视网膜屏障破坏，而出现渗出性视网膜脱离，这种脱离只限于后极部。眼底荧光血管造影可见多处小的荧光渗漏区，超声检查可助于诊断。因此，对原因不明的闭角型青光眼、脉络膜皱褶、视盘水肿、局限性眼底肿块、渗出性视网膜炎等患者，均应想到此病的可能。

四、巩膜炎的眼部并发症

巩膜炎的眼部并发症较多，常见于坏死或穿孔性巩膜炎，在炎症或继发眼内炎症时，合并有周边角膜炎（37%）、白内障（7%）、葡萄膜炎（30%）、青光眼（18%）、巩膜变薄（33%）等。

前节巩膜炎症扩散引起前节葡萄膜炎，后巩膜炎则常造成后葡萄膜炎。虽然有 1/3 的巩膜炎患者有巩膜变薄，巩膜玻璃体变性等，但只有严重坏死型和巩膜软化症时才可见到巩膜穿孔的发生。

（一）硬化性角膜炎

常为女性发病，年龄较大，多累及双眼，反复发作，可波及全角膜及虹膜、睫状体，造成闭角型青光眼的发作。

临床表现为病变的边缘角膜白色纤维化样混浊，脂质沉着，相应的巩膜血管怒张，巩膜与发病角膜之间边界不清。角膜纤维化混浊区可见较强的反光和似有棉花颗粒的聚积。随着病情的进展，角膜混浊区逐渐扩大，并向角膜中央延伸，病变的角膜区常为新生血管化。结节性巩膜炎表现为较局限的角膜炎症，这些角膜炎也常伴有角膜的带状疱疹感染。

还有的表现为角膜中央的表面或浅中基质层混浊，与巩膜部位无关系，角膜混浊区开始呈灰白色或灰黄色，以后变为白色，典型的呈舌状或三角形，尖端向角膜中央。炎症控制后，在角膜基质板层内常残留线状混浊，外观如陶瓷状。这些混浊一般不消失，严重患者的角膜混浊可以逐渐发展成环状，仅角膜中央留有透明区，进而发展成全角膜混浊。

（二）前葡萄膜炎

巩膜炎可造成葡萄膜炎，其炎症几乎都是由巩膜的炎症扩散或伸延而造成的。福斯特报告了 32 例类风湿性巩膜炎患者中，14 例有前葡萄膜炎。并发前葡萄膜炎的患者中，7 例为坏死性巩膜炎，5 例为弥漫性巩膜炎，2 例为结节性前巩膜炎。还有些患者可同时伴有后葡萄膜炎。

（三）青光眼巩膜炎

尤其前巩膜炎的各阶段，均可发生眼压升高，类风湿巩膜炎青光眼的发生率为 19%，而摘除眼球的组织学研究发现其发生率可增加到 40%以上，其原因：①睫状体脉络膜渗出导致虹膜-晶状体隔前移致房角关闭。②房水中炎症细胞浸润阻塞小梁网及房角。③表层巩膜血管周围炎症浸润后组织增厚，致巩膜静脉压上升。④巩膜静脉窦周围淋巴管增生，影响房水流出速度。⑤全身及眼局部长期应用糖皮质激素，诱发皮质激素性青光眼。

（四）视网膜和视神经炎

后巩膜炎时常伴发后极部视网膜水肿、渗出性脱离，视盘水肿和黄斑部水肿，还可见眼底网膜上有絮状渗出。还有报到见双侧坏死性巩膜炎与双侧缺血性视神经病变和边缘性角膜溃疡同时发生。

（五）眼球运动障碍

约有 10%的巩膜炎患者有眼球运动障碍，主要为后巩膜炎症波及眼外肌所致，主要症状和体征为疼痛、视力下降、复视，检查时常见眼睑水肿和球结膜水肿，为炎症累及眼肌致运动受限性眼位的表现。

五、巩膜炎的全身检查及实验室检查

由于巩膜炎常与自身免疫性疾病有关，在诊断时除全身与局部的特征外，进行全身和实验室检查是十分必要的。

（一）全身检查

胸、脊柱、骨骼关节 X 线检查。

（二）实验室检查

1.血常规

如类风湿关节炎有贫血、血小板增多，嗜酸性粒细胞增多等。红细胞沉降率加快是巩膜炎的共同表现，还可表现为补体水平下降。肝功能、肾功能、血清肌酐和尿素氮检查也有助于鉴别诊断。

2.免疫学指标

(1)类风湿因子是一种自身抗体，通常为 IgM，约 80%的典型类风湿关节炎患者血清类风湿性因子阳性，尤其在坏死性巩膜炎的患者，抗体溶度明显升高。

(2)循环免疫复合物，与类风湿性巩膜炎等有密切关系，有时类风湿因子阴性的患者循环免疫复合物可为阳性。

(3)抗核抗体,约40%的类风湿关节炎患者的血清抗核抗体为阴性,在巩膜炎患者中约有10%表现为此抗体阳性。

(4)其他如补体,冷球蛋白等也可作为血清学的辅助诊断。

(三)特殊检查

1.荧光血管造影

(1)典型的弥漫型或结节型巩膜炎,荧光血管造影显示血管床的荧光增强与通过时间减低,血管充盈形态异常,异常吻合支开放,血管短路,深部巩膜组织中早期荧光素渗漏。

(2)荧光眼底血管造影,早期可见脉络膜背景光斑,继而出现多个针尖大小的强荧光区,晚期这些病灶的荧光素渗漏。但这些表现并不是后巩膜炎的特异性表现。

2.超声检查

主要用于后巩膜炎的诊断,一般认为厚度在2 mm以上考虑异常。另外可见球后组织水肿、视盘水肿、视神经鞘增宽和视网膜脱离等。对于后巩膜炎,眼前节无任何炎症体征者,B型超声的检查尤为重要,是诊断的重要手段。

3.CT扫描

此项检查的特异性不如超声检查,但CT除可显示巩膜厚度外,还可显示视神经前段和相邻眼外肌的变化。

4.MRI扫描

有报告此项检查在诊断后巩膜炎时不如CT可靠,目前正在研究中。

六、诊断和鉴别诊断

根据病史、眼部及全身表现、试验室和特殊检查,一般诊断并不困难,但应与以下的疾病进行鉴别。

(一)眼眶炎性假瘤

尤其眼眶急性炎性假瘤,有许多症状和体征与后巩膜炎相似,如均有急性发作,中或重度疼痛,眼睑水肿,上睑下垂,结膜充血和水肿,眼球运动障碍等,B型超声检查均显示巩膜增厚和结膜囊水肿。但CT显示眼眶炎性假瘤时眶内多可见到炎性肿块,还可从B型超声检查和CT检查结果判断是巩膜增厚还是眼球壁周围炎症引起的水肿。

(二)脉络膜黑色素瘤

除了较典型的眼底表现外,超声显示肿块呈低反射,无球后水肿等。有后巩膜炎误诊为脉络膜黑色素瘤摘除眼球的报告。

(三)脉络膜皱纹和黄斑水肿

如甲状腺相关眼病,眶肿瘤等也可出现这些体征。

七、巩膜炎的治疗

巩膜炎的治疗原则,首先应明确病因,对因治疗的同时进行眼部对症治疗。

(一)巩膜外层炎

巩膜外层炎是一种良性复发性眼病,有自限性,如不行治疗,1～2周可自愈,如局部应用糖皮质激素或非甾体类眼药可迅速缓解症状,减轻炎症,如巩膜炎合并虹膜睫状体炎时,按虹膜睫状体炎的治疗原则进行处理。

(二)巩膜炎

局部和全身应用糖皮质激素或非甾体激素抗炎药物常可使炎症迅速减轻和控制。但对深层巩膜炎,结膜下注射糖皮质激素类药物后可造成巩膜穿孔,应视为禁忌。目前眼用制剂工艺已有很大改善,药物对眼球的穿透性较好,故完全可用滴眼药水的方法来取代结膜下注射。

局部应用糖皮质激素眼药水。首次应用时,需较高浓度的激素眼药水并频繁滴眼15分钟至半小时一次,共4～6次。当结膜囊内药物达到一定浓度后,改为2小时一次,1～3天如症状明显控制后,改为每天4次。为巩固疗效和防止发生糖皮质激素青光眼,用低浓度的眼药水如0.02%氟美瞳等以维持和巩固疗效。当局部用药效果不佳或巩膜炎较严重时,则应联合全身应用糖皮质激素,如泼尼松1.0～1.5 mg/kg,视病情变化,1～2周后开始逐渐减量。在口服糖皮质激素时,均应采用生理疗法,即在早上8点钟左右一次性口服,并且适当补钾及钙,以减少全身的不良反应。

严重病例,如坏死性巩膜炎,为单眼发病时,进展较缓慢,可每周2次加用环磷酰胺联合糖皮质激素治疗。而当坏死性巩膜炎为双眼发病,病情进展快时,在严格检测肾功能后,加大环磷酰胺的药量,每天2 mg/kg。用药期间,一定要注意血常规的变化。

环孢素A作为一种强效免疫抑制剂,开始主要用于组织和器官移植术后的抗免疫排斥,并已用于治疗自身免疫性疾病,包括眼葡萄膜炎,视网膜血管炎等眼部疾病,近10年有很多应用环孢素A治疗巩膜炎成功的报道。其作用机制为选择性作用于CD4细胞、抑制抗原诱导下的T细胞激活过程,因此能中断T细胞的早期激活反应,而对已激活的T杀伤性细胞影响较小,且无骨髓毒性。眼科应用,有1%环孢素眼药水,2%眼膏,严重患者可口服环孢素胶囊2～3 mg/(kg·d),还有报道糖皮质激素联合环孢素A治疗重度巩膜炎比联合环磷酰胺疗效好,不良反应少。

手术治疗:只适用于坏死穿孔性巩膜炎时,切除坏死组织行同种异体巩膜修补术,术后还需行全身和局部的药物治疗。

(吴国庆)

第三节 特殊类型的巩膜炎

特殊类型的巩膜炎几乎均与全身的某些疾病有关,很多为全身病在眼部的一种表现,如类风湿关节炎,其巩膜炎的发病率为10%～30%,系统性红斑狼疮的巩膜炎发生率在1%。另外复发性多软骨炎、关节炎、结节性多动脉炎、贝赫切特综合征等均报道与巩膜炎的发病有关,以下重点叙述发病率较高,病程较重的几种特殊巩膜炎。

一、肉芽肿性血管炎

肉芽肿性血管炎(Wegener Granulomatosis,WG)是一种病因不明的全身性疾病,主要为全身胶原血管病的眼部表现,最初可为眼部表现。全身表现为上、下呼吸道肉芽肿性炎症,全身坏死性血管炎及肾小球肾炎三大主征。本病发病率并不高,为散在性,发病年龄多在40～60岁。

(一)病因与发病机制

近年的研究显示,肉芽肿性血管炎可能是一种由T细胞介导的迟发性超敏反应,发病机制主要为免疫复合物,抗血管内皮细胞抗体淋巴细胞和抗溶酶体抗体介导的组织损伤,其中淋巴细胞介导的损伤可导致形成离合 T 细胞和巨噬细胞的肉芽肿，且对软组织损伤的作用较大。

组织病理改变主要为实质性组织损伤、小血管炎和肉芽肿性炎症，还有报道认为此病与某些病毒感染造成的病理损坏有关。

（二）临床表现

肉芽肿性血管炎眼部表现较多，包括巩膜炎、角膜炎、缺血性视神经病变、视网膜血管阻塞及全葡萄膜炎等，严重者还有眼眶炎性假瘤、眶蜂窝织炎等表现，多为双眼先后发病，伴有眼部疼痛。

坏死性巩膜炎和边缘性角膜溃疡是肉芽肿性血管炎最严重的眼部表现，常引起眼球穿孔，许多本症的角膜损害在开始很难与蚕蚀性角膜溃疡相区别，特别是蚕蚀性角膜溃疡（恶性型）就更难区别。一般来说后者的角膜溃疡为主要发病过程，而肉芽肿性血管炎则以巩膜的炎症为主。大约10%的肉芽肿性血管炎患者双眼视力丧失，其原因有严重角、巩膜炎症致眼球穿孔，全巩膜炎致的葡萄膜炎，视网膜炎，新生血管性青光眼等，还有呼吸道肉芽肿侵入眶内等一系列病理损坏所致。

由于自身免疫导致的实质性组织损伤和广泛的小血管炎，可以导致肾小球的严重损害，故早期可检查到尿中有红细胞，后期可有肾功能异常。由于全身的抵抗力减低，再加上全身应用免疫抑制剂，肺部容易继发其他感染，而被误诊为肺炎或肺结核病。鼻部的软骨破坏，可以形成鼻梁塌陷和马鞍鼻。

国内有学者报道 1 例肉芽肿性血管炎，除双眼角巩膜缘溃疡，还合并两下肺大小不等斑片状密度增生阴影，双肘及膝部皮肤对称性结节。有学者报道 2 例肉芽肿性血管炎，初诊被误诊为蚕蚀性角膜溃疡而 10 余次行板层角膜移植手术，当发现患者鼻梁塌陷和出现明显肺部似其他感染的症状和体征时才确诊此病。

（三）诊断

(1)临床上有眼部特异性表现。

(2)鼻或口腔炎症，胸部 X 片异常。

(3)肾功能异常。

(4)受累组织活检可见典型实质性组织损伤、血管炎和肉芽肿改变等。进行综合判断。近年有报道，抗中性粒细胞胞质全身抗体的增高与肉芽肿性血管炎的发病关系密切，所以应用对此抗体的检测是目前诊断本病一种较为敏感的实验室手段。

（四）治疗

(1)全身和局部应用免疫抑制剂治疗全身应用环磷酰胺和糖皮质激素，或环孢素 A 联合糖皮质激素，均可以获得一定疗效。局部用 1%CSA 眼药水或眼膏，同时滴用糖皮质激素。为了防止组织的自溶和感染，配合应用 3%半胱氨酸眼药水和抗生素眼药水滴眼。

(2)对疗效欠佳者，可以行结膜切除术联合板层角膜移植术，手术原则同蚕蚀性角膜溃疡。

二、类肉瘤病

类肉瘤病又名结节病，是一种病因不明的侵犯多系统的全身病。主要侵犯胸内脏器，占90%。眼部受累占本病 20%～50%，眼部首发结节病症状者较少见，而巩膜受累者则更为罕见。一般预后较好，但也有预后不良者。

（一）病因与发病机制

近年免疫学研究发现，本病可能是属于迟发型变态反应，T 细胞无反应性和细胞免疫障碍，淋巴细胞增生伴 B 细胞活性增高，体液免疫亢进。这种类型的肉芽肿性改变，可能与个体免疫机制失调的自身免疫性疾病有关。病变组织表现为肉芽肿性改变。主要由类上皮细胞构成的结节,无干酪样变和周围淋巴细胞浸润。

(二)临床表现

眼结节病中眼球各部分组织均可受累,其中葡萄膜炎是主要的表现,占40%~72%。急性前部葡萄膜炎的特征为羊脂状KP,约1/4的患者可见虹膜结节及脉络膜大而粉红的结节。视网膜蜡样渗出或小圆形结节,视盘也可受累。玻璃体病变呈雪球样混浊。严重病例,晚期可继发青光眼及后巩膜炎而失明。

全身体征:皮肤病变多见于女性,面部红斑、丘疹、结节、涎腺肿大,但此病主要为肺部病变及肺门淋巴结肿大等。

(三)诊断

可依据全身的特征性表现、胸片、化验室免疫指标、组织活检,眼部B超,CT扫描等检查有助于诊断。

(四)治疗

尚无特异疗法,因部分患者有自愈倾向。局部对症治疗及全身免疫抑制剂,或全身应用环孢素A,FK-506等免疫抑制剂,可能会使病情缓解。

(雷　磊)

第四节　巩膜葡萄肿

各种原因致巩膜变薄,在眼压作用下变薄的巩膜连同深层葡萄膜组织向外扩张膨出,透过巩膜呈现葡萄膜的颜色,称为巩膜葡萄肿。根据发生部位分为前部、赤道部、后葡萄肿。根据发生的范围分为部分性、全巩膜葡萄肿。

一、临床特征

(1)前巩膜葡萄肿膨出位于睫状体区或者角巩膜缘与睫状体区之间。常见于继发性青光眼、巩膜炎、眼内肿瘤或外伤之后。

(2)赤道部巩膜葡萄肿发生在涡状静脉穿出巩膜处,呈深紫色或暗黑色局限性隆起。常见于巩膜炎或者绝对期青光眼。

(3)后部巩膜葡萄肿位于眼底后极部及视盘周围。多见于高度近视眼,偶见于先天性疾病。后部巩膜葡萄肿可伴随脉络膜萎缩及脉络膜新生血管形成。

二、治疗

(1)应针对原发病治疗。

(2)控制眼压,以缓解葡萄肿的发展和扩大。

(3)若患眼视功能已经丧失,可考虑眼球摘除,植入义眼台。

(雷城娟)

第八章

葡萄膜疾病

第一节　感染性葡萄膜炎

葡萄膜炎有各种原因，很多病原体可引起葡萄膜炎，现将常见者介绍如下。

一、眼内炎

眼内炎是严重眼病。仅前节感染称为化脓性虹膜睫状体炎。炎症波及视网膜、脉络膜和玻璃体者称为眼内炎，如不及时治疗可发展为全眼球炎，表现眼剧痛难忍，眼睑、结膜高度水肿充血，眼球突出，运动受限，视力完全丧失。因此，积极治疗眼内炎是抢救眼失明的关键。

（一）病因和发病机制

1.外因性眼内炎

外因性眼内炎是病原体由外界直接进入眼内，如眼球穿通伤、内眼手术及角膜溃疡穿孔等。手术后感染多由于使用污染的敷料、药液和手术的植入物如人工晶状体、视网膜脱离手术时的环扎物等。伤口愈合不良、眼组织嵌顿更有危险性。手术晚期感染多由于抗青光眼手术渗漏泡感染引起。外因性眼内炎以细菌感染为多见，如革兰氏阳性菌，依次为白色葡萄球菌、金黄色葡萄球菌、链球菌；革兰氏阴性杆菌如铜绿假单胞菌较为常见。外因性真菌性眼内炎比细菌性为少见，多由念珠菌感染。

2.内因性眼内炎

病原体是通过血流进入眼内或称转移性眼炎。病菌来自眼外感染病灶或败血症，从视网膜血管经内界膜进入玻璃体；致病因子也可来自睫状体平坦部血管，先引起晶状体后间隙和前玻璃体混浊。内因性感染与某些特殊因素有关，如血液透析、静脉补充营养、或曾用过免疫抑制剂等，年老体弱以及重病患者更易患病。真菌性内因性眼内炎比细菌性多见。病原体以白色念珠菌为多见，其次是曲霉菌。细菌性内因性眼内炎较为少见，可能是由于对细菌性感染容易及时控制，不致累及眼球，按常见的细菌是金黄色葡萄球菌、链球菌、肺炎双球菌等。

（二）临床表现

1.细菌性外因性眼内炎

发病急，多在伤后24～48小时患眼突然疼痛，视力减退，刺激症状加强，结膜充血，分泌物增多，角膜水肿混浊，前房絮状渗出，迅速前房积脓，光感不确，不及时治疗可发展为全眼球炎。

2.真菌性外因性眼内炎

潜伏期比细菌性为长，一般为数周，病程进展缓慢，早期症状轻，前玻璃体有局限性绒毛状渗出，严重者前房积脓；玻璃体混浊加重有灰白色絮状渗出，一般视网膜受累较晚，视力可保持较长时间。

3.真菌性内因性眼内炎

发病隐匿，进展缓慢。白色念珠菌败血症所致的眼内炎往往在全身症状出现后5～12周发生眼病。视力逐渐减退，无明显疼痛，早期表现为轻度虹膜睫状炎，多为双眼，很少有前房积脓，玻璃体常有灰白色混浊，眼底有白色局限性或散在絮状渗出物。最后发生前房积脓，严重者角膜浸润穿孔，眼球被破坏。

4.细菌性内因性眼内炎

一般细菌性眼内炎没有全身症状，一旦出现症状说明是一种毒力较强的内源性细菌感染。疾病往往开始于眼底后极部，影响视力，表现为视网膜炎症，视网膜静脉周围有白色渗出，视网膜静脉伴白鞘，也可见视网膜浅层出血视盘水肿以及玻璃体混浊，也可发生前葡萄膜炎。

(三)诊断与鉴别诊断

1.诊断

可根据以下几点。

(1)根据病史：如眼球穿通伤、内眼手术和全身病史及是否存在感染病灶。

(2)临床表现：外因性症状重，多为细菌性。有以下情况应怀疑真菌性感染：①手术或外伤后有迟发的眼内炎症。②外眼炎症相对安静，而眼内炎症明显者。③前房或玻璃体有局限性炎症渗出团。

(3)微生物检查：除早期进行结膜囊分泌物涂片及细菌培养外，要及时采取前房液或玻璃体液检查，后者较前者阳性率高。

2.鉴别诊断

(1)外伤或手术后无菌性炎症：多发生于外伤或手术后5～10天，症状轻，很少有角膜水肿，很快好转。

(2)晶状体过敏性眼内炎：也可发生前房积脓，多见于过熟性白内障或白内障囊外摘除术后。

(3)眼内异物引起的眼内炎：如木质和铜质眼内异物，特别钝铜可引起无菌性化脓性炎症。

(四)治疗

最理想的治疗是针对已明确的病原体，但早期只能根据临床表现和涂片检查的初步结果立刻进行广谱抗生素治疗。

1.全身和局部应用广谱抗生素

眼内炎主要是抗病菌治疗。病原体未确定以前应立刻采用强有力的眼内通透性强的广谱抗菌剂。以静脉注射效果好，细菌性眼内炎多用第三代头孢霉素、新青霉素和庆大霉素，对球菌和杆菌都有效。真菌性眼内炎特别有效药物不多，过去认为两性霉素与氟胞霉素联合使用较为有效，但前者全身应用毒性大，眼内通透性不佳，必须慎用。目前认为氟康唑是真菌性眼内炎的首选药物，眼内通透性强，不良反应低。先静脉点滴以后改为口服。

2.皮质激素

非真菌性感染在充分、强有力的抗生素治疗12～24小时后可行球后注射，地塞米松2.5～

5 mg;全身用泼尼松 30～60 mg 7～10 天,以后在短期(10 天左右)内迅速减量至停药;全身激素停用后局部继续使用,球后注射每天或隔天一次,根据病情停用。

3.玻璃体内药物注射

在采用眼内液检查的同时,向前房内或玻璃体内注射抗生素。一般全量不超过0.3 mL,并可同时注入地塞米松 0.35 mg。最后根据眼液培养和药敏试验结果进行更有效的治疗。

4.玻璃体切割术

经各种治疗后病情继续恶化者,则应考虑玻璃体切割术。以清除玻璃体内大量微生物,并可抽取玻璃体液进行病原体检查和药敏试验,同时向玻璃体内注入药物,在以下情况下可考虑此种手术:①眼内炎合并前房积脓、结膜水肿,大量抗生素治疗 6～12 小时后病情仍继续恶化者。②超声检查确定玻璃体内存在脓肿者。③炎症仅限于眼内,玻璃体混浊视力下降严重者。④怀疑为真菌性眼内炎经药物治疗无效者。

二、结核性葡萄膜炎

自从多种抗结核药物问世以来,结核性葡萄膜炎虽然有所减少,但结核在内因性葡萄膜炎中仍占重要位置。

(一)病因和发病机制

结核杆菌不仅直接侵犯葡萄膜组织,并可由于机体对结核杆菌的超敏反应而发生肉芽肿性炎症。其发病决定于宿主对细菌的抵抗力和免疫力与过敏之间的平衡,即疾病程度与细菌量、毒力、过敏程度成正比,而与机体的抵抗力成反比。

(二)临床表现

1.结核性前葡萄膜炎

有各种类型表现。

(1)血行播散性结核:慢性粟粒型结核常发生于菌力弱,免疫力强的患者。发病缓慢,虹膜有结节1～3 mm,为圆形灰黄色;急性粟粒型结核是由菌血症引起,常伴有严重全身症状,刺激症状强,预后不佳。

(2)团球型结核:病变进展缓慢,最初在虹膜或睫状体有灰黄色结节,逐渐增大相融合形成较大的肉芽肿性病变。有时有浆液性纤维素性渗出、出血和干酪样前房积脓。前房角受累时可引起继发性青光眼。

(3)弥漫性过敏性前葡萄膜炎:较为多见,急性者好发于青年人,发病快,有羊脂样 KP 和虹膜 Koeppe 结节,易形成虹膜后粘连,也可表现为非肉芽肿性前葡萄膜炎;慢性炎症多发生于中年人,有较多大小不等的羊脂样 KP,进展缓慢,预后不佳。

2.结核性脉络膜炎

(1)急性粟粒型结核:多发生于急性粟粒型结核患者,更多见于结核性脑膜炎患者,为双眼。眼底可见圆形大小不等的黄白色斑,1/6～1/2 PD,边界不清,多位于后极部。颅压高者可发生视盘水肿。

(2)慢性粟粒型结核:患者多为青壮年。眼底表现为播散性脉络膜结核结节。新鲜病灶为圆形或椭圆形黄白色或黄色渗出斑,为 1/3～1/2 PD 同时也可见边界较清楚有色素沉着的萎缩斑。

(3)团球状结核:为大的坏死性肉芽肿性病变,其附近有渗出和出血,并可发生视网膜脱离。

最后形成大片脉络膜视网膜萎缩斑;严重者引起全眼球炎或穿破巩膜而成眼球萎缩。

(4)弥漫性过敏性葡萄膜炎:为非特异性炎症,青年患者多为急性成形性炎症;老年人多为慢性复发性炎症。眼底有黄白色病灶,视网膜血管伴白线,玻璃体混浊,常伴发前葡萄膜炎。

(三)诊断与鉴别诊断

1.诊断

(1)详细询问结核病史和结核接触史。

(2)临床表现:前、后节有肉芽肿性病变。

(3)检查结核病灶:胸部X光透视、OT或PPD试验、红细胞沉降率等。

(4)诊断性治疗:对可疑患者进行抗结核治疗2周,病情改进者,结核性的可能性大。

2.鉴别诊断

(1)前节结核性炎症:应除外结节病、梅毒等其他肉芽肿性葡萄膜炎。

(2)脉络膜团球结核应与肿瘤鉴别,前者反应强,有出血和渗出。

(四)治疗

1.局部治疗

滴用链霉素(0.5%)或利福平(0.1%)。结膜下注射前者50 mg,后者1～5 mg。其他同一般葡萄膜炎。

2.全身治疗

抗结核药物主要有以下几种。

(1)异烟肼:每片100 mg每天3次或每早300 mg顿服。并服维生素B_6每天25 mg。异烟肼主要不良反应有神经末梢炎,严重者影响肝肾功能。

(2)乙胺丁醇:每片0.25 g,开始时25 mg/kg分2～3次服。8周后减为每天15 mg/kg。主要不良反应有视神经炎,严重者影响肝肾功能。

(3)链霉素:每天0.75～1.0 g分2次肌内注射或每周给药2或3次。主要不良反应是听神经损害。

(4)对氨基水杨酸钠(PAS-Na):配合异烟肼、链霉素以增强疗效。每片0.5 g,每次2～3 g,每天3次。有胃肠道和过敏不良反应。

眼治疗方案:为避免耐药性,一般需要2种或3种药物联合使用。如果确诊为感染性如粟粒性或团球性结核则应采用异烟肼+链霉素+PAS-Na(或乙胺丁醇或利福平),病情好转可联合用两种药物;过敏性者用异烟肼和(或)利福平治疗;对可疑性结核者可单独使用异烟肼。对感染性者应持续用药至少1年以防止细菌再反复。对炎症反应特别强者在强抗结核治疗下可考虑应用皮质激素以防止眼组织严重被破坏。一般每早7～8时用40～60 mg。这也仅为抢救将要丧失视力者。而且也要考虑全身情况权衡利弊慎用。

三、麻风性葡萄膜炎

麻风病是嗜酸性麻风分枝杆菌感染的慢性病。可侵犯神经和皮肤,引起广泛的临床表现。主要有三型即瘤型、结核型和中间型。瘤型者多侵犯眼部。据统计20%～50%患者有眼病,除眼睑、角膜病外还可引起葡萄膜炎。

(一)病因和发病机制

1.感染因素

感染因素是由于麻风杆菌血行扩散,直接侵袭眼组织或支配眼及其附属器的神经。

2.免疫因素

由于机体对麻风杆菌的超敏反应,引起各类型改变。细胞免疫功能低下者容易引起瘤型麻风,眼病多见于此型。

(二)临床表现

1.慢性结节型(瘤型)虹膜睫状体炎

慢性结节型(瘤型)虹膜睫状体炎为最多见的类型,多发生于疾病的晚期,双眼缓慢发病。有白色细小 KP,也可见羊脂 KP。典型表现是虹膜有珍珠样白色麻风珠,这种散在发亮的细小白色小结节,多为感染病灶,开始少量,最后散布在全虹膜表面;也可融合形成较大的麻风瘤,其中含有白细胞和活的麻风杆菌。数月后结节消失或遗留小萎缩斑;麻风瘤也可发生在虹膜组织深层,表现为细密的奶油黄色病变,逐渐变大可突出于虹膜表面,也可进入前房。愈后遗留局限性虹膜萎缩斑。严重者炎症蔓延到全葡萄膜,最后眼球萎缩。

2.急性弥漫性成形性虹膜睫状体炎

此型少见,与一般非特异性前葡萄膜炎相似,可能是对病原体的迟发型免疫反应。

3.孤立的麻风瘤

较少见。可能是麻风瘤的扩展。往往由睫状体开始,出现在前房角,常伴有角膜实质炎,逐渐蔓延到虹膜、脉络膜和巩膜,最后眼球被破坏。

4.周边部麻风性脉络膜炎

单眼或双眼发病,表现为孤立的蜡样高反光性病变,很像瘢痕样改变,周围伴有色素,并伴有视网膜血管炎。

5.播散性脉络膜炎

更少见,为非特异性渗出性炎症,有较大病灶,见于麻风病晚期。

(三)诊断与鉴别诊断

(1)根据全身临床表现和皮肤活检。

(2)鉴别诊断:粟粒性结核和梅毒性病变。

(四)治疗

1.局部治疗

同结核性前葡萄膜炎。

2.全身治疗

主要针对病因。全身药物有氨苯砜、苯丙砜以及利福平等。最常用者为氨苯砜第一周12.5 mg每天2 次,渐增至 50 mg 每天 2 次。本药毒性较大有蓄积作用,应连服 1 天停 1 天,连续3 个月停 2 周为 1 个疗程。此外还可用利福平每天 600 mg 分服。眼病用药要根据情况。如果全身病已治愈,虹膜没有麻风结节,轻的虹膜睫状体炎也可只用一般的治疗方法。

四、梅毒性葡萄膜炎

梅毒性葡萄膜炎国内极为少见,但目前仍应给予重视。

(一)病因和发病机制

1.获得性梅毒

获得性梅毒是由梅毒螺旋体经性接触传染的。螺旋体自皮肤、黏膜侵入人体,局部繁殖发病,经血液向全身播散引起各器官疾病。眼部主要侵犯角膜、葡萄膜和视神经。

2.先天性梅毒

先天性梅毒是由孕妇感染梅毒通过脐带或血流侵及胎儿或分娩时由产道感染。葡萄膜炎是由梅毒病原体直接感染或由免疫因素引起。

(二)临床表现

梅毒的全身表现后天和先天各期不同。获得性梅毒的一期为感染后 2～4 周出现下疳,多发生于其生殖器先有丘疹,后形成硬结;二期为感染后 7～10 周,全身淋巴结肿大,由于菌血症而引起皮肤、黏膜、眼、鼻等损害。先天梅毒多为早产,出生后 3 周才出现皮肤、黏膜改变,淋巴结和肝、脾大。晚期梅毒多在5～8 岁出现眼、牙、骨骼、皮肤、神经症状。

1.获得性梅毒性葡萄膜炎

(1)虹膜蔷薇疹:是眼梅毒的最早表现,发生于二期梅毒早期,是虹膜表面血管袢充血,出现快,持续数天消失。并有复发性蔷薇疹,常伴有渗出和虹膜后粘连。

(2)梅毒性虹膜睫状体炎:有各种类型。①梅毒二期虹膜睫状体炎:为急性,有皮疹。②梅毒三期虹膜睫状体炎:发生于下疳后 10 余年,易再发,预后不佳。③Jarish-Herxheimer 反应:发生于抗梅毒治疗注射后 24～48 小时,为急性炎症,是由于治疗中大量螺旋体死亡,产生内毒素所致。④复发性虹膜睫状体炎:是由于治疗不当,在停止治疗 4～6 个月后发生,常伴有黏膜、皮肤反应。严重者可引起失明。

(3)梅毒性脉络膜视网膜炎:有各种类型。有弥漫性是发生于感染后早期,眼底广泛发灰经治疗可消失或遗留斑点状浅层萎缩,播散性者为最多见。发生于晚二期梅毒,玻璃体混浊,灰黄色病灶数个或多个;陈旧病变有色素增生,有时形成骨小体样色素性病变,如同视网膜色素变性样改变。

(4)梅毒瘤:梅毒结节性浸润相融合形成肉芽肿性肿块。一种是丘疹为多发病变位于虹膜呈黄色,数天或数周消失;另一种为梅毒树胶肿为棕黄色,发生于三期梅毒,最后坏死,发生严重的虹膜睫状体炎。

2.先天性梅毒性葡萄膜炎

(1)急性虹膜睫状体炎:发生于胎内或生后半年以内,为急性纤维素性炎症,常发生虹膜后粘连等各种严重并发症。

(2)脉络膜视网膜炎:较多见,常发生于出生前,全眼底色素紊乱,呈椒盐样改变,常伴有视神经萎缩。

(三)诊断与鉴别诊断

1.诊断

根据临床表现,冶游史和父母亲性病史;病灶、房水、玻璃体取材检查螺旋体;血清学检查有助诊断。国际通用法有 VDRL 和 RPR 试验。

2.鉴别诊断

(1)其他原因前葡萄膜炎:如风湿性炎症。

(2)其他肉芽肿性炎症:如结核、结节病等。

(3)眼底色素性改变:应与视网膜色素变性等区别。

(四)治疗

1.局部治疗

同一般葡萄膜炎。

2.全身抗梅毒治疗

一般用青霉素每天静脉点滴1 200万~2 400万U,至少10天,以后改用苄星青霉素240万U,每周一次肌内注射,连续3周。先天性梅毒肌内注射苄星青霉素5万U/kg,每天一次;青霉素G,每天2.5万U/kg,连续10天。

五、钩端螺旋体病性葡萄膜炎

钩端螺旋体病是一种流行性急性传染病。我国南方较为多见,可引起葡萄膜炎。

(一)病因和发病机制

病原体为一种黄疸出血性钩端螺旋体。葡萄膜炎的发病可能是由于血行病原体的感染,也可能是对病原体的超敏反应或由于毒素作用。

(二)临床表现

1.全身表现

主要症状为发热、肌肉疼痛,严重者有出血倾向、黄疸、肝肾衰竭;轻者仅为感冒症状,诊断困难。

2.眼部表现

眼部发病在全身急性症状出现的末期,更多见于全身症状消退后数周,多双眼,前后节发病,有不同类型。

(1)轻型前葡萄膜炎:此型多见。发病急,有轻度睫状充血,细小KP和前房浮游物,虹膜轻度充血及轻度后粘连,治疗效果良好。

(2)重度全葡萄膜炎:有急慢两种类型。①急性者:大量细小KP,前房大量纤维素性渗出,并可出现前房积脓,玻璃体混浊,视盘模糊不清,黄斑部水肿,周边视网膜血管旁有渗出。②慢性者起病缓慢,有羊脂KP,致密的虹膜后粘连和膜状玻璃体混浊,眼底看不清,发生脉络膜视网膜炎,黄斑部水肿,视网膜有渗出和出血,周边血管伴白线,常迁延不愈。

(3)后部葡萄膜炎:前节正常,后玻璃体混浊,视网膜水肿,有圆形不规则灰白色或灰黄色局限性渗出,视盘水肿。一般1~3个月恢复。

(三)诊断与鉴别诊断

1.诊断

注意全身病史。血清试验有补体结合试验和凝集试验,阳性率可持续数月至数年。并可从血、尿分离出病原体。

2.鉴别诊断

血清检查与莱姆病和梅毒鉴别。

(四)治疗

早期用大量青霉素治疗,病情严重者在抗病原体治疗后可考虑加用皮质激素治疗,以免眼组织遭受严重破坏。

六、莱姆病性葡萄膜炎

本病是一种由蜱为媒介的螺旋体传染的多系统疾病。常侵犯皮肤、关节、神经、心脏以及眼组织，也可引起葡萄膜炎。因本病最初发现于美国的莱姆城，因而称莱姆病。

(一)病因和发病机制

本病是由蜱传染，蜱寄生于各种动物如鼠类、鸟类、家禽、猫、犬及牛、马、鹿等。螺旋体在蜱的中肠发育，人被蜱咬后可患病。布格德费尔证明一种疏螺旋体是本病的病原体，命名为伯氏疏螺旋体(Borrelia burgdorferi,BB)。

(二)临床表现

1.全身表现

全身表现分为三期。

(1)一期(感染期):早期有感冒症状。被蜱咬的皮肤形成红斑，逐渐变大，形成中心色浅，边缘略隆起环形红斑，可达 3～15 cm，称为游走性红斑(erythema migrans,EM)，可持续 3～4 周。

(2)二期(扩散期):发生于感染症状后数天至数周，甚至数月，表示病原体扩散到全身。早期的 EM 消失又出现较小的慢性游走性红斑。可发生脑膜炎、神经末梢炎、脑神经麻痹，最多见者是面神经麻痹，也可出现心律不齐、心悸、心动过速或过缓以及心包炎、心肌炎等。

(3)三期(晚期):发生于感染后数月至数年。主要改变是关节炎，是以膝关节为主的大关节，也可发现慢性或复发性单关节或小关节炎。其次皮肤表现为慢性萎缩性肢皮炎(acrodermatitis chronica atrophicans,ACA)。在四肢出现弥漫性红色浸润，最后吸收，遗留皮肤和皮下组织萎缩，皮肤变薄如纸，呈紫色萎缩斑。三期仍有神经、精神疾病，如多发硬化症样改变、脑脊髓炎、癫痫等以及记忆力减退、痴呆等症状。

2.眼部表现

各期表现不同。

(1)一期:滤泡性或出血性结膜炎最多见。

(2)二期:主要是葡萄膜炎，有各种类型。①前葡萄膜炎:为急性或肉芽肿性炎症。温沃德报告 6 例眼莱姆病，其中 5 例为双眼肉芽肿性前葡萄膜炎，有羊脂样 KP 和虹膜结节。②非典型中间葡萄膜炎:玻璃体有雪球样混浊，并有一例平坦部有雪堤样渗出，但有虹膜后粘连与典型中间葡萄膜炎不同。③弥漫性脉络膜视网膜炎:有的病例伴有视网膜脱离，激素治疗无效，BB 抗体高，经用头孢霉素治疗，抗体下降，视网膜脱离消失;眼底可发生视网膜血管炎、视网膜出血。眼内炎严重者可发展为全眼球炎。也可发生视神经炎、视盘炎、视神经视网膜炎、视神经萎缩以及缺血性视盘病变等。

(3)三期:主要发生双眼基质性角膜炎，为多发病灶位于实质层不同水平，每片混浊边缘不整齐;有细小 KP，但前房炎症不明显。也可发生角膜实质层水肿和新生血管。角膜改变可能是机体对病原体的一种迟发变态反应。也可发生巩膜炎。

(三)诊断与鉴别诊断

1.诊断

根据流行病史和临床表现如蜱咬、皮肤红斑等;做 BB 抗体的检测;并全面检查除外其他原因的葡萄膜炎。以及试验性抗生素治疗等。

2.鉴别诊断

(1)非肉芽肿性前葡萄膜炎：特别是伴有关节炎者，应根据化验检查区别。

(2)肉芽肿性葡萄膜炎：如结核、结节病以及中间葡萄膜炎应当给予鉴别。

(3)表现弥漫性脉络膜视网膜炎者应当与 VKH 区别。前者对皮质激素治疗无效，后者有效。原田氏病早期眼底出现散在的小“视网膜脱离斑”。

(四)治疗

有全身病或葡萄膜炎者应当用大量青霉素静脉点滴 1 000 万单位每天 2 次。最好用第三代头孢霉素如头孢曲松或头孢噻肟等，每次 1.0 g，每天 2 次静脉点滴，2 周为 1 个疗程。全身不要用激素，前节炎症可局部点眼并加用抗生素。

七、疱疹病毒性葡萄膜炎

多种病毒可引起葡萄膜炎，以疱疹性葡萄膜炎为多见，主要有两类。

(一)单纯疱疹性葡萄膜炎

1.病因和发病机制

本病多由疱疹病毒(HSV)Ⅰ型引起，多表现为前葡萄膜炎，是病毒对虹膜和睫状体的直接感染，可从患者房水内分离出病毒，但有些病例未发现病毒，可能是机体对病毒的超敏反应。

2.临床表现

有各种类型，角膜与虹膜同时受累者多见。

(1)疱疹性角膜-虹膜睫状体炎：轻重不同。轻者为一过性炎症反应，多发生于树枝状角膜炎，前房少许浮游物，易被忽视。炎症随角膜病的好转而消失。重者多发生于慢性疱疹性角膜溃疡或盘状角膜炎。KP 多位于盘状角膜病变的后壁。容易引起虹膜后粘连和继发性青光眼。炎症持续时间较长，愈后易复发。

(2)疱疹性虹膜睫状体炎：可能是由于葡萄膜本身的病毒感染。常表现为出血性前葡萄膜炎，伴有轻微角膜病变或仅有后弹力膜炎，也有虹膜炎先于角膜炎者。发病急，眼剧痛，房水闪光阳性和前房积血；往往有羊脂样 KP 和虹膜结节，易形成虹膜后粘连。常发生虹膜实质萎缩，遗留白斑。

(3)疱疹性视网膜脉络膜炎：较少见，多发生于新生儿，是由疱疹病毒Ⅱ型引起。患儿母亲患有疱疹性子宫颈炎，出生时经产道感染，开始有皮肤改变，很快血液播散，引起脉络膜视网膜水肿和黄白色小病灶，多位于后极部，愈后病变消失或遗留少许萎缩瘢痕。

(二)带状疱疹性葡萄膜炎

1.病因和发病机制

本病为水痘-带状疱疹病毒侵犯三叉神经眼支所致，是由病毒直接感染，并有免疫因素，由于免疫复合物沉着于虹膜血管壁，引起闭塞性血管炎，使组织缺血，形成局限性虹膜萎缩。本病多发生于免疫功能低下者如年老体弱以及艾滋病患者。

2.临床表现

眼带状疱疹常伴有角膜炎表现为点状上皮性角膜炎或小水泡融合形成伪树枝状角膜炎。当角膜炎时常有一过性虹膜炎。严重性前葡萄膜炎有两种类型。

(1)弥漫性渗出性虹膜睫状体炎 发病隐匿易发生虹膜后粘连。偶有前房积脓或有血液，可发生顽固性青光眼，愈后遗留虹膜萎缩斑。

(2)局限性炎症虹膜出现疱疹,往往伴有前房积血,多有色素性 KP,眼剧痛,数月始愈,遗留虹膜萎缩性白斑。

(3)脉络膜视网膜炎很少见,表现为多发性脉络膜炎,可伴有视网膜血管炎、血管周围炎,并可发生视神经炎、视神经萎缩以及视网膜脱离。本病可见于白血病、化疗和艾滋病患者。

3.诊断与鉴别诊断

诊断根据病史和临床表现。

鉴别诊断:伴有糖尿病的前葡萄膜炎也常伴有前房积血。其他原因的前葡萄膜炎无角膜病变。

4.治疗

(1)一般按疱疹性角膜炎和葡萄膜炎治疗。

(2)如果合并深层角膜炎可用低浓度的皮质激素点眼剂,同时用抗病毒药物。

(3)病情严重者可口服阿昔洛韦 200～400 mg,每天 5 次,其主要不良反应是影响肾功能。

八、桐泽型葡萄膜炎(急性视网膜坏死)

本病是浦山首先报告的。为严重葡萄膜炎伴有视网膜血管炎和视网膜坏死,最后视网膜脱离称为桐泽型葡萄膜炎,以后又称急性视网膜坏死(acute retinal necrosis,ARN)。

(一)病因和发病机制

本病与疱疹病毒感染有关,开始发现眼内有疱疹 DNA 病毒或疱疹病毒颗粒,现已由眼组织培养出疱疹病毒Ⅰ型或水痘-带状疱疹病毒,继而由于发生免疫复合物性病变引起视网膜血管炎而使病情恶化,导致一系列临床改变。

(二)临床表现

1.急性期(早期)

(1)前节炎症:突然发病,视力减退,先出现前节炎症,中等睫状充血,多为细小 KP,少数病例有羊脂样 KP,前房大量浮游物,瞳孔缘有时出现灰白色结节。

(2)后节炎症:玻璃体有较多尘埃样混浊。眼底首先出现视网膜血管炎,动脉变细伴白鞘,严重者仅见动脉主干,小分支闭塞消失,特别是周边部,或动脉壁散在黄白色浸润点,呈节段状;视网膜静脉扩张。继而眼底周边部出现散在的灰白色或白色混浊,很快融合成大片灰白色渗出。这种灰白色病变有时先出现在中周部。1～2 周后周边部浓厚混浊从周边部呈伪足样向后极进展,严重者全周边部受侵犯,在视网膜炎的高峰期有时可出现暂时性渗出性视网膜脱离。本病可发生视盘炎或后极部有边界较清楚的视神经视网膜炎呈弓形与中心旁神经纤维束走行一致。由于视神经病变或动脉栓塞,视力可突然下降。

2.缓解期

发病 20～30 天后自觉症状好转,前节炎症减轻,视网膜血管浸润逐渐消退,往往遗留变细的动脉;视网膜灰白病变逐渐吸收,视盘色变浅。但玻璃体混浊加重。

3.晚期

发病 1.5～3 个月后眼底周边部视网膜萎缩变薄,在其边缘部常发生多发裂孔,突然视网膜脱离,甚至全脱离,视力完全丧失。

(三)诊断与鉴别诊断

1.诊断

根据临床表现,发病急,周边部大片灰白色渗出;动脉壁有黄白色浸润,动脉变细闭塞,玻璃体高度混浊,晚期视网膜脱离。并应注意疱疹病毒感染史。也可查房水的 HSV 和 HZV 抗体。

2.鉴别诊断

(1)贝赫切特综合征:也可发生闭塞性视网膜血管炎,但不易发生视网膜脱离,并有特殊全身改变。

(2)局限性中间葡萄膜炎:周边部可发生灰白色大片雪堤状渗出,但无高度玻璃体混浊。

(四)治疗

1.药物治疗

(1)抗病毒治疗:主要用阿昔洛韦静脉注射 7.5～10 mg/kg 每天 3 次,或每 8 小时 5～10 mg/kg静脉点滴 1～2 周,活动病变控制后改为口服 200～400 mg 每天 5 次持续用药 4～6 周。球旁注射阿糖胞苷(0.2%),每次 0.3～0.5 mL,并可肌内注射聚肌胞隔天一次。

(2)抗凝治疗:肠溶阿司匹林 40 mg 或 125 mg,每天 1～2 次。

(3)皮质激素:早用无益,最好在抗病毒治疗后视网膜炎开始消退时,眼周围注射或每早口服泼尼松 30～40 mg,以减轻玻璃体炎症反应。

2.手术治疗

(1)激光治疗:为预防视网膜脱离,最好在坏死炎症开始吸收玻璃体混浊有所减轻时,从后极部到坏死区做 360°光凝。

(2)玻璃体切割术:严重玻璃体混浊,视网膜玻璃体有牵引者应考虑此手术。又有人提出在视网膜光凝或玻璃体切除的同时向眼内注入阿昔洛韦 10～40 μg/mL。

(3)视网膜脱离手术:对已发生视网膜脱离者,一般做巩膜环扎术或同时做玻璃体切割,有人强调用玻璃体切除和气体交换术加光凝,不做巩膜缩短术也较有效。

九、弓形虫病性葡萄膜炎

(一)病因和发病机制

弓形虫病是由弓形原虫感染所致。弓形虫病是一种人畜共患的寄生虫病,猫科动物是重要的终宿主和传染源,传染径路是从动物到人,经口、呼吸道和皮肤或通过胎盘罹病。我国人群血清检查阳性率为 4%～30%,多为隐性感染。眼及神经组织易受侵犯。为视网膜脉络膜炎多见的病因。国外发病率高,占肉芽肿性葡萄膜炎的 16%～27%。我国也有典型病例报告。成年人弓形虫病性葡萄膜炎多是先天感染,生后发病。发病年龄为 11～40 岁。再发有多种机制,如寄生在视网膜内原虫包囊破裂增殖;对包囊内容物或组织破坏物的蛋白过敏或带病原体的细胞进入附近眼组织等。

(二)临床表现

1.先天性弓形虫病

先天性弓形虫病是由胎内感染,如果发生在妊娠早期,胎儿容易死亡或流产;发生在妊娠晚期可发生全身性疾病如新生儿黄疸、肝脾大、肺炎及贫血等。更常侵犯中枢神经系统出现各种神经症如脑水肿、脑钙化等。80%～90%病例伴有眼部病变视网膜脉络膜炎。也可能只有眼底病变,或出生后眼底正常,数年后发生改变。

眼底表现为局限性肉芽肿性坏死性视网膜脉络膜炎。多位于黄斑区或视盘附近或沿大血管分布，病灶大小不同为 1～5 PD，活动病灶呈青白色或灰黄色，伴有视网膜水肿和出血。再发病灶常在陈旧病灶附近，形成所谓卫星状病灶。玻璃体有点状灰白色混浊，病灶附近更致密。常有视网膜血管炎或节段性视网膜动脉周围炎和前葡萄膜炎，反应严重者可发生羊脂样 KP，虹膜后粘连。但只有虹膜炎没有后节病变者不宜诊为弓形虫病性葡萄膜炎。

2.后天弓形虫病

后天感染是由于摄取猫粪内的卵囊或含有寄生虫未煮熟的肉。在免疫功能良好者往往不出现症状。严重者出现发热、淋巴结肿大、肌痛、头痛等。后天者很少侵犯神经和眼。但近年来因广泛使用免疫抑制剂以及艾滋病患者增加，此种眼病也在增加，也表现为局限性视网膜脉络膜炎。

(三)诊断与鉴别诊断

1.诊断

根据眼底病变的特点和血清学检查如间接免疫荧光抗体试验、染色试验、血凝试验以及皮肤试验等。

2.鉴别诊断

(1)脉络膜结核瘤：黄白色大片病灶，但 OT 试验为阳性，弓形虫血清检查为阴性。

(2)巨细胞病毒感染：也易发生于免疫功能低下者，特别是艾滋病患者，眼底表现为黄白色局限性视网膜坏死，附近视网膜血管有白鞘，陈旧病变有色素增生。根据补体结合试验和患者的体液、尿液检查等与弓形虫病区别。

(四)治疗

主要是抗弓形虫治疗，如果中心视力明显受累，可用乙胺嘧啶，开始每天 75 mg，2 天后每天 25 mg 并联合用三磺，首量每次 2 g，以后改为每次 1 g 每天 4 次共用 4 周。每周查白细胞和血小板，如果两者下降则服叶酸 5 mg，每天 3 次或每周肌内注射叶酸 2 次，每次 1 mL。也可口服乙酰螺旋霉素 300 mg，每天4 次，并联合用三磺，6 周为 1 个疗程。炎症反应强烈时在抗弓形虫治疗 2 周后可加用泼尼松 60 mg 每天晨 1 次，一周后改为隔天晨 60 mg，根据病情减量。

(杨艳艳)

第二节 非感染性葡萄膜炎

此类葡萄膜炎没有显示感染因素，但多有免疫异常表现，有些常伴有全身性疾病，主要者如下。

一、异色性虹膜睫状体炎

异色虹膜睫状体炎(Fuchs heterochronic iridocyclitis，FHI)临床上并非少见。占葡萄膜炎 3%～11%。富克斯首先提出本病的特点是虹膜异色、白色 KP 和并发性白内障。

(一)病因和发病机制

原因不明。近年来根据免疫学和组织病理学的研究多认为本病是一种免疫性炎症反应，病理表现为单核细胞浸润，其中浆细胞较多，并发现患者血清和前房水内有免疫复合物。表明在虹膜血管壁上有免疫复合物沉着。可能因此引起虹膜实质小血管血栓、闭塞而发生新生血管以及一切临床表现，荧光虹膜血管造影也证实。

(二)临床表现

本病多发生于青壮年，男多于女，多单眼发病。无自觉症状，病程缓慢，很多患者在出现白内障、视力减退时才发现有病，表现如下。

(1)睫状充血很轻或无。KP为灰白中等大小、圆形、无色素，边界清楚，不融合，多遍布全角膜后壁，有时有角膜水肿。

(2)轻度前房内光和浮游物，前房角是开放的，但组织结构不清，常有放射状和环形细小血管，这可能是发生青光眼的原因。当前房穿刺时常引起穿刺部位的对侧有细条状出血流向前房，形成小的前房积血，数小时内吸收，称此为阿姆斯勒征，是本病的特点。这是由于穿刺时前房压力突变使对侧脆弱的小血管受压而破裂。

(3)患眼虹膜色浅，是由于虹膜实质萎缩，色素减少；虹膜后面色素斑状消失呈蛀状或筛样改变，虹膜萎缩，表面可见细小血管。瞳孔缘色素层缺损或完全消失，从不发生虹膜后粘连。瞳孔可变大或形不整，对光反应迟钝，这是由于瞳孔括约肌萎缩所致。

(4)本病90%患者发生并发性白内障，是由后囊下开始混浊，发展迅速，很快成熟，手术摘除不困难，但有时发生并发症，如新生血管性青光眼、虹膜前粘连等。前玻璃体有少量尘埃状混浊。

(5)20%～50%患者发生青光眼为开角型，治疗困难。是由于小梁硬化、小梁内腔闭锁以及房角纤维血管膜形成所致。青光眼常是间歇性或亚急性以后变为慢性。青光眼有时发生于白内障手术后。这可能是由于排水管已不正常，再加上手术影响而加剧。药物治疗无效时可考虑滤过手术治疗。

(三)诊断与鉴别诊断

1.诊断

主要根据临床表现。

2.鉴别诊断

(1)慢性虹膜睫状体炎：有弥漫性虹膜萎缩，但KP有色素，易发生虹膜后粘连。

(2)单纯性虹膜异色症：为虹膜发育异常的遗传性改变，无炎症表现。

(3)继发性虹膜异色：是由于其他眼病如虹膜炎症引起的虹膜萎缩，血管新生；弥漫性虹膜肿瘤等所引起的一眼虹膜组织变色。

(4)神经性虹膜异色症：这是由于交感神经疾病所引起的虹膜色素脱失，动物实验证明颈上交感神经节切除可引起虹膜异色，但无炎症表现。

(四)治疗

无特殊疗法，皮质激素治疗不能改变疾病过程。重要的是及时发现青光眼及时治疗；白内障成熟后手术摘除，预后良好。也可以做人工晶状体植入手术。

二、晶状体诱发性葡萄膜炎

本病多发生于白内障囊外摘除或晶状体损伤以后，并常见于过熟期白内障。此类疾病以往分为三类，即晶状体过敏性眼内炎，晶状体毒性葡萄膜炎和晶状体溶解性青光眼。实际晶状体毒性葡萄膜炎是晶状体过敏性眼内炎的轻型，现称为晶状体性葡萄膜炎，三者总称为晶状体诱发性葡萄膜炎。

(一)病因和发病机制

晶状体有可溶性蛋白和非可溶性蛋白，前者占总蛋白的90%，可溶性蛋白主要有α、β、γ，α抗原性最强，是诱发本病的重要抗原。正常人对房水内少量晶状体蛋白有耐受性，当大量晶状体蛋白进入房水内，耐受性被破坏，T细胞对B细胞的抑制作用减少，而使B细胞产生抗晶状体蛋白抗体增加。大量抗体与晶状体蛋白抗原结合，在补体参与下形成免疫复合物，往往沉着于葡萄膜血管而引起阿瑟氏反应。现已证明实验性晶状体诱发性眼内炎与人晶状体过敏性眼内炎相似，并证明实验性晶状体眼内炎可以血清被动转移；荧光免疫法证明受损伤的晶状体内有IgA和C3，并且用眼镜蛇毒因子减少C3可防止发生实验性晶状体性葡萄膜炎，更进一步证明本病是免疫复合物型自身免疫性疾病。本病炎症轻重不同，有不同的组织病理改变，主要有三种类型。

1.晶状体过敏性眼内炎

当疾病晚期在晶状体附近形成肉芽肿，表现为四种炎症反应环围绕晶状体皮质：最靠近晶状体皮质有一肉芽肿性反应带，含有大单核细胞，有类上皮细胞、多核巨细胞和巨细胞；在此环的外边是一纤维血管带；再其次是浆细胞环；最外层是淋巴细胞围绕。其附近的虹膜和睫状体表现为非肉芽肿性炎症。

2.巨噬细胞反应

此型最为多见，可发生于所有晶状体损伤的病例。其特点是巨噬细胞集聚在晶状体囊皮破溃部位，常见有异物型的巨细胞。虹膜和睫状体前部有淋巴细胞、浆细胞和巨噬细胞轻度浸润。

3.肉芽肿性晶状体性葡萄膜炎

在葡萄膜组织内有肉芽肿性炎症。

晶状体溶解性青光眼是由晶状体皮质溶解所引起的继发性开角型青光眼，常伴发于晶状体过敏性眼内炎，多见于过熟性白内障。晶状体皮质漏入前房引起巨噬细胞反应，吞噬渗漏到前房的晶状体皮质或莫尔加尼液体而变膨胀，这些细胞加上晶状体碎屑阻塞小梁网而引起眼压升高。

(二)临床表现

1.晶状体过敏性眼内炎

此型是阿瑟氏反应，临床症状明显，眼痛、视力高度减退，甚至光感不确。眼睑、结膜、角膜水肿，羊脂样KP，前房水混浊，可有前房积脓，广泛虹膜后粘连，往往发生青光眼，如不及时手术摘除晶状体，最终导致眼球萎缩。

2.晶状体性葡萄膜炎

此型相当于晶状体毒性葡萄膜炎，有很多名称，如晶状体抗原性葡萄膜炎、巨细胞反应。发生于外伤或晶状体囊外摘除2小时至2周后；可发生于各种白内障，此型最为多见，多表现为轻度非肉芽肿性前葡萄膜炎。有三型：①自发性晶状体性前葡萄膜炎，本病无明显发病原因，无外伤史，但发病前都有晶状体混浊，包括并发性白内障。炎症为慢性，轻度充血或不充血，细小KP，前房闪光弱阳性，白内障摘除后炎症消失。②白内障摘除术后晶状体性前葡萄膜炎，一般在术后2～3天出现KP，数量不多，随着残留晶状体皮质的吸收，炎症逐渐消失。③外伤性晶状体前葡萄膜炎，多为轻度炎症。

3.晶状体溶解性青光眼

常发生于过熟期白内障或行过针拨术的手术眼。多为急性发作，眼压突然升高。明显睫状充血，角膜水肿，房水闪光阳性，轻度炎症反应，房角开放，有时前房有雪花状小白点漂浮，角膜后壁、前房角、虹膜及晶状体表面有小白点或者有彩色反光小点。这是含有蛋白颗粒的吞噬细胞。

瞳孔轻度或中等开大，虹膜无后粘连，对光反应迟钝。

（三）诊断与鉴别诊断

1.诊断

主要根据病史和临床表现。在前房穿刺时，可见房水内嗜酸性粒细胞增多，占炎症细胞的30％以上。晶状体溶解性青光眼的房水内含有吞噬晶状体皮质的巨噬细胞。关于晶状体蛋白的皮试意义不大，正常人也可阳性。

2.鉴别诊断

（1）伤后晶状体性葡萄膜炎的鉴别诊断。①交感性眼炎：当外伤眼的对侧眼有白内障发生晶状体性葡萄膜炎需与交感性眼炎区别，后者为全葡萄膜炎，当非外伤眼发炎时外伤眼也明显发炎，如果对侧眼是晶状体性葡萄膜炎，外伤眼是无炎症表现。②术后或伤后感染：发病急，刺激症状突然加重，前房炎症反应明显。

（2）晶状体溶解性青光眼的鉴别诊断：①急性闭角型青光眼，虽有白内障但有色素性KP，前房浅，房角关闭，瞳孔开大。②白内障肿胀期青光眼，前房浅，无炎症。

（四）治疗

为预防晶状体诱发性葡萄膜炎，成熟的白内障应及时摘除，以免后患；提高手术技术尽力不遗留晶状体皮质。一旦确认为本病尽早摘除白内障或残留皮质；如果晶状体已大部分摘除可保守对症治疗。按一般葡萄膜炎治疗，并用皮质激素。溶解性青光眼在控制眼压后立刻做晶状体摘除，即使光感不确定也当手术。

三、交感性眼炎

交感性眼炎是眼球穿通伤后引起的双眼弥漫性非坏死性肉芽肿性葡萄膜炎。受伤眼称刺激眼，未受伤眼称交感眼。病情严重未及时进行有效的治疗，会导致双眼失明。

（一）病因和发病机制

本病多发生于眼球穿通伤和内眼手术后，外伤多于内眼手术，手术中以白内障手术更为多见，特别是伤口愈合不良或伤口有组织嵌顿以及眼内有异物者更易发生。另外角膜溃疡穿孔、化学烧伤以及眼内坏死性肿瘤都可发生交感性眼炎。外伤和交感性眼炎发生的时间间隔最短者9天，最长者60年。65％发生在受伤后2个月以内，90％发生在1年以内，最危险的时间是受伤后4～8周。早期摘除失明的外伤眼可防止健眼发病。

发病机制不明。现认为其发病与免疫因素有关。病毒在激惹免疫方面可能起佐剂作用。眼球穿通伤提供眼内抗原到达局部淋巴结（结膜）的机会，使眼内组织抗原能接触淋巴系统而引起自身免疫反应。实验证明交感性眼炎患者对眼组织抗原特别是S-抗原的细胞免疫反应为阳性。近年来特别强调色素细胞抗原的重要性。并发现本病患者HLA-A11阳性率高；有HLA-A11者比无HLA-A11者外伤后发生交感性眼炎的危险性更大。并发现HLA-DR阳性率也高于正常组。

组织病理表现为双眼全葡萄膜组织浸润。开始以色素细胞为中心淋巴细胞为主的细胞浸润，首先发生在静脉壁，以后出现以类上皮细胞、巨细胞、浆细胞为中心，周围为淋巴细胞的结节形成非坏死性慢性肉芽肿性病变，并可在视网膜色素上皮和玻璃膜之间形成类上皮细胞和淋巴细胞团呈局限性结节状小突起称为达伦-富克斯结节。晚期色素细胞脱失形成晚霞样眼底。

(二)临床表现

1.刺激眼的临床表现

眼球穿通伤后未能迅速恢复正常,而持续有慢性炎症并有刺激症状,逐渐加重,出现羊脂KP、房水混浊、虹膜发暗有结节,这时详细检查健眼,往往有炎症表现。

2.交感眼的临床表现

最初自觉症状轻,往往先出现调节近点延长,晶状体后间隙出现炎症反应。炎症明显时才有轻度睫状充血、细小KP和房水混浊。随着病情的进展出现成形性虹膜睫状体炎。炎症状加重,虹膜变厚、色暗、纹理不清,可见羊脂状KP和虹膜结节,虹膜后粘连,病情发展可发生各种严重并发症。有时病变先由后部开始,眼底周边部有黄白点,如同玻璃疣样改变,是相当于达伦-富克斯结节的病变,并有色素紊乱或先出现视盘充血水肿及视神经炎。有时视网膜下水肿,尤其黄斑部,严重者可引起视网膜脱离,炎症并向前发展,可发生严重的虹膜睫状体炎。

少数病例发生全身症状,如白发、白眉、白癜风以及脑膜刺激症状和听力障碍。

(三)诊断与鉴别诊断

1.诊断

(1)临床诊断:有眼球穿通伤或内眼手术史及双眼炎症反应。

(2)病理诊断:把完全失明眼球摘除不仅可预防交感性眼炎的发生,并可做病理组织学检查,进一步确诊。

2.鉴别诊断

(1)交感性刺激:为一眼有外伤,另眼有刺激症状如畏光、流泪、眼睑痉挛等。排除原发刺激,交感刺激即消失。

(2)晶状体性葡萄膜炎:双眼白内障,一眼手术后另眼发生炎症反应,其鉴别是手术眼无炎症。

(3)与VKH临床症状状相似,但无眼外伤史。

(四)治疗

1.外伤眼处理

眼外伤后应积极治疗,使其早日治愈。如视力已完全丧失应早期摘除。如已发生交感性眼炎,对无视力的刺激眼也应摘除。如尚有恢复视力的可能应积极抢救双眼。

2.交感性眼炎的治疗

按一般葡萄膜炎治疗和广谱抗生素。全身应用大量激素,每早口服泼尼松60～100 mg,根据病情逐渐减药改为隔天给药法。炎症消退后应继续用维持量数月。激素治疗无效或不能继续应用者可用免疫抑制剂如环磷酰胺或苯丁酸氮芥等。近年来有人报告应用环孢菌素A,效果较好。

四、中间葡萄膜炎

中间葡萄膜炎又称周边葡萄膜炎或平坦炎。主要侵犯睫状体的平坦部和眼底周边,常伴有视网膜血管炎,可引起各种并发症,严重影响视力,为比较常见的慢性葡萄膜炎。在我国占特殊类型葡萄膜炎的第三位,在美国加州占第一位。

(一)病因和发病机制

原因不明。可能与免疫因素有关。如本病患者对链球菌和常见的病毒有超敏反应;本病可伴发于多发硬化症患者，抗神经节糖苷抗体增加，并发现本病患者60%以上循环免疫复合物增加，其程度与疾病活动一致。因此，认为睫状体与肾小球一样容易发生免疫复合物疾病。

炎症主要在睫状体和血管周围，表现为视网膜静脉炎和静脉周围炎和玻璃体底部有纤维胶质增生。视网膜静脉、毛细血管和小动脉功能不良也可解释本病常发生视网膜水肿和视盘水肿。

(二)临床表现

多为双眼，不分性别，好发于青壮年。早期症状轻，多主诉眼前有黑点，有时眼球酸痛，视力疲劳。视力减退是由于玻璃体混浊、黄斑水肿以及并发性白内障。

1.眼部表现

(1)眼前部改变：一般球结膜不充血，无KP或少量中、小KP，也可有羊脂状KP，仅有少许浮游物，闪光弱阳性，但晶状体后间隙闪光和浮游物明显。前房角有胶样灰色、灰黄色渗出，有时前节正常，也可见这种改变，因此，容易发生虹膜前粘连。虹膜一般没有改变，但常有并发性白内障。

(2)眼底改变：视网膜周边部有两种渗出：一种为弥漫型较多见，早期锯齿缘附近有小渗出以后可见于平坦部和眼底周边部，这种软性小渗出瘢痕化以后形成有色素的小病灶；另一种为局限性病灶，为大片渗出多在眼底下方形成雪堤状常有新生血管。并伴有周边部视网膜血管炎和静脉周围炎、静脉迂曲扩张或变细或伴白线；严重者病变由周边部向后极部扩展，引起进行性血管闭锁，并常有黄斑部和视盘水肿，玻璃体明显混浊，活动期呈尘埃状；晚期形成索条状或膜状在玻璃体前周边部明显，呈雪球状者多位于下方周边部的视网膜前。

2.临床类型

(1)根据炎症表现分为弥漫性和局限性，前者为最多见，预后良好。

(2)根据炎症程度分为三种。①轻型：无KP，轻度或无房水闪光和细胞，晶状体后间隙和前玻璃体有少许浮游物。②中度型：往往无KP，房水闪光阳性，少许浮游细胞，晶状体后间隙和前玻璃体有明显浮游物，眼底后极中等度水肿，平坦部下方有渗出物。③严重型：有少量或中度灰白色KP或少量羊脂状KP，轻度或中等度房水闪光和浮游物，周边部血管改变，并可有局限性雪堤状渗出。

(3)根据临床最后过程有五种改变：①良性型，预后良好，数月后周边部渗出消失，仅遗留少许小萎缩斑或少许虹膜前粘连。②继发性脉络膜和(或)视网膜脱离型，由于渗出引起周边部脉络膜脱离或伴有视网膜脱离，皮质激素治疗有效，炎症消退视网膜复位。③睫状膜形成型，为恶性进行性病变。在锯齿缘有大量灰黄色渗出，数月后在渗出膜内有来自睫状体的新生血管，逐渐进展，侵入晶状体赤道部及其后部形成睫状膜，牵引视网膜脱离或引起晶状体虹膜隔前移，使房角关闭而引起继发性青光眼。④视网膜血管进行性闭锁型，视网膜血管炎由周边部开始向视盘进展，静脉周围鞘非常致密以致看不见血柱。晚期小动脉闭塞，出现视神经萎缩，视力逐渐丧失。⑤慢性迁延型，周边部病灶此起彼伏，长期不愈，玻璃体形成大量机化膜，最后引起严重并发症，高度影响视力，甚至失明。

(三)诊断与鉴别诊断

1.诊断

患者常主诉眼前有黑点，前节炎症轻，但晶状体后间隙和前玻璃体混浊明显。三面镜检查可见周边部和平坦部病变。

2.鉴别诊断

(1)前葡萄膜炎:自觉症状和前部炎症明显。

(2)桐泽型葡萄膜炎:周边部也可有大片渗出,但发病急,玻璃体混浊明显。

(3)结节病:也可表现为慢性中间葡萄膜炎伴有视网膜血管炎,但有全身特殊改变。

(4)贝赫切特综合征:早期表现周边部视网膜血管炎和玻璃体混浊,但常有特殊的黏膜、皮肤改变。

(四)治疗

大部分病例是良性过程,不需要特殊治疗。病情稍重或黄斑水肿者可每周或隔周球旁注射泼尼松龙;少数严重病例可隔天口服泼尼松,但不宜长期应用,对皮质激素治疗无效者可考虑用免疫抑制剂,也可进行光凝或冷凝疗法。

五、伴有关节炎的葡萄膜炎

多年来都认为前葡萄膜炎与风湿病性关节炎和结缔组织病有关。目前已明确二者不是因果关系,而是同一性质疾病与免疫有关。发生葡萄膜炎的关节炎主要有以下几种。

(一)临床表现

1.强直性脊柱炎(ankylosing spondilitis,AS)

强直性脊柱炎是慢性进行性关节炎。主要侵犯骶髂关节和脊柱。25%患者可发生前葡萄膜炎,男性多于女性,青壮年发病。关节炎多发生于眼病以前。有家族史,伴有前葡萄膜炎的AS患者中90%HLA-B_{27}为阳性,HLD-DR4阳性率也高。

临床上50%患者无症状。主要症状有腰背疼,特别是早晨起床后腰背有强直感,重者腰椎前后运动受限,常引起脊柱变形。眼部常表现为复发性非肉芽肿性前葡萄膜炎。严重者有纤维素性渗出和前房积脓。虽然3～6周炎症消退,但反复发作可引起虹膜后粘连、继发性青光眼和并发性白内障等。

2.青年类风湿关节炎(juvenilerheumatoid arthritis,JRA)

青年类风湿关节炎是儿童慢性进行性疾病,多发生于16岁以下,最多见于2～4岁,一般病程为5～6年,20%～40%患儿抗核抗体(ANA)是阳性。近年来发现本病患者HLA-DR5阳性高。

全身表现有三类型。

(1)急性毒性型(Still病):20%患者在发病前有高热,并伴有淋巴结和肝脾大。发病时轻微关节痛。此型很少发生前葡萄膜炎。

(2)多关节型:全身所见不多,多关节受累,以膝关节多见,腕关节和踝关节次之。此型7%～14%可发生前葡萄膜炎。

(3)单关节或少关节型:常累及膝关节,其次是髋关节和足跟。此型78%～91%发生前葡萄膜炎,女孩比男孩多4倍。眼病主要有两型:一种为慢性非肉芽肿性前葡萄膜炎,多见于女孩伴有少关节型关节炎。刺激症状轻,眼不红不痛,常发生角膜带状混浊和并发性白内障。由于视力减退,才发现有眼病。另一种是急性非肉芽肿性前葡萄膜炎,多见于男孩,伴多关节型葡萄膜炎,某些患者HLA-B_{27}阳性。

3.Reiter综合征

本征包括非特异性尿道炎,多发性关节炎和急性结膜炎,并可发生前葡萄膜炎。HLA-B_{27}阳性率也高。一般先出现尿道炎，然后出现关节炎和眼病。尿道炎为黏液性或黏液脓性无菌性脓尿和血尿。关节炎多侵犯大关节。结膜炎有黏液脓性分泌物，结膜充血，乳头增生，可持续2～6周。8%～40%可发生前葡萄膜炎，为双眼非肉芽肿性炎症，严重者有大量纤维素性渗出和前房积脓。

4.类风湿关节炎(rheumatoidarthritis，RA)

类风湿关节炎为最多见的慢性病。在患者血液和滑膜液内可发现抗IgG和IgM抗体，称为类风湿因子(RF)，本病患者常伴有细胞免疫缺陷。本病女性发病高于男性，很少发生于儿童。全身症状有发热、体重减少等。多关节受累，多是对称性。首先侵犯末梢关节，特别是指骨小关节，最后骨关节变形。常引起风湿性心脏病。本病可侵犯结膜、角膜、巩膜、房水排出管以及葡萄膜炎。葡萄膜炎比巩膜炎少见，多表现为非肉芽肿性前葡萄膜炎。

5.牛皮癣性关节炎

牛皮癣性关节炎是慢性复发性皮肤病，在病变部位表现带有银灰色鳞屑的丘疹性病变。本病可伴有关节炎和前葡萄膜炎。在牛皮癣患者中很少有前葡萄膜炎，但伴有关节炎的牛皮癣患者发生前葡萄膜炎，表现为轻度或严重的急性炎症，并常伴有角膜缘内的周边角膜浸润和结膜炎。

6.炎症性肠道性疾病

这包括溃疡性结肠炎和回肠结肠炎，两者都可发生关节炎和葡萄膜炎，往往伴有HLA-B_{27}阳性。都有胃肠道症状。

(1)溃疡性结肠炎：为非特异性反复发作性肠炎，女性多于男性，20%以上患者有关节炎，为游走性单关节炎，也可发生骶髂关节炎和强直性脊柱炎。起病急、发热，每天排脓血便10余次。0.5%～12%发生双侧非肉芽肿性前葡萄膜炎，反复发作，伴有骶髂关节炎者更易发生前葡萄膜炎；伴有肠道症状和关节炎者多为慢性过程，反复再犯。

(2)肉芽肿性回肠结肠炎(granulomatous ileocelitis，克罗恩病)：本病是多灶性非干酪化的肉芽肿性慢性复发性肠炎。急性发作者颇似急性阑尾炎的腹痛；慢性者有腹痛、腹泻，逐渐肠栓塞症状。也可发生关节炎，多为强直性脊柱炎。大约5%有各种眼病，结膜炎、前葡萄膜炎最为多见。多为非肉芽肿性前葡萄膜炎，有急性和慢性过程。肠道疾病发作时前葡萄膜炎加重，也可发生脉络膜炎、视神经视网膜炎和视网膜血管炎。

(二)诊断与鉴别诊断

根据临床表现如不同关节炎的表现皮肤和肠道症状，并结合化验检查如红细胞沉降率、抗"O"RF、ANA、CRP和X线检查，特别注意膝关节和骶髂关节和四肢关节。因为关节炎往往先于葡萄膜炎，为了早期发现眼病，对关节炎患者特别是JRA应追踪观察，多发性关节炎应半年进行一次眼部检查；少关节炎患者发生葡萄膜炎的危险性更大，应3个月检查一次，并应随访7年以上。

(三)治疗

按前葡萄膜炎治疗，充分活动瞳孔，防止虹膜后粘连。儿童不宜长期用阿托品以防睫状肌麻痹而引起弱视。儿童慎用或不用阿司匹林以防引起不良反应。一般可服用布洛芬并可请有关科室会诊，协助治疗。

六、福格特-小柳-原田综合征

本病为双眼弥漫性渗出性葡萄膜炎，伴有毛发、皮肤改变和脑膜刺激症状，因而又称为葡萄膜-脑膜炎。最初是福格特和小柳先后报告的，以前节炎症为主称福格特-小柳病（VK）。以后Harada（原田）报道类似的眼病，是以后节炎症为主，往往发生视网膜脱离，称为原田病。二者总称为福格特-小柳-原田综合征（VKH）。

（一）病因和发病机制

本病原因不明。根据临床急性发病，多伴有流感样症状，可能与病毒感染有关，但病毒培养为阴性。现认为本病是自身免疫性疾病，患者对眼组织抗原有细胞免疫和体液免疫反应，并发现患者血液内存在抗S-抗原抗体和抗神经节糖苷抗体。近年来强调色素细胞的重要性，它既是抗原又是靶细胞，又发现本病患者HLA-B_{W54}和HLA-DR_1、DR_2比正常组高。因此，本病发病机制有各种因素，可能先有致病因子（病毒）作用于易感患者，引起非特异性前驱期症状；另一方面致病因子引起色素细胞抗原性改变，而发生自身免疫反应，出现全身性色素细胞受损害的各种表现。本病主要病变在葡萄膜和RPE，伴有色素细胞的破坏。病理为慢性弥漫性肉芽肿性炎症。最后脉络膜纤维化，大中血管层血管数减少，RPE色素广泛脱失、形成晚霞样眼底改变。

（二）临床表现

本病好发于青壮年，以20～40岁为多，男女无差别，多双眼发病。临床分为三期。

1.前驱期

突然发病，多有感冒症状：头痛、头晕、耳鸣。严重者有脑膜刺激症状，脑脊液淋巴细胞和蛋白增加，因而易误诊为颅内疾病。头痛是本期的主要症状（58%～95%），也是早期诊断的指标。

2.眼病期

前驱症状后3～5天出现眼症状几乎双眼同时急性发病，视力高度减退。

（1）福格特-小柳病：以渗出性肉芽肿性虹膜睫状体炎为主，也伴有弥漫性脉络膜视网膜炎。前节炎症迅速发展，有大量渗出遮盖瞳孔区和虹膜后粘连，眼底看不清，视力高度减退，未及时治疗可引起各种并发症，如瞳孔锁闭、膜闭和继发性青光眼。

（2）原田病：双眼视力突然减退，前节炎症轻，但眼底改变明显，起病时视盘充血，其周围和黄斑部明显水肿，易误诊为视神经炎或中心性浆液性视网膜病变，逐渐全眼底水肿发灰，并表现为多灶性病变，相互融合形成局限性视网膜脱离，进而引起视网膜下方大片脱离。

3.恢复期

眼部炎症逐渐消退，前节炎症易遗留虹膜后粘连；视网膜下液吸收，视网膜复位。眼底色素脱失，形成所谓晚霞样眼底，并有散在大小不等色素斑和色素脱失斑，视盘周围往往有灰白色萎缩晕。

本病轻重程度不等，轻者为一过性炎症，虽有视网膜脱离，但无明显“晚霞样”眼病，称为顿挫型；严重者半年以上炎症持续存在，称为迁延型，往往是由于治疗不当，例如皮质激素治疗开始晚或量不足或中途停药以致长期不愈，表现为肉芽肿性炎症，反复发作，发生严重并发症，甚至失明。脱发、白发和白癜风多发生在眼病开始后数周到数月，一般5～6个月恢复。

（三）诊断与鉴别诊断

1.诊断

初期自觉症状有头痛、头晕、耳鸣，临床上表现为双眼弥漫性葡萄膜炎，前节发展为肉芽肿性炎症；后部视盘、黄斑部水肿、多发性视网膜脱离斑，以及晚期的“晚霞样”眼底，并伴有毛发、皮肤等改变，常可作出诊断。

2.鉴别诊断

（1）视神经炎或中心性浆液性视网膜脉络膜病变：晶状体后间隙检查可早期发现葡萄膜炎。

(2)急性后极部多发性鳞状色素上皮病变(acute posterior multifocal pigment epitheliopathy,APMPPE):在后极部也有斑状病变,但早期荧光眼底血管造影两者有明显不同;而且 VKH 很快就出现葡萄膜炎的体征。

(四)治疗

本病自从应用皮质激素治疗以来,视力预后有很大改进。除局部应用以外,应早期全身给药,用量要足,早期用大量皮质激素时要快减,以后慢减,一个月内避免急剧减药,最后用维持量要长,不少于 3 个月。因长期用药应当用中效的泼尼松,一般每天 80～100 mg 每早 7～8 时一次顿服。根据病情减药后要改为隔天服药法。在减药过程中如有复发可加局部用药。病情严重者或皮质激素治疗开始的晚,用药时间要长,甚至需用药 1 年以上,其他治疗同一般葡萄膜炎。

七、贝赫切特综合征

本病为慢性多系统损害的疾病,贝赫切特首先提出本病的四大特点,即复发性口腔溃疡、阴部溃疡、皮肤改变和葡萄膜炎。葡萄膜炎反复发作可导致多数患者失明。

(一)病因和发病机制

原因不明。中东和日本多发,在我国占特殊性葡萄膜炎的第四位。因患者有多种自身抗体,推想可能是一种自身免疫性疾病。主要病理改变是闭塞性血管炎,现已证明是由免疫复合物阿瑟氏反应所致。其他如纤维蛋白溶解系统功能低下高凝状态,中性白细胞的功能异常,活性氧亢进,中毒因素以及遗传因素(HLA-B5、HLA-B51、HLKA-DR5 检出率高)都可能与之有关。

(二)临床表现

1.全身表现

常有早期前驱症状,如低热、食欲缺乏、反复咽喉炎等。逐渐出现以下改变。

(1)口腔溃疡:为最多见,常侵犯口唇、齿龈、舌和颊部黏膜。初起发红,轻度隆起 1～2 天后形成灰白色溃疡,2～12 mm,7～10 天消失,不遗留瘢痕。

(2)外阴部溃疡:男性比女性多发。

(3)皮肤改变:常见者有结节性红斑、皮疹、毛囊炎,以及皮肤针刺反应。

(4)血管炎:大、中、小血管都被侵犯,特别是静脉、浅层血栓性静脉炎最为多见。

(5)关节炎:为多发性关节炎,多侵犯下肢。

(6)消化道症状:严重者胃黏膜溃疡。

(7)神经精神症状:可出现中枢神经和脑膜刺激症状,有时有记忆力减退和性格改变等。

2.眼部表现

本病 70%～80%发生葡萄膜炎,男性多于女性,20～40 岁发病较多。双眼反复发作平均间隔 1～2 个月,短者一周,长者 2 年,病程较长,可达 10～20 年,多致失明。眼病有三种类型。

(1)前葡萄膜炎:仅前节炎症,多次反复,表现为急性渗出性虹膜睫状体炎,有较多细小 KP,往往出现前房积脓,其特点是出现的快,消失也快。反复发作发生各种并发症。

(2)玻璃体炎型:是以玻璃体混浊为主的反复性炎症。此型是以睫状体炎为主,并可见视网膜静脉扩张,视网膜水肿,但无出血和渗出。

(3)眼底病型:为严重类型,大多数病例前后节都有炎症和玻璃体混浊。①早期改变:以视网膜血管炎为主,静脉扩张,在其附近往往有毛刷样出血;动脉变细,有的血管闭塞成白线;小静脉、毛细血管的通透性增强而引起后极部视网膜弥漫性水肿混浊。甚至仅有轻度前节炎症也有视网膜血管炎。②晚期改变:可发生视网膜血管分支阻塞,视网膜有大片出血和渗出,甚至发生新生血管伸向玻璃体而引起玻璃体积血。小动脉闭塞性血管炎引起缺血性病变,导致视网膜浅层坏死,呈灰白色的视网膜栓塞。疾病反复发作视网膜脉络膜变性发生持续性水肿混浊;黄斑部水肿囊样变性常发生板层裂孔。由于血管周围继发性纤维增生也可引起视网膜脱离。视盘充血,边界不清,当视网膜血液供给进行性丧失,视网膜神经纤维层萎缩可导致视盘萎缩,色变浅;或者视盘血管闭塞由于缺血而发生急剧性视力丧失,最后发生视神经萎缩。

(三)诊断与鉴别诊断

1.诊断

根据主要和次要改变分为两型。主要改变为反复性口腔溃疡、阴部溃疡、皮肤病和葡萄膜炎。次要改变有关节炎、胃肠道疾病、附睾炎、血管炎及神经系统疾病。在疾病过程中四种主要改变都出现称为完全型;不完全型是指疾病过程中有三个主要改变或典型眼部改变如前房积脓或典型视网膜血管炎,再加一种主要改变如反复性口腔溃疡。不能诊为不完全型者称为可疑型。皮肤针刺反应很有诊断价值。

2.鉴别诊断

(1)伴有视网膜血管炎的葡萄膜炎:如结节病性葡萄膜炎 多为视网膜静脉周围炎,有其特殊的全身改变,但无黏膜和皮肤改变。又如多发性出血性视网膜血管炎,表现为轻度前葡萄膜炎,双眼发病为多发性视网膜血管炎,视网膜毛细血管无灌注,玻璃体炎,原因不明,皮质激素治疗有效。

(2)伴有前房积脓性前葡萄膜炎:如强直性脊柱炎、Reiter 综合征虽有关节炎和前房积脓,但后节正常,也无黏膜和皮肤改变。

(四)治疗

同一般葡萄膜炎,注意散瞳。前节炎症可局部点眼或结膜下注射皮质激素;后节炎症在发作时可球旁注射,以缓解急性炎症。本病不宜全身应用皮质激素。主要用免疫抑制剂如苯丁酸氮芥或环磷酰胺。一般先用秋水仙碱,每次 0.5 mg 每天 2 次,不良反应少。如果无效,首选苯丁酸氮芥,这是治疗本病最有效毒性最小的免疫抑制剂每天 0.1～0.2 mg/kg,根据病情逐渐减量至每天 2 mg 用药约 1 年。严重病例各种药物治疗无效者可口服环孢霉素 A 每天 3～5 mg/kg,分 2 次服用,因对肝肾不良反应大应慎用。以上药物都有不良反应,用药前要说明可能发生的不良反应并取得患者或家属同意而且无全身禁忌证者方可用药。治疗过程中应每周检查白细胞和血小板。用环孢霉素 A 要检查肝肾功能及血清蛋白电泳。其他药物有血管扩张剂、抗凝剂、吲哚美辛及维生素 C、E 等。中药以清热解毒凉血祛瘀为主。

(杨艳艳)

第三节 睫状体脉络膜脱离

除巩膜突、后极部和涡静脉外,葡萄膜和巩膜疏松相连,因此两者容易分离。睫状体和前部脉络膜的静脉较为丰富,而且粗大,只有一层内皮细胞,液体容易渗漏,因此容易发生睫状体脉络膜脱离。

脱离形态有三种，即环形、分叶状和扁平形。早期的脱离用三面镜检查才能发现，在锯齿缘附近有一个模糊的水肿带与角膜缘呈同心性排列的波状皱纹区域。脱离明显时表面无皱纹，呈暗褐色或灰棕色隆起。根据脱离的范围其形态各有不同。脉络膜前部和睫状体带的脱离，呈几个局限性隆起或呈环形围绕周边部；如果波及后极部则呈一个或几个半球形，在两个球形隆起之间，由于涡静脉附着于巩膜，呈一深谷，形成所谓分叶状脱离。脉络膜脱离多见于眼球的颞侧和鼻侧；严重者仅保留后极中心部。偶尔发生平脱离，表面有波纹，无论何种脱离，当它吸收时往往出现视网膜皱褶。如果在 8～14 天内脱离消失，眼底不发生其他改变；如果脱离时间长，则在病变区出现颗粒状和条状色素紊乱。

患者多无自觉症状，有时出现视野和屈光改变，当脱离波及黄斑时即发生视力障碍。本病应当与视网膜脱离和脉络膜肿瘤鉴别，与前者区别较易，脉络膜脱离色暗，表面光滑，视网膜血管正常，而视网膜脱离呈波浪状起伏；但与脉络膜黑色素瘤的区别则比较困难，要参考病史、巩膜透照、超声、CT 等检查。

一、特发性脉络膜脱离

本病是冯·格雷费首先报告的，舍彭斯明确了本病特点是伴有非孔源性视网膜脱离，视网膜下液体随体位移动呈泡状隆起，称为葡萄膜渗漏。

（一）病因和发病机制

本病原因不明，关于其发病机制有多种学说，主要认为巩膜先天异常增厚。近年来发现巩膜增厚主要是氨基多糖异常沉着，它具有高度吸水性，致使巩膜膨胀，压迫涡静脉，导致脉络膜循环障碍，引起葡萄膜水肿渗漏。因此认为本病可能是眼部黏多糖蓄积病的一种。真正小眼球巩膜异常增厚也易患本病。

（二）临床表现

患者多为中年男性，双眼先后发病，其间隔有数月或数年。疾病呈隐匿性进行性发展，出现进行性视力减退。常因上巩膜静脉压高而有上巩膜血管扩张。前节无明显炎症，偶有轻微房水闪光，玻璃体有轻度细胞浸润。临床分为四期。

1.睫状体脉络膜脱离期

睫状体肿胀，引起调节障碍，视力疲劳，又因晶状体屈光度增加而出现近视症状。脉络膜脱离多位于赤道部和睫状突之间，有时呈分叶状，多数为典型环形脱离，呈棕色隆起。

2.视网膜脱离期

周边部脉络膜长期脱离使脱离部位的玻璃膜和色素上皮受损，通透性增强，液体逐渐渗到视网膜下而引起脱离，为非孔源性脱离自下方开始向后进展；视网膜下液体多而清亮，使脱离的视网膜菲薄而透明，表面光滑无波纹，当患者改变体位时视网膜脱离的部位也随之移动，位于低位处；坐位时脱离在下方，严重者前方可达晶状体后囊，后方遮盖视盘，甚至视网膜全脱离。有时发生视盘水肿。

3.视网膜脱离恢复期

病程数月至数年，有自然吸收倾向，视网膜自行复位。有时视网膜下液体长期潴留而浓缩形成白点状沉着物，并可出现视网膜色素紊乱，呈椒盐样眼底。

4.晚期

如果病变反复发作，晚期发生视网膜变性，血管变细，脉络膜萎缩，视力丧失或因继发性青光眼而失明。

(三)诊断与鉴别诊断

1.诊断

可根据临床表现,荧光眼底血管造影及超声检查,不仅可了解周边部葡萄膜和视网膜脱离情况,并可证实有无眼球壁增厚;并可测量眼球前后径,确定有无眼球轴短的真性小眼球;脑脊检查可发现患者脑脊液蛋白升高。

2.鉴别诊断

(1)大泡状视网膜脱离:为多发性后极部浆液性视网膜色素上皮脱离,伴无孔性视网膜脱离。又称为多发性后极部色素上皮病变(multi focal posterior pigment epitheliopathy,MPPE)。其前驱期常有反复性中心性浆液性视网膜脉络膜病变。突然发病,后极部出现1/2～1 PD的圆形黄白色色素上皮脱离,以后发生无孔性视网膜脱离。很像葡萄膜渗漏。但后者无渗出斑,并常伴有周边部的脉络膜脱离,荧光造影以及中浆病史的有无可以区别。

(2)后巩膜炎:有的病例也可发生环状睫状体脉络膜脱离及渗出性视网膜脱离,视网膜下液体也随体位移动。但后巩膜炎患者多有眼痛、眼球运动痛,眼红;重者有复视,眼球运动障碍,甚至眼球突出。本病患者多有类风湿关节炎,也可有前巩膜炎。

(3)原田病:严重者伴有视网膜脱离,脱离部位不随体位改变而移动,而且前后节有明显炎症。皮质激素治疗有效。

(4)孔源性视网膜脱离合并脉络膜脱离:这是由于低眼压引起的睫状体脉络膜脱离,常伴有葡萄膜炎、眼痛、睫状充血,眼压极低。另外根据超声检查要除外脉络膜黑色素瘤。

(四)治疗

本病对皮质激素和激光治疗以及一般视网膜脱离手术治疗多无效,少数缓解但易复发。加斯制作巩膜人工导出孔而使视网膜脱离复位。因而提出巩膜切除和巩膜切开手术可获得良好效果。做的方法各有不同。一般局麻,首先找出涡静脉,在四个象限,以赤道部前缘为中心或在角膜缘后7～12 mm处做5 mm×7 mm或5 mm×5 mm 1/3～1/2厚度的巩膜板层切除,在切除床中心做2 mm切开或做丁字型切开。沃德仅做较大的8 mm×10 mm的巩膜板层切除,不做巩膜切开也取得同样效果。术前首先明确诊断,无外伤、手术或低眼压。如果患者视力良好,黄斑区无脱离,可继续观察,如果视力进行性下降,确定为本病则可考虑这种巩膜板层切除术。

二、手术后睫状体脉络膜脱离

睫状体脉络膜脱离多见于内眼手术如白内障、青光眼、视网膜脱离和角膜移植术后。多于术后当时或者1～4天后发生。术后数周发生者极少。脱离的原因是由于眼球切开后,眼压下降,血管扩张。液体漏出到脉络膜睫状体上腔;或因手术时前房角受损,使房水进入睫状体和脉络膜上腔。青光眼滤过手术后尤易发生。这是由于术后滤过太强,长期低眼压所致。临床表现为术后前房变浅或消失、低眼压以及脉络膜脱离。如果术眼前房浅或消失、眼压高者应注意术后恶性青光眼。

本眼病一般无须特殊治疗,包扎卧床可自愈。术后低眼压,前房浅者,则应检查手术切口,如有漏水现象,应及早修复;如伤口完好则应充分散瞳,应用皮质激素、高渗药物和乙酰唑胺等。经上述处理脱离仍不复位并有前房消失时,可考虑平坦部位作巩膜切开、放液,前房内注入空气,使前房形成,促使脱离的葡萄膜复位。

三、继发性脉络膜脱离

(一)炎症性渗出性脉络膜脱离主要有两种

1.后巩膜炎

常见的症状有眼痛、视力减退、眼充血,常伴有前巩膜炎。眼底在巩膜肿胀区可见境界清楚的脉络膜隆起。

2.葡萄膜炎

中间葡萄膜炎、交感性眼炎和 VKH 的严重病例由于炎症渗出可引起视网膜或脉络膜脱离。

(二)外伤性

眼球挫伤、直接或间接的头部或眼眶外伤,使葡萄膜血管急性充血而引起液体渗漏;外伤后的持续性低眼压也引起脉络膜脱离。

(三)伴有孔源性视网膜脱离的睫状体脉络膜脱离

本病原因可能是玻璃体经视网膜裂孔到视网膜下,刺激脉络膜使其血管扩张,通透性增强,以致睫状体脉络膜水肿,造成房水产生减少,眼压下降,而使脉络膜上腔有液体潴留,而发生睫状体脉络膜脱离。临床表现为突然发病,眼痛、睫状充血、房水闪光强阳性有浮游细胞但 KP 可见。按葡萄膜炎治疗消炎,早期手术封闭视网膜裂孔。一般可做巩膜板层或巩膜外垫压术,如果脉络膜脱离较高可先放出脉络膜上腔液体、再行电凝术。

(四)全身血管性疾病

如肾炎、高血压、结节性动脉炎以及影响眼静脉回流,涡静脉回流受阻者可引起脉络膜脱离。应针对病因治疗。

(杨艳艳)

第四节　先天性葡萄膜异常

一、无虹膜

无虹膜是少见的眼部先天畸形,表明其发育停滞于原始状态,凡肉眼在前房周边能看到部分虹膜组织者称为部分性无虹膜;如果用前房角镜检查才能看到少许虹膜残端者称为无虹膜。无虹膜几乎都是双眼受累,不仅虹膜异常,并常伴有角膜、前房、晶状体、视网膜、视神经异常。发病原因不明,多表现为常染色体显性遗传。

(一)临床表现

临床上因瞳孔极度开大,常有畏光,眼裂变小,并由于各种眼部异常而引起视力减退,中心凹缺如,视细胞受光损伤,视力低下。瞳孔极大占据全角膜范围,在角膜缘内可见到晶状体赤道部边缘,有时可见到悬韧带及其后房的睫状突。无虹膜可伴发其他眼部异常。

1.角膜混浊

较早出现角膜混浊,往往伴有细小放射状浅层血管,侵犯角膜周边部;有的病例为先天性小角膜。

2.青光眼

常规做房角镜检查是必要的,可见卷缩状宽窄不等的虹膜残根。疾病早期小梁网往往正常,但可逐渐引起房角关闭,虹膜残根如同前粘连向前伸到小梁的滤过区,掩盖小梁网的大部分而引起青光眼;或由于晶状体移位。

3.白内障

出生时有轻的前后皮质混浊,逐渐发展,严重者需要手术治疗。

4.晶状体异位

56%患者有晶状体异位。

5.斜视

比较多见,患者常有屈光不正,多为远视,应当检查屈光不正,提高视力。

6.眼球震颤

眼球震颤是继发于黄斑发育不良。

本病患者可伴有全身异常如骨骼畸形,颜面发育不良、泌尿系统先天异常、发育迟缓以及肾母细胞肿瘤。肾母细胞肿瘤是肾脏恶性肿瘤,常染色体显性遗传,有人报道肾母细胞肿瘤患者1%有无虹膜病。更易发生于散发性先天无虹膜者。

(二)治疗

无特殊疗法,防止强光刺激可戴墨镜。应当注意并发症以便及时治疗如青光眼等。

二、虹膜缺损

虹膜缺损有两种,一种是典型葡萄膜缺损,在胚裂区从脉络膜到虹膜缺损,系先天胚裂闭锁不全所致。在胚裂封闭以后发生的缺损称为单纯性虹膜缺损,病因不明,与视杯发育过程中切迹有关,由于中胚叶的机械性阻塞或外胚叶生长的原发性发育异常以及晶状体纤维血管膜异常生长使视杯在此处不能向前生长而形成虹膜缺损。虹膜整个节段缺损直至睫状体缘者称为全部性缺损,否则为部分性缺损,部分性缺损可表现为瞳孔缘的切迹、虹膜孔洞和虹膜根部缺损。如果缺损累及虹膜组织的全厚层,称为完全性虹膜缺损;仅累及外胚叶或中胚叶部分者称为不全性虹膜缺损。

(一)先天性典型虹膜缺损

先天性典型虹膜缺损是位于虹膜下方为完全性虹膜缺损。瞳孔向下伸展到角膜缘,并且愈向下伸展愈变窄,形成尖向下的梨形瞳孔;瞳孔上缘略向下移位,瞳孔缘的边缘色素缘和瞳孔括约肌一直由瞳孔缘沿缺损部延续到角膜缘。这是与手术造成的虹膜缺损的主要区别点。本病常伴有其他眼部先天畸形如脉络膜缺损,而使视力减退。

(二)单纯性虹膜缺损

单纯性虹膜缺损为不合并其他葡萄膜缺损的虹膜缺损。

1.完全性虹膜缺损

(1)切迹样缺损:比较多见,常发生于虹膜下方典型性缺损的位置,为轻度完全性缺损。

(2)虹膜孔型:单一虹膜孔比较多见,在瞳孔开大时被动地关闭,瞳孔缩小时张开。

(3)虹膜周边缺损:瞳孔正常。缺损的虹膜孔较小,呈圆形、裂隙状或三角形。

2.不完全性虹膜缺损

(1)虹膜基质和色素上皮缺损:但有虹膜-瞳孔板层结构残余称为桥形缺损,有丝网状薄膜组织架于虹膜缺损处。或在缺损处有粗大条索。

(2)虹膜基质缺失而色素上皮存在：称为虹膜小窝，为虹膜隐窝中的两层中胚叶组织完全缺如，小窝底部为黑色素上皮。

(3)虹膜色素层缺损：在虹膜实质发育不全处用检眼镜能看到眼底红光反射。

三、永存瞳孔膜

胚胎时晶状体被血管膜包围，到胚胎7个月时该膜完全被吸收消失。但有时在出生后晶状体前囊上残存一部分称为永存瞳孔膜。

(一)临床表现

永存瞳孔膜颜色与虹膜色相同，主要有丝状和膜状两种。前者一端连在虹膜小环部，另一端连到瞳孔区晶状体前表面或角膜后壁。这一点与炎症后粘连不同；膜状者起于虹膜小环部，占据部分瞳孔。瞳孔膜残留一般不影响瞳孔运动，除致密的膜外，一般不引起视力障碍。

(二)治疗

影响视力的厚瞳孔膜需要手术或激光治疗。

四、脉络膜缺损

脉络膜缺损是指脉络膜有局部缺损，为比较常见的先天性眼底异常。典型的脉络膜缺损是由于眼泡胚裂闭锁不全，脉络膜发育不良，致使脉络膜和视网膜色素上皮(RPE)完全缺损，可有遗传性。非典型脉络膜缺损的病因和性质尚无统一的意见，一般认为可能是外胚叶或中胚叶发育异常；子宫内期脉络膜炎症也可能与之有关。

(一)临床表现

1.典型脉络膜缺损

多为双眼，也可有单眼，往往合并其他眼部异常，导致视力不佳。缺损位于视盘下方，与其下缘之间有一宽窄不等的正常区；有的病例其上方也可包括视盘在内，下方边缘直达眼底周边部。缺损的面积大小不一，一般大于数视盘直径(PD)，大者可超过一个象限。视野检查可见与缺损一致的扇形缺损。缺损区无脉络膜，通过菲薄的视网膜可见巩膜，显示白色或灰白色，在缺损区有时可见色素或少许脉络膜血管。缺损的边缘齐整清楚，其周边部有色素。有时缺损区凹陷，视网膜血管进入凹陷区时向下弯曲，称为膨出性脉络膜缺损。脉络膜大缺损表面可有横条色素带分隔成数区，或者在视盘下方有孤立的一个或数个缺损，排列成行，大小不等，呈不规则圆形或横椭圆形称为桥形脉络膜缺损。在脉络膜缺损处的视网膜常有萎缩变性，有时由裂孔或组织牵引而引起视网膜脱离，由于没有正常眼底颜色作为背景，很难发现视网膜破孔和视网膜脱离，需要仔细检查眼底。有人认为脉络膜缺损处如有出血斑时，裂孔往往在其附近。

脉络膜缺损常伴有其他先天异常如小眼球、虹膜、视神经、晶状体缺损以及黄斑部发育异常，因而视力不良，并可伴有斜视和眼球震颤。

2.非典型脉络膜缺损

较少见，多为单眼。缺损可位于眼底任何部位，发生于黄斑者称为黄斑部缺损，中心视力丧失，这是最多见的非典型脉络膜缺损，缺损部的表现与典型者相似，巩膜暴露为灰白色并有色素沉着，非典型脉络膜缺损需要与陈旧性脉络膜病灶相区别，后者形状不一，边缘不整齐，往往不是单一的，萎缩区有瘢痕组织和大量色素增生，不伴有其他先天异常。

(二)治疗

无特殊疗法。并发视网膜脱离者考虑手术治疗,应注意封闭脉络膜缺损的边缘部,脉络膜缺损范围较大,后部边缘部不易封闭,故治疗效果较差。

现有激光治疗和玻璃体视网膜手术治疗方法。

1.激光治疗

根据破孔和视网膜脱离不同考虑不同措施:①如果缺损区有破孔尚无视网膜脱离,或有脱离仅限于缺损区可考虑激光封闭缺损边缘。②如果脱离已波及缺损区外,可先试行保守治疗促进视网膜下液吸收,以利激光照射;如果不能吸收可先放水,视网膜复位后再激光照射。③如果发病时间较长,脱离范围较广而高,卧床后不恢复,玻璃体有浓缩现象,术中一般需要放水,巩膜折叠部置入填充物,手术不易达到的缺损区近视盘边缘,在视网膜复位后可补充激光治疗。

2.玻璃体视网膜手术

如果脉络膜缺损处的视网膜破孔不易发现或有严重的增殖性玻璃体视网膜病变可考虑玻璃体手术。充分的视网膜前膜和玻璃体切除可恢复视网膜的弹性,封闭裂孔及缺损区边缘;玻璃体内注入气体或硅油顶压眼球效果更好。

(杨艳艳)

第五节　葡萄膜退行性变

一、虹膜角膜内皮综合征

哈尔姆首先描述一种涉及虹膜萎缩和青光眼的疾病,称为原发性进行性虹膜萎缩。以后钱德勒报告一种虹膜萎缩伴有角膜营养不良,临床表现有角膜水肿和青光眼称为钱德勒综合征。科根-里斯又报告单眼青光眼患者虹膜上有很多结节样虹膜痣,认为与钱德勒综合征很相似。希尔德(1979)认为以上三种类型是同一性质疾病。因为有的病例开始是钱德勒综合征,以后发生虹膜萎缩孔,并发现原发性进行性虹膜萎缩也可有虹膜结节。亚诺夫明确提出将三者总称为虹膜角膜内皮综合征(iridocorneal endothe lial syndrome,ICE)。

(一)病因和发病机制

1.炎症或血管学说

现已证明本病虹膜血管有不同程度闭塞,但其改变的原因不明,可能是先天性,也可能是由某种因素所致。

2.坎贝尔膜学说

坎贝尔根据临床观察和组织病理提出原发性虹膜萎缩是由角膜内皮细胞异常开始的,产生一层由单层内皮细胞和后弹力膜样组织的膜。这种膜伸展越过前房角到虹膜表面。由于膜的牵引可引起虹膜周边前粘连和瞳孔向粘连处移位变形,以及引起虹膜萎缩、虹膜孔形成。另外可能继发于虹膜缺血而引起溶解性孔。由于膜影响角膜内皮功能而引起角膜水肿;由于虹膜前粘连及膜的阻塞房角而引起青光眼。

(二)临床表现

1.原发性进行性虹膜萎缩

多为单侧,好发于青年或成年女性。病变在不知不觉中进展,无自觉症状,直到数年后眼压高才被发现。开始瞳孔有偏中心改变,随着病情的进展,逐渐向周边部移位,萎缩加重,进而色素上皮松解消失,发生虹膜穿孔,形成假性多瞳症。裂孔变大或相融合而形成巨大裂孔,虹膜大部消失。严重者仅遗留实质层条索;轻者组织疏松,颜色变浅。大多数病例都有前粘连。初起时呈细小锥形,基底逐渐变大,向角膜边缘部进展。瞳孔常向虹膜前粘连处移位,有时虹膜被牵引向前,离开晶状体,这种牵引更促进虹膜孔的形成。

2.钱德勒综合征

角膜后壁有特殊的细小斑点状、滴状改变,常伴有角膜水肿,异常的内皮细胞覆盖在角膜后面、小梁网和虹膜表面。裂隙灯下呈弥漫的角膜内皮点彩样(stippling)改变或呈细小金箔样斑点。角膜内皮镜下内皮畸形、多形态,并有无内皮细胞的暗区,有轻度虹膜萎缩,仅限于虹膜实质表层弥漫萎缩,不形成孔;也可有虹膜前粘连,程度不等,从针尖大到较宽的前粘连;中等眼压升高。本病对探讨单眼青光眼原因很重要。对每个单眼青光眼患者都应详细检查角膜后壁。

3.虹膜痣(科根-里斯综合征)

科根(1969)首先报告单眼青光眼患者虹膜上有较多的结节样突起,角膜内皮营养不良和角膜水肿,有不同程度的虹膜萎缩,有时也有虹膜前粘连,但虹膜很少穿孔有虹膜色素性小结节或弥漫性色素病变,初起时表现为少量细小淡黑色或黄色结节,以后结节逐渐变大为棕黑色或暗棕色有蒂的结节。眼压正常或稍高。

(三)诊断与鉴别诊断

1.诊断

根据临床表现。

2.鉴别诊断

(1)角膜内皮异常的鉴别疾病。①富克斯角膜内皮营养不良症:多为双眼,角膜内皮异常,但无虹膜萎缩和虹膜前粘连。②角膜后多形性营养不良症:角膜后壁可见成串的小泡,有时在后弹力膜可见赘生物,但本病为双侧性,有家族史。

(2)虹膜萎缩的鉴别疾病。①先天性虹膜实质发育不良:自幼房角发育不良,有青光眼和虹膜异常,瞳孔括约肌色浅,多不进展。常染色体显性遗传。②Rieger 综合征:有广泛的周边前粘连,瞳孔移位和虹膜孔。全身表现为先天性缺齿,上颌发育不良。有家族史。

(3)虹膜结节和色素性改变的鉴别疾病。①神经纤维瘤:虹膜常有大小不同的结节和色素沉着,为双侧性。②虹膜恶性色素瘤:病变较大并多发。

(四)治疗

主要针对角膜水肿和继发性青光眼治疗。如药物不能控制眼压,需进行手术治疗,以滤过性手术为主;对严重角膜水肿可考虑穿透性角膜移植术。

二、回旋形脉络膜萎缩

(一)病因和发病机制

回旋形脉络膜萎缩为脉络膜、视网膜进行性萎缩性疾病,有遗传性,1/3 患者有双亲血族联姻,多为常染色体隐性遗传,常伴有脑、肌肉异常改变。甲木认为本病与高鸟氨酸血症有关。这是由于鸟氨酸酮转氨酶(orthine ketoacid transminase，OKT)的活性不足或缺乏所致。又有研究提出牛眼视网膜之鸟氨酸转化为脯氨酸主要是由于 OKT 的作用。可能导致脉络膜视网膜内脯氨酸缺乏而引起眼底改变。眼部改变是全身代谢障碍的一部分。

(二)临床表现

多见于 20～30 岁，男女均可患病，病程缓慢，常一家族中累及数人。早期有夜盲，视力逐渐减退，视野收缩，当病变累及黄斑时，视力极度低下，甚至仅剩光感。ERG 低于正常，最后消失，EOG 异常。眼底表现颇为特殊：开始在赤道部有萎缩，常呈不规则圆形、多角形、扇贝形和各种奇形改变，在病变之间眼底正常。病变区的脉络膜毛细血管和色素上皮完全消失，可见脉络膜大血管和视网膜色素紊乱。随着病程进展，萎缩区由周边向后极扩展，常形成一环形带，因而出现环形暗点，极周边的眼底正常。随后萎缩区又进一步向视盘及周边部扩大，仅黄斑因有致密的脉络膜毛细血管丛得以长时间保持正常，但最后也发生萎缩，全眼底呈黄白色，散布有小色素斑，周边部更致密，有时呈天鹅绒样棕色色素增生，视网膜血管变细，视盘色变浅，常伴有白内障。

(三)治疗

随着本病的生物化学的研究，对以往认为无法治疗的本病提出下列治疗方案。

1.增加剩余酶的活力

应用高水平的辅助因子。这种物质在酶的降解方面是一种辅助因子也是对 OKT 的辅助因子，是食物维生素 B_6 的活动型。因此提出以维生素 B_6 治疗以增加残余酶的活力，可以减少血内鸟氨酸，每天维生素 B_6 300～700 mg，1 周内血浆鸟氨酸水平下降 45%～50%。

2.限制鸟氨酸的先驱物

主要限制精氨酸，因为精氨酸是来自蛋白因而应采取低蛋白饮食。但这种方法也不是没有危险的。

3.调整缺乏的物质。

血浆内鸟氨酸升高，血浆中赖氨酸、谷氨酸和肌酸要减少，因此需要补充肌酸、赖氨酸。OKT 活性下降，视网膜脉络膜内脯氨酸缺乏，更应补给脯氨酸，每天服用 2～3 g。也可用赖氨酸每天 2.5～5 g，以降低血浆内的鸟氨酸。

三、原发性脉络膜硬化

(一)病因

原发性脉络膜硬化是一种在脉络膜发生的弥漫性或局限性变性改变并伴有视网膜变性和色素性改变，有家族史和不同的遗传形式，多见于老年人，但不常伴有全身性动脉硬化和脉络膜血管硬化，而是眼底如同大脉络膜血管的硬化表现，这是由于血管周围组织、毛细血管消失和 RPE 变薄的萎缩背景下脉络膜大血管明显暴露出来。有三种类型。

(二)临床表现

1.弥漫性脉络膜硬化

弥漫性脉络膜硬化是少见类型，常侵及全眼底。往往为常染色体显性遗传，也有隐性或性连锁遗传者。近年来生化研究结果表明本病为光感受器的某些遗传生物学改变，主要异常改变为环磷酸腺苷(cAMP)浓度升高，光感受器间维生素 A 结合黏蛋白(IRBP)减少。本病发病较晚，一般中年期起病，但也有发生于青年者，到 40 岁时形成广泛脉络膜视网膜萎缩。有进行性视力减退、夜盲及视野收缩，可发生环形暗点，常呈管状。病种进展缓慢，最后视力可仅为手动。眼底早期有水肿和色素以及小的奶油状色素斑，随着年龄的增长，病变由视盘或黄斑附近开始，以后逐渐扩展，到 60 岁全眼底被侵犯，呈弥漫性萎缩豹斑状，后极部更明显。由于视网膜色素上皮萎缩，脉络膜毛细血管消失，透露出硬化的脉络膜大血管，其中有些已闭锁呈白色索条状；有的在灰白色血管中尚有细窄的血管柱，在血管明显硬化的脉络膜萎缩区往往露出白色巩膜。视盘呈蜡黄色，视网膜血管变细，眼底常伴有散在的色素斑。也可有色觉异常，ERG 低于正常，最后消失，EOG 明显异常，有不典型暗适应改变。

2.视盘旁和中心性脉络膜硬化

多为常染色体隐性遗传。病变开始于视盘周围，相当于视盘附近的血管环的小分支受累，使视盘周围的脉络膜发生萎缩，病变区边界不清，病变扩展的程度不同，有时很广泛，可累及黄斑部和后极部；有时很轻微如同老年晕。暗适应受影响，但无完全性夜盲。

3.中心性晕轮性脉络膜萎缩

本病仅限于黄斑部，多为双侧性，有家族史，最早可在 15 岁发病，黄斑部有渗出和水肿，到 20～30岁眼底改变明显，50 岁以后黄斑部出现圆形、椭圆形，境界清楚 2～4 PD 的局限性萎缩区，其中 RPE 和脉络膜毛细血管消失，仅有的脉络膜大血管也变细，偶有闭锁呈亮的白条状。荧光血管造影脉络膜大血管边缘部由于色素脱失表现为强荧光。视网膜血管正常。有绝对性中心暗点，周边视野正常，无夜盲。

(三)诊断与鉴别诊断

根据双眼对称性改变，有家族史以及眼底特殊性改变，多能作出诊断。病变广泛者如弥漫性萎缩应与视网膜色素变性和其他视网膜变性疾病区别；中心部的萎缩应与老年性黄斑变性和后极部炎症病变鉴别。本病无特殊疗法。

四、无脉络膜症

(一)病因和发病机制

无脉络膜症是遗传性进行性脉络膜视网膜变性，为一种性连锁的遗传病。男性病变典型、严重且为进行性；女性病变轻且不进展，视力很少减退。疾病通过女性传递给后代，为一种进行性毯层脉络膜营养不良。

(二)临床表现

本病为双侧性。男性患者自觉症状明显，5 岁开始有夜盲，视力、视野逐渐有改变，晚期完全失明。眼底改变男性明显，多在儿童时期即出现周边部椒盐状视网膜色素上皮退行性改变，并有散在的色素斑点。病变进展，脉络膜血管及色素上皮萎缩，出现小区域的脉络膜大血管暴露。这种改变从周边部向后极部发展。随着年龄的增长脉络膜血管逐渐消失，一般在 50 岁之后几乎全部色素上皮被破坏，脉络膜萎缩，血管消失以至巩膜暴露，最后眼底为均匀一致的白色反光，仅在中央区有限界不清的淡棕红色或眼底周边有岛状淡红色区能残留一段时间。视网膜动脉变细，视盘晚期萎缩；玻璃体可发生液化，有点状、纤维状混浊或灰白胆固醇样结晶以及细小棕色素点。

女性携带者的眼底表现与男性患者年轻时的早期改变相似，眼底周边有椒盐状萎缩，也可见色素斑，但病变多不进展。男性患者有色盲，ERG、EOG 晚期都明显异常。女性视功能多为正常，偶尔有异常也比男性患者为轻。

(三)诊断与鉴别诊断

根据家族发病史、典型眼底改变以及电生理检查，可以作出诊断。应与视网膜色素变性相鉴别，特别是非典型病例与本病中期改变有相似之处，应当注意。另外应与严重的脉络膜硬化相区别。本病目前尚无特殊疗法。

（杨艳艳）

第六节　葡萄膜囊肿与肿瘤

一、外伤性植入性虹膜囊肿

（一）病因和发病机制

虹膜囊肿并非少见。按病因可分为先天性、特发性、炎症渗出性和外伤性等。其中以外伤植入性虹膜囊肿最为常见。多由于眼球穿通伤或内眼手术引起，结膜或角膜上皮组织由于睫毛或手术器械通过眼球伤口带入眼内；也可因外伤或手术创口对合不良或有组织嵌顿致使上皮组织沿创口直接卡入眼内，不断增生而形成虹膜囊肿，临床上有两种类型。

（二）临床表现

1.珍珠样囊肿

珍珠样囊肿为孤立的灰白色或淡黄色圆形或椭圆形，有光泽的肿瘤样小体。外观颇似珍珠而得名。此类常伴有睫毛，位于虹膜基质的周边部或前房角。其囊壁由复层上皮或立方上皮所组成，中心部细胞逐渐变性软化形成空腔，最后形成囊肿。

2.浆液囊肿

浆液囊肿较多见，在外伤后数月或数年发生，囊壁菲薄透明，囊腔较大，含有淡黄色液体，常发生在虹膜实质的周边部，其前壁向前膨隆时常与角膜后壁相贴；如果囊腔向后方隆起，则由瞳孔区可见到虹膜后方有黑色隆起块，易误诊为黑色素瘤。囊肿开始时，患者无自觉症状。有时囊肿变性产生刺激性物质可引起虹膜睫状体炎。当囊肿增大占据前房或堵塞房角时可引起不可控制的青光眼。

（三）诊断与鉴别诊断

根据临床表现，有眼球穿通伤口可以确诊，必要时应进行超声检查。应与其他原因的虹膜囊肿以及葡萄膜的占位病变如黑色素瘤相鉴别。

（四）预防与治疗

1.预防

应注意以下几点：①手术时结膜瓣的大小要适宜，避免膜瓣的边缘正对角巩膜切口。②缝线结扎不要过紧、避免组织夹在线套内，由于组织坏死液化，以致使缝线的周围形成间隙，使上皮易经此而入。③眼球切口应做在角膜缘防止角膜上皮内生。④防止伤口延期愈合，促使前房早期形成。

2.治疗

主要有以下方法：①手术治疗，应早日做彻底的切除，根据囊肿的不同位置和大小在角膜缘做一较大切口，做包括囊肿在内的较大面积的虹膜切除。②激光治疗，色素多的囊肿可用氩激光，对透明度大的浆液性者用 Nd：YAG 激光。如果再发可以重复激光治疗，亦可先做囊肿穿刺，抽出囊内液体后光凝囊壁。

二、脉络膜血管瘤

虹膜和睫状体的血管瘤非常罕见，肿瘤局部血管丰富，经常引起反复性前房积血和青光眼。在葡萄膜血管瘤中脉络膜血管瘤较为多见。

(一)病因和发病机制

脉络膜血管瘤为先天性血管发育畸形，伴有脑面血管瘤者，脉络膜血管瘤患者50%伴有眼睑或颜面血管瘤。本病常发生于青年人，但多在成年以后才被发现。如不及时治疗可导致完全失明。

(二)临床表现

血管瘤有孤立型与弥漫型，两者表现有所不同。

1.孤立型

本型多不伴有皮肤和颜面血管瘤。多见于中年人，病变多位于眼底后极部，多靠近视盘或黄斑部，肿物为1.5～6 PD，隆起高度＋1.0～＋5.0 D，为一杏黄或橘红色圆形或近似球形隆起。表面可有色素沉着，经常伴有视网膜脱离，视网膜可有水肿、渗出及出血等改变，可能是由于肿瘤影响脉络膜血运，视网膜外层组织缺氧所致。

2.弥漫型

常伴有皮肤颜面血管瘤。早期由于血管瘤小且深在，不易与其周围眼底色调区别，往往被忽视。详细检查可发现眼底后极部有广泛弥漫扁平，边界不清楚呈番茄色病变，有时可见迂曲扩张的脉络膜血管和视网膜血管扩张。血管瘤发展较慢、逐渐出现视网膜变性萎缩，视网膜广泛脱离，并可发生并发性白内障和继发性青光眼而致失明。导致青光眼的原因有多方面：如脉络膜血管淤血，导致眼内容积增加；脉络膜血管瘤的血管壁菲薄，通透性增加而使眼内液体增加，使眼内液体循环失去平衡；另外房角的中胚叶组织的残留或异常血管的存在以及上巩膜静脉压升高都可导致眼压升高，这种青光眼治疗困难。

(三)诊断与鉴别诊断

1.诊断

合并颜面血管瘤者脉络膜血管瘤发现率高，要仔细检查眼底；不合并颜面血管瘤者或肿瘤小者诊断困难，需要超声和眼底荧光血管造影检查。超声检查中，A超表现为起始高波，内反射波高；B超显示卵圆形或盘状肿块，前界清楚，内反射有均匀波。眼底荧光造影在动脉前期或动脉早期即显荧光。典型病例可见到血管形态。由于肿瘤多属于海绵状血管瘤性质，荧光素的含量很多，早期呈多湖状形态，随而因渗漏而出现强荧光区，其范围与肿瘤大小基本一致。由于荧光可以看出肿瘤的准确范围可供治疗参考，并可观察肿瘤治疗的效果。

2.鉴别诊断

某些脉络膜血管瘤由于视网膜色素上皮增生或继发性视网膜变性及局限性视网膜脱离表现为灰蓝色或灰绿色易误诊为脉络膜恶性黑色素瘤。但血管瘤表现隆起度不明显，边界不清，色淡无色素，巩膜透照有红光反射。恶性黑色素瘤隆起明显，边界清楚，病变区色暗有色素；巩膜透照不透光。荧光眼底血管造影可显示血管瘤荧光充盈快，持续时间长，常呈海绵状或窦状造影。恶性黑色素瘤早期仅在肿瘤边缘部有荧光。无色素性色素瘤常呈网状荧光结构。

(四)治疗

无症状者可不治疗。对局限性孤立的血管瘤可透热凝固使病变萎缩。激光治疗特别是氩双色(蓝绿混合)或氩绿激光更有效,可使血管瘤内的血管网大部或基本消失,仅残留少数较大的血管,肿物萎缩变平坦,视网膜复位。

三、脉络膜骨瘤

在眼球痨和发生睫状膜的慢性炎症眼球病理组织中可见到钙化改变。加斯首先提出脉络膜骨瘤可发生于正常眼中。

(一)病因和发病机制

原因不明。加斯认为骨瘤可能继发于外伤、炎症的异位骨化或海绵状血管瘤的骨质化。但有些病例并无外伤、炎症等病史。现多认为骨瘤是先天性原始中胚叶残留的迷离瘤。骨瘤组织是由骨小梁构成,伴有内皮组织组成的海绵状腔隙和小毛细血管,并可见骨细胞、成骨细胞和破骨细胞。肿瘤累及脉络膜毛细血管,大部分变窄或闭塞。

(二)临床表现

多发生于20～30岁女性,多为单眼。可以无任何症状,或有轻微视物不清,视物变形以及肿瘤相应部位视野缺损。晚期发生并发症视力丧失。

眼底检查可见肿瘤多位于视盘附近,呈椭圆形或近圆形,肿瘤基底大小不等,轻度隆起。边不整呈扇形或伪足状,但其边界清楚,略隆起呈黄白色至橘红色,其颜色取决于RPE的色素程度以及肿瘤的厚薄。骨瘤中的钙质呈黄白色,其边缘部RPE变薄则呈橘红色,肿瘤表面凸凹不平,可见不同程度的棕色、橘黄色、灰色的色素沉着,并有短小血管丛,这是来源于肿瘤深部,从骨髓腔到肿瘤表面,血液供给来源于脉络膜毛细血管。晚期视网膜萎缩。

本病主要的并发症是视网膜下新生血管形成,常伴有视网膜下液体渗出和出血,当发生于黄斑时形成盘状瘢痕,严重影响视力。这种新生血管是来自脉络膜新生血管,穿过骨瘤上萎缩变薄的RPE和玻璃膜到视网膜下。

(三)诊断与鉴别诊断

1.诊断

主要根据眼底特殊的黄白色隆起的表现。荧光眼底血管造影早期肿瘤有斑块状强荧光;晚期有弥漫性强荧光染色。肿瘤黄白部分显示骨瘤内表面毛细血管网早期强荧光。A超检查从骨瘤内表面出现高强度的回声波峰;B型显示一个轻度隆起的高反射波的脉络膜肿块。X线照相可表现与骨瘤相似的放射线密度。CT检查显像最清楚。

2.鉴别诊断

(1)脉络膜无色素性黑色素瘤:肿瘤病变呈棕黄色外观与骨瘤相似,但肿瘤隆起度较高,边不清,表面光滑与骨瘤不同。

(2)脉络膜转移癌:多继发于其他全身性肿瘤,特别是乳腺癌,边界不像骨瘤清楚。表面无血管,且常伴有无孔性视网膜脱离。

(3)脉络膜血管瘤:也可呈橘红色与骨瘤相似,但血管瘤呈圆顶状,表面光滑,边缘整齐。

(4)后巩膜炎:眼底有棕黄色病变,边界不清像骨瘤,但有炎症表现,眼疼伴有葡萄膜炎,视网膜下有液体。超声检查可见巩膜,脉络膜肥厚。

(四)治疗

病因不明。目前尚无有效疗法。只能定期观察。如果出现视网膜下新生血管可考虑氩激光光凝治疗。最近有人报道经激光治疗后肿瘤脱钙变平,形成一边界清楚的脉络膜视网膜萎缩斑。

(杨艳艳)

第九章

脉络膜疾病

第一节　脉络膜血管退行性变

脉络膜退行性变在临床上表现为明显的视网膜色素上皮和脉络膜萎缩，通常是进行性和遗传性的，并不继发于任何其他后天性因素。克里尔和阿切将其分为两种类型，一种更多的是局部受累，另一种为眼底的弥漫性受累。根据初发或主要病灶位于黄斑、视盘旁和(或)旁黄斑，或根据损伤的严重程度(仅累及脉络膜毛细血管或大的脉络膜血管或两者都受累)，局限性脉络膜营养不良可以被进一步细分。

回旋形脉络膜视网膜萎缩和无脉络膜症是弥漫型脉络膜营养不良的代表。

一、回旋型脉络膜毛细血管萎缩症

(一)概述

回旋形脉络膜视网膜萎缩是一种缓慢进展的脉络膜视网膜营养不良。本病以常染色体隐性方式遗传，这一点同许多代谢性疾病是一致的。回旋形脉络膜视网膜萎缩的眼底特征为中周部不连续脉络膜视网膜萎缩灶，病灶同外观正常的后部视网膜之间界限清晰。这种营养不良同高鸟氨酸血症相关，由鸟氨酸酮酸转氨酶(鸟氨酸-σ-氨基转移酶)缺乏所致。这种酶依赖于辅助因子 B6。一小部分患者在使用维生素 B_6 治疗后表现出血清鸟氨酸水平的下降。

有学者描述了一例年轻患者的非典型视网膜色素变性，眼底改变极像回旋形脉络膜视网膜萎缩，其父患有典型的视网膜色素变性。卡特勒和富克斯首先在临床上认识此病，并为之命名，推测它是伴有原发性脉络膜受累的非典型视网膜色素变性。厄舍总结了 26 例回旋形脉络膜视网膜萎缩的遗传特性。甲木收集了近百例回旋形脉络膜视网膜萎缩。因所有病例的诊断均依据临床表现，故回旋形脉络膜视网膜萎缩与其他脉络膜视网膜萎缩有相互混淆的情况。某些诊断为回旋形脉络膜视网膜萎缩者，其家族中也有视网膜色素变性；也有的回旋形脉络膜视网膜萎缩伴有白点状视网膜变性；有一例甚至是一眼有回旋形脉络膜视网膜萎缩而另一眼有视网膜色素变性。研究这些病例的临床特征和遗传方式，可发现其中一部分回旋形脉络膜视网膜萎缩的诊断不正确。直到西梅尔和甲木报告了回旋形脉络膜视网膜萎缩患者有高鸟氨酸血症和鸟氨酸尿症的现象，回旋形脉络膜视网膜萎缩的准确诊断才得以确立。世界各地不同种族中均发现有回旋形脉络膜视网膜萎缩患者,在芬兰发现最多,男女发病率无明显差异。

杰格尔斯等第一次报告回旋形脉络膜视网膜萎缩患者的线粒体基质酶鸟氨酸酮酸转氨酶缺乏。鸟氨酸为非必需氨基酸,是葡萄膜形成过程中的中间复合物。机体利用鸟氨酸的主要途径就是在鸟氨酸酮酸转氨酶的催化下,鸟氨酸转化为谷氨酸-γ-半醛,继而为吡咯-5-羧基酸,再而转化为脯氨酸(见图 9-1)。鸟氨酸酮酸转氨酶是依赖于磷酸吡哆醛的酶,在视网膜、肝和肾脏均有高活性。通过玻璃体腔注射鸟氨酸可以用来模拟回旋形脉络膜视网膜萎缩的动物模型。

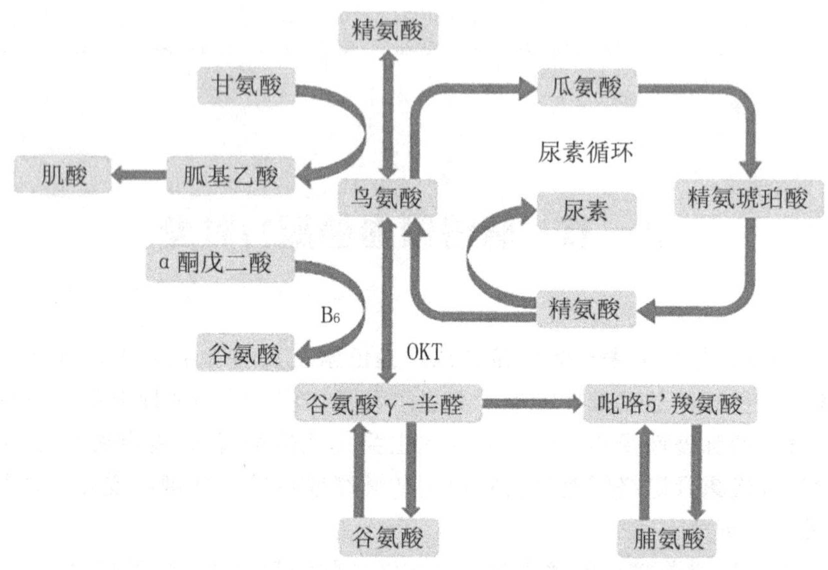

图 9-1 鸟氨酸代谢通路

鸟氨酸酮酸转氨酶的编码基因定位于 10q26,长度约 21 000 个碱基对。回旋形脉络膜视网膜萎缩患者的这段基因上许多不同的突变已被证实。迄今为止,至少有 26 种突变被报道,包括几种无义突变和一种剪接突变。

本病一般于儿童晚期发病,但也可能很早。在 20～30 岁时回旋形脉络膜视网膜萎缩患者表现出夜盲。初起时表现较轻,进展缓慢。最早期的表现发生在周边视野受限,中心视力通常保存尚好,直至疾病晚期,黄斑区的脉络膜视网膜萎缩或者继发性黄斑囊样水肿或白内障均可导致中心视力下降。疾病早期和中期眼底表现为视网膜色素上皮和脉络膜毛细血管的萎缩,萎缩区呈贝壳形,边界锐利,并且在边缘有色素聚集倾向。萎缩区通常从中周或周边部开始,形成“花冠状”,逐步向中央进展。最终,全眼底受累,包括乳头旁区,黄斑相对回避(见图 9-2)。一部分患者的黄斑区和远周边可以发现细微的颗粒状或天鹅绒样色素沉着。随着萎缩的进展,较大的脉络膜血管也受累。

Takki 将眼底改变分为四期。Ⅰ期:赤道部有境界清楚、形态不规则的黄白色脉络膜视网膜萎缩区,其内有脉络膜、视网膜血管通过,边缘有色素沉着,萎缩区之间的眼底表现正常;Ⅱ期:脉络膜视网膜萎缩区互相融合,并向后极扩展,视网膜血管变细;Ⅲ期:大的变性区围绕视盘,变性区继续向周边和后极扩展;Ⅳ期:除黄斑以外的眼底呈现脉络膜视网膜萎缩,视网膜血管很细,视盘可正常或萎缩呈蜡黄样。黄斑区和中周部有天鹅绒样色素,并有闪光的结晶小点。

视野缺损对应于脉络膜萎缩区。视野损害开始于中周部的暗点,然后融合成环形暗区,最终残存中央视野,通常到 40 岁时视野严重受损。

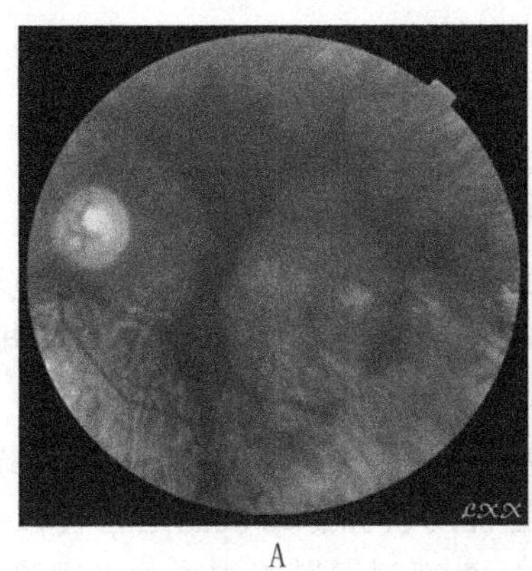

A

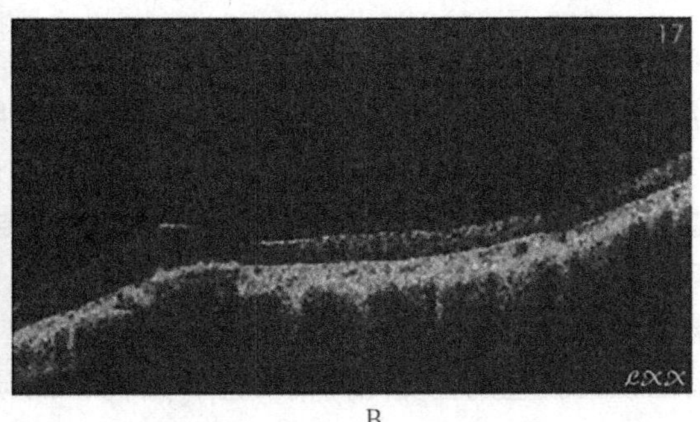

B

图 9-2　回旋样脉络膜萎缩

30 岁以下患者，40％有后囊下白内障，丛状混浊向前和侧面扩大。玻璃体的改变，例如玻璃体后脱离和视网膜前膜伴黄斑囊样水肿，可以伴随着脉络膜和视网膜的回旋形萎缩出现，绝大多数有玻璃体混浊。90％为近视，通常屈光度在－7 D 以上。少数伴有视网膜色素变性。色觉障碍并不少见。

(二)预防与治疗

当个体只有一个突变的基因，虽然不表现隐性遗传病，但鸟氨酸酮酸转氨酶的缺乏仍可产生某些体征。应用左旋-鸟氨酸负荷试验可以发现杂合子者。空腹口服左旋-鸟氨酸(100 mg/kg)后 30～90 分钟，回旋形脉络膜视网膜萎缩患者血浆鸟氨酸水平明显升高，患者父母在服药后 30～120 分钟为正常对照的 2 倍。这是因为杂合子者存在鸟氨酸代谢障碍，不能清除过多的鸟氨酸所致。目前尚未见杂合子者有眼底改变的报道。

(三)产前诊断

高鸟氨酸血症的胎儿其尿内及羊水内鸟氨酸水平增高。因此，羊水穿刺测鸟氨酸水平可发现患病胎儿。高鸟氨酸血症胎儿鸟氨酸酮酸转氨酶酶活性有缺乏，测定培养羊水成纤维细胞鸟氨酸酮酸转氨酶酶活性，可迅速发现健康、杂合子或纯合子的胎儿。

(四)治疗

单纯的饮食治疗可使血液中鸟氨酸的水平下降，因此有希望设计合适的治疗方法成功地控制疾病。限制蛋白入量在最低限度，即每天 0.8 g/kg，连续 6 个月，可使血浆中鸟氨酸含量明显下降。

有学者曾报道回旋形脉络膜视网膜萎缩患者服用大剂量维生素 B_6(300～700 mg/d)，1 周内血浆鸟氨酸水平下降 45％～50％，3 周内尿排出鸟氨酸正常。阿里-礼萨采用 300 mg/d，给患者口服维生素 B_6，半年后血清鸟氨酸水平由 629 nmol/mL 下降到 293 nmol/mL，赖氨酸恢复正常。多数患者的视力、视野、暗适应及视网膜电流图无改变，只有 2 例视网膜电流图改善。韦勒伯并发现低剂量维生素 B_6(18～30 mg/d)，可产生与高剂量相同的效果。

但是，也有些回旋形脉络膜视网膜萎缩患者服用大剂量维生素 B_6，血浆鸟氨酸水平并无变化，未显示治疗效果。说明回旋形脉络膜视网膜萎缩患者有遗传异质状态存在(不同的基因而发生的相同效应)，表现患者有临床和生化的不同

二、弥漫性进行性脉络膜萎缩(无脉络膜症)

(一)概述

无脉络膜症是一种进行性,双侧性的视网膜和脉络膜营养不良。这种疾病为 X 连锁隐性遗传,基因定位于 X 染色体的长臂 Xq21.1-q22.3。无脉络膜症患者表现为夜间视力差和进行性周边视野损害。相对而言,这种病不算常见,但在引起遗传性夜盲的疾病中,无脉络膜症排位第二,仅次于视网膜色素变性。

本病无脉络膜症的确切病因学和主要受累细胞还不十分清楚。有理由推测原发性损害发生于光感受器和视网膜色素上皮之间的交互作用,从而引起视网膜和脉络膜的退行性改变。生化分析显示:同正常对照相比,无脉络膜症患者的赤道部和后极部视网膜组织内的视网膜光感受器间维生素 A 类结合蛋白明显减少。环核苷酸分析显示:和正常对照相比,无脉络膜症患者的视网膜色素上皮-脉络膜复合体中的环腺苷单磷酸水平升高,环鸟苷单磷酸水平下降。环核苷酸水平的改变,尤其是环鸟苷单磷酸,和视网膜变性相关。但是,一例无脉络膜症携带者的组织病理学检查却并未显示环腺苷单磷酸水平升高。

通过定位克隆的方法,无脉络膜症基因被分离并定位在 X 染色体的长臂上 Xq21.1-q22.3。其编码的蛋白为 Rab 护卫蛋白 1,既往也称为牛二基牛儿醇转移酶的 A 组分。Rab 护卫蛋白 1 对于眼内特异性 Rab 蛋白的充分异戊烯化是必须的,而 Rab 蛋白本质上为低分子量的鸟苷三磷酸酶,作用于细胞内的囊泡转运。值得注意的是,无脉络膜症基因不仅在眼内组织表达,也在其他眼外来源细胞内表达。另一种编码 Rab 护卫蛋白 2 的基因位于常染色体上。Rab 护卫蛋白 2 似乎不足以完成眼内特异性 Rab 蛋白的异戊烯化,但可用来解释无脉络膜症基因突变男性杂合子与女性携带者发生的进行性脉络膜视网膜变性。迄今为止,所有的突变均导致了正常基因产物的截短或缺失。在西欧,14%的无脉络膜症患者存在无脉络膜症基因的部分缺失改变;21%患者存在微小的基因突变,不同程度上导致了截短蛋白。错义突变在已报道突变中较少。

进行性夜盲是大多数无脉络膜症患者的主要症状,通常开始于 10 岁以前,尽管表现出症状的时间可能延迟。有一些患者存在中周部视野损害,常常抱怨在拥挤的环境撞到人,或被地上的东西绊倒。同一家系内的不同成员之间或不同家系之间,临床表现可能不同,包括疾病进展的速度。

眼前段的表现不明显。直到疾病的晚期,晶状体仍保持透明。但是,和一般人群相比,晶状体后囊下发生改变的概率相对高一些。早期的时候,玻璃体即表现出细小的纤丝状变性。圆形的补丁样视网膜色素上皮和脉络膜萎缩继而在中周部视网膜出现。在疾病的中间时期,视网膜色素上皮和脉络膜毛细血管的萎缩变得更加弥漫,然而大的或中度大的脉络膜血管却仍然保持相对完好(见图 9-3)。随着疾病进展,大的或中度大的脉络膜血管也会开始萎缩,暴露出下方的巩膜。黄斑区受累会相对较轻,观察眼底会发现在白色巩膜的中央出现孤立的黄斑下脉络膜毛细血管岛(见图 9-4)。即使是在疾病的晚期,黄斑区也能得到较好的保存。只有在更晚期的时候,也即视网膜动脉变细,而视盘还没有苍白或像视网膜色素变性患者那样变得蜡黄的时候,黄斑区才开始发生变化。

视野的损害范围与脉络膜视网膜萎缩的区域相对应。疾病初期时的视野检查常表现为轻微的局限性暗点,位于周边或中周部视野。随着时间进展,暗点逐渐融合成环形。视野逐步缩窄,最终残留中心视岛。中心视力的明显损害往往发生在 50 岁以后。视力下降的原因可以是黄病变性疾病或后囊下白内障。此外,此类患者应行屈光检查,因为他们可以存在不同程度的近视。

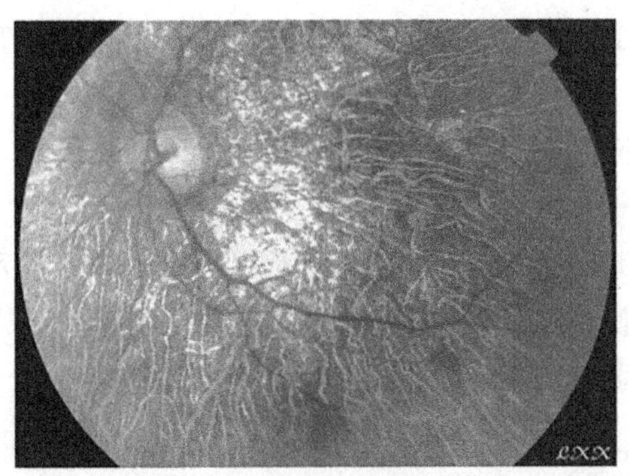

图 9-3　无脉络膜症早期视网膜色素上皮的弥漫性萎缩

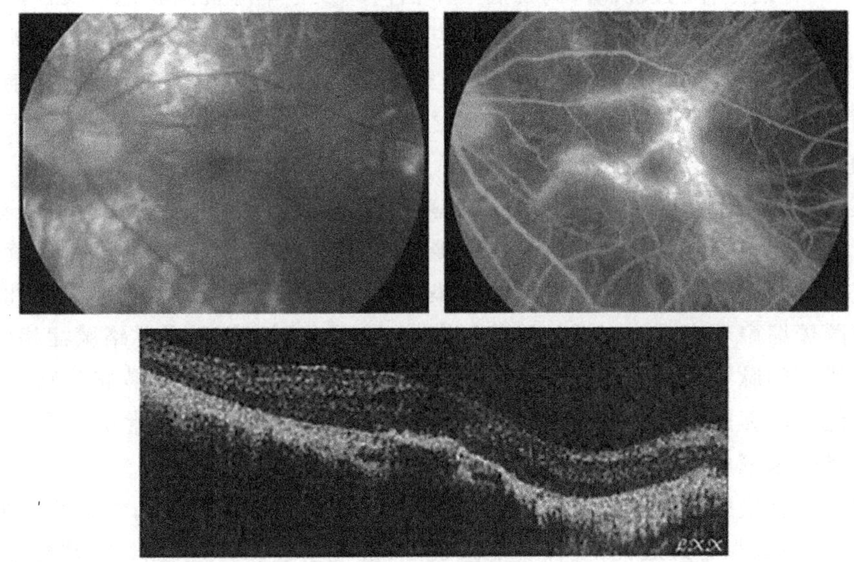

图 9-4　无脉络膜症

女性携带者常没有症状。她们的眼底表现多种多样，可以表现完全正常，也可以像男性无脉络膜患者那样表现为全棕色眼底。但是，特征性的眼底表现为中周部视网膜的虫蚀样色素改变。低色素和高色素的区域呈交错的放射状条带，从中周部延伸至锯齿缘。在更后部则可出现色素性萎缩，色素凝聚或斑驳样改变。视力下降及视野缩窄取决于光感受器受累的程度。通常这些损害出现较晚，或者十分轻微。

大多数携带者的视网膜电图不会表现出振幅下降，但如果眼底有严重的变性改变的话，也可表现出振幅下降。玻璃体荧光光度计检查提示无脉络膜症携带者的血视网膜屏障是正常的。

(二)诊断和辅助检查

疾病被诊断时的眼底改变常处于中期或晚期。好的中心视力和缓慢进展的典型视野改变有助于诊断本病。视网膜电图和眼电图都能表现出严重的损害。在疾病初期时，眼底正常或仅有极轻微异常改变，视网膜电图只能表现出轻微的损害。一旦出现明显的眼底改变，视网膜电图的损害也将变得显著。男性患者常表现出分离视杆反应的下降和视杆 b 波峰时的延长。疾病初期时的视锥 b 波峰时延长，但分离视锥反应振幅基本正常或仅轻度下降。家系内和家系间不同年龄患者的视网膜电图振幅改变程度差异很大。无脉络膜症男性的眼电图显著异常，但携带者的眼电图异常程度却各异。约 1/4 携带者的眼电图峰/谷异常,但随着年龄增长,这种异常会显著下降。

暗适应实验常表现为域值升高。疾病早期时,暗适应曲线仅视杆部分受累,随着疾病进展,视锥部分的域值也会升高。

荧光素眼底血管造影无助于无脉络膜症的诊断,但却比单纯的眼底镜检查更能准确地界定脉络膜毛细血管萎缩的视网膜色素上皮退行改变的范围,后者在荧光血管造影上表现为高荧光。无脉络膜症突变基因携带者眼底自发荧光可以显示出不均匀性。

(三)鉴别诊断

其他引起夜盲的疾病需要同无脉络膜症相鉴别,尤其是视网膜色素变性。视盘苍白,视网膜动脉变细,典型的骨细胞样色素沉着,高的后囊下白内障发生率等视网膜色素变性的特征常有助于鉴别无脉络膜症。但是,也有一些 X 连锁遗传的视网膜色素变性患者,表现为高度数的近视和显著的脉络膜血管,同无脉络膜症患者的表现型相似,但是这些患者中心视力更早。

眼白化病在表现上同无脉络膜症也有相似之处。视力下降,眼震,虹膜透光和正常的视网膜电图振幅有助于鉴别诊断。

无脉络膜症和回旋形脉络膜视网膜萎缩的鉴别要点包括后者的常染色体隐性遗传方式,界限清晰的贝壳形脉络膜视网膜萎缩区以及高鸟氨酸血症等。有时很难将晚期的回旋形脉络膜视网膜萎缩和进展期的无脉络膜症区别开来。常染色体显性遗传或偶有常染色体隐性遗传的回旋形脉络膜视网膜萎缩患者表现为广泛的脉络膜萎缩,这一点同中期的无脉络膜症相似。

不同部位类型的脉络膜营养不良通常引起较轻的视功能障碍,很容易被鉴别。近视性视网膜变性有时可能会同无脉络膜症相混淆。但是,近视性变性的受累区通常不会像无脉络膜症那样弥漫。检查其他家庭成员,尤其是携带者,也有助于鉴别诊断。

有报道提示无脉络膜症同智力缺陷、肢端角化症、缺汗症及骨骼畸形;葡萄膜缺损;肥胖及先天性耳聋;先天性耳聋和智力迟钝;垂体功能减退症;远端型运动神经元病;眼球震颤,近视,牙齿畸形和小眼睑等相关。

(四)病理学检查

光镜检查显示广泛的脉络膜视网膜萎缩,尤其是脉络膜毛细血管;视网膜色素上皮、外层视网膜(尤其是光感受器层)和大的脉络膜血管存在变性改变。萎缩的发生是分级的:赤道部最重;黄斑区,视盘旁和锯齿缘的损害较轻。疾病晚期,远周边和中心区域也同样可以损害严重。视网膜双极细胞和神经节细胞表现正常。

电镜显示光感受器和视网膜色素上皮的广泛缺失,尤其是远离黄斑区和远周边以外的区域。疾病的终末期,神经视网膜广泛胶质化和萎缩。视网膜色素上皮层和神经视网膜内可见巨噬样细胞内的三片层结构。

无脉络膜症携带者,除了视网膜色素上皮的补丁样萎缩(极少为广泛萎缩)和色素聚集,其他的视网膜结构表现正常。

(五)治疗、病程和预后

迄今为止,尚缺乏对无脉络膜症的有效治疗。疾病总在进展,但进展的速度却各异。脉络膜新生血管是罕见并发症,玻璃体腔注射抗血管内皮生长因子药物有一定改善。

(郑会娟)

第二节 脉络膜色素痣

脉络膜色素痣是指发生于脉络膜的黑色素细胞性病变，最大基底径小于 5 mm，高度小于 2 mm。因脉络膜色素痣在视网膜色素上皮下较易被遮盖，色素痣与周围组织的反差较小，所以眼底检查时不易被发现。

一、病因与发病机制

脉络膜色素痣为先天性，在胚胎出生时，色素母细胞逐渐发育成长，在细胞内产生色素，演变成黑色素细胞。来源于神经嵴细胞的不典型的黑色素细胞（痣细胞）组成脉络膜色素痣。

二、临床表现

（一）症状

一般无症状，大多在检查眼底时、甚至在做荧光素眼底血管造影术检查时才被发现。因色素痣本身对脉络膜毛细血管和视网膜没有破坏作用，一般不影响视力。但靠近黄斑区的色素痣有时可出现渗出性神经上皮脱离，患者可出现视力下降（见图 9-5）。

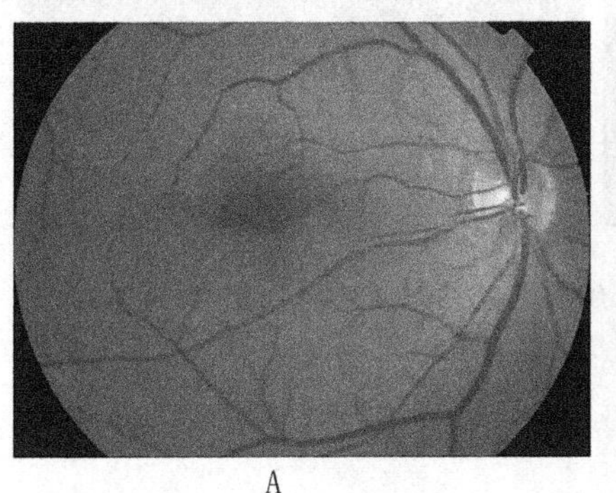

A

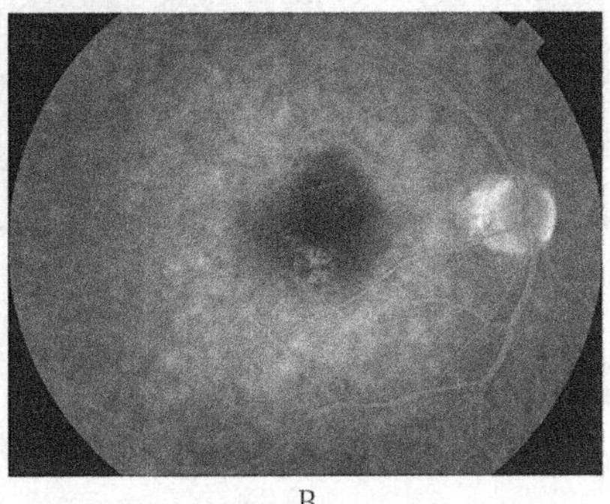

B

图 9-5　黄斑区的脉络膜色素痣

A.上方黄斑区脉络膜色素痣，呈青灰色；B.荧光素眼底血管造影术检查显示黄斑区的脉络膜色素痣部位呈弱荧光，痣的下方可见少量斑点状强荧光，患者视力 0.8，不能矫正

（二）眼底表现

脉络膜色素痣的形态多呈圆形或椭圆形，大小为 1～3 D。多位于颞上及颞下象限、中周部及后极部，根据痣的色素多少色泽可有不同，呈青灰色或棕黑色，边界不清晰（见图 9-6），厚度一般不超过 2 mm。少部分脉络膜色素痣的表面可有玻璃膜疣。

（三）辅助检查

1.荧光素眼底血管造影术检查

从动脉前期至造影晚期，在有脉络膜色素痣的视网膜下，始终呈弱荧光并遮蔽脉络膜荧光，边界不清。如果痣的表面有玻璃膜疣或色素脱失，可呈现点状透见荧光。

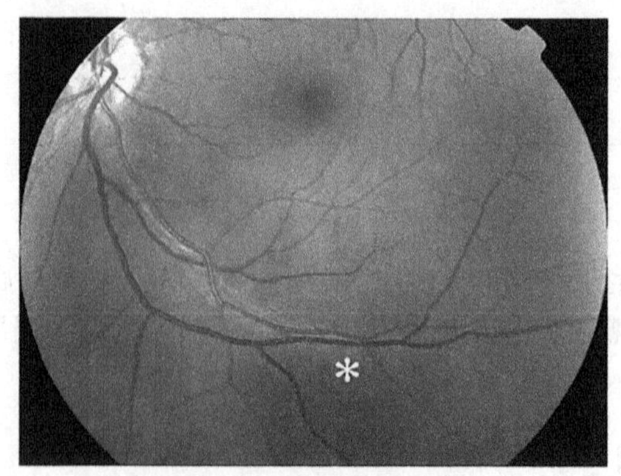

图 9-6　脉络膜色素痣

2.吲哚菁绿血管造影

吲哚菁绿血管造影能清晰地显示脉络膜色素痣，整个过程都呈弱荧光，无染料渗漏(见图 9-7)，如果出现渗漏应注意排除脉络膜肿瘤、转移癌等，应做相应的检查。

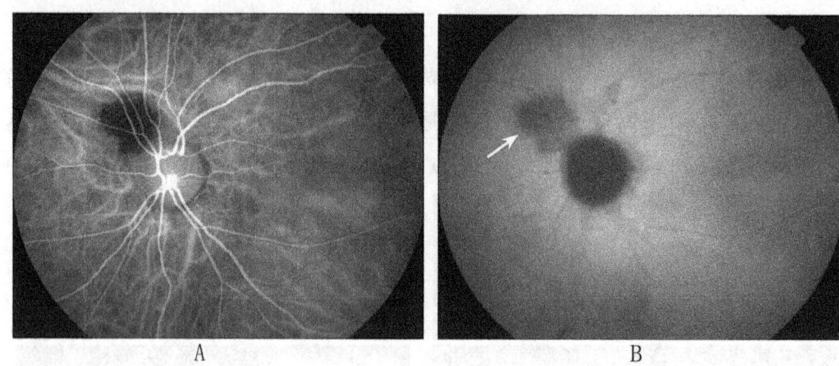

图 9-7　脉络膜色素痣

三、诊断与鉴别诊断

(一)诊断

根据以上眼底及造影表现，脉络膜色素痣不难诊断。

(二)鉴别诊断

脉络膜色素痣应与脉络膜转移癌、脉络膜黑色素瘤、黄斑区的浆液性色素上皮脱离相鉴别。

1.脉络膜转移癌

在视网膜颞下方可看到一片青灰色暗区即为脉络膜色素痣，边界不清，可出现在眼底的任何象限，局部稍隆起，表现类似脉络膜血管瘤，眼底彩照呈橘红色或暗黄色，边界不清(见图 9-8A)。荧光素眼底血管造影术检查在瘤体中央可见斑片状强荧光，强荧光周围可见密集针尖样荧光点(见图 9-8B)亦可称为卫星灶。吲哚菁绿血管造影看不到瘤体血管(转移癌瘤体内很少有血管)，局部荧光偏低，未见染料渗漏，边界清晰(见图 9-8C)。脉络膜色素痣在荧光素眼底血管造影术检查图像中看不到密集小点状强荧光，较易鉴别。

2.脉络膜黑色素瘤

瘤体隆起较高。荧光素眼底血管造影术检查造影后期瘤体部位呈斑驳样强荧光，视网膜血管通透性增加，可合并视网膜脱离。吲哚菁绿血管造影瘤体内可看到异常瘤体内血管。

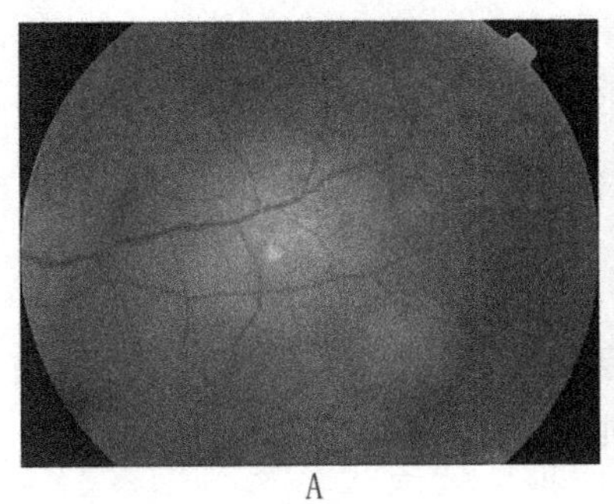
A

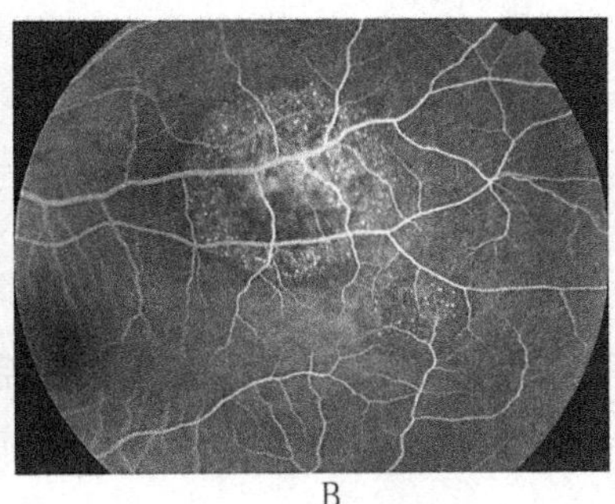
B

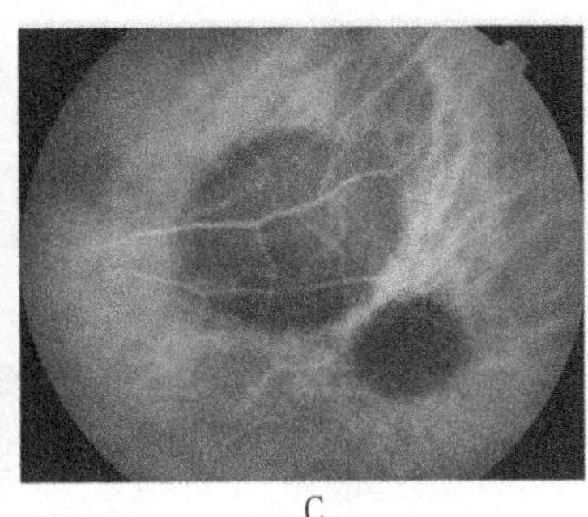
C

图 9-8 脉络膜转移癌

A.眼底表现可看到 2 个橘红色大小不等边界不清的病灶；B.荧光素眼底血管造影术检查在大的瘤体中央可见斑片状强荧光，周围密集针尖样强荧光（卫星灶），颞下方的小瘤体表面可见密集针尖样强荧光；C.吲哚菁绿血管造影瘤体内看不到异常血管，未见染料渗漏

3.黄斑区浆液性色素上皮脱离

荧光素眼底血管造影术检查色素上皮脱离区由于荧光素积存可呈强荧光，边界清晰。吲哚菁绿血管造影图像中在色素上皮脱离的对应区脉络膜可始终呈弱荧光，边界清晰，由于局部的浆液性脱离遮蔽了脉络膜血管。

4.陈旧性脉络膜视网膜炎

视网膜可见广泛性的大小不等的色素增生（见图 9-9），多见于寄生虫感染。

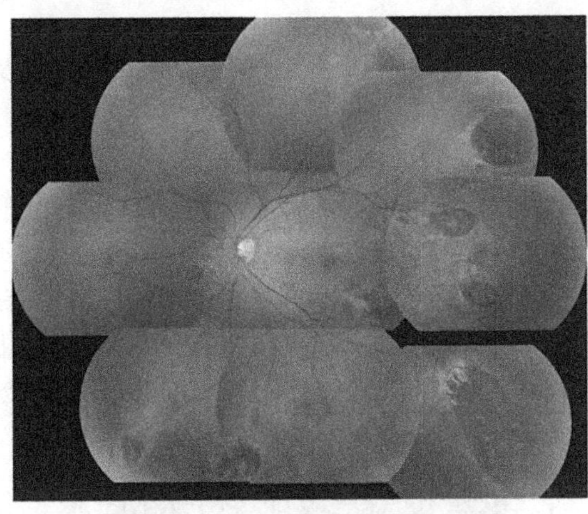

图 9-9 陈旧性脉络膜视网膜炎

四、治疗

弓形虫感染的患者，视网膜颞侧及下方可见多个大小不等的色素斑块，炎症消退后局部视网膜脉络膜萎缩及色素增生

脉络膜色素痣无特殊治疗。国外有学者报道脉络膜色素痣可以转化为恶性黑色素瘤，特别是位于后极部和鼻侧的色素痣比较容易恶变，应每年检查一次，包括视野、荧光素眼底血管造影术检查和吲哚菁绿血管造影，发现病变有增大和（或）增厚，应考虑恶变的可能。目前尚未见有关中国人脉络膜色素痣转化为恶性肿瘤的报道，但应密切观察。

（郑会娟）

第三节　脉络膜缺损

脉络膜缺损是指脉络膜组织的部分缺失，可分为先天性和后天性。先天性与眼球发育缺陷有关，后天性与外伤和手术有关。本节仅介绍先天性脉络膜缺损。

一、病因与发病机制

典型的脉络膜缺损和视盘缺损的病因与发病机制大致相同，是由于眼泡胚裂闭锁不全所致。由于胚裂闭合不全而程度不等，大的缺损可包括虹膜和睫状体缺损，并一直到黄斑和视盘都受累及；小的缺损可仅表现为先天性视盘小凹或先天性视盘缺损。有报道同家族中可有数人患此病，可有遗传性，可为不规则显性遗传或隐性遗传，也有散发病例。

二、临床表现

临床表现各异，往往伴有眼球内陷、小眼球、小角膜、虹膜缺损、黄斑、视盘发育不良等。

脉络膜缺损可单眼或双眼发病，有医院荧光素眼底血管造影室共观察了 46 例脉络膜缺损患者，70％为双眼发病，男女发病率无明显差别。

(一)症状

根据先天性脉络膜缺损的部位不同，视力变化较大。黄斑没有累及的患者，视力可以正常，如果黄斑在缺损范围内，可仅有光感或眼前指数。

(二)体征

患者常伴有斜视、眼球震颤、鼻下虹膜缺损、晶状体混浊或眼球其他发育异常。检查视野缺损。脉络膜缺损多位于视盘下方，缺损的面积大小不等，大者可超过 1 个象限。缺损区看不到脉络膜，呈黄白色或灰白色，即巩膜的颜色，上方有菲薄的视网膜覆盖。有些病例缺损区可看到少量色素及较少的脉络膜血管，缺损区边缘清晰、锐利并有色素增生(见图 9-10)。一些缺损可包括视盘在内，即视盘缺损合并脉络膜缺损(见图 9-11)，脉络膜缺损形态可多种。在脉络膜缺损处的视网膜常有萎缩、变性、发育不良，出现裂孔时可导致视网膜脱离。

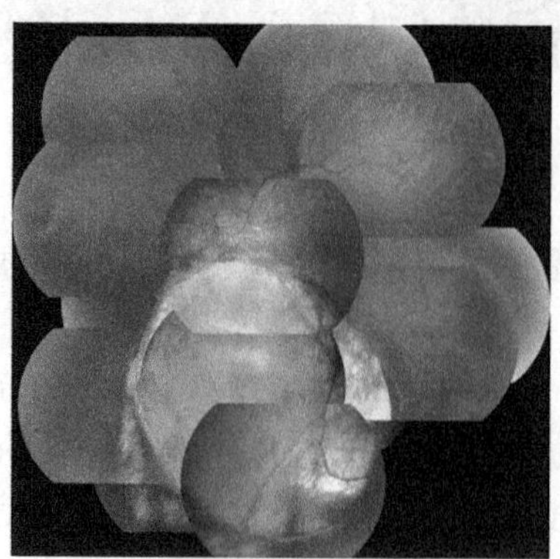

图 9-10　先天性脉络膜缺损

视盘下方脉络膜缺损，缺损区可看到少量色素，边缘锐利，视盘和黄斑未累及

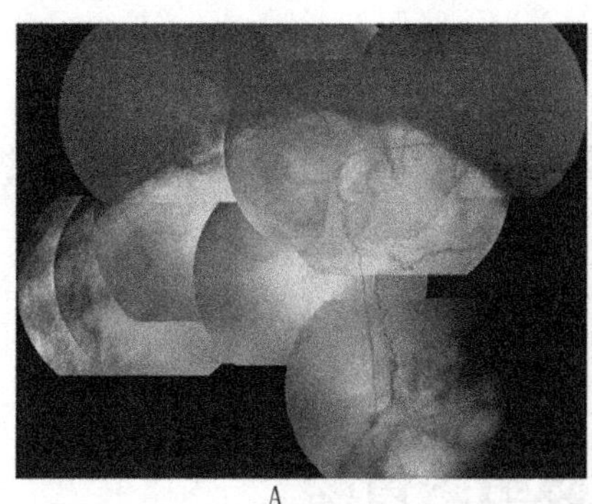
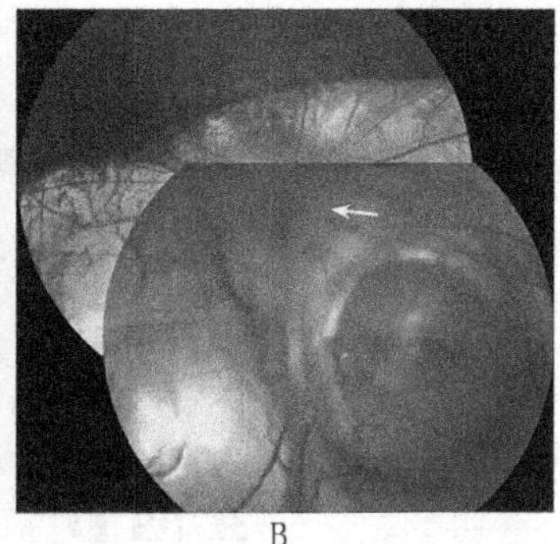

A B

图 9-11 先天性脉络膜缺损伴视盘缺损

A.视盘及下半部络膜缺损；B.包括视盘的下方 2/3 脉络膜缺损，累及黄斑，箭头指向视盘

三、诊断与鉴别诊断

(一)诊断

典型的脉络膜缺损不难诊断。但对于缺损面积较小、孤立的脉络膜缺损(见图 9-12)，应于局限性脉络膜视网膜炎症或外伤引起的视网膜脉络膜萎缩相鉴别。

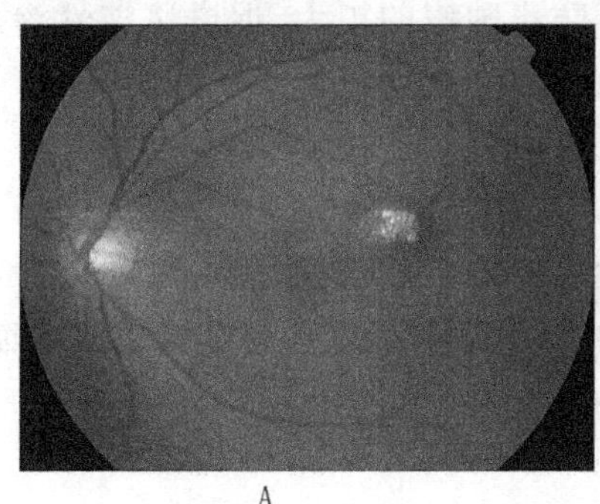
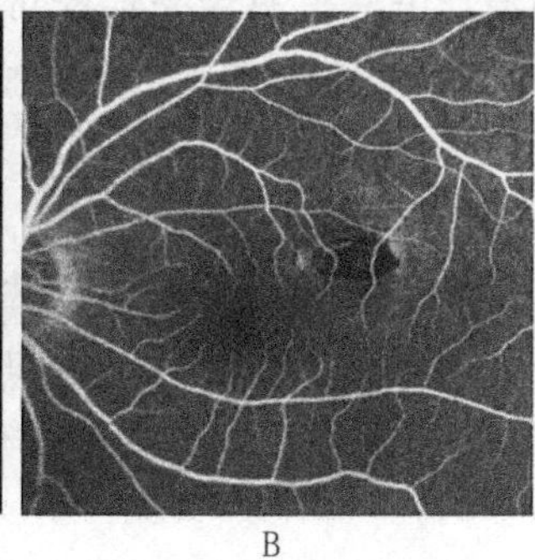
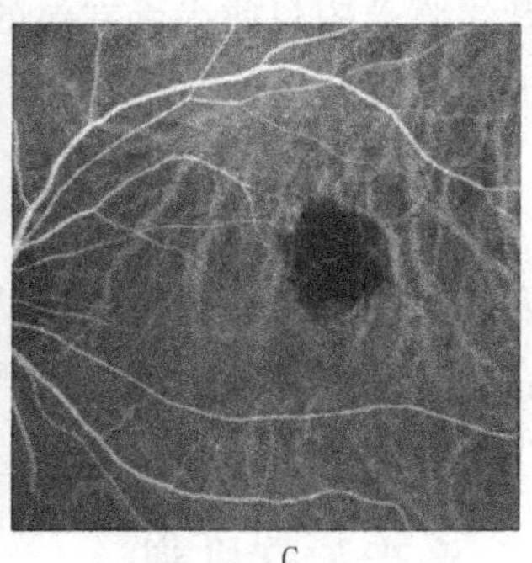

A B C

图 9-12 小灶性脉络膜缺损

A.黄斑区颞上方可见孤立的小灶性脉络膜缺损，缺损区可透见黄白色巩膜，边界清晰；B.荧光素眼底血管造影术检查缺损区视网膜血管正常，隐约可见脉络膜血管；C.吲哚菁绿血管造影缺损区仅见到一条脉络膜血管

(二)鉴别诊断

1.局限性脉络膜视网膜炎

如寄生虫、结核病、梅毒、或弓形虫感染所致的脉络膜视网膜炎，多为局限性，炎症消退后在病灶区脉络膜视网膜多有灰白色萎缩斑，萎缩区可看到大的脉络膜血管及大量的色素增生，可为多个病灶，大小不等。应详细询问病史、实验室检查予以鉴别。

2.眼外伤

有外伤史或手术史。多见于眼内异物，异物取出后局部可引起脉络膜视网膜萎缩，也可能是孤立的，范围大小不等，局部可有纤维增生膜形成。

3.先天性黄斑缺损

缺损区位于黄斑区。

四、治疗

尚未有效的治疗方法。如并发视网膜脱离，应手术治疗。脉络膜缺损合并视网膜脱离的裂孔多在缺损区内，应仔细查找。

（郑会娟）

第四节　脉络膜骨瘤

脉络膜骨瘤是一种少的脉络膜良性肿瘤，原因不明，生长缓慢，好发于健康年轻女性，50％以上双眼发病。眼底表现为脉络膜黄红色、扁平、低度隆起肿物，边界清；多位于眼底后极部，环绕视神经乳头生长，生长于颞侧的脉络膜骨瘤可累及黄斑部。肿瘤表面可有视网膜色素上皮萎缩或增生，常合并浆液性视网膜脱离；25％脉络膜骨瘤并发脉络膜新生血管。长期的黄斑区视网膜浆液性脱离或脉络膜新生血管渗出和出血，致使视力受损。

脉络膜骨瘤目前尚无有效的治疗方法。热激光治疗可防止肿瘤的扩大，促进浆液性渗出性病变的吸收，保留视力。由于脉络膜骨瘤含有丰富的毛细血管，可考虑光动力疗法。

一、发病机制

发病机制不清。多数学者认为脉络膜骨瘤是一种骨性迷离瘤，可能为中胚叶胚胎性骨组织残留在脉络膜内发展而成。病理表现为钙沉着于脉络膜和巩膜，组织病理检查可见成熟骨细胞，其间少量脉络膜毛细血管，表面视网膜色素上皮变薄和萎缩。

二、激光治疗机制

光凝和经瞳孔温热疗法脉络膜骨瘤的可能机制：热效应使骨瘤组织脱钙；激光诱导单核细胞破坏骨细胞，致使瘤体萎缩；封闭和破坏骨瘤内和表面的毛细血管，减少瘤体及其周围脉络膜血供，抑制骨瘤生长。

光动力疗法通过光化学效应，封闭脉络膜骨瘤毛细血管，也可封闭脉络膜新生血管，从而使脉络膜骨瘤萎缩和脉络膜新生血管萎缩。

三、激光治疗指征

脉络膜骨瘤增长，特别是肿瘤接近或累及黄斑中部，引起视力下降；肿瘤渗出引起神经上皮浆液性脱离；继发脉络膜新生血管。

（一）光凝治疗

作用局限，对瘤体表面及附近的正常组织损伤轻，可用于近视盘的骨瘤组织。

（二）经瞳孔温热疗法

适用于治疗面积较大的脉络膜骨瘤及其合并的脉络膜新生血管。治疗黄斑中部病灶时引起视力进一步下降。

(三)光动力疗法

适用于黄斑中部自体血管丰富的脉络膜骨瘤，及其继发的脉络膜新生血管，可保留中心视力。

四、激光治疗方法

(一)光凝治疗

采用融合光斑，首先治疗瘤体边缘，然后向中心进行，覆盖整个瘤体。波长选择：黄色、红色、及绿色波长激光。激光参数：光斑直径 200～500 μm、曝光时间 0.2～0.5 秒、输出功率以淡灰色光斑反应为宜。

(二)经瞳孔温热疗法

采用融合光斑，由边缘向中心覆盖整个瘤体(见图 9-13)。激光波长：810 nm。激光参数：光斑直径 0.5～3 mm、曝光时间 60 秒、输出功率以淡灰色光斑反应为宜。

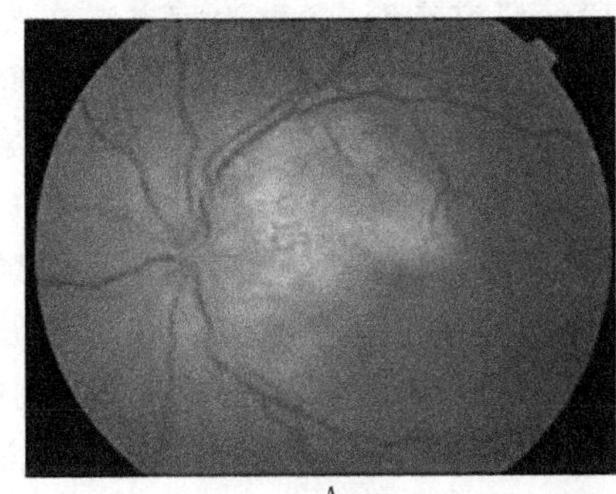

A

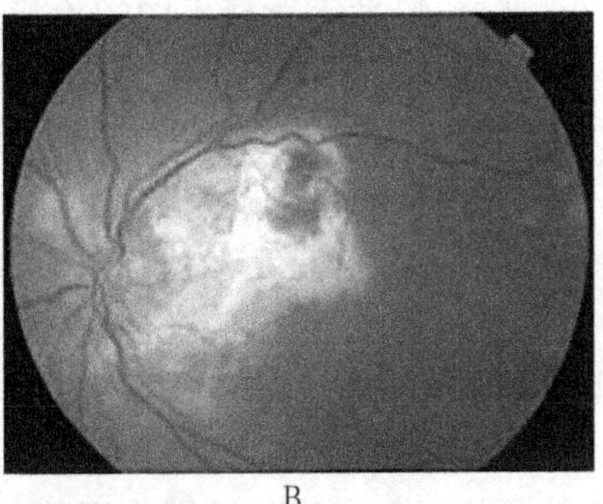

B

图 9-13 脉络膜骨瘤的经瞳孔温热疗法

A.脉络膜骨瘤彩色眼底像。左眼视盘颞侧颞上，累及黄斑部，黄斑部放射状皱褶，视力下降。经瞳孔温热疗法方法：光斑直径 0.5～1.2 mm，曝光时间 60 秒，多光斑融合，瘤体为黄白色，表面光斑反应欠佳，出现浅淡的肉眼可见的光斑反应即可。B.3 次经瞳孔温热疗法 2 年后彩色眼底像，瘤体表面视网膜水肿及黄斑皱褶消退，瘤体颞上色素

(三)光动力疗法

尽量采用大光斑，先做黄斑中部治疗，继而近视盘部，然后由向外逐渐覆盖整个瘤体。激光波长：689 nm。激光参数：光斑直径 0.5～3 mm、曝光时间 83 秒、输出功率 600 mW/cm^2。

五、注意事项

(1)脉络膜骨瘤瘤体边缘薄，热激光治疗易于出现光凝反应，而中部较厚，即使能量增加，也不易有肉眼可见的激光反应，应注意输出功率不要过高，以免引发出血。

(2)脉络膜骨瘤色素含量少，热激光治疗时，热效应低，一次治疗瘤体萎缩不明显，因此治疗需多次间断进行。

(3)激光治疗 1 个月后复诊。根据脉络膜骨瘤瘤体萎缩、渗出吸收及脉络膜新生血管退行情况重复激光治疗。

(郑会娟)

第五节　脉络膜黑色素瘤

脉络膜黑色素瘤是成年人最常见的眼内原发性恶性肿瘤，多单眼发病，男性多于女性。大部分脉络膜黑色素瘤位于后极部，呈圆形、椭圆形或不规则棕黑色实性隆起，突破玻璃膜的脉络膜黑色素瘤在视网膜下呈蘑菇状生长。早期周边部脉络膜黑色素瘤不易被发现，脉络膜黑色素瘤累及黄斑，或脉络膜黑色素瘤继发浆液性视网膜脱离波及黄斑部，则引起视物变形、视力下降。晚期可因视网膜脱离、新生血管性青光眼等并发症而失明。脉络膜黑色素瘤可向巩膜浸润或沿巩膜血管延伸到眼外，也可通过血液转移至肝、骨、肺等器官而致患者死亡。脉络膜黑色素瘤治疗方式包括激光治疗、巩膜外敷贴放射治疗、手术肿物切除或眼球摘除等方式。临床根据脉络膜黑色素瘤的大小、部位、厚度等选择不同的治疗手段。研究表明，各种治疗方法在改善患者生存率方面无显著差异，眼球摘除术不能明显改善患者生命预后；不同的治疗方法对不同患者生活质量的影响不同。因此，保留眼球、保留视功能的治疗方式是脉络膜黑色素瘤的主要治疗方法。

脉络膜黑色素瘤的激光治疗包括激光光凝、经瞳孔温热疗法及光动力疗法。中、小脉络膜黑色素瘤通过激光光凝治疗、经瞳孔温热疗法可取得满意疗效；而光动力疗法脉络膜黑色素瘤的疗效尚不确切。相比于激光光凝，经瞳孔温热疗法作用于脉络膜黑色素瘤穿透力更强。有文献报道，治疗脉络膜黑色素瘤厚度 3 mm 以下、直径 8 mm 以内、未达视盘的肿瘤的病例中，90％肿瘤可以得到控制。因此经瞳孔温热疗法是目前脉络膜黑色素瘤激光治疗的首选治疗方式。

此外，经瞳孔温热疗法激光治疗联合巩膜外敷贴放射治疗，经瞳孔温热疗法作用由肿瘤表面向深部，而敷贴放射治疗放射粒子通过巩膜到达肿瘤的基底部，进而向肿物表面延伸，实现对脉络膜黑色素瘤“内外夹击”的所谓的“三明治”式联合治疗。经瞳孔温热疗法激光治疗联合巩膜外敷贴放射治疗可扩大激光治疗的脉络膜黑色素瘤厚度适应证，防止脉络膜黑色素瘤巩膜外扩散，并降低放射性视网膜病变的发生，可使脉络膜黑色素瘤 5 年的复发率显著降低至 3％。

一、发病机制

脉络膜黑素细胞的低分化并恶性增生。

二、激光作用机制

主要采用热激光治疗（光凝及经瞳孔温热疗法）治疗方式。通过热传导，使脉络膜黑色素瘤吸收热量，肿瘤细胞凋亡坏死，肿瘤失活并萎缩；同时可使肿瘤表面纤维化，形成萎缩性视网膜脉络膜瘢痕。其中，经瞳孔温热疗法采用红外波长激光，穿透力强于眼底光凝，治疗脉络膜黑色素瘤最大厚度 3.9 mm，可作为脉络膜黑色素瘤激光治疗的首选。

三、激光治疗指征

脉络膜黑色素瘤直径小于 12 mm。

(一)光凝治疗

厚度 2.5 mm 以下的脉络膜黑色素瘤。

(二)经瞳孔温热疗法

厚度 3 mm 以下脉络膜黑色素瘤。

(三)经瞳孔温热疗法联合敷贴放射治疗

对脉络膜黑色素瘤的有效作用厚度可达到 5～8 mm,以及邻近或位于视盘的复发性较高的脉络膜黑色素瘤。

四、激光治疗方法

脉络膜黑色素瘤激光治疗需大光斑,高能量,反复进行。

(一)光凝治疗

围绕脉络膜黑色素瘤、在脉络膜黑色素瘤外的正常组织做 2～3 排光凝,3～4 周后复诊,可重复光凝,直至脉络膜黑色素瘤周视网膜脉络膜萎缩以阻断脉络膜黑色素瘤血液供养,以减少转移和光凝脉络膜黑色素瘤引起的出血。然后再融合光凝脉络膜黑色素瘤瘤体,使其萎缩及表面纤维化形成瘢痕。激光波长:首选红色波长激光,依次选择黄色、绿色波长激光。激光参数:光斑直径 500 μm、曝光时间 0.4～0.5 秒、输出功率达到脉络膜黑色素瘤表面白色光斑反应以及脉络膜黑色素瘤瘤体周围Ⅲ级光斑反应。

(二)经瞳孔温热疗法

单个或融合光斑,作用范围大于瘤体。激光波长:810 nm。激光参数:光斑直径 500～3 000 μm、曝光时间 180 秒、输出功率达到瘤体表面强白色及瘤体周围视网膜灰白色光斑反应(见图 9-14)。

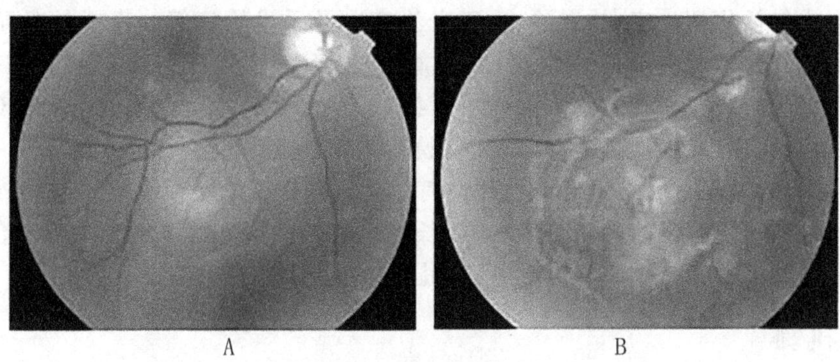

A　　　　B

图 9-14　脉络膜黑色素瘤的经瞳孔温热疗法

A.治疗前彩色眼底像。激光治疗方法:经瞳孔温热疗法。参考吲哚菁绿血管造影图片,光斑 1.2～2 mm,曝光时间 180 秒,白色光斑反应,光斑融合黄斑完全覆盖瘤体,并超过瘤体边缘 0.5 mm。B.治疗后 1 个月彩色眼底像。瘤体扁平,表面部分纤维化,瘤体外可见激光斑产生的萎缩区

(三)经瞳孔温热疗法联合敷贴放射治疗

巩膜外敷贴放射治疗,敷贴器取出后行经瞳孔温热疗法,方法同上。

五、注意事项

(1)脉络膜黑色素瘤激光治疗要注重曝光时间和输出功率的配合。首先要保证充足的曝光时间,以便激光能量在脉络膜黑色素瘤瘤体内有效的深度传导,然后调整输出功率,以在预定的曝光时间内达到脉络膜黑色素瘤白色光斑反应为佳。

(2)激光治疗后 1 个月复诊,脉络膜黑色素瘤瘤体及其周围视网膜脉络膜未萎缩,补充激光

治疗，或采用其他方法治疗。

(3)脉络膜黑色素瘤位于赤道部或赤道部前者，可行局部切除；肿瘤直径>16 mm、厚度>10 mm、浸润至视盘者，应行眼球摘除术。

(4)全身系统检查，以排除脉络膜黑色素瘤转移或进行相应治疗。

(郑会娟)

第六节 脉络膜转移癌

脉络膜转移癌是指眼外恶性肿瘤经血液转移至脉络膜形成继发性恶性肿瘤，占眼内转移癌的80%以上，多发生在40～70岁的人群，身体各个器官的原发性恶性肿瘤都可继发脉络膜转移癌。女性以乳腺癌为最多，男性则多来源于肺癌，此外有肝癌、肾癌、消化道恶性肿瘤等。脉络膜转移癌可发生于单眼或双眼，80%的患者肿瘤位于后极部，因而视力下降，眼前暗点渐进性加大，并有眼痛。眼底检查可见视网膜下1个或多个大小不等的不规则扁平实性肿物，多发生在后极部，特别是视盘周围及黄斑区。肿物灰白色或黄白色，边界不清，浸润性生长，可继发渗出性视网膜脱离、青光眼等影响视力，部分患者脉络膜转移癌眼外扩散。

脉络膜转移癌的治疗方案由原发肿物的性质特点、脉络膜转移癌的部位、范围、大小等多因素决定，治疗方式包括化学治疗、放射治疗、激光治疗以及手术治疗等。巩膜外敷贴放射治疗是最主要的治疗方式之一，可使肿瘤细胞凋亡、肿瘤萎缩，但易产生放射性视网膜病变等并发症。激光治疗具有治疗部位及范围确切，副损伤小等特点，有利于保留视力及眼球。而对于浸润视神经、出现继发性青光眼、已发生眼外蔓延的脉络膜转移癌，则应手术治疗。

脉络膜转移癌的激光治疗首选经瞳孔温热疗法，其次为激光光凝治疗。国内外有少数报道光动力疗法脉络膜转移癌，目前尚缺乏大样本、长期观察的结果支持。激光治疗联合巩膜外敷贴放射治疗，可更有效抑制脉络膜转移癌生长，防止脉络膜病灶进一步扩散。

一、发病机制

原发肿瘤的瘤细胞脱落，经血液转移，由睫状后短动脉进入脉络膜，在脉络膜中滞留、增生而形成脉络膜恶性肿瘤。转移癌的细胞病理具有原发肿瘤的特征。

二、激光治疗机制

(一)激光光凝及经瞳孔温热疗法

通过热传导，使脉络膜转移癌病灶吸收热量。热效应可使靶组织温度升高，导致蛋白质等大分子变性凝固，肿瘤血管闭塞，肿瘤细胞凋亡坏死，因而肿瘤失活萎缩。特别需要注意的是，经瞳孔温热疗法通过长曝光时间、低输出功率，达到更有效的组织热传导作用，可使激光热效应有效的向病变深部蔓延，从而治疗较厚的脉络膜转移癌病灶。

(二)光动力疗法

光敏剂在照射部位积聚后，激光照射产生光化学效应，损伤光照部位的血管内皮细胞，闭塞血管，从而阻断肿瘤供血，使肿瘤萎缩退行。

三、激光治疗指征

瘤体基底部直径小于 10 mm，厚度小于 4 mm 的脉络膜转移癌，均首选经瞳孔温热疗法。黄斑中心下的转移癌病灶，可采用经瞳孔温热疗法，或试用光动力疗法。病灶厚度小于 2 mm，可采用氪红激光光凝治疗。

四、激光治疗方法

(一)经瞳孔温热疗法

单个或融合光斑作用范围大于瘤体(见图 9-15)。激光波长：810 nm。激光参数：光斑直径 500～3 000 μm、曝光时间 180 秒、输出功率达到瘤体表面强白色及瘤体周围 0.5 mm 内视网膜灰白色光斑反应。

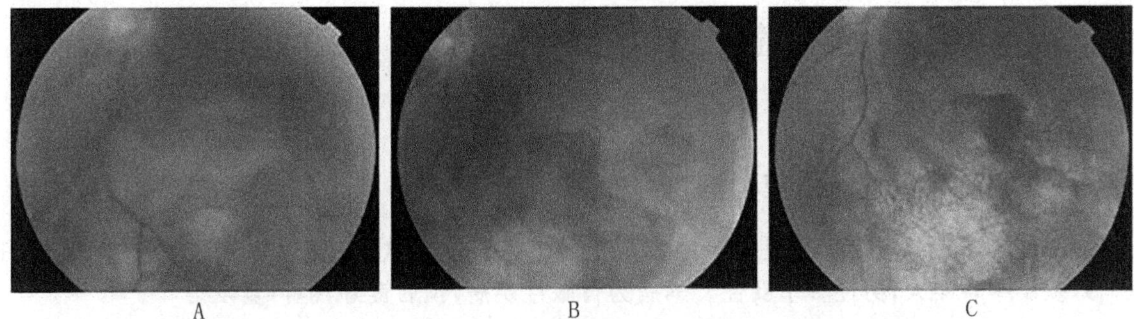

图 9-15　脉络膜转移癌化疗联合经瞳孔温热疗法

A.彩色眼底像，左眼脉络膜转移癌，继发渗出性视网膜脱离。治疗方法：原发肺癌化疗，同时行左眼经瞳孔温热疗法。光斑直径 1.2～3 mm，曝光时间 180 秒，白色光斑反应，光斑融合黄斑完全覆盖瘤体，并超过瘤体边缘至少 0.5 mm。B.化疗联合经瞳孔温热疗法后 3 个月，病灶大部分萎缩，视网膜复位。C.化疗联合经瞳孔温热疗法后 6 个月，病灶完全萎缩，经瞳孔温热疗法部位视网膜色素上皮及脉络膜萎缩

(二)激光光凝治疗

先以连续光斑在转移癌瘤体周围密集光凝，然后以融合光斑作用于瘤体。激光波长：红色或黄色波长激光。激光参数：光斑直径 500 μm、曝光时间 0.3～0.5 秒、输出功率达到瘤体表面强白色及瘤体周围 0.5 mm 范围Ⅲ～Ⅳ级光斑反应。

(三)光动力疗法疗法治疗

采用标准剂量维替泊芬光动力疗法，根据患者的身高、体重计算出注射用维替泊芬药物标准剂量。建议静脉给药时间 8～10 分钟，2～5 分钟后开始光动力疗法激光治疗。

激光波长：689 nm。激光参数：光斑直径采用单光斑或多个光斑完全覆盖脉络膜转移癌瘤体。光照时间 83～166 秒/每个光斑，输出功率 600 mW/cm^2。

五、注意事项

脉络膜转移癌患者生命预后差。在发生眼内转移后存活时间大多不超过 2 年。生命预后与患者年龄、原发病灶性质、全身其他器官转移等密切相关。在治疗脉络膜转移癌病灶时，应密切注意患者全身状态并相应治疗。

（郑会娟）

第十章

视网膜疾病

第一节　黄斑病变

一、中心性浆液性脉络膜视网膜病变

中心性浆液性脉络膜视网膜病变的特点是后极部类圆形区视网膜神经上皮下透明液体积聚。好发于中青年人,男性多于女性。本病为自限性疾病,预后良好,但可复发。

(一)病因及发病机制

原因不明。近年来有研究表明除血清中儿茶酚胺浓度升高外,还与外源性和内源性糖皮质激素等有关。常在有诱发因素如睡眠不足、压力大、情绪波动等时发病。有学者发现患者尿中儿茶酚胺排泄量增加。中心性浆液性脉络膜视网膜病变为色素上皮的紧密连接即视网膜外屏障的病变,即外屏障被破坏,而并非色素上皮细胞死亡。脉络膜毛细血管内的液体通过视网膜色素上皮病变处渗漏,造成局限性视网膜神经上皮脱离。近来通过吲哚青绿血管造影进一步提示可能原发病变部位在脉络膜毛细血管,视网膜色素上皮病变可能是继发于脉络膜病变的结果。

(二)临床表现

患者突然出现单眼视力轻度下降、视物变暗或色调发黄、变形或小视,并有中央相对暗区。眼部无炎症表现,眼底黄斑部可见圆形或类圆形、颜色稍灰、微隆起的病变,边缘可见弧形光晕,中央凹反光消失。有时在裂隙灯间接检眼镜下可见该处视网膜神经上皮存在很浅的脱离。日久,其间视网膜下可有多数细小黄白点。恢复期逐渐出现轻度色素不均匀。预后视力恢复,但仍可遗留视物变形和小视现象。大多数病例经 3～6 个月自愈。有复发可能。

荧光素眼底血管造影术检查:活动病变时荧光素血管造影可见病变区内强荧光点随造影时间的延长而渗漏,强荧光点逐渐扩大(墨渍弥散型)或炊烟状(见图 10-1)。

光学相干断层扫描检查:显示黄斑神经上皮与色素上皮间出现液腔,即视网膜浅脱离,而非视网膜水肿(见图 10-2)。

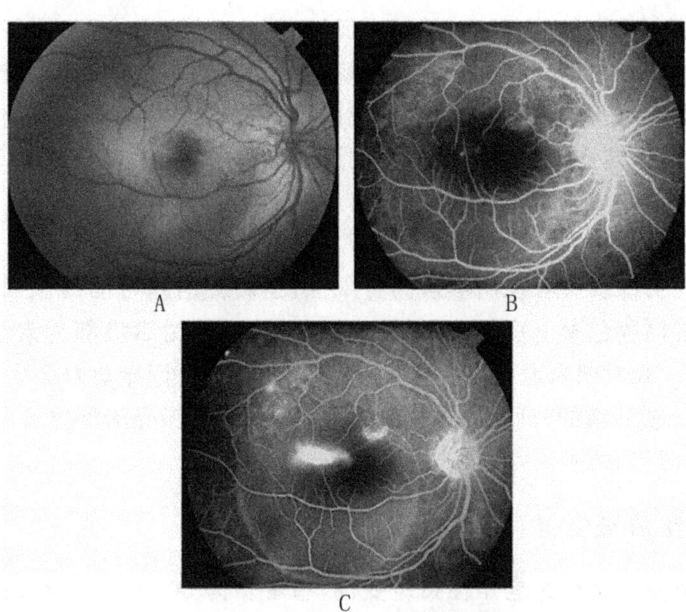

图 10-1　中心性浆液性脉络膜视网膜病变

A.彩色眼底像;B.荧光造影早期,中心凹颞侧高荧光点;C.造影晚期,荧光渗漏呈墨渍样扩大

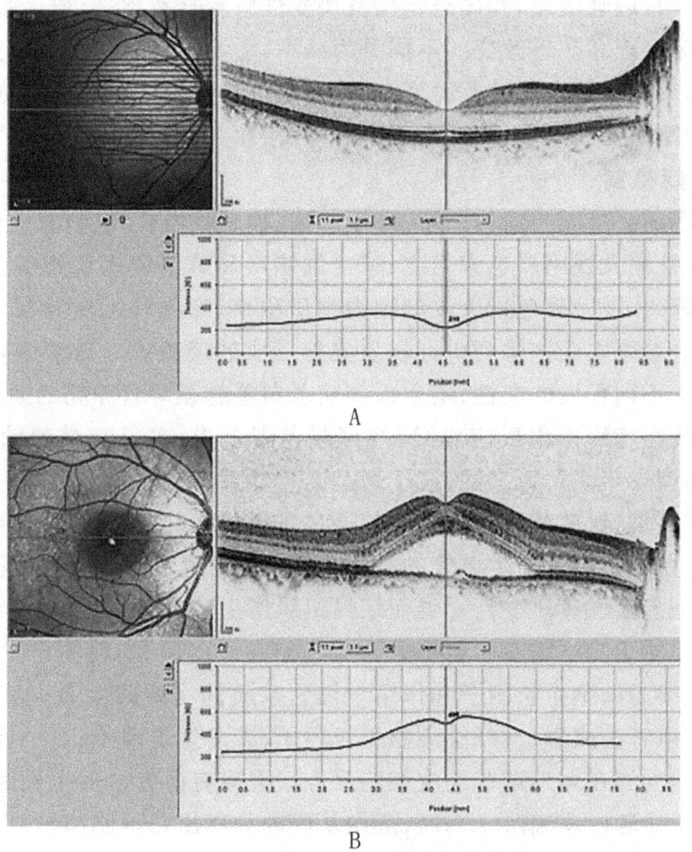

图 10-2　光学相干断层扫描检查扫描

A.正常黄斑图像;B.中心性浆液性脉络膜视网膜病变黄斑图像:神经上皮脱离

(三)诊断与鉴别诊断

中青年患者,典型的病史和眼底变化,即可诊断。应注意与浅的孔源性视网膜脱离相鉴别,重要的环节是充分散大瞳孔,详细检查周边部视网膜,孔源性视网膜脱离的神经上皮脱离达到周边部,常可发现远周边小裂孔。而中心性浆液性脉络膜视网膜病变则多局限于后极部,无视网膜裂孔。

(四)治疗

无有效药物。向初次发病者说明本病为自限性,强调应消除可能的诱因,等待其自行恢复。糖皮质激素可加重视网膜色素上皮损害,增加液体漏出,演变为后极部色素上皮病变,或称泡状视网膜脱离,故禁用。长时期未愈或多次复发者,中心渗漏点可行光动力疗法封闭渗漏点,有助于液体吸收,缩短神经上皮脱离的时间,促进视力提高。正确掌握激光治疗技术,距中心凹 500 μm 以外的旁中心渗漏点方行光凝术治疗,可作为处理本病的首选。

二、年龄相关性黄斑变性

年龄相关性黄斑变性又称为老年性黄斑变性,患者多为 50 岁以上,双眼先后发病或同时发病,并且进行性损害视力,严重影响老年人的生存质量,是发达国家老年人致盲最主要的原因,美、英学者统计 75 岁以上患病率达 40%以上。除年龄外,与患者的种族(白种人多)、性别、家族史等有关。由于人口日趋老龄化,我国老年性黄斑变性患者日益增多,成为眼科防盲研究的重点课题之一。根据临床表现和病理改变的不同分为两型:①萎缩型老年性黄斑变性,或称为非渗出型老年性黄斑变性,或干性型老年性黄斑变性;②渗出型老年性黄斑变性或称为湿性型老年性黄斑变性。临床上,两型病变的病程、眼底表现、预后和治疗各异。

(一)病因及发病机制

确切的病因尚不明。可能与遗传因素、环境影响、视网膜慢性光损伤、营养失调、代谢障碍等有关,老年性黄斑变性累及视网膜色素上皮、感光细胞层和脉络膜多层组织。随着年龄增长,视网膜色素上皮功能障碍,视网膜色素上皮细胞内物质积聚,细胞外基质异常地聚集于基膜,在视网膜色素上皮与布鲁赫膜之间许多嗜伊红物质集聚形成玻璃膜疣。玻璃膜疣处的色素上皮、布鲁赫膜及视细胞发生不同程度的变性、增生或萎缩。布鲁赫膜对营养物的通透能力改变,从而使视网膜色素上皮对代谢障碍作出反应,导致视网膜色素上皮、布鲁赫膜和脉络膜毛细血管的萎缩,缓慢发展为萎缩型老年性黄斑变性(或干性型老年性黄斑变性);也可以引起布鲁赫膜内胶原增厚,以及后弹力层断裂,致使脉络膜毛细血管通过布鲁赫膜的裂隙进入色素上皮下或神经上皮下,形成脉络膜新生血管。由于新生血管的结构特点决定必然发生渗漏和出血,形成渗出型老年性黄斑变性或湿性型老年性黄斑变性。继而结缔组织增生,晚期形成瘢痕组织,正常的视网膜和脉络膜组织被破坏。对于脉络膜新生血管的形成近年有许多研究,目前已发现多种与新生血管形成相关的物质,主要为细胞生长因子和作用于细胞基质的物质两大类。细胞生长因子主要有血管内皮生长因子、血管生成素、成纤维细胞生长因子、表皮生长因子、血小板源血管内皮生长因子、转化生长因子等,均能在体外调节内皮细胞反应。但只有血管内皮生长因子和血管生成素几乎完全特异地存在于血管内皮细胞。同时,近期从眼内分离出几种能抑制血管生成的蛋白质,其中色素上皮细胞衍生因子是关键的血管生成抑制因子。当血管生成因子和血管生成抑制因子在眼内的平衡受到破坏时,促进了许多血管性疾病和肿瘤的发生。

(二)临床表现

1.萎缩型年龄相关性黄斑变性

多发生于50岁以上的老年人,起病缓慢,患者视力不知不觉地减退,可有视物变形,双眼程度相近,易被误认为眼睛“老化”。由于视网膜外层、色素上皮层、布鲁赫膜、脉络膜毛细血管等各层逐步萎缩、变性,病程早期眼底后极部可见大小不一的黄白色类圆形的玻璃膜疣,可以融合,色素上皮增生或萎缩,中心凹光反射消失,后极部色素紊乱,进一步出现边界清晰的地图样萎缩区(见图10-3)。发展至晚期,该区内脉络膜毛细血管萎缩,即可见到裸露的脉络膜大血管。

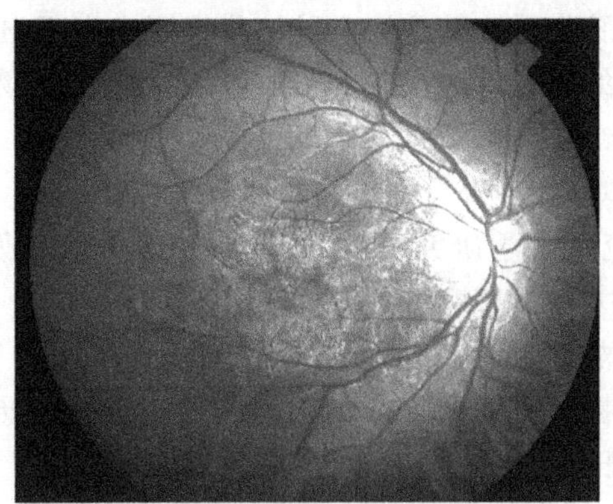

图10-3　萎缩型年龄相关性黄斑变性

2.渗出型年龄相关性黄斑变性

临床表现为突然单眼视力下降、视物变形或出现中央暗点,另一眼可能在较长时间后出现症状。眼底后极部视网膜下出血、渗出,其中有时可见灰黄色病灶,即可能为新生血管。出血位于神经上皮下或色素上皮下,后者颜色暗红甚至呈黑色,边缘略红,同时可有浅层鲜红色出血,附近有时可见玻璃膜疣,病变区可隆起。荧光血管造影在早期出现边界清楚的高荧光新生血管形态,称为典型的新生血管部分病例则没有清晰的新生血管境界,称为隐匿型新生血管,逐渐渗漏荧光素,其边界不清,造影期仍呈相对的高荧光(见图10-4)。吲哚青绿血管造影,更有利于显示脉络膜新生血管的形态。如大量浅层出血进入玻璃体,致使玻璃体积血,眼底不能窥入。日久,黄斑区出血机化,形成盘状瘢痕,中心视功能完全丧失。

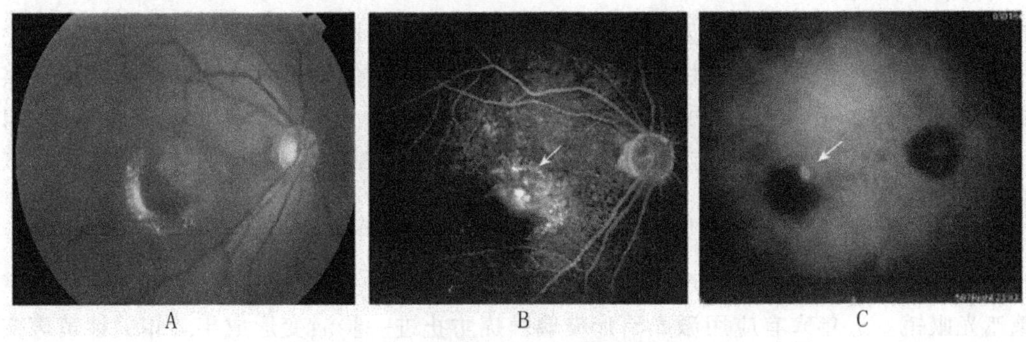

图10-4　渗出型年龄相关性黄斑变性

A.眼底彩照;B.眼底荧光血管造影;C.脉络膜造影

(三)诊断与鉴别诊断

45岁以上患者双眼渐进性视力减退,眼底散在玻璃膜疣,或后极部视网膜脉络膜萎缩病灶,可诊断为萎缩型老年性黄斑变性。突然严重视力障碍，后极部深、浅层出血伴有新生血管和玻璃膜疣或黄斑区盘状瘢痕者，即可诊断为渗出型老年性黄斑变性。应与中心性渗出性脉络膜视网膜病变、高度近视性黄斑脉络膜新生血管出血、外伤性脉络膜视网膜病变、脉络膜黑色素瘤和特发性息肉状脉络膜血管病变相鉴别。中心性渗出性脉络膜视网膜病变多发生于年轻女性，单眼发病，病变范围小，为 1/3～1/2 的视盘直径大小；高度近视性黄斑脉络膜新生血管发生在高度近视眼，可同时观察到豹纹状眼底，后巩膜葡萄肿等眼底改变；当出现大量深层出血致视网膜隆起时，需要与脉络膜黑色素瘤相鉴别，应用 B 超及眼底荧光血管造影、吲哚青绿血管造影检查可协助鉴别诊断。特发性息肉状脉络膜血管病变在脉络膜造影中表现出异常的脉络膜血管网和血管网末端血管瘤样扩张是该病的影像特征，特别是根据后者可作出诊断。

(四)治疗

1.萎缩型年龄相关性黄斑变性

大型的、人群为基础的流行病学研究提示：叶黄素和玉米黄素及欧米加-3 长链不饱和多脂肪酸可能有助于减低年龄相关性黄斑变性的进展。

2.渗出型年龄相关性黄斑变性治疗

随着新型抗新生血管药物的不断涌现及多项前瞻性、随机、对照、双盲临床试验的结果得以公布，渗出性年龄相关性黄斑变性的治疗理念也不断更新。

3.光动力学疗法

近几十年来广泛用于渗出型年龄相关性黄斑变性的治疗。基本原理：当机体内注射特定的光敏剂后，脉络膜新生血管的内皮细胞可以特异结合的光敏剂，且在受一定波长光照射后激活光敏剂，产生光氧化反应，杀伤内皮细胞，从而达到破坏脉络膜新生血管的作用。多项大型的临床试验证实：与对照组相比，治疗组可以明显降低中等程度以上的视力下降。

4.抗-血管内皮生长因子药物治疗

目前，抗血管内皮生长因子药物玻璃体腔注射治疗新生血管性年龄相关性黄斑变性已逐渐成为主流的治疗手段。多项大型临床试验证实：连续的玻璃体腔内给予抗血管内皮生长因子药物可使患者获得明显的视力提高。在我国，药物的价格昂贵是限制广泛应用的重要因素。经国家批准可以应用的药物主要为兰尼单抗。

5.其他治疗方法

经瞳孔温热疗法、放射治疗、玻璃体手术取视网膜下脉络膜新生血管等治疗方法均被尝试用于治疗渗出型年龄相关性黄斑变性，也各有成功的病例报道，但缺乏大样本的临床试验证实。

由于上述各种治疗方法各有所限之处，临床上，常需结合患者的具体情况综合治疗，如联合使用抗血管内皮生长因子药物和光动力学疗法，减少玻璃体腔注射次数，降低光动力学疗法引起的炎症反应。

(五)预防

年龄相关性黄斑变性的发生可能与光的毒性蓄积作用有关，故应避免光损伤，在强光下活动应配戴遮光眼镜。近年来有应用激光治疗玻璃膜疣防止进一步演变形成年龄相关性黄斑变性的报道，尚需进一步观察疗效。

三、近视性黄斑病变

单纯性近视通常无眼底改变。屈光度大于－6 D 的近视称为高度近视，高度近视的眼底改变(见图 10-5)比率增加。屈光度大于−8 D或眼轴轴长超过 26.5 mm 的近视称为病理性近视，病理性近视的眼底常出现多种异常改变。这些改变出现的根本原因在于：病理性近视眼的眼轴进行性伸长，眼底出现退行性变化。眼底表现包括视盘斜入、视盘颞侧萎缩弧或视盘周围萎缩环、后巩膜葡萄肿、豹纹状眼底等。当视网膜色素上皮和脉络膜毛细血管层萎缩明显加重时，后极部特别是黄斑区可出现斑块状脉络膜大血管裸露区，严重影响患者的视力；另外，眼球向后扩张明显时，布鲁赫可出现多条线样破裂形成黄白色条纹称之为漆裂纹，跨越黄斑中心的漆裂纹可致黄斑中心凹出血影响视力；黄斑中心凹下的漆裂纹还为脉络膜新生血管的生长创造了条件，中心凹下的脉络膜新生血管引起患者出现突然的视力下降、视物变形，这种脉络膜新生血管可诱发视网膜色素上皮增生，形成黑色近圆形微隆起斑(富克斯斑)。病理性近视的黄斑区还可因视网膜劈裂和视网膜裂孔等原因引起视力障碍。眼底荧光血管造影有助于诊断视网膜下脉络膜新生血管的存在，并在一定程度上反映其活跃性。光学相干断层扫描检查特别有助于发现黄斑区视网膜劈裂、裂孔、出血和脉络膜新生血管等改变。由病理性近视的眼常发生玻璃体液化、玻璃体后脱离、视网膜周边格子样变性，因此，容易发生视网膜裂孔和视网膜脱离，若未及时治疗或治疗失败均可导致失明。

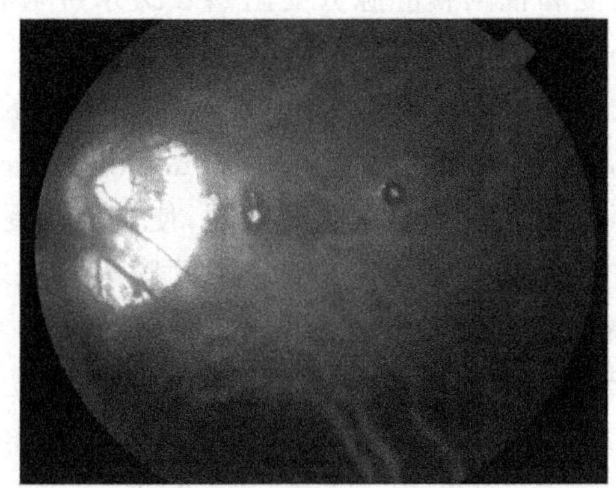

图 10-5 高度近视眼底

视盘斜入颞侧脉络膜萎缩弧，豹纹状眼底，后巩膜葡萄肿，黄斑区富克斯斑

典型的病史和眼底表现即可诊断。新发生的黄斑区新生血管可进行玻璃体腔内抗血管内皮生长因子治疗。出现严重影响患者视觉质量的视网膜劈裂或发生视网膜脱离可选择玻璃体切割术。后巩膜加固术治疗病理性近视尚待大样本的临床研究结果。

四、黄斑囊样水肿

黄斑囊样水肿并非独立的一种眼病，而是较常见于许多眼病中，是严重损害视力的病变。常见于视网膜静脉阻塞、糖尿病性视网膜病变、慢性葡萄膜炎、眼外伤以及眼内手术后等。其发病机制主要是由于黄斑区毛细血管受损，白内障术后的病例可能因玻璃体向前移位对视网膜有牵引，累及毛细血管，使管壁受损发生渗漏。视网膜渗漏液积聚于外丛状层，黄斑区该层 Henle 纤维呈放射状排列，将积液分隔成数个小的液化腔。患者自觉视力下降、视物变形，但眼底检查时仅见黄斑组织模糊不清，只有少数典型病例在检眼镜或三面镜下可查见分叶状的黄斑囊样水肿，如行荧光血管造影，于造影晚期(10～30 分钟)可显示花瓣状的强荧光，可以与其他黄斑病变鉴别。采用光学相干断层成像术(光学相干断层扫描检查)，可以更为敏感和准确地检出(见图 10-6)。

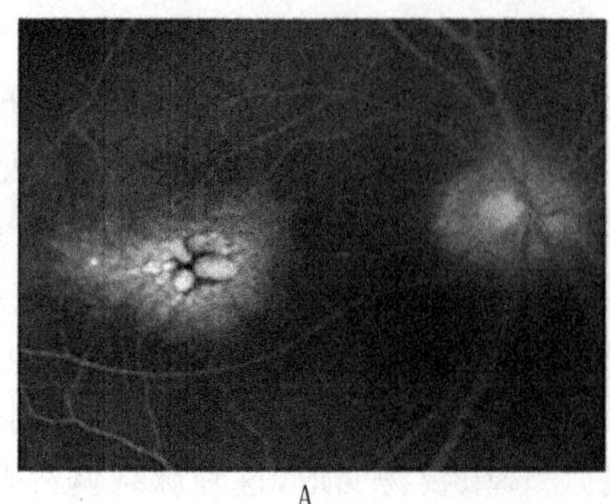

A

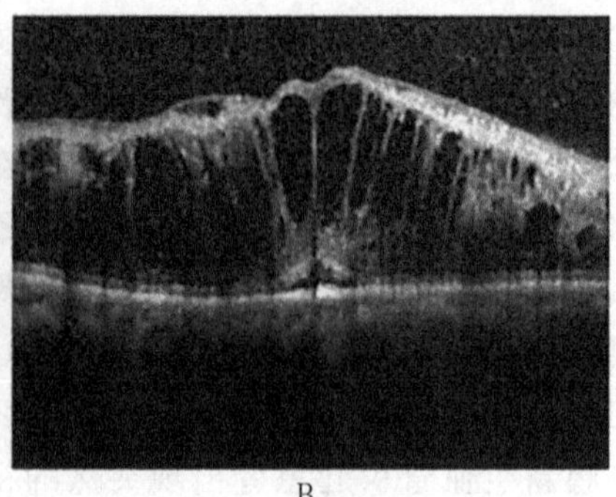

B

图 10-6　黄斑囊样水肿

A.眼底荧光血管造影晚期黄斑花瓣状高荧光；B.黄斑囊样水肿的光学相干断层扫描检查图：神经上皮层内多数液化腔

黄斑囊样水肿的治疗因其发生的病因不同而异。由于炎症所致者应进行消炎治疗；如因白内障术后的玻璃体牵引而发生，有可能自行恢复，也有主张行玻璃体切割术，切除玻璃体后皮质分离牵引；糖尿病性视网膜病变和视网膜静脉分支阻塞黄斑水肿可行氪黄或氩绿格栅样或局灶光凝黄斑区，光凝的能量要小，以减少对神经纤维层的损伤。

近几十年来，黄斑水肿的治疗得到广泛的关注，成为临床研究的热点，多种病因所致黄斑水肿采取玻璃体内注射长效的皮质类固醇曲安奈德(triamcinolone acetonide，TA)得到较好的效果，但有高眼压并发白内障等并发症和易于复发的问题，使其应用受到限制；也有作者实施玻璃体手术撕除视网膜内界膜，对糖尿病性视网膜病变和视网膜静脉阻塞等的黄斑囊样水肿取得较好的疗效，但尚需较长时间观察它们的并发症和疗效。近年来，抗-血管内皮生长因子药物玻璃体腔内注射治疗各种原因的黄斑水肿取得了非常好的视力和解剖复位效果，为减少注射次数，常需结合其他治疗手段。

五、黄斑裂孔

黄斑裂孔是指黄斑中心全层神经上皮缺失。较常见于老年女性，称为特发性黄斑裂孔，其发病原因尚不明。此外，还可见到继发于眼挫伤、长期黄斑囊样变性破裂等的黄斑裂孔，称为继发性黄斑裂孔。继发性黄斑裂孔的临床改变与其原发病有关。

患者视力不同程度地下降，视物变形，其中央注视点为暗点。眼底表现为黄斑区中心呈圆形或椭圆形的红斑，为1/4～1/2视盘直径大小。在裂隙灯联合接触镜或前置间接检眼镜下可见视网膜窄光带中断现象，孔区裸露视网膜色素上皮，孔周有淡灰色的环，系浅的神经上皮水肿或脱离所致，孔内可有黄色颗粒，有时孔前可见漂浮的盖膜(见图 10-7)。长期随访很少发生视网膜脱离。

对于特发性黄斑裂孔以往曾主张行激光光凝封闭，预防视网膜脱离，但未经处理并长期随访的患者，很少发生视网膜脱离，多数患者保持旁中心视力。加斯在临床观察大量病例的基础上，提出设想：玻璃体切线方向的牵引力是发生特发性黄斑裂孔的原因，提出裂孔形成过程分为4期，并推测采用玻璃体切割术除去玻璃体后皮质，可能有益于裂孔封闭。光学相干断层扫描检查以活体扫描图像更进一步证实了加斯的预见完全正确。近年又有主张行黄斑区内界膜撕除术，获得较好的封闭裂孔和改善视力的效果。目前对于近期发生的特发性黄斑裂孔推荐进行玻璃体手术治疗，而对于手术中是否应用生物黏附剂或撕除内界膜尚存争议，需临床长期验证。

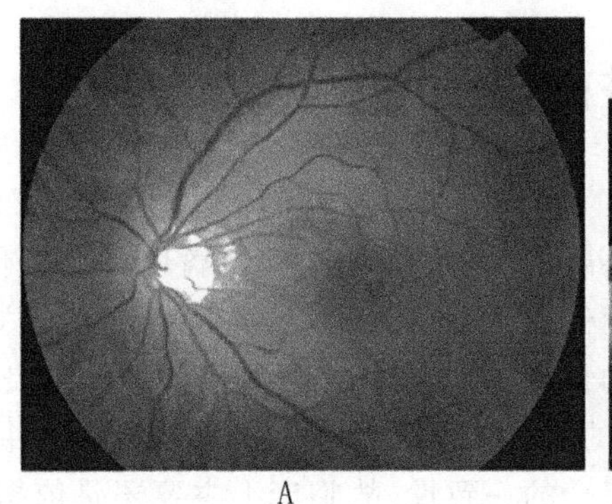

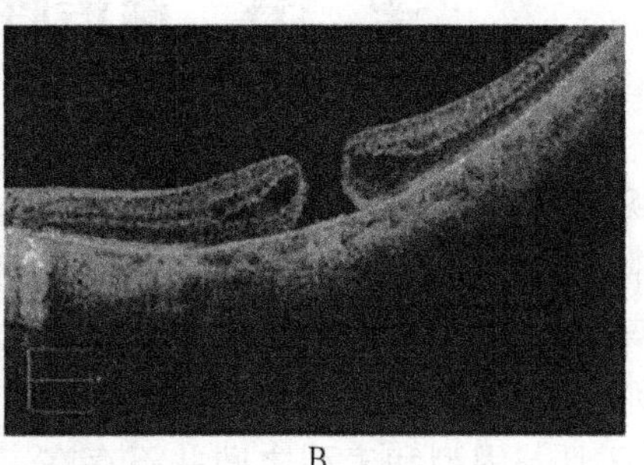

A　　B

图 10-7　特发性黄斑裂孔

A.彩图；B.光学相干断层扫描检查示神经上皮层全层断裂，孔缘水肿及浅脱离

六、黄斑视网膜前膜

由于不同原因致某些细胞在视网膜内表面增生形成纤维细胞膜，可以在视网膜的任何部位发生，位于黄斑及其附近的膜称黄斑视网膜前膜，简称黄斑前膜。因发生的原因不同分为两类：特发性黄斑前膜和继发性黄斑前膜。特发性黄斑前膜发生在无其他眼病的患者中，老年人较多；继发性黄斑前膜则可发生在眼部外伤、玻璃体炎症、血管病变、眼内手术或视网膜冷凝术、光凝术后。患眼的视力不同程度地减退，并有视物变形等症状。发病初期黄斑区视网膜表面反光强、乱，似玻璃纸样，进一步发展牵拉视网膜，出现黄斑皱褶、黄斑水肿，血管弓被牵引向中央移位，小血管迂曲，纤维逐渐增殖形成灰白色纤维膜（见图 10-8）；严重增生者可牵拉形成黄斑裂孔乃至神经上皮脱离。继发性黄斑前膜则伴有其原发病变或手术、激光史。尚无有效药物治疗，如仅有轻度视力下降或变形，且比较稳定，可暂时观察。如视力进行性下降，且明显视物变形，则可行玻璃体切割术剥除黄斑前膜。

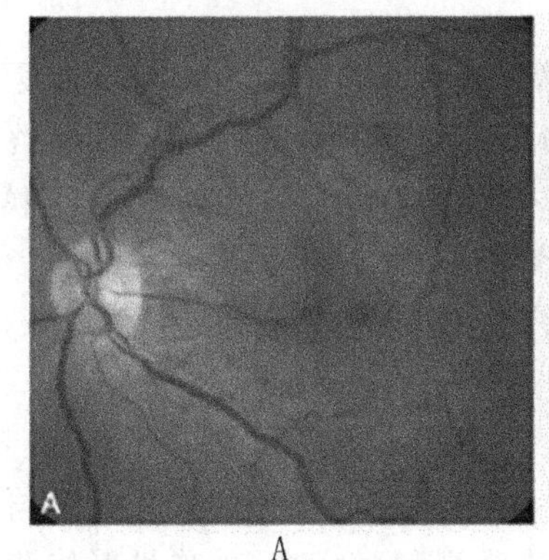

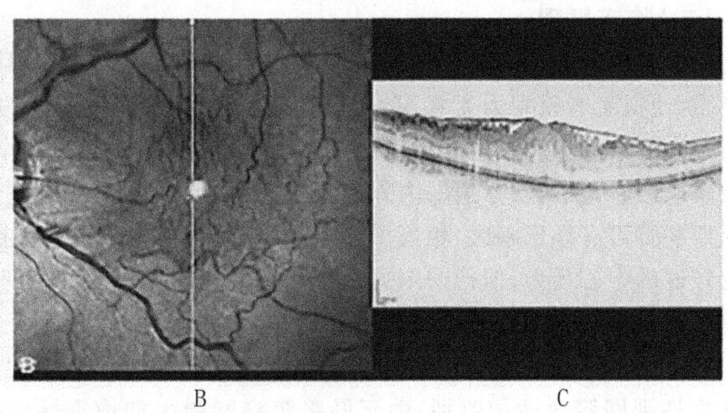

A　　B　　C

图 10-8　特发性黄斑前膜

A.黄斑区血管受牵引并纡曲；B.光学相干断层扫描检查图示黄斑前膜和黄斑水肿

（李　梅）

第二节　遗传性视网膜营养不良

遗传性视网膜营养不良包括多种视网膜营养不良性疾病。这些疾病均具有遗传性，存在遗传物质的异常，很多疾病已经明确的突变的基因位点，部分病例有明确的家族史。这些疾病的临床特征多为双眼对称性、位于光感受器层附近的慢性、进行性、变性病变。营养不良性疾病的分类方式有多种：依据解剖部位、遗传方式或突变的基因分类。目前，由于基因检测并没有在临床上普遍展开，而且基因型和表型之间并不存在完全的一致性，故临床上主要还是依据临床特征分类。累及全视网膜的营养不良性疾病主要有视网膜色素变性、结晶样视网膜营养不良、锥细胞营养不良；而主要累及黄斑区的视网膜营养不良包括 Stargardt 病、卵黄样黄斑营养不良等。

一、视网膜色素变性

视网膜色素变性（RP）是一组以进行性感光细胞及色素上皮功能丧失为共同表现的遗传性视网膜变性疾病。本病可以仅表现为眼部的异常，也可以为系统病变的一部分。视网膜色素变性主要的临床特征为：夜盲、进行性视野缺损，眼底特征性改变和视网膜电流图显著异常或无波型。世界各国的发病率为 1/5 000～1/3 000，是眼底病致盲的重要原因之一。

（一）病因

视网膜色素变性系遗传性病变，有多种遗传方式，可为常染色体显性遗传、常染色体隐性遗传、性连锁隐性遗传，大约 1/3 为散发病例。视网膜色素变性具有典型的遗传异质性，目前已分离出的致病基因达数十种，认识较完善的有视紫红质基因、β-磷酸二酯酶亚基（β-PDE）基因、盘膜边缘蛋白基因。实验证明视网膜色素变性鼠的遗传方式不同，其基因异常也各异，另一方面的研究揭示遗传性视网膜色素变性均以细胞凋亡为共同途径。

（二）临床表现

绝大多数为双眼发病。视网膜色素变性是光感受器功能异常，而大多数病例杆体细胞受累更为严重，使得患者暗视力受损更早、更严重。患者主诉进行性的夜盲，晚期中心视力障碍，最终致盲。发病年龄越小病程进展越迅速。眼底可出现视盘颜色蜡黄，视网膜血管一致性变细，视网膜色素上皮斑驳状，视网膜赤道部内外色素沉着，典型的色素形态呈骨细胞样，位于视网膜血管上。病变早期视野可有环形暗区，相当于赤道部受累，逐步向心及周边扩展，晚期仅残留中央管状视野，虽保持较好的中心视力，但行动困难。视网膜电流图在病变早期即显著异常，甚至呈无波形。

（三）诊断与鉴别诊断

有进行性夜盲病史、家族史和眼底典型的表现，诊断并不困难。不典型的病例，有时需与某些继发性视网膜变性相鉴别，由于脉络膜视网膜炎如梅毒性脉络膜视网膜病变、外伤性脉络膜视网膜病变、自行复位的视网膜脱离等原因导致视网膜广泛色素沉着，从病史和其他相关的临床表现，多数可以鉴别。视网膜电流图改变是最重要的鉴别诊断依据。

（四）治疗

至今尚无有效疗法。对于低视力者可试配戴助视器，提高阅读能力。不少学者进行视网膜色素上皮细胞、视网膜感光细胞、虹膜色素上皮细胞移植手术，以及基因治疗的研究，均取得了令人鼓舞的进展。近年国内外已成功地进行了感光细胞的培养，动物异体感光细胞片层移植手术技术已成熟，但其功能构建尚存疑问。同种异体视网膜色素上皮移植存在排斥反应，而取自体的视网膜色素上皮较困难，于是有学者探讨以虹膜色素上皮取代视网膜色素上皮。经虹膜色素上皮培养、鉴定、功能测验，证实传代的虹膜色素上皮具有视网膜色素上皮的各种功能，已有临床行自体虹膜色素上皮移植初步成功的报道，但视功能无显著提高，且增加并发症的机会。

由于前文所述视网膜色素变性具有典型的遗传异质性，目前已分离出的多种致病基因，遗传方式不同，基因异常也各异，因此，可考虑针对病因分别补充缺失的基因或清除异常基因。基因治疗的途径是采用不同的病毒作为载体，使目的基因在视网膜组织内较稳定而长期地表达。另一方面，遗传性视网膜色素变性均以细胞凋亡为共同途径，可通过阻断此共同通路来治疗视网膜色素变性，已进行的研究有：抑制凋亡基因和多种生长因子延缓感光细胞的凋亡，如碱性成纤维细胞生长因子、睫状神经营养因子、胶质细胞源性生长因子等。但对于哪些是在视网膜色素变性发病和治疗中的关键性因子，尚待研究。

视网膜前体细胞、视网膜干细胞移植和视网膜假体的研究已有数个中心正在进行，可能为患者带来光明的前景。

二、Stargardt 病

Stargardt 病又称眼底黄色斑点症。本病为常染色体隐性遗传，也有散发病例。多于青少年期发病，进行性中心视力减退，最终保存较低的周边视力。眼底改变为双眼对称性发生的、位于色素上皮水平的多发黄色病灶，黄斑部呈圆形或椭圆形色素紊乱，由于组织萎缩，检眼镜下呈金箔样反光。荧光血管造影在暗的脉络膜背景荧光下，黄斑呈高荧光（透见荧光或窗样缺损或“牛眼”状高荧光。光学相干断层扫描检查表现为黄斑中心凹神经上皮变薄。根据临床眼底和荧光血管，造影表现，可作出诊断。尚无有效的治疗方法。

（李　梅）

第三节　视网膜血管性疾病

视网膜的血管系统是全身循环系统的组成部分之一，视网膜血管性疾病与全身状态特别是循环系统的状态紧密相关，因此，在视网膜血管性疾病的诊断、治疗和预防等多个重要环节均需与保持系统观念。

一、视网膜动脉阻塞

视网膜动脉阻塞是急性发作、严重损害视力的眼底病。依据累及血管的来源和级别不同，可分为视网膜中央动脉阻塞、视网膜分支动脉阻塞、视网膜睫状动脉和视网膜毛细血管前小动脉的阻塞。

（一）病因及发病机制

视网膜动脉阻塞多见于患动脉硬化、高血压者，也可见于手术中或术后的高眼压、眶内高压等情况。患者多为患心血管病的老年人，较少见于年轻患者。有学者等观察患缺血型心脏病、血管意外者和男性吸烟者视网膜动脉阻塞的发病率与对照人群相比有非常显著的升高。导致血管阻塞的原因大多数为各种类型的栓子，尽管并非检眼镜下均能观察到。栓子的来源最常见于颈动脉硬化斑块，其次为心脏瓣膜。视网膜动脉内血栓形成也是视网膜中央动脉阻塞的发病的重要原因，视网膜动脉发生硬化或炎症，使动脉内皮受损，血管内壁粗糙、狭窄，导致血栓易于形成。部分眼科手术中或术后的并发症，如视网膜玻璃体手术、眼眶手术中及术后高眼压，使视网膜动脉受压，以及手术直接损伤或刺激产生的应激反应持续较长时间，也可使视网膜动脉痉挛而阻塞。筛板是视网膜中央动脉阻塞的好发部位。

(二)临床表现

因发生阻塞的部位不同，症状各异。视网膜中央动脉阻塞发病突然，表现为单眼无痛性急剧视力下降至数指甚至无光感，发病前可以有一过性视力丧失并自行恢复的病史。如为视网膜分支动脉阻塞，则相应区域呈暗区。

视网膜中央动脉阻塞者，患眼瞳孔中等散大，直接对光反射明显迟钝或消失，间接对光反射灵敏。眼底典型表现为后极部视网膜灰白、水肿，黄斑相对呈红色，即“樱桃红点”(见图 10-9)，这是由于黄斑中心神经上皮薄，视网膜水肿较轻，可以透见脉络膜而形成。视盘颜色较淡，动脉明显变细且管径不均匀，偶见红细胞在狭窄的管腔内滚动。如有栓子，在视盘表面或在动脉分叉处可见管腔内有白色斑块。一般视网膜动脉阻塞较少出血。

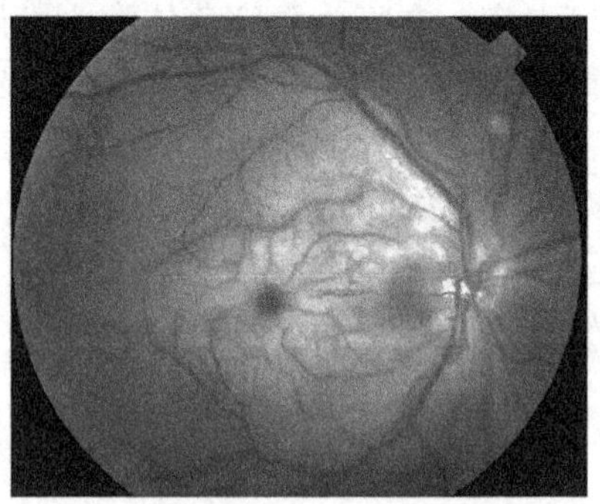

图 10-9 视网膜中央动脉阻塞

视网膜分支动脉阻塞者，沿该支血管分布区视网膜水肿。睫状支视网膜动脉阻塞单独发生者少见，后极部呈舌形视网膜水肿，中心视力严重受损。数周后，视网膜水肿消退，逐渐恢复透明，呈正常色泽，但血管仍细，黄斑区可见色素沉着或色素紊乱，视盘颜色明显变淡或苍白(见图 10-10)。

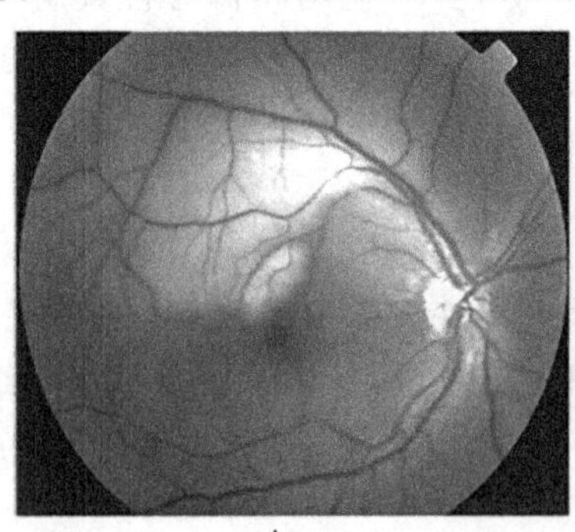

A

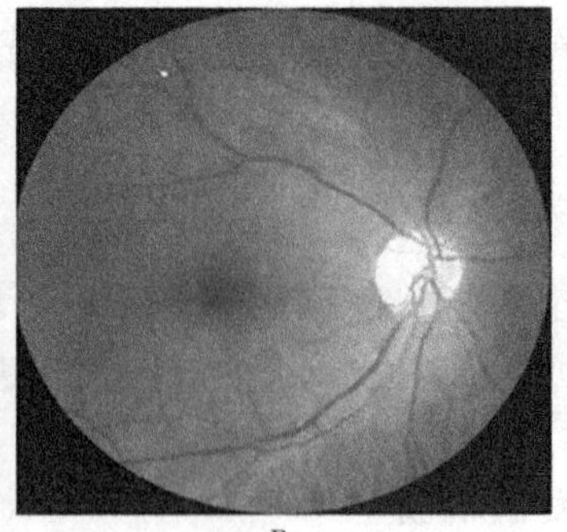

B

图 10-10 视网膜分支动脉阻塞和栓塞

毛细血管前小动脉阻塞则表现为小片状灰白斑，即棉絮状斑（见图 10-11），发生于全身疾病如糖尿病、高血压动脉硬化等情况下，可以不影响视力，数周或数月后可以消退。

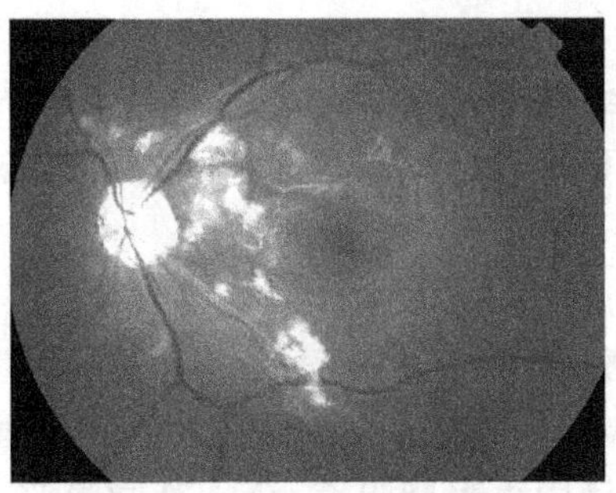

图 10-11　视盘附近多片棉絮状斑

眼底荧光血管造影在视网膜动脉阻塞的急性期显示阻塞的视网膜动脉和静脉充盈时间均延长，动、静脉血流变细，视网膜循环时间也延长（见图 10-12）。在疾病的恢复期，视网膜的功能可能已经明显损害，但血液灌注可以恢复，此时，在眼底荧光血管造影中可无明显的异常发现。

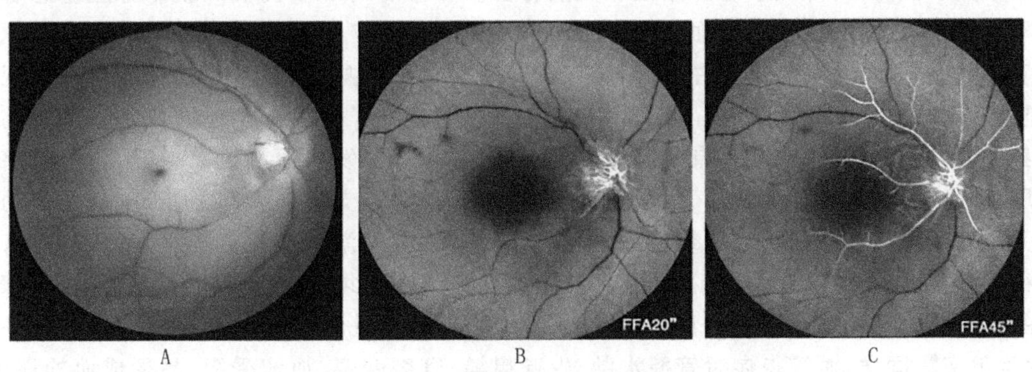

图 10-12　视网膜中央动脉阻塞

A.右眼底彩照；B、C.同一患者眼底荧光血管造影像显示充盈退缓

（三）诊断与鉴别诊断

典型的病史和眼底改变诊断并不困难。分支动脉阻塞需与前节缺血性视神经病变相鉴别。一般前节缺血性视神经病变视力损害较轻，眼底无黄斑樱桃红改变，多数视盘水肿，部分视野缺损，且缺损区与生理盲点相连。眼底荧光血管造影视盘充盈不均匀，早期视盘节段性低荧光，可资鉴别。

（四）治疗

因视网膜耐受缺血的时间短，较短时间内光感受器细胞即可死亡且不能逆转，故视网膜动脉阻塞需要急诊处理。立即给予球后注射阿托品或山莨菪碱，舌下含硝酸甘油或吸入亚硝酸异戊酯，静脉滴注扩张血管剂。发病数小时以内就诊者，可行前房穿刺术，迅速降低眼压，有可能将栓子冲向血管远端；也可反复压迫眼球和突然放松压迫，改善灌注。疑血管炎者可给予糖皮质激素。同时，注意检查和治疗内科病如高血压、动脉硬化，给予神经营养药物。视网膜动脉阻塞的预后与阻塞的部位、程度、血管的状况关系密切，特别重要的是开始治疗的时间，发病后 1 小时以内阻塞得到缓解者，有可能恢复部分视力，发病时间长则很难恢复。

对于已经发生视网膜中央动脉阻塞的患者应积极查找病因，高龄者应进行颈动脉多普勒超声检查，了解是否存在颈动脉硬化斑块，相对年轻的患者应注意排查心脏瓣膜病变，另外，还需注意进行系统性血管炎的问询和检查。

（五）预防

视网膜动脉阻塞的发病与全身血管疾病有关，特别是老年人应控制高血压、动脉硬化，避免紧张、情绪波动等。眼科手术中和术后应提高警惕，随时监测，防止发生高眼压。

二、视网膜静脉阻塞

视网膜静脉阻塞是仅次于糖尿病性视网膜病变的常见视网膜血管疾病。患眼视力易于受损甚至因并发症而致盲。多见于年龄较大的患者，但也有年轻患者发病。根据静脉阻塞发生的部位分为视网膜中央静脉阻塞、半侧中央静脉阻塞、分支静脉阻塞。

（一）病因及发病机制

各种原因所致血管壁内皮受损，血液流变学、血流动力学的改变，以及眼压和眼局部受压等多种因素均可致静脉阻塞。年龄较大者发病较多，与心脑血管疾病、动脉硬化、高血压、糖尿病等危险因素关系密切，局部因素与开角型青光眼有关。有学者对913例视网膜静脉阻塞患者发病的危险因素进行统计显示：患高血压占57.8%，动脉硬化占67.49%，血液黏稠度增高占24.6%，糖尿病占6.2%，原发性青光眼占1.5%。有学者检查674例视网膜中央静脉阻塞和半侧视网膜静脉阻塞病例，患青光眼为9.9%，高眼压为16.2%，明显高于普通人群。低于50岁者多与局部或全身炎症、血液流变学改变等有关。根据阻塞部位的不同，发病原因也有差异，总干阻塞多与高血压、动脉硬化、血液黏度增高、眼压增高等因素有关；而分支阻塞多与血脂高、视网膜动脉硬化有关。高血压患者视网膜动脉管径细，静脉血流变缓，易于淤滞或阻塞。由于解剖原因，在筛板处视网膜中央动、静脉紧邻，且视网膜动脉和静脉交叉处有共同的鞘膜，在动脉硬化时，邻近或交叉的动脉压迫管壁较薄弱的静脉，使静脉管腔变窄，内皮受压细胞水肿、增生，管腔进一步变窄，发生阻塞。同样，血管炎症时管壁水肿、内壁粗糙、管腔变窄、血流受阻，易形成血栓而发病。关于视网膜静脉阻塞的发病机制尚未完全明了，已有大量关于血栓形成相关因子的研究，如缺乏C蛋白、S蛋白及抗凝血酶Ⅲ等，倾向于血栓形成。但对于上述因子是否确定为致病的病因仍存在争议，特别是在无高危因素的患者中，目前较一致的观点是：高同型半胱氨酸血症和抗磷脂综合征有可能是视网膜静脉阻塞的病因。

（二）临床表现

发病初期患者的症状多为突然出现的不同程度的视力障碍，但轻者可无自觉症状或仅有少许黑影。

1.视网膜中央静脉阻塞

有不同的分型法，多分为两型，即非缺血型和缺血型，此外，尚有青年型视网膜中央静脉阻塞和半侧型视网膜中央静脉阻塞。缺血型视网膜中央静脉阻塞临床表现、并发症和预后均较非缺血型严重。

(1)非缺血型：视网膜中央静脉阻塞：病变较轻，未累及黄斑时患者无视力下降或有轻度视力下降，眼底静脉充盈、迂曲，沿血管散在出血，多为浅层线状或片状，直至周边部（见图10-13）。但病程较长者可出现黄斑水肿或黄白色星芒状硬性渗出，近中心凹可见暗红色花瓣状的黄斑囊样水肿，此时，视力明显下降、视物变形。非缺血型病例出血多在数月吸收，血管逐渐恢复，但可遗留黄斑囊样水肿或轻的色素沉着，视力常不能复原。且约1/3的非缺血型患者可能发展为缺血型，故仍应随诊观察。

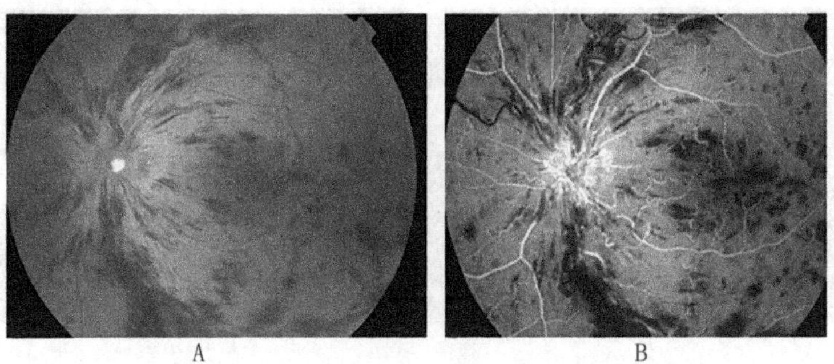

图 10-13　非缺血型视网膜中央静脉阻塞

A.眼底彩照；B.眼底荧光血管造影示静脉未充盈，多处荧光遮蔽（出血）

(2)缺血型视网膜中央静脉阻塞：患眼视力下降，严重者患眼可表现相对性传入性瞳孔反应缺陷，视网膜大量浅层出血，多呈火焰状或片状浓厚出血，后极部较多，常累及黄斑，周边部出血较少且小；大血管旁有多少不等的棉绒斑，后极部的视网膜水肿，视盘边界不清，视网膜静脉显著迂曲、扩张，呈腊肠状，血柱色暗，部分视网膜及血管被出血掩蔽，甚至出血进入视网膜前或玻璃体。青年型视网膜中央静脉阻塞一般症状较轻，预后较好，但也有症状严重的个案，多与免疫学病变有关。半侧型视网膜静脉阻塞被认为是由于视网膜中央静脉本身即分为两支所致，故其一支阻塞仍属于视网膜中央静脉阻塞，以上半侧或下半侧多见（见图 10-14）。

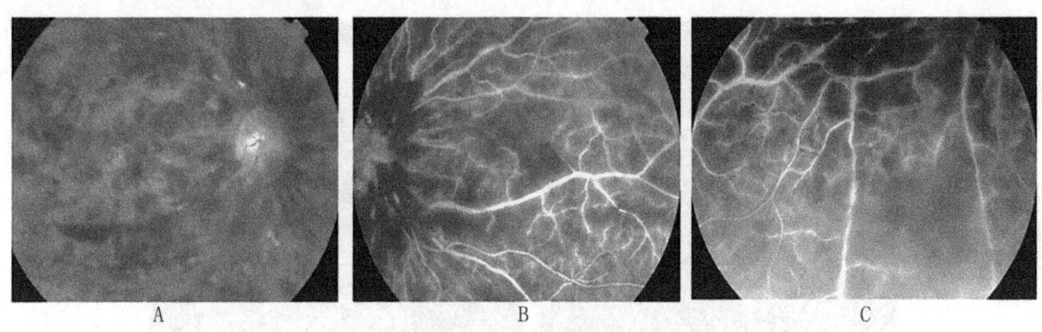

图 10-14　缺血型视网膜中央静脉阻塞

A.眼底彩照；B、C.眼底荧光血管造影示各方向大片无灌注区

2.视网膜静脉分支阻塞

多见于患动脉硬化的患者，常见于颞侧分支特别是颞上分支，鼻侧支少见。阻塞处动脉多位于静脉前，发生于静脉第一分支至第三分支的动静脉交叉处，也有少数其他小分支阻塞，如向黄斑分支阻塞。沿阻塞血管分布区视网膜呈火焰状出血，该支静脉较其他支明显扩张、迂曲，也可见棉绒斑（见图 10-15）。

并发症：随着病程发展，黄斑持续缺血导致黄斑水肿，视力下降，久之可出现黄白色星芒状硬性渗出，或暗红色花瓣状的黄斑囊样水肿，患眼视物变形、视力明显下降。晚期，阻塞的血管可呈白线状，但荧光血管造影显示仍有血流通过。

存在广泛视网膜毛细血管无灌注区的视网膜静脉阻塞眼并发症多、视力预后差。视网膜毛细血管无灌注区可以产生大量的血管生长因子，导致眼内新生血管形成。视网膜中央静脉阻塞患者的眼内新生血管多出现在虹膜上和房角处；而分支静脉阻塞引发的眼内新生血管多见于视网膜和视盘处。尽管，严重的病例也可发生虹膜新生血管。

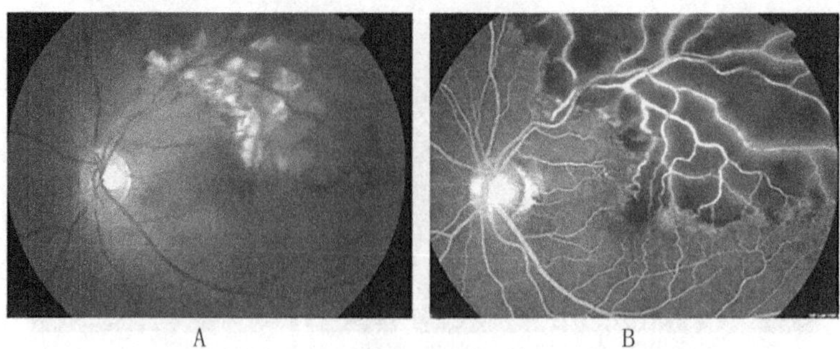

A　　B

图 10-15　缺血型视网膜静脉分支阻塞

A.眼底彩照；B.眼底荧光血管造影示该支静脉未充盈，病变区大片无灌注区

一旦前房角和虹膜出现新生血管，可呈现虹膜红变，房角的新生血管收缩时会引起继发房角关闭，最终演变为难治的新生血管性青光眼(见图 10-16)。一般最早可于原发病发作后 3 个月发生，但年轻患者倾向于更早出现，甚至在 1 个月内出现。

另外，眼内的任何部位的新生血管均结构不成熟、易于反复出血，当大量出血进入玻璃体时，则形成玻璃体积血、混浊。继而可以形成机化牵拉视网膜，最终可造成牵拉性视网膜脱离。牵拉性视网膜脱离和新生血管性青光眼均为视网膜静脉阻塞患者的致盲的重要原因。另外。长期的黄斑水肿和(或)黄斑缺血也是视网膜中央静脉阻塞患者视力损害的重要原因。

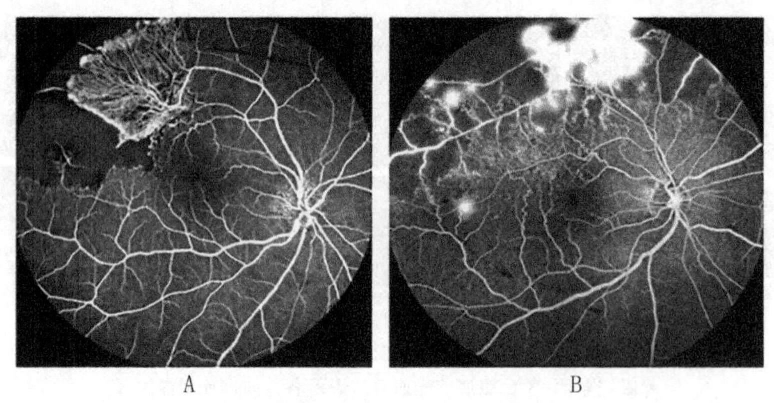

A　　B

图 10-16　视网膜新生血管

A.眼底荧光血管造影造影早期；B.和晚期像

不同型的视网膜静脉阻塞预后有较明显的差别，应行眼底荧光血管造影(眼底荧光血管造影)检查，以便发现视网膜毛细血管无灌注区，有助于分型和指导治疗。眼底荧光血管造影显示静脉充盈时间延迟，血管管壁渗漏，毛细血管扩张、迂曲，部分病例出现大片毛细血管无灌注区，并可见由于缺血、缺氧而发生的微动脉瘤，视盘荧光素渗漏。晚期可见视网膜或视盘有侧支循环建立。视盘和(或)视网膜新生血管形成时，可见明显荧光渗漏。

(三)诊断

对于年龄较大的患者，有或无视力障碍，眼底中央或分支静脉扩张、迂曲，沿血管浅层出血，特别是患有高血压、动脉硬化和心脑血管病者，临床即可作出视网膜静脉阻塞的诊断。对于突然出现高度视力障碍、玻璃体内大量积血的具有高危因素的患者，特别是曾有视力减退并反复加重时，也应考虑有缺血性视网膜静脉阻塞的可能。

（四）鉴别诊断

1.视网膜静脉周围炎

患者多为年轻健康人，出现视网膜浅层出血需要与视网膜静脉阻塞进行鉴别。视网膜静脉周围炎的眼底出血及血管伴白鞘或血管白线多位于周边部。大多数患者双眼受累，先一眼有症状，检查另一眼周边视网膜可见血管伴白鞘或呈白线状及出血表现。

2.糖尿病性视网膜病变

因糖尿病也是静脉阻塞的好发因素，应予鉴别。糖尿病性视网膜病变一般双眼眼底病变，程度可不同，多以深层出血点和微血管瘤为特点。

（五）治疗

目前尚无具有确定疗效的药物用于治疗血管内的血栓，系统性抗凝药物治疗存在加重视网膜出血的风险，不推荐使用。所有视网膜中央静脉阻塞的患者应查找病因，如高血压、动脉硬化或炎症等，针对病因进行治疗。对于疑为血管炎症者，可给予皮质类固醇治疗。目前眼科临床上常用的一些治疗方法主要用于预防和治疗并发症。

1.激光光凝术

对于视网膜中央静脉阻塞的患者，发现虹膜或房角新生血管者必须及时进行全视网膜光凝术；确定为缺血型，但未查及新生血管者应密切随访，如无随访条件可行全视网膜光凝。

对于视网膜静脉分支阻塞的患者，应在发现眼内新生血管（包括前后节）后进行病变区播散式光凝，如视网膜静脉阻塞区存在广泛的毛细血管无灌注，且患者无随访条件，可以依据具体病情决定是否行激光光凝。不伴有黄斑出血和缺血的黄斑水肿病例，视力低于0.5，可考虑行黄斑水肿区散在激光光凝。

2.玻璃体切割术

玻璃体积血持续不吸收、视网膜脱离影响或威胁黄斑区以及牵拉合并孔源性视网膜等情况是玻璃体切割术的适应证。

3.药物治疗

近年的研究显示玻璃体腔内注射长效激素或留置缓释皮质激素对视网膜中央静脉阻塞患者的黄斑水肿有效。多种抗-血管内皮生长因子药物（如雷珠单抗，贝伐单抗）玻璃体内注射，不仅可以用于治疗视网膜中央静脉阻塞患者的黄斑水肿，提高视力、促进解剖复位，而且，还可用于抑制眼内新生血管。

以上治疗方法有时需要联合应用。

（六）预防

治疗心脑血管疾病，控制高血压、高血脂、糖尿病等危险因素。

三、糖尿病性视网膜病变

糖尿病性视网膜病变是与持续高血糖及其他与糖尿病联系的状态（如高血压）相关的一种慢性、进行性、潜在危害视力的视网膜微血管疾病。在西方，糖尿病性视网膜病变是工作年龄阶段（20～64岁）首位的致盲原因。国内一组调查显示：病程在10年以上者无论年龄大小，眼底改变发生率均高。国内另一组调查显示：由于社会经济条件改善，人们的寿命显著延长，我国糖尿病患者日渐增多，糖尿病患者总数每年至少增加100万。病程10～14年者26%发生糖尿病性视网膜病变，病程 15 年以上为 63%。我国糖尿病患者中糖尿病性视网膜病变的患病率达 44%～51.3%。

糖尿病性视网膜病变发生的确切原因不详，可能与多元醇代谢通路的异常、蛋白质非酶糖基化产物的堆积、蛋白激酶 C 的活化、血管紧张素转换酶系统的作用等有关。糖尿病性视网膜病变发生时的病理改变主要为视网膜毛细血管内皮损害包括选择性周细胞丧失、基膜增厚、毛细血管闭塞和因内皮屏障功能失代偿发生的血浆成分渗漏。晚期的病例则出现新生血管及增殖。

在糖尿病人群中，影响糖尿病性视网膜病变发生、发展的主要因素为病程和血糖控制水平。另外，高血压是重要的危险因素，很多血液学的和生物化学的异常与视网膜病变的患病率及严重程度相关，包括血小板的黏附性、红细胞的集聚性和血脂水平等。需要注意妊娠期糖尿病性视网膜病变可发生快速进展。

（一）临床表现

早期可无自觉症状，病变累及黄斑后有不同程度的视力减退。按病变严重程度将糖尿病性视网膜病变分为非增生期糖尿病性视网膜病变和增生期糖尿病性视网膜病变，有利于了解该患者的预后和确定治疗方案。

1.非增生期糖尿病性视网膜病变的眼底表现

主要有视网膜微血管瘤、点状和斑状视网膜出血、硬性渗出、棉绒斑、视网膜水肿、毛细血管闭塞、视网膜小动脉异常、视网膜静脉扩张呈串珠、视网膜内异常血管。黄斑区水肿可引起视力下降。特别是形成黄斑囊样水肿（黄斑囊样水肿）后视力可明显下降（见图 10-17）。

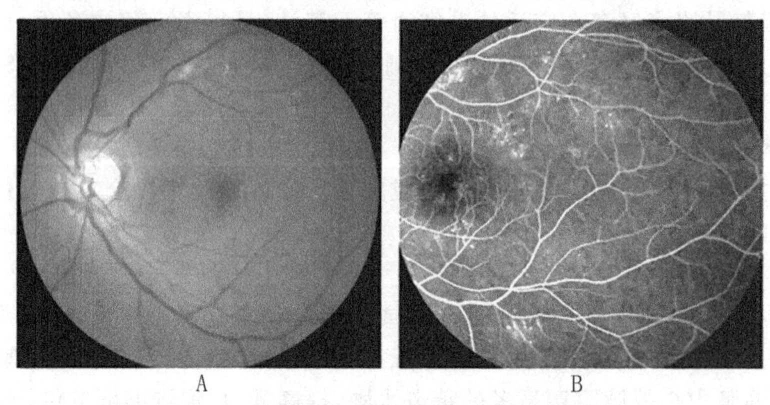

A　　　　B

图 10-17　非增生期糖尿病性视网膜病变

A.显示深层出血，多数微血管瘤，硬性渗出，棉绒斑；B.显示较多微血管瘤晚期渗漏

2.增生期糖尿病性视网膜病变的眼底表现

增生期视网膜病变最核心的、与非增生期相区别的是视网膜新生血管的形成，即视网膜内的新生血管突破内界膜。临床表现包括在非增生性视网膜病变的基础上，可见视网膜新生血管、玻璃体积血、增生性新生血管膜、牵拉性视网膜脱离（见图 10-18）。缺血严重的病例可发生虹膜、房角新生血管形成，最终演变为新生血管性青光眼。

（二）治疗

严格控制血糖，治疗高血压、高血脂，定期检查眼底及必要时行荧光血管造影。

1.激光光凝术治疗

用于增生期。做全视网膜光凝术，破坏缺血区视网膜，减少需氧量，以防止新生血管形成，并使已形成的新生血管退化，阻止病变继续恶化。对黄斑水肿和黄斑囊样水肿可行氪黄激光局灶或格栅光凝术，减轻水肿。

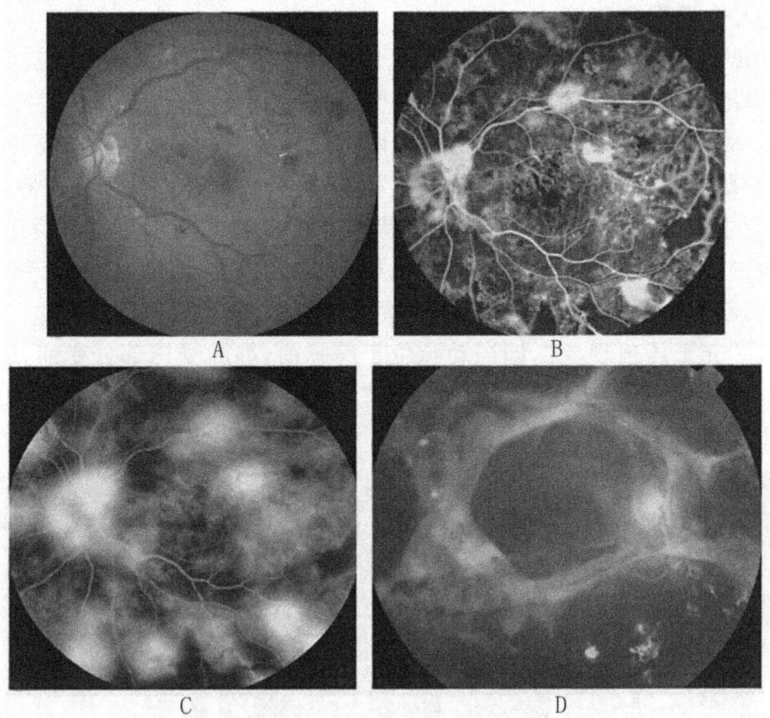

图 10-18　增生期糖尿病性视网膜病变

A、B、C.彩图和眼底荧光血管造影示视盘和视网膜多处新生血管形成，荧光渗漏；D.后极部环形视网膜前增生膜形成

2.玻璃体切割术

玻璃体积血长时间不吸收、牵拉性视网膜脱离，特别是即将或新发生的黄斑部脱离，应行玻璃体切割术。术中同时行全视网膜光凝术，防止复发出血。

3.全身使用改善微循环药物

可作为辅助治疗。

4.抗 VEG 下药物

近年采用玻璃体内注射抗血管内皮生长因子药物治疗糖尿病性黄斑水肿和眼内新生血管取得了较好的疗效。

(三)预防

由于糖尿病性视网膜病变晚期严重损害视力以致不可恢复盲，所以及时防治十分重要。发现糖尿病后，在内科医师指导下严格控制血糖、血压、血脂，定期检查眼底。一旦出现增生性病变，及时行激光光凝术，防止进一步发生新生血管的一系列并发症，保存残留的视力。鉴于糖尿病性视网膜病变及由此致盲者与日俱增，因此，加强科普宣传，早期诊断、早期治疗已成为防盲工作中的重要任务。

四、高血压和动脉硬化的眼底改变

(一)动脉硬化性视网膜病变

动脉粥样硬化的主要病变是血管内膜硬化斑形成和中层肌纤维和弹力层被破坏,其病变主要累及主动脉、冠状动脉和脑动脉,而眼部动脉较少受累。少数情况下,在视盘附近可以观察到粥样硬化的白色斑块。视网膜中央动脉存在动脉粥样硬化斑块可以引发视网膜中央动脉和静脉阻塞。

视网膜中央动脉在视盘边缘发出分支后,直径均小于 100 μm,属于小动脉的范畴,因此,眼底所见的动脉改变主要反映系统的小动脉硬化状态。正常的视网膜小动脉管壁无肌层,透明而不可见,仅见其血柱。动脉硬化时,动脉变细,走行变直,分支呈锐角,血管壁变厚、变硬,透明度降低,血柱欠清晰,动脉中心反光增强、变宽,呈铜丝状,进一步发展呈银丝状。不透明的动脉与静脉相交叉处出现"交叉压迫现象",即当动脉位于静脉前,静脉受压部分变细,远端呈锥形扩张。而动脉位于静脉后时,则可见交叉部静脉呈"驼背"状。严重的动脉硬化眼底也可出现出血、渗出等病变,与高血压视网膜病变相似(见图 10-19)。

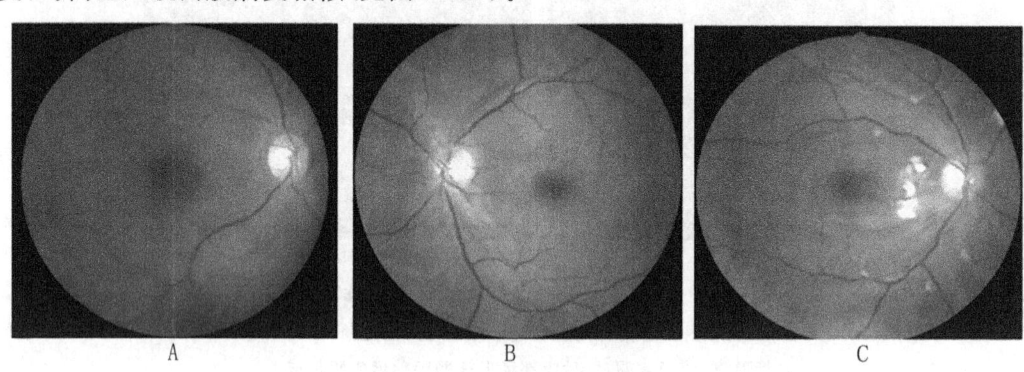

图 10-19 视网膜动脉硬化

A.铜丝状动脉;B.交叉压迫现象;C.动脉硬化性视网膜病变

(二)高血压性视网膜病变

高血压分为原发性高血压和继发性高血压,大约 90% 的患者为原发性高血压,继发性高血压仅是其疾病的一个症状,如肾病性高血压、妊娠高血压等,均因血压升高,随病程动脉发生改变,伴有其原发病的特点。依据国际统一的高血压标准,我国确定的高血压标准为收缩压≥18.7 kPa(140 mmHg)、舒张压≥12.0 kPa(90 mmHg)。高血压患者全身小动脉持续收缩、张力增加,长期的高血压即可引起动脉管腔狭窄,进而形成高血压小动脉硬化。高血压临床多为缓慢进行,但少数呈急进型发展。高血压早期患者眼底可正常,当全身动脉压升高时,眼底的改变如下。

(1)视网膜动脉管径的改变:正常视网膜血管对应的动脉、静脉管径比为 2∶3,高血压时视网膜动脉收缩,因动脉痉挛而狭窄变细的管径比可达到 1∶2 或 1∶3,管径粗细不均匀,血管扭曲,特别是黄斑区小血管明显。

(2)长期高血压导致高血压性视网膜动脉硬化,眼底可见视网膜动脉反光增宽、血柱颜色变浅、动静脉交叉压迫征等动脉硬化征。

(3)视网膜的内屏障受到破坏,液体和有形成分自血管内溢出,出现视网膜水肿、出血,黄斑区可见脂质性硬性渗出,呈星芒状排列,末梢小动脉痉挛性收缩,产生棉绒斑(见图 10-20)。

以上眼底变化有助于全身疾病诊断和治疗参考。

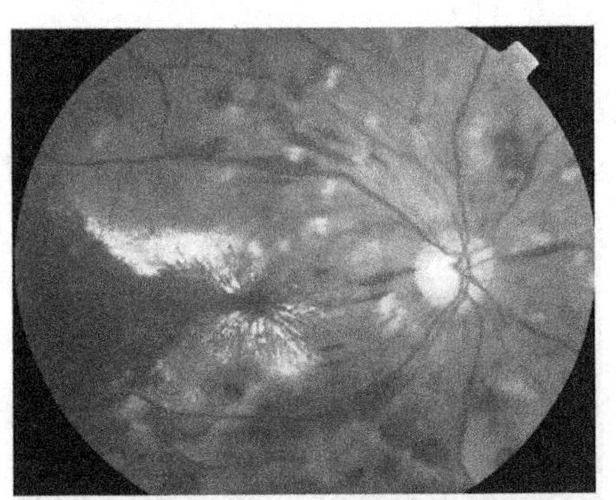

图 10-20 高血压性视网膜病变

(4)急性高血压或称恶性高血压主要出现在突发的急性高血压情况下，如先兆子痫、子痫、嗜络细胞瘤，也可见于慢性高血压的突然急性升高。除视网膜出血、水肿、渗出外，出现视盘水肿对恶性高血压具有诊断意义。严重时脉络膜血管也受损，大量血浆漏出，发生渗出性视网膜脱离。

(三)治疗

内科治疗全身病。

五、视网膜静脉周围炎

视网膜静脉周围炎主要因为静脉病变而得名，首先由 Eales 描述，又名 Eales 病。其他学者观察到病变可累及邻近小动脉，故称其为视网膜血管炎。但在临床实践中，视网膜血管炎为一大类病因迥异的疾病，视网膜静脉周围炎仅为其中的一个特别类型。静脉周围炎的患者多为健康男性青年，常双眼患病，但两眼病变的发病时间和严重程度可不一致。

本病的特点是反复发生视网膜玻璃体积血。现在被认为是一种特发性闭塞性血管病变。主要累及视网膜周边部，形成血管旁白鞘，广泛周边部无灌注区，以及新生血管。病因不明。曾认为与结核病史有关，部分患者旧结核菌素皮肤试验阳性。又有人认为与自身免疫反应增强有关。

(一)临床表现

双眼多先后发病，或一轻一重。突然发病，患眼无痛性急剧视力减退，可因发生大量玻璃体积血仅见光感或数指。透照法检查眼底时可无红光反射，或仅有微弱红光，但数日后大部分出血戏剧性地被吸收，甚至可恢复正常视力，此时检查眼底除玻璃体混浊外，视网膜静脉较充盈，病变主要位于周边部，受累的视网膜小静脉扩张、迂曲，甚至扭曲，血管旁伴白鞘。该区视网膜有浅层出血，如出血进入玻璃体内致玻璃体混浊(见图 10-21)。若缺血区累及黄斑则可形成黄斑囊样水肿，视力明显减退。大量或反复多次出血，形成机化条索或片状机化膜，可发生牵拉性视网膜脱离，或牵拉视网膜裂孔，终致视网膜脱离。病程久后可发生并发性白内障。也可出现虹膜新生血管，继发新生血管性青光眼，这些并发症均可致盲。

荧光血管造影显示受累的视网膜小静脉管壁染色，荧光素渗漏，毛细血管扩张，可见微血管瘤，周边可见大片状毛细血管无灌注区和严重渗漏荧光素的新生血管。

部分周边血管扭曲、形成白线伴视网膜浅层出血

(二)诊断与鉴别诊断

患者为健康青年人，突然单眼或双眼先后发生眼底出血，出血量大则玻璃体混浊，眼底不能窥入。应同时散大另一眼瞳孔，仔细检查周边部视网膜，可能存在周边视网膜血管旁白鞘或呈白

线状,伴有浅层出血,则可确诊。双眼严重玻璃体混浊的年轻患者,也应拟诊本病,行眼部B超检查,了解有无牵拉性视网膜脱离。病程短的病例,经过休息数日有可能查见眼底,有利于诊断。应注意排除全身病所致眼内出血,如糖尿病。特别需要与视网膜静脉阻塞相鉴别。

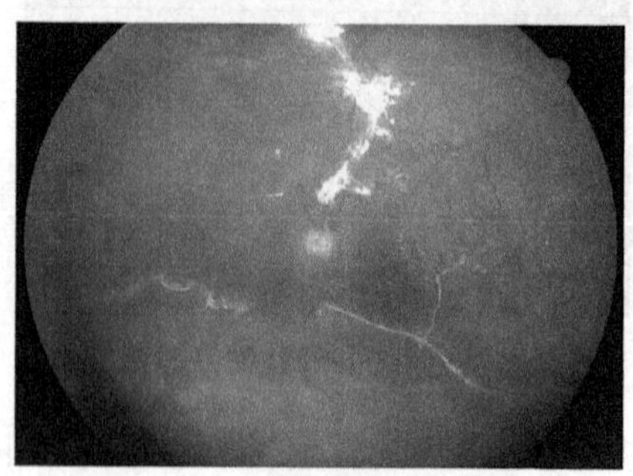

图 10-21 视网膜静脉周围炎

(三)治疗

无确切疗效的药物。首先行病因检查,患结核病或有结核病史者,应行抗结核或结核菌素脱敏治疗,有其他免疫学异常者应予治疗。新鲜出血时需安静休息。活血化瘀中药可能有助于积血吸收。

1.激光治疗

在玻璃体混浊基本吸收后,行眼底荧光血管造影检查的基础上,早期行光凝治疗无灌注病变区,对于减少产生新生血管和复发性出血,具有一定的疗效。

2.玻璃体手术

屈光质混浊的患者应行B超检查,了解视网膜情况。若超过3个月仍不吸收,或一旦发生牵拉性视网膜脱离,则行玻璃体切割术,清除混浊的玻璃体,行视网膜复位以及病变区光凝术。

六、早产儿视网膜病变

(一)概述

早产儿视网膜病变曾称为晶状体后纤维增生症。患儿多为胎龄32周以下,出生体重不足1 500 g,有吸入高浓度氧史的早产儿或发育迟缓的低体重儿。随着低体重新生儿的成活率提高,早产儿视网膜病变的患儿也日益增多。早产儿视网膜病变是婴儿致盲的重要原因,也是导致白瞳征的重要眼病之一。早产、出生低体重和吸高浓度氧为已知的发病因素。

人胚视网膜的血管的发育在胚胎6～7个月时血管增生显著,约36周时到达鼻侧锯齿缘,颞侧边缘完成需要到40周左右。所以早产儿的视网膜血管尚未发育完全,需要在出生后继续发育。若吸入高浓度氧,则抑制了视网膜毛细血管的生长,停止供氧后,进入较低氧分压的空气中,无血管区纤维血管组织迅速增生,产生不同程度的眼底病变。妊娠期越短、体重越轻,早产儿视网膜病变发生率越高。

(二)临床表现

1.分区

(1)一区以视盘为中心,以视盘至黄斑的2倍长度为半径,约60°圆周内。

(2)二区以视盘为中心,至鼻侧锯齿缘为半径的圆周内。

(3)三区其余颞侧部分(见图10-22)。

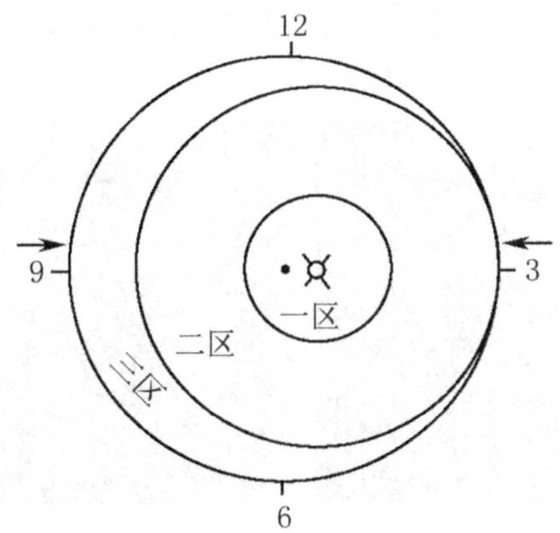

图 10-22 早产儿视网膜病变的分区示意图

2.范围

以累及眼底的钟点数计。

3.严重程度

(1)1 期有和无血管区之间出现分界线。

(2)2 期分界线处嵴样隆起。

(3)3 期嵴处纤维血管膜增生伸向玻璃体。

(4)4 期纤维血管膜牵拉部分视网膜脱离，以累及黄斑与否分别称 4A 期及 4B 期。

(5)5 期全视网膜脱离，呈不同程度的漏斗状。

“附加(plus)”病变如存在后极部视网膜血管扩张、扭曲，称“附加”病变，在 2 期、3 期出现，预示病变在进展。

(三)治疗和预防

1 期、2 期可自然退行，故密切观察即可，3 期采用冷凝术或光凝术，以防止新生血管形成，已发生部分视网膜脱离者采用巩膜扣带术，全视网膜脱离须行玻璃体切割术。晚期病例疗效有限，很难达到有用视力。故重要的是早期发现、早期治疗，避免严重后果，需要眼科医师与产科、新生儿科医师密切协作，追踪观察，发现 3 期病变立即采取相应治疗。

七、Coats 病

Coats 病以视网膜血管异常扩张和视网膜内层及外层渗出为特征，又称为外层渗出性视网膜病变，或视网膜毛细血管扩张症。好发于健康的男童，男性明显多于女性，2/3 的患者于 10 岁前发病。多单眼受累，病因不明。但其他年龄段的患者也可发生成年型 Coats 病。

(一)临床表现

婴幼儿患者常在家长发现患眼斜视或学龄儿体格检查时发现一只眼视力低下方来就诊。因此，眼底改变常为晚期。病变区视网膜的毛细血管异常是本病的特点。多在视网膜血管第二分支后，呈现扭曲、囊样扩张或串珠样，新生血管少见。视网膜血管下可见深层黄白色渗出，间有发亮的胆固醇结晶、点状/片状出血，因渗出使视网膜略隆起不平，累及黄斑可见星状或环形硬性渗出(见图 10-23)，时间久者黄斑区形成致密的机化斑块，并参有黑色素。血浆渗出量多则可致视网膜隆起，大量渗出造成广泛渗出性视网膜脱离，严重者可呈球形隆起贴近晶状体，并可继发虹膜睫状体炎、新生血管性青光眼、并发性白内障，最终导致眼球萎缩。荧光血管造影有助于发现血管的异常扩张、扭曲、视网膜无灌注区和新生血管。

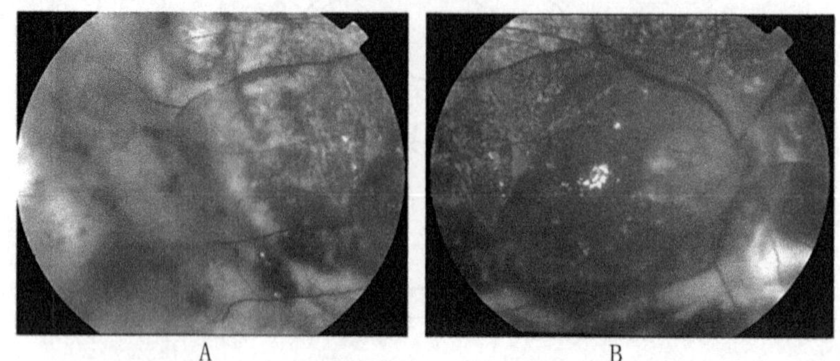

图 10-23　Coats 病

眼底后极部(B)和周边部(A)大量的视网膜下渗出，周边异常扩张血管和渗出性视网膜脱离

(二)诊断与鉴别诊断

根据出现原因不明的异常血管扩张、扭曲、微血管瘤或血管呈串珠样改变，眼底荧光血管造影显示异常血管明显渗漏，即可诊断为 Coats 病。需要与白瞳征和其他血管病相鉴别。

1.视网膜母细胞瘤

视网膜母细胞瘤是常见的白瞳征。在间接检眼镜下视网膜母细胞瘤呈实性隆起，B 超检查显示其内为弱回声或中强回声，60％～80％有强光斑回声(钙化斑)，彩色多普勒超声成像于实性隆起强光斑内，可见与视网膜血管相延续的、红蓝相伴行的血流。而 Coats 病在间接检眼镜下隆起的视网膜多无实性肿块，B 超检查脱离的视网膜下有细弱、均匀、可移动的点状回声是与本病重要的鉴别点。

2.其他血管病

成人型患者需与视网膜静脉周围炎、视网膜分支静脉阻塞、糖尿病性视网膜病变等血管性病变相鉴别。

(三)治疗

早期行血管病变区和无灌注区的光凝术或冷凝术治疗，防止渗出性视网膜脱离和新生血管形成。已发生广泛渗出性视网膜脱离的患眼，可结合放视网膜下液及冷冻，严重的病例可以试行玻璃体切割术，可能挽救部分患眼免于致盲。

(李　梅)

第四节　视网膜脱离

视网膜脱离是指视网膜神经上皮与色素上皮分离。由于发生的原因不同分为孔源性视网膜脱离(原发性视网膜脱离)和非孔源性视网膜脱离(继发性视网膜脱离)。非孔源性视网膜脱离又按其病因分为牵拉性视网膜脱离和渗出性视网膜脱离。各类的临床表现、转归和治疗迥异。

一、孔源性视网膜脱离

（一）病因及发病机制

孔源性视网膜脱离是玻璃体和视网膜共同参与的病理过程。由于视网膜萎缩变性或玻璃体牵引形成视网膜神经上皮全层裂孔，玻璃体对孔缘的牵引，因变性而液化的玻璃体经裂孔进入视网膜下形成视网膜脱离。仅有视网膜裂孔而无玻璃体牵引，并不发生视网膜脱离，称为干孔。

（二）临床表现

高度近视、无晶状体眼、视网膜格子样变性以及有眼外伤史等易患视网膜脱离。患者发病初期眼前多有漂浮物、闪光感或幕样遮挡等症状，随着脱离范围扩大波及黄斑部，则视力不同程度地下降，直至仅存光感。脱离的范围由局限性脱离至视网膜全脱离不等，脱离的视网膜呈灰白色隆起，起伏不平，均有视网膜裂孔存在（见图 10-24）。格子样变性区两端和玻璃体基底部受后脱离的玻璃体牵拉影响可形成马蹄形裂孔；格子样变性区内则好发生圆形萎缩孔，曾受钝伤的眼易于出现锯齿缘断离。应用双目间接检眼镜做眼底检查，是最为便捷的检查方法。用压迫巩膜法观察有利于充分检查眼底远周边部。仔细检查找出全部裂孔，并通过手术封闭，是视网膜脱离手术成功的关键。如未及时手术或手术失败，可发生程度不等的增生性玻璃体视网膜病变。

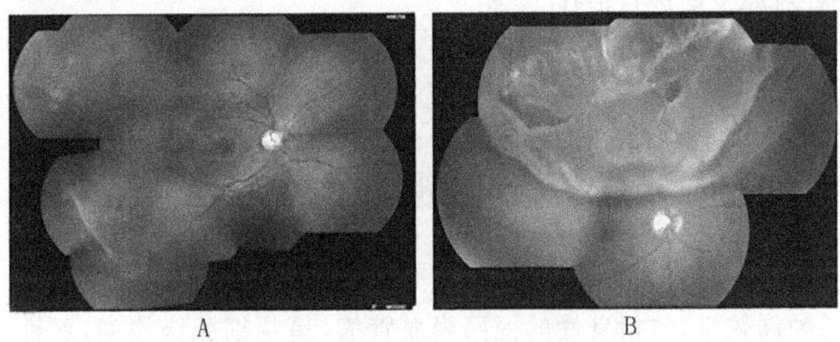

A　　B

图 10-24　视网膜格子样变性和脱离

A.视网膜格子样变性；B.孔源性视网膜脱离

（三）诊断与鉴别诊断

根据患者主诉、眼底视网膜灰白色隆起、脱离区存在视网膜裂孔，诊断孔源性视网膜脱离并不困难。经反复检查未能查到裂孔的病例，应注意与各种原因引起的渗出性视网膜脱离相鉴别。眼底荧光血管造影或超声等影像检查方法有助于查找渗出性视网膜脱离的原因。

（四）治疗

应尽早施行视网膜复位术，部分病例可选择巩膜扣带术。直视下行定位、冷凝或光凝封闭全部裂孔，做巩膜外扣带促进视网膜神经上皮与色素上皮的贴附，是最简便、最有效的手术方法。部分病例适于行玻璃体切割术。手术成功率均可达 90%以上。视力预后与术前黄斑是否脱离、脱离时间的长短密切相关。黄斑未脱离或脱离 1 周以内，术后有望恢复较好的视力；黄斑脱离超过 1 个月，术后视力不易完全恢复。已形成严重增生性玻璃体视网膜病变者或特殊类型的病例，通常选用玻璃体切割术，而且常需要合并眼内长效气体或硅油填充。

二、牵拉性视网膜脱离

眼外伤、视网膜血管性疾病致玻璃体积血，眼内手术、葡萄膜炎等均可发生玻璃体混浊致形成视网膜前或视网膜下机化条带，造成牵拉性视网膜脱离，也可能在机化牵拉处造成牵拉性视网膜裂孔，形成牵拉合并孔源性视网膜脱离。患者有外伤、炎症、反复发生玻璃体积血或眼内手术的病史，眼底可见玻璃体增殖，视网膜脱离最高点与玻璃体牵拉有关，呈帐篷状外观，多数无视网膜裂孔。大部分眼底可见其原发病变，如血管炎症、视网膜血管阻塞、糖尿病性视网膜病变等。常因玻璃体严重混浊需借助超声进行诊断。

治疗：无有效药物，需行玻璃体切割术联合视网膜复位术。

三、渗出性视网膜脱离

渗出性视网膜脱离又分为浆液性视网膜脱离和出血性视网膜脱离，是由于病变累及视网膜或脉络膜血液循环，引起液体集聚在视网膜神经上皮下造成的。可以因眼组织炎症如原田病、交感性眼炎、后葡萄膜炎、葡萄膜渗漏综合征，眼内寄生虫如视网膜下囊尾蚴，以及视网膜脉络膜肿瘤等病变而引起，也可以因全身病如严重的恶性高血压、妊娠期高血压疾病等而发生渗出性视网膜脱离。眼底检查可见表面光滑的视网膜隆起、飘动，无视网膜裂孔，视网膜下液具有移动性。根据原发病的不同还可出现其他原发病的改变。

治疗：主要是针对原发病进行治疗。

（李　梅）

第五节　视网膜肿瘤

视网膜发生的肿瘤较少，包括良性的视网膜血管瘤、星状细胞错构瘤，恶性的视网膜母细胞瘤、视网膜脉络膜淋巴瘤及视网膜转移癌。视网膜血管瘤为其中较多见的良性肿瘤，视网膜母细胞瘤则是最常见的眼底恶性肿瘤。

一、视网膜血管瘤

视网膜血管瘤依据病理组织类型分为两种：毛细血管瘤和海绵状血管瘤，依据肿瘤所在的部位分为周边血管瘤和盘周血管瘤。在临床上最为常见的是视网膜周边的毛细血管瘤，也常被简称为视网膜血管瘤。单独发生的视网膜毛细血管瘤（包括盘周和周边型）被称为冯希佩尔病，合并脑或全身内脏器官病变，称为希佩尔-林道（VHL）病。

视网膜血管瘤病单眼或双眼患病，多见于青年人，视网膜血管瘤多位于周边部，呈红色或粉红色球形，表面因增生组织也可呈白色，均有异常扩张、迂曲的滋养血管与其相连，患者常因继发渗出性视网膜脱离累及黄斑，出现视力障碍而就诊（见图 10-25）。

粗大迂曲的滋养血管与周边部血管瘤相连

治疗：可采取光凝术、冷凝术或电凝术。但术后可以复发，故应长期观察。出现视网膜血管瘤时应检查全身，特别是神经系统，排除颅内和全身病变。

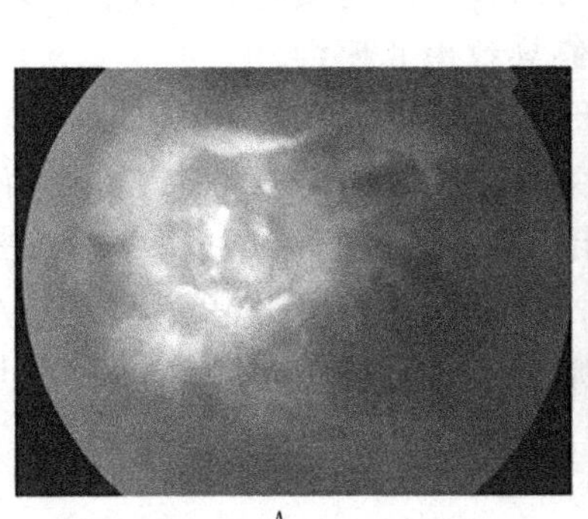
A

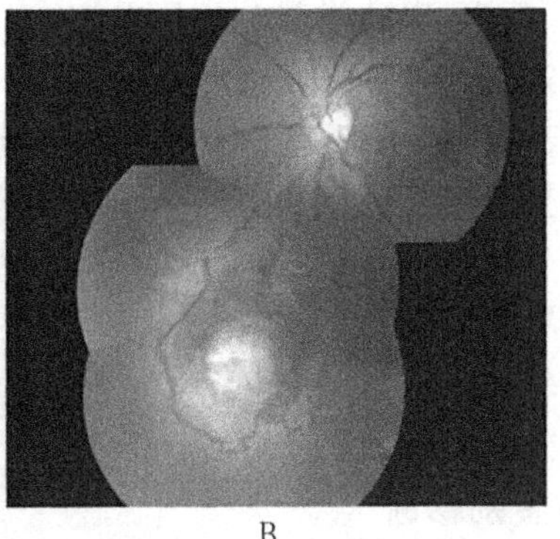
B

图 10-25 视网膜血管瘤

二、视网膜母细胞瘤

视网膜母细胞瘤是婴幼儿最常见的眼内恶性肿瘤，占小儿恶性肿瘤的第二位。2/3 的患儿在 3 岁前发病，约 30%的患儿为双眼受累。发病率为 1∶15 000～28 000，据近年调查发现发生率有上升趋势，与治疗方法的进步、视网膜母细胞瘤后代的增加，以及环境污染造成基因突变有关。无种族、地域或性别的差异。视网膜母细胞瘤有较高的自发退化率，达 1.8%～3.2%，是其他肿瘤的 1 000 倍。视网膜母细胞瘤经治疗后可以发生其他部位的原发第二恶性肿瘤。

(一)病因及发病机制

有遗传型视网膜母细胞瘤和非遗传型视网膜母细胞瘤两种，35%～45%的病例属于遗传型，为常染色体显性遗传；另外 55%～65%的非遗传型为基因突变。有家族遗传史及双眼发病的患者，比散发或单眼发病的患者发生得要早，成年人发病罕见。利用聚合酶链反应检测视网膜母细胞瘤基因，检测出基因结构突变位点，已准确证实基因突变的位置和类型，视网膜母细胞瘤基因位于染色体 13q 长臂 1 区 4 带，全长 200 kb，含有 27 个外显子、26 个内含子，是第一个分离出的人类抗癌基因。视网膜母细胞瘤基因具有抗癌性(抑癌基因)，它的抗癌性主要与细胞周期在 G1 期停滞有关。视网膜母细胞瘤基因两次突变而失活，被公认是视网膜母细胞瘤发生的重要机制。将外源性视网膜母细胞瘤基因导入视网膜母细胞瘤移植瘤，用流式细胞仪检测视网膜母细胞瘤移植瘤细胞周期的变化，显示可部分抑制视网膜母细胞瘤移植瘤细胞周期的进程。应用分子生物学技术，用视网膜母细胞瘤 cDNA 探针可在成骨肉瘤、小细胞肺癌、乳腺癌、膀胱癌及前列腺癌等肿瘤内发现有视网膜母细胞瘤基因结构、转录及蛋白产物异常。

(二)临床表现

按视网膜母细胞瘤的临床过程将其分为眼内期、青光眼期、眼外期和全身转移期四期。每个病例因其瘤细胞分化程度不同，发展的速度及临床表现不尽相同。由于绝大多数为婴幼儿患者，早期不被家长注意，往往肿瘤发展到眼底后极部，经瞳孔可见黄白色反光，如猫眼样(“黑猫眼”)，或患眼因肿瘤位于后极部，视力低下，发生失用性斜视，甚至直到继发青光眼，因高眼压疼痛，患儿哭闹时被发现才就医。往往因严重的一眼有上述症状，就医时，对“好眼”行散瞳检查眼底，才发现双眼患病。早期表现为眼底单个或多个灰白色实性隆起的病灶，可向玻璃体隆起，也有时沿脉络膜扁平生长。有时可见肿瘤表面的视网膜血管扩张、出血，渗出性视网膜脱离，有时瘤组织穿破视网膜进入玻璃体，如大量雪球状漂浮，甚至沉积于前房下方形成假性前房积脓或积血。肿瘤可以侵及球外、眶内，以致眼球被挤压前突，也可沿视神经向颅内蔓延或转移，还可经淋巴管向附近淋巴结及通过血液循环向其他脏器转移，最终导致患儿死亡。

B超检查对于临床诊断具有重要意义。显示玻璃体内弱回声或中强回声光团，与眼底光带相连。60％～80％有强光斑状回声（钙化斑）。彩色多普勒超声成像检查可见瘤体内出现红、蓝相伴行的血流信号，且与视网膜中央动脉、静脉相延续。计算机断层成像、磁共振成像均可显示肿瘤的位置、形状、大小及眼外蔓延情况。CT对钙化斑和眶骨受侵更为敏感，MRI对于不同软组织对比分辨率较高。如前所述，视网膜母细胞瘤存在自行消退、三侧性视网膜母细胞瘤以及第二恶性肿瘤的特殊改变。

（三）诊断与鉴别诊断

根据病史、体征、B超或彩色多普勒超声成像一般即可明确诊断，CT或MRI辅助检查有助于确诊。同时，还应确定是否有转移，以便正确处理。需与其他原因所致的白瞳征相鉴别，此外，应强调指出，当婴幼儿眼部表现为炎症渗出、出血时，易与相关眼病混淆，应慎重鉴别。

1.转移性眼内炎

患儿通常于高热病后发病，病原体经血液循环达到眼内，发生转移性眼内炎。患眼前房、玻璃体内大量渗出，前房积脓或前房积血，也可表现为白瞳征。除病史外，眼内炎的眼压一般低于正常，视网膜母细胞瘤眼压不低或升高。B超、彩色多普勒超声成像、CT或MRI等表现可资鉴别。

2.Coats病

患者多为健康男性青少年，单眼发病，眼底的特点为存在视网膜血管异常的扩张，常见微血管瘤，视网膜下大量黄白色渗出，伴有出血和胆固醇结晶的彩色反光，可继发渗出性视网膜脱离，也可呈白瞳征，双目间接检眼镜眼底检查无实性隆起块。辅以B超、彩色多普勒超声成像检查，必要时进行CT、MRI检查即可鉴别。

3.早产儿视网膜病变

患儿低体重，可有早产史和吸高浓度氧史。由于视网膜血管尚未发育完全，吸入高浓度氧后，周边毛细血管的发育停顿，待停止吸氧后，因周边部缺血、缺氧，于出生后双眼发生程度不等的增生性病变，严重者发生牵拉性视网膜脱离，增生病变收缩至晶状体后，也可呈白瞳征外观。除病史外，早产儿视网膜病变眼底无实性占位病变，B超或彩色多普勒超声成像检查有助于鉴别诊断。

4.原始玻璃体持续增生症

患眼出生后即表现为单侧小眼球、白瞳征，B超和CT无占位病变，无钙化斑。

（李　梅）

第六节　合并系统疾病的视网膜病变

一、遗传代谢异常性视网膜营养不良

先天代谢异常多由于体内缺乏某种特异酶，导致全身脂质、碳水化合物、蛋白代谢异常。该组疾病常常累及全身多器官系统，其中很多疾病合并包括视网膜营养不良在内的眼部表现。目

前都无有效治疗方法。

(一)黏多糖贮积症

1.概述

黏多糖贮积症是由于体内溶酶体水解酶缺陷而导致黏多糖不能正常分解代谢而大量蓄积于体内的一类疾病。不同的酶缺陷所致黏多糖蓄积的部位不同,临床表现也不同。患者中男性多于女性,多见于近亲结婚者的后代,多有家族史。目前至少发现有7种主要类型,其中与视网膜营养不良有关者为由α-左旋艾杜糖醛酸酶缺乏引起的黏多糖贮积症Ⅰ型,由艾杜糖醛酸硫酸酯酶缺乏引起的黏多糖贮积症Ⅰ型和黏多糖贮积症Ⅲ型。除第Ⅱ型为性连锁隐性遗传外,其他各型均为常染色体隐性遗传。黏多糖贮积症Ⅰ型又分为胡尔勒综合征、沙伊综合征、胡尔勒-沙伊综合征。

2.临床症状

(1)全身各系统症状:面貌粗陋、骨骼畸形、智力低下、听力丧失、皮肤黑色素沉积、肝脾大和心肺功能异常,一般在经历一段时间的正常发育后就出现生理或者精神上的异常,但各亚型的严重程度和预期寿命各不相同。

(2)眼部表现:最常见的表现是角膜薄翳,可见于除黏多糖贮积症Ⅱ外的大多数亚组,其他表现还有视神经萎缩、青光眼和视杆-视锥细胞性视网膜变性(视杆细胞受累大于视锥细胞)。眼底外观和视网膜电图的异常之间无相关性。视网膜血管变细和血管鞘可能存在,但他们往往被眼底色素的变化掩盖。视网膜改变只见于黏多糖贮积症Ⅰ、黏多糖贮积症Ⅱ和黏多糖贮积症Ⅲ型。

3.辅助检查

(1)视网膜电图检查:病程早期视网膜电图可正常,随病程进展,视网膜电图出现不同程度异常甚至熄灭。

(2)血液检查:末梢血白细胞,淋巴细胞和骨髓血细胞中可见到异染的大小不等、形状不同的深染颗粒,有时呈空泡状,颗粒称 Reilly 颗粒。

(3)尿液检查:尿液中含有大量酸性黏多糖可超过100 mg/d(正常为3～25 mg/d),酶分析可进一步确诊。

(4)X线检查:骨骼畸形。

4.鉴别诊断

(1)呆小症(先天性甲状腺功能减低症)。

(2)多发性硫酸酶缺乏症(尿中硫化物和硫化胆固醇增多)。

(3)单纯的视网膜色素变性。

5.治疗

对全身疾病尚无有效的治疗方法,眼科可对症治疗,如角膜移植,抗青光眼手术等,对视网膜改变尚缺乏有效治疗措施。

6.随访

定期监测眼底改变,青光眼患者监测眼压。

7.患者教育

对有阳性家族史者,母亲妊娠时可测定羊水中黏多糖含量,对产前诊断具有十分可靠的价值。

(二)黏脂贮积症

黏脂贮积症是一组常染色体隐性遗传的溶酶体贮积症，与黏多糖贮积症具有很多相似的临床特征。这类疾病大致分为四组：Ⅰ型(涎酸贮积症，神经氨酸酶缺乏-黄斑樱桃红点-肌阵挛综合征)，Ⅱ型(包涵体细胞病)，Ⅲ型(假胡尔勒多形性营养不良)和Ⅳ型。

MLⅠ型的症状可以在出生时即存在，也可能在一周岁之内逐步表现出来。很多患儿表现为出生后全身明显的肿胀、五官粗陋和骨骼畸形，常常伴有肌阵挛。还可能合并震颤、共济失调、癫痫、肝脾大、严重的腹胀、肌张力低下或精神发育迟滞等症状，这些症状可能逐步加重。大多数患儿于1周岁之前死亡。眼部表现为视力障碍，黄斑部樱桃红点。Ⅱ型临床类似于胡尔勒综合征(黏多糖贮积症Ⅰ型)。Ⅲ型通常没有或仅有轻度的智力发育迟缓、骨骼异常、面部粗陋、身材矮小和角膜薄翳。该型患者可以长期生存至50岁。Ⅳ型出生时即可有角膜混浊。视网膜营养不良，血管变细，视神经萎缩。视网膜电图和视觉诱发电位可不正常。

(三)岩藻糖苷贮积症

岩藻糖苷贮积症是一种罕见的常染色体隐性遗传病，是由于溶酶体中α-左旋岩藻糖苷酶缺乏，导致葡萄糖天冬酰胺和低聚糖的蓄积引起。遗传定位于1号染色体。根据症状出现的年龄将该病分为Ⅰ、Ⅱ、Ⅲ型Ⅰ、Ⅱ型多于婴幼儿期发病症状重，故也称幼儿型。Ⅲ型在成人发病，症状轻，又称成人型。

幼儿型在1岁左右就可出现明显的临床特征，常表现有反复发作的呼吸道感染，全身肌张力低下出汗过多和体态短小。进行性智力和运动发育迟缓可以是其最早的表现。自2岁开始，患儿神经症状进行性加重，伴以频发的抽风。有些患儿呈现轻度黏多糖贮积症Ⅰ型面容，肝脾大，心脏扩大，皮肤增厚，腰背侧弯。另一些患儿的面容更像黏多糖贮积症Ⅰ型，表现有前额突出，眼间距过宽，鼻梁塌陷，厚嘴唇和伸舌等丑陋面容。神经症状恶化始于出生后6个月，多死于10岁以内，眼部没有明显的角膜混浊。

成人型临床表现与幼儿型相似但也有所不同。成人型除可出现进行性智力和运动发育障碍、生长迟缓、肌无力和肌张力低下、面容粗笨，无肝脾大、无角膜浑浊之外，其最特征性表现为皮肤有弥漫性血管角质瘤，表现为针尖大小蓝褐色隆起的皮损起初分布于腹背部，以后可扩展至上、下肢。有时可出现皮肤无汗症一旦感染，就可出现高热和抽风。眼部表现包括结膜、视网膜血管扭曲，角膜混浊，斜视、眼睑蜘蛛痣以及“牛眼”样黄斑病变。

(四)神经鞘磷脂沉积症

此病又称尼曼-匹克病，是由于视网膜和中枢神经系统的神经鞘磷脂沉积导致网状内皮系统细胞内鞘磷脂蓄积引起的，为常染色体隐性遗传性疾病。最常见的三种类型被命名为A、B、C型。

A型在婴儿期发病，多见于犹太人后裔。特点为肝脾大、黄疸、神经退行改变，多在3岁前死亡。50%的患者可有角膜基质层混浊、晶状体前表面可见棕色颗粒沉着，眼底可见樱桃红斑。临床表现类似于泰萨二氏病，但是视力下降较缓慢。

B型没有神经病变，患者视力大多正常，黄斑中心凹外围可见白色晕轮，可以存活至成年。

C型特点是儿童期出现的进展性神经退行病变，累及中枢神经系统，视力正常。黄斑晕轮类似于B型，可有视神经萎缩。多在20岁时死亡。

(五)神经元蜡样脂褐质沉积症

神经元蜡样脂褐质沉积症是最常见的儿童神经退行性疾病，其特点是复杂的自发荧光物质在溶酶体积聚。患儿神经活动受到严重影响，导致癫痫发作、视力减退、植物人甚至过早死亡。根据遗传缺陷分为以下 4 类。

1 型：在婴幼儿发病，表现为共济失调、肌张力降低以及精神运动障碍，最终发展为植物人。通常在 8～24 个月时出现严重的心理运动能力退化、小头畸形和失明。眼部表现为血管鞘、视网膜变性和视神经萎缩是本病的突出特点。晚期可见晶状体后极部混浊。病程早期有视网膜电图波幅降低，进行性发展，终至熄灭。

2 型：在婴幼儿晚期发病，2 岁开始呈现严重的神经症状，如共济失调、语言能力丧失、癫痫发作，并在几年内出现迅速地视力丧失、昏迷直至死亡。眼部表现为视网膜色素改变，黄斑中心凹周围呈颗粒样或“牛眼”样病损，视神经萎缩。视网膜电图波幅下降，视觉诱发电位异常。荧光素眼底血管造影可见后极部视网膜色素上皮缺损。

3 型：在少年时起病，4～8 岁时出现视觉症状，并在 1～2 年内导致视力丧失，随后逐渐出现痴呆、视力减退、共济失调、癫痫、并在 20 岁之前死亡。眼底表现为青少年型黄斑变性，黄斑区薄金属样外观或表现为“牛眼”样。视网膜类似视网膜色素变性表现，有骨细胞样色素形成和血管细窄，最终全视网膜萎缩。视网膜电图早期异常，终至熄灭。眼电图严重异常。荧光素眼底血管造影可表现为视网膜色素上皮紊乱和血管渗漏。

4 型：该型患者在 30～40 岁发生精神运动功能障碍。癫痫发作不常见，死亡发生较晚。本型患者无视网膜变性，但在正常眼底的视网膜组织病理中发现有节细胞丧失和萎缩，存留的神经元内蜡样质脂褐质颗粒蓄积膨胀。

（六）GM2 神经节苷脂贮积病

1 型 GM2 神经节苷脂贮积病又称泰萨二氏病，是一种常染色体隐性遗传、进展性神经退行病变，在婴儿期发病，由氨基己糖苷酶 A 基因突变导致神经节苷脂 GM2 储积于神经组织，导致细胞破坏。眼部可见黄斑中心凹周围脂质蓄积导致的樱桃红斑，也可见进展性视神经萎缩。婴儿期前 6 个月大多正常，之后出现视力下降至黑矇，同时伴有神经退行性变，2～3 岁时死亡。多见于犹太后裔。

2 型 GM2 神经节苷脂贮积病又称桑德霍夫病，是一种罕见的进行性神经退化性疾病，临床表现与泰萨二氏病相似，但发病不限于德裔犹太人，只有通过生化检测才可以区分这两种疾病。桑德霍夫病是一种常染色体隐性遗传疾病，编码氨基己糖苷酶 A 和 B 的 β 亚基的 HEXB 基因的突变导致这些溶酶体酶缺乏而发病。患者的黄斑出现“樱桃红斑”，其他器官，包括肝脏、胰腺、肾脏出现类似泰萨二氏病的表现。

（七）戈谢病

戈谢病是最常见的溶酶体贮积病。它是一种常染色体隐性遗传疾病，由葡糖脑苷脂酶缺乏导致葡糖脑苷脂积聚在脾、肝、肺、骨髓和中枢神经系统。组织病理学可见巨噬细胞含有“皱纸”状细胞质，这些巨噬细胞被称为“戈谢细胞”。主要有三种亚型。Ⅰ型为无神经病变型，最常见，病变最轻，可见肝脾大和全血细胞减少症，通常在童年发病，大脑不受累。Ⅱ型为急性神经病变型，多见于 3～6 个月的婴儿，表现为严重的进行性大脑损伤，多在 2 岁前死亡。Ⅲ型为慢性神经病变型，童年或成年发病，表现为肝脾大和各种神经系统病变。戈谢病的眼部表现包括角膜上皮、前房角、睫状体和瞳孔缘的白色沉积物，眼底后极部散在分布的大小不一的白色斑点沉积于视网膜表面及浅层，特别是下血管弓沿线。黄斑周围可以发灰。

(八)多种硫酸酯酶缺乏症

多种硫酸酯酶缺乏症是一种非常罕见的遗传性溶酶体贮积症,为硫酸酯酶 A、B、C 缺乏而发病。临床表现兼有异染性脑白质营养不良和黏多糖贮积症的特点,表现为面部异常、耳聋、肝脾大、骨骼异常及多个组织中酸性黏多糖增加。神经系统的快速恶化表现为周围神经的髓磷脂异染性变性及进行性发展的痴呆、高肌张力、共济失调、痉挛性四肢瘫痪和过早死亡。眼部表现为角膜混浊,视网膜色素变性,视神经萎缩,中央视网膜呈灰色,可有眼底樱桃红点。视网膜电图可熄灭。

(九)线粒体肌病

线粒体 A3243G 突变可引起一系列综合征,从 MELAS(线粒体脑肌病伴乳酸血症和脑卒中发作)到 MIDD(母系遗传糖尿病伴耳聋),以及 Kearns-Sayre 综合征。携带 A3243G 变异的个体,在不同组织及家族成员中的突变有广泛差异,有些个体可能除了眼底改变以外没有其他症状。

Kearns-Sayre 综合征为线粒体脑肌病的一类分型,患者多在 10 岁以前发病,其临床三联症为:儿童期发病、进行性眼肌麻痹和色素性视网膜炎。另一个三联症是完全性心脏传导阻滞、脑脊液蛋白升高(通常>1 g/L)和脑综合征。多数患儿智力落后,还可有发作性昏迷、身材矮小、听力丧失、糖尿病、甲状腺功能低下及其他激素缺乏引起的内分泌紊乱。

(十)胱氨酸病

胱氨酸病由位于 17p13 染色体的编码溶酶体膜蛋白的胱氨酸转运蛋白(cystinosin)基因突变引起的遗传性疾病,由于溶酶体胱氨酸转运缺陷导致细胞内胱氨酸蓄积。目前至少发现有三种类型,均为常染色体隐性遗传。青少年型临床表现与婴儿型相似,但症状较轻。成人型一般无症状。青少年型和成人型仅有角膜和结膜的结晶沉着,眼底表现正常。婴儿型最为严重,出生时正常,以后发生发热、脱水、发育迟缓、佝偻病;患者通常智力正常,皮肤毛发脱色;可有肾小管性酸中毒以及氨基酸尿,一般在 10 岁以内发生肾衰竭而死亡。所有眼部组织均可受累,由于胱氨酸结晶沉着于角膜,患者可表现为畏光。在裂隙灯显微镜下,很容易在角膜、结膜以及虹膜内发现此种结晶。疾病早期视网膜周边部见色素异常,包括色素沉着和色素脱失,晚期累及包括色素上皮在内的全部视网膜组织。视野、暗适应、视网膜电图可表现正常,在视锥、视杆细胞功能下降时视网膜电图也可异常。荧光素眼底血管造影表现为窗样透见荧光。

(十一)原发性高尿酸血症

原发性高尿酸血症是一种罕见的先天性乙醛酸代谢障碍,可以分为Ⅰ型和Ⅱ型。该病临床表现为持续高草酸尿,伴进行性双侧草酸尿路结石、肾钙质沉积、慢性肾衰竭,以及在儿童期及成年早期死于肾衰竭。Ⅱ型临床症状较轻,且绝大多数仅累及肾脏而没有眼部表现。Ⅰ型病变晚期,可出现包括眼部的肾外草酸结晶沉积。大约 30%患者发展为结晶样视网膜病变,眼底可见大量离散黄色斑点广泛散布于视网膜各层及视网膜色素上皮。黄斑区可见密度不均的丛状视网膜色素上皮肥厚增生,纤维化,从小环状到大片状地图样萎缩。黄斑病变晚期仍可保持较好视力。视力丧失患者可出现视神经萎缩、动脉变细以及脉络膜新生血管。

(十二)无 β-脂蛋白血症

无 β-脂蛋白血症又称棘红细胞增多症,为常染色体隐性遗传病。主要特点为是脂肪肠道吸收障碍,伴低胆固醇血症,维生素 A 和维生素 E 缺乏,血浆内无 β-脂蛋白,表现为棘红细胞增多,脂肪吸收障碍,脂肪痢,小脑功能失调,进行性周围神经病变,心血管异常及视网膜色素变性。本病于儿童期起病，可生存至青年期。眼部首发症状通常为夜盲，以后发生视力进行性减退。眼底表现为色素性视网膜病变，色素颗粒由黄斑区向周边部发展。有些患者的眼底类似于原发性视网膜色素变性，个别患者表现为中周部色素性视网膜病变、白点状视网膜变性以及血管样条纹合并视网膜下新生血管膜。常有眼球震颤和内直肌不全麻痹。视网膜电图异常直至熄灭。

（十三）植烷酸贮积症

植烷酸贮积症又称遗传性运动失调性多发性神经炎病，属于遗传性脑白质营养不良的一种，呈常染色体隐性遗传，为植烷酸氧化酶减少或缺乏导致体内血液和组织中植烷酸蓄积。多数患者于20岁以前发病，婴儿型患者可于儿童期发病。

最常见的眼部初始症状为夜盲。眼底表现为色素性视网膜病变，视网膜血管细窄，视神经萎缩。其他眼部表现还有瞳孔缩小，瞳孔反应减弱，眼肌麻痹及眼球震颤。视网膜电图异常或熄灭，视野进行性缩小，环形暗点；暗适应阈值升高。

全身表现为周围神经病变和小脑性共济失调。脑脊液检查蛋白增高，但细胞数不增加。患者可有非特异性心电图异常，鱼鳞癣，骨骺发育不良，神经性耳聋和嗅觉丧失。

（十四）脑-肝-肾综合征

脑-肝-肾综合征，属于常染色体隐性遗传病，主要生化缺陷可能是过氧化物酶体和甘油醚脂质缺乏。

临床表现主要有前额高，肌张力减退，肾皮质囊肿，肝大。眼部异常表现为内眦皱襞，小眼球，角膜混浊，先天性白内障，先天性青光眼，眼球震颤。视网膜营养不良，表现为黄斑区色素沉着，周边部视网膜有色素沉着与脱色素，视网膜血管变细，视神经萎缩，视神经发育不全。视网膜电图与视觉诱发电位均异常。

（十五）肾上腺脑白质营养不良

肾上腺脑白质营养不良为胆固醇酯与长链脂肪酸聚积引起的神经脱髓鞘和肾上腺功能异常。本病分为两种类型，新生儿型为常染色体隐性遗传，儿童型为性连锁遗传。新生儿型在婴儿期即有癫痫发作，发育迟缓，颅面畸形，常在6岁前因反复呼吸道感染死亡。儿童型患者在5～10岁时肾上腺和中枢神经系统功能异常进行性发展，最后发生痴呆、盲目、四肢麻痹、肾上腺皮质功能衰竭，直至死亡。两种类型的眼部共同特点为视力下降，注视性眼球震颤，皮质性视力损害，视神经萎缩。在新生儿型，可有前极白内障，视网膜色素上皮改变；儿童型则有白内障和视神经发育不全，虽然视力下降，但视网膜电图可正常。

（十六）强直性肌营养不良

强直性肌营养不良为常染色体显性遗传病，多系统受累，主要表现为肌肉强直、进行性肌肉消耗、心动过缓、心脏传导阻滞、性功能低下、内分泌功能障碍、秃发和眼部异常。

眼部表现主要有白内障、上睑下垂、眼压降低和视网膜营养不良。眼外肌麻痹和斜视少见。视网膜营养不良表现为黄斑区色素沉着或脱色素，周边部视网膜色素聚集，但视网膜血管变细和视神经萎缩不常见。患者色觉和视野正常，视网膜电图、视觉诱发电位和暗适应可异常。

（十七）科凯思综合征

科凯思综合征又名侏儒-视网膜萎缩-耳聋综合征，为常染色体隐性遗传，常在婴儿或儿童期发病。主要表现为侏儒、神经系统发育受损，消化不良、老人面容、耳聋、皮肤光敏感，智力低下及眼部异常。眼部异常常见暴露性角膜病变、瞳孔缩小、对散瞳药缺乏反应、白内障、进行性视网膜营养不良。视网膜呈椒盐状变性，黄斑区更为显著。此外，尚有骨细胞样色素沉着，视网膜血管变细，视盘色泽呈灰色或蜡黄色萎缩。病程早期视网膜电图即可熄灭。

（十八）干燥综合征

干燥综合征又名鱼鳞癣样红皮病-痉挛性双侧瘫痪-智力发育不全综合征，为常染色体隐性遗传。临床表现包括常发于出生时的鱼鳞病、轻微或中度智力缺陷，以及包含下肢的对称性局部痉挛麻痹。多数患者合并视网膜营养不良，表现为黄斑区和黄斑周围色素沉着，视网膜内有闪光点。可见非典型性视网膜色素变性。视神经、视网膜血管以及视网膜周边部可表现正常。另外，可有角膜混浊、点状角膜炎和睑结膜炎。视网膜电图正常，荧光素眼底血管造影可显示脉络膜血管透见。

（十九）Alport 综合征

Alport 综合征又名眼-耳-肾综合征，主要表现为肾炎和神经性耳聋。全身表现主要为血尿、肾功能不全和感觉神经性耳聋，耳聋以双侧高频率消失明显。前锥状晶状体为本病的独特表现，具有诊断意义。锥状晶状体可引起高度近视，但视力可以矫正。可发生后囊下白内障。眼底可见黄斑区和周边部视网膜色素颗粒和玻璃膜疣状沉着物，视神经、血管正常。视网膜电图可异常。视野与色觉正常，荧光素眼底血管造影可表现为外周的窗样缺损。

（二十）橄榄体脑桥小脑萎缩合并视网膜营养不良

橄榄体脑桥小脑萎缩合并视网膜营养不良为一组常染色体显性遗传病，其Ⅲ型与视网膜营养不良有关。本病的全身表现主要为共济失调、辨距障碍合并锥体、脑干以及锥体外系体征。眼部症状为视力进行性下降。发病较早者有弥漫性视网膜营养不良，晚发病例则表现为黄斑部视网膜营养不良。患者可有眼球震颤、核间性和核上性眼肌麻痹、上睑下垂、眼球突出。成人视网膜营养不良始于黄斑，表现为细颗粒样色素沉着，黄斑受损可发展至视网膜色素上皮萎缩，表现为“牛眼”样外观，随病程进展，发生视神经萎缩和视网膜血管变细。视网膜电图、视觉诱发电位均为异常，一些患者表现为色觉障碍和中心暗点。

（二十一）动脉肝发育不良综合征

动脉肝发育不良综合征为罕见的常染色体显性遗传病，表现为胆汁郁积，肝脾大，特殊面容，先天性心脏病，外周动脉狭窄，骨骼异常，性腺功能减退，患者通常由于心脏病和肝脏并发症在5岁之前死亡。眼部表现为虹膜前基质发育不全，Schwalbe 线前向移位，瞳孔异位，白内障，角膜带状病变，角膜后胚胎环，近视，圆锥角膜，斜视以及视网膜轻度营养不良。周边视网膜色素沉着、脱色素以及脉络膜视网膜萎缩。还可表现为脉络膜皱褶，黄斑部色素聚集，视网膜血管迂曲，视盘隆起、苍白。视网膜电图、眼电图均可异常，暗适应正常，可有色觉异常，荧光素眼底血管造影显示视网膜色素上皮和脉络膜毛细血管萎缩。

（二十二）苍白球色素变性综合征

苍白球色素变性综合征呈常染色体隐性遗传。主要特征为锥体外系运动体征、构音障碍、僵硬、舞蹈徐动症、癫痫和早发的痴呆，其迅速进展导致成年早期死亡。临床上该病分为三类：典型性、非典型性和中间性。典型性，病变在10岁以前发作且进展迅速；非典型性则在10～20岁发作，进展缓慢且15年后仍维持独立行走；中间性患者包括发病较早但进展缓慢，或是发病较晚但进展迅速。患者智力低下，一些患者发生视网膜营养不良，一般在成年早期死亡。

所有综合征患者磁共振下苍白球均出现特征性改变，由 T_2 加权图像中的低信号组成，与铁沉积物相容，并在内部存在一小片高密度区域（“虎眼”信号）。大约25%的患者发生视网膜变性，表现为最初呈斑驳的视网膜色素上皮细胞和视网膜斑点，随后呈骨刺样和“牛眼”环状黄斑病变，最终视网膜血管变细，视神经萎缩。患者 2 岁前视网膜电图即可熄灭。伴视网膜病变的患者发病趋于早期（典型性），进展较为迅速并导致儿童期晚期的死亡。

(二十三)Bardet-Biedl 综合征

Bardet-Biedl 综合征即视网膜色素变性、生殖器发育低下、先天性肥胖、多指（趾）及智能缺陷。本综合征为常染色体隐性遗传，出现于发育早期，通常在 10～15 岁即有显著症状。有时并非五个症状全部出现，而缺少一个或数个，构成不完全型综合征。全部患者中，40%～50%的患者为不完全型，90%～93%有视网膜色素变性，85%～87%智力低下，75%多指（趾），几乎全部患者均有肥胖倾向，15 岁以上患者约 50%有生殖器发育低下，约 5%的患者伴有耳聋。全身表现还可有侏儒、并指（趾）、水脑、尖头畸形、驼背、膝外翻、平跖足、聋哑病、先天性心脏病、肾病及肝纤维化等。眼底改变常不典型，色素沉着可致晚期才出现。视力及色觉异常出现较早。黄斑受累可表现为黄斑皱褶及前膜形成，荧光造影可有旁中心毛细血管荧光素渗漏。全部患者均表现为视网膜电图异常。其他眼部表现可有眼球震颤、视神经萎缩、视网膜脉络膜萎缩、斜视及婴儿性青光眼等。

二、癌症相关性视网膜病变

(一)概述

癌症相关性视网膜病变是一种与癌症有关的视网膜变性疾病，其发病机制是肿瘤抗原诱导机体产生抗视网膜蛋白的抗体而引起的自身免疫性疾病，而非眼部原发肿瘤的占位压迫或全身其他部位肿瘤转移所引起。很多癌症都与癌症相关性视网膜病变相关，最常见的是小细胞肺癌、乳腺癌和妇科癌症。

(二)临床症状

(1)几周或几个月内双眼视力无痛性下降，但也可双眼先后发生且不对称，多发生在癌症确诊之前。

(2)闪光感、畏光。

(3)视网膜受累的细胞不同可以出现夜盲、视野缩小、色觉受损等不同表现。

(三)临床体征

(1)如果双眼视力受损不对称，可有相对性传入性瞳孔反应缺陷。

(2)眼底通常正常，或仅有视网膜动脉变细等轻度异常。随着病情进展最终可以出现视网膜变性改变，如视网膜色素上皮变薄、视神经萎缩、小动脉闭锁等。玻璃体混浊和黄斑水肿也偶见报道。

(四)辅助检查

(1)视野中心、旁中心暗点。

(2)荧光素眼底血管造影通常正常，偶尔可见血管炎表现和黄斑水肿。

(3)光学相干断层扫描检查可见视网膜变薄。

(4)视网膜电图：振幅下降甚至熄灭。如果仅锥细胞受累，全网膜视网膜电图可以正常，但多焦视网膜电图可以异常。

(5)影像学检查可以帮助诊断全身肿瘤。

(五)鉴别诊断

视网膜色素细胞变性、视锥细胞变性、中毒性视网膜变性、急性区域性外层隐匿性视网膜病变。

(六)治疗

激素和免疫抑制剂可能能够暂时提高视力、改善视野,但是对于长期预后都没有确定的效果。针对癌症的治疗也并不能改善视力。

(七)随访

针对全身肿瘤制订相应的随访计划。

(八)自然病程和预后

视力预后差。全身预后取决于肿瘤的病情轻重。

(九)患者教育

低视力辅助。

(李　梅)

第十一章

视神经病变

第一节　特发性脱髓鞘性视神经炎

视神经炎根据部位可以分为视盘炎和球后视神经炎，前者累及球内段视神经炎，后者累及球后眶内段、管内段和颅内段视神经。根据病因可以分为与中枢神经系统脱髓鞘性疾病相关的特发性脱髓鞘性视神经炎、自身免疫相关性视神经炎和感染相关性视神经炎。系统性红斑狼疮、肉芽肿性血管炎、贝赫切特综合征、干燥综合征、结节病等自身免疫性疾病也可引起视神经的非特异性炎症。感染相关性视神经炎在临床相对少见，发病机制不明，但均与微生物的感染有关，常见的包括梅毒螺旋体、腺病毒、柯萨奇病毒、巨细胞病毒、EB 病毒、人类免疫缺陷病毒、麻疹病毒、流行性腮腺炎病毒、风疹病毒、水痘带状疱疹病毒、肝炎病毒等。本节只介绍最常见的特发性脱髓鞘性视神经炎。

一、概述

特发性脱髓鞘性视神经炎是视神经炎中最常见的类型。因与中枢神经系统脱髓鞘性疾病比如多发性硬化、视神经脊髓炎或弥漫性轴周脑炎关系密切而得名。好发于 18～45 岁患者，女性多见。多为单侧，也可累及双眼。

二、临床症状

(1)发病初期，可有眼眶部或眼球后疼痛和压迫感，特别是在眼球转动时。

(2)视力下降程度不一，可发生在数小时到数天内，严重者可至无光感。

(3)色觉获得性丧失。可出现其他神经系统症状，比如四肢无力、麻木或刺痛感。

(4)偶有运动后或体温升高后症状加重的现象。

三、临床体征

(1)发生在视盘处的视神经炎眼底可见视盘充血水肿，视盘隆起度不一，一般不超过 3 个屈光度。

(2)视网膜静脉扩张迂曲，动脉正常或较细。

(3)可以累及附近视网膜，出现视网膜水肿、渗出和出血，此时称为视神经视网膜炎。黄斑部也可受到波及，渗出物呈现扇形或星芒状排列。

(4)球后视神经炎眼底所见无异常。

(5)晚期视盘可出现继发性萎缩，视盘呈局限性或弥漫性变白，同时出现视盘周围神经纤维层变薄。

(6)单眼发病或双侧发病但严重程度不对称者可见相对性瞳孔传入阻滞。

(7)多发性硬化患者可有眼外肌麻痹、上睑下垂、眼球震颤、霍纳综合征等的发生。全身可出现感觉和运动障碍，如四肢刺痛、麻木无力，尿潴留、小脑共济失调等。

(8)视神经脊髓炎可在眼部症状出现同时或先后出现脊髓病变导致的肢体感觉和运动障碍。

四、辅助检查

(1)视野：典型表现为巨大致密的中心暗点，也可见哑铃状暗点、弓形暗点或周边视野向心性缩小，严重者视野全盲。

(2)视觉诱发电位可有P100波潜伏期延长，振幅降低。但无特异性，也可见于其他性质的视路疾病。

(3)荧光素眼底血管造影：视盘毛细血管扩张渗漏，晚期呈强荧光，炎症消退后渗漏现象消失。

(4)头颅MRI检查应常规进行。T_1加权像的短T_1反转回复序列或者联合使用脂肪抑制技术和快速液体衰减反转回复序列的T_2加权像是显示视神经炎的最佳方法，病变可以显示高信号，但缺乏特异性，无法区分是脱髓鞘病变还是炎症。MRI检查的重要性在于两点：一是排除视神经病变的其他可能原因；二是明确中枢神经系统特别是脑室周围是否存在脱髓鞘病灶。目前单纯急性视神经炎患者发展为多发性硬化的危险性还无法确定。有研究显示预示进展为多发性硬化的典型脱髓鞘病变位于侧脑室周围，直径≥3 mm。

(5)脑脊液检查：并非必须，但怀疑颅内感染时可以进行。

(6)怀疑全身感染性疾病及自身免疫性疾病时可行相应血液检查。

五、鉴别诊断

(一)缺血性视神经病变

发病年龄较大，多有心血管疾病病史，眼球运动时无疼痛，单眼多见，视盘水肿呈苍白色，常见水平性视野缺损或象限性视野缺损。

(二)颅压高引起的视盘水肿

累及双侧，无色觉下降，视力不下降或轻微下降，眼球运动时无疼痛，急性期瞳孔光反射正常。

(三)高血压性视神经病变

恶性高血压，小动脉狭窄，可伴有火焰状视网膜出血、棉絮斑和黄斑部星形硬渗。

(四)假性视盘水肿

如视盘玻璃膜疣或视盘先天异常。视盘无充血，血管未被遮蔽，视盘周围神经纤维层正常。B超有助于发现视盘埋藏性玻璃膜疣。

（五）Leber 遗传性视神经病变

好发于 10～30 岁青年男性，可有或无家族史，单眼发病后迅速累及双眼，呈急性进行性视力丧失，最终视神经萎缩。

（六）眼眶占位压迫视神经

单侧发病，常见眼球突出或眼球运动受限。

（七）中毒或代谢性视神经病变

双侧进行性无痛性视力丧失，可继发于乙醇中毒、营养不良、乙胺丁醇、氯喹、异烟肼、重金属等。

（八）感染性视神经炎

眼内炎症比如葡萄膜炎、视网膜炎等，邻近器官炎症比如：脑膜炎、眶蜂窝织炎或鼻窦炎等。儿童期的某些传染病如麻疹、腮腺炎、水痘等，全身其他感染性疾病比如结核、梅毒等均可造成视神经炎。相关病史和实验室诊断有助于鉴别。

（九）自身免疫性视神经炎

一些自身免疫性疾病比如结节病、红斑狼疮、白塞病等也可合并视神经炎表现。相关病史和实验室诊断有助于鉴别。

（十）癔病

球后视神经炎需要和癔病鉴别。癔病引起的视力下降发病急，多有精神方面诱因，视力与行动不符，视力不稳定，易受暗示影响，瞳孔无改变，视野高度向心性缩小，可呈螺旋状。

（十一）伪盲

球后视神经炎需要和伪盲鉴别。

六、治疗

有研究显示单纯口服激素不但不能加速患者视力的恢复，还有可能造成复发率增高。因此在临床上应尽量避免单纯给予口服激素治疗。

(1)若患者为急性发病，无多发性硬化或视神经炎病史，可按以下方案治疗。①若 MRI 检查没有发现脱髓鞘病变：甲泼尼龙静脉注射，1 g/d，每天 1 次，连续 3 天，然后改为口服泼尼松，1 mg(/kg · d)，每天 1 次，连续 11 天，然后逐渐减量。②若 MRI 检查发现≥2 处脱髓鞘病变，应当请神经科医师会诊，在发病 28 天内给予干扰素 β-1a 可以减缓多发性硬化的发生。

(2)若患者以往已经诊断为多发性硬化或视神经炎可以观察。

(3)支持疗法：可给予 B 族维生素、神经生长因子、肌苷等营养神经药物辅助治疗。

七、随诊

长期随访眼部和全身症状，尤其是对于年轻的患者。

八、自然病程和预后

急性期及时治疗大多数患者的视力在 1 年之内可以恢复正常，慢性者视力预后较差，常遗留不同程度的永久性视力障碍。本病可以复发。患单纯的视神经炎的成人有发生多发性硬化的风险。发病时 MRI 检查正常者在 4 年之内发生多发性硬化的概率是 15%。发病时 MRI 检查发现多发硬化灶者在 4 年之内发生复发的概率是 50%。患单纯的视神经炎的儿童发生多发性硬化的风险较成人小，在10年内发生多发性硬化的概率为13%，20年内为19%，30年内为22%，40年内为26%。

九、患者教育

提醒患者注意运动后或体温升高后症状加重的现象，并进行定期随诊。

（郑会娟）

第二节 视盘水肿

一、概述

视盘水肿是特指由颅内压增高引起的视盘肿胀。颅高压的原因可以为颅内肿瘤、特发性颅高压（假性脑瘤）、硬脑膜外或硬脑膜下血肿、蛛网膜下腔出血、颅内炎症、颅内静脉窦血栓形成、颅内动静脉畸形、中脑导水管狭窄等。

二、临床症状

(1)短暂性视力丧失，持续数秒钟，双侧多见，常由姿势变化而突然引发。

(2)伴有颅压高症状比如头痛、恶心、呕吐。可以伴有复视。

(3)急性期视力可正常或轻度下降，晚期可出现视野缺损和视力严重丧失。

三、临床体征

(1)急性期双侧视盘充血水肿，边界不清，隆起度一般超过3个屈光度，可达8～10个屈光度，血管往往被遮蔽。慢性期视神经萎缩色泽灰白。当额叶肿瘤、嗅沟或蝶骨嵴脑膜瘤压迫视交叉及其附近组织时，由于压力往往偏于一侧视神经而导致视神经萎缩，以后因肿瘤继续生长出现颅高压，使得原来健侧的视神经水肿，而已经萎缩的视神经不能发生水肿改变，形成一眼视神经萎缩，对侧眼视盘水肿的变现，称为福斯特-肯尼迪综合征。

(2)急性期视盘或视盘周围可见线状或火焰状出血。

(3)急性期视网膜静脉可有迂曲扩张，慢性期可见视网膜血管变细及血管鞘。

(4)急性期视盘周围视网膜神经纤维层水肿，黄斑部可有不完全的星芒状渗出，可见棉絮斑。

(5)急性期瞳孔大小、对光反射正常，色觉正常。

四、辅助检查

(1)急诊行头颅或眶部CT、MRI及磁共振静脉造影(MRV)检查以明确病因。

(2)视野检查：急性期视野可见生理盲点扩大，与视盘水肿的程度平行。若有视盘水肿所致的视网膜水肿累及黄斑时，可同时存在相对性中心暗点；慢性期发展至视神经萎缩时，可有周边视野缩窄，特别是鼻下方。存在颅内占位时还同时具有相应的视野缺损表现。

(3)荧光素眼底血管造影：视盘表面及周围荧光渗漏，晚期高荧光可持续数小时。

(4)CT、MRI、MRV 检查不能明确病因时应作腰椎穿刺检查。

(5)必要时做甲状腺、糖尿病或贫血等方面的检查,以排除引起视盘水肿的其他病因。

五、鉴别诊断

(一)视神经炎

多见于年轻人,常为单眼,视力下降明显,可伴有眼球转动痛,多伴有色觉减退和相对性瞳孔传入阻滞(RAPD)。

(二)缺血性视神经病变

单眼多见,视盘水肿呈苍白色,隆起度不高,无充血,参见缺血性视神经病变。

(三)高血压性视神经病变

恶性高血压,小动脉狭窄,可伴有黄斑部星形硬渗。

(四)假性视盘水肿

如视盘玻璃膜疣或视盘先天异常。视盘无充血,血管未被遮蔽,视盘周围神经纤维层正常。B 超有助于发现视盘埋藏性玻璃膜疣。

(五)视盘浸润

单眼多见,如结节病、结核性肉芽肿、白血病、转移瘤等。

(六)Leber 遗传性视神经病变

好发于 10～30 岁青年男性,单眼发病后迅速累及双眼,呈急性进行性视力丧失,最终视神经萎缩。

(七)甲状腺相关性眼病

甲状腺功能减退病史,可伴有眼睑退缩或迟落,眼位偏斜、眼球突出、眼压升高。

(八)葡萄膜炎

如梅毒、结节病或原田病。可有葡萄膜炎体征。

(九)胺碘酮中毒

可有亚急性视力丧失和视盘水肿。

六、治疗

(1)请相关科室会诊,尤其请神经科会诊,针对导致视盘水肿的原发病因积极治疗。

(2)支持疗法:可给予 B 族维生素和肌苷等营养性药物辅助治疗。

七、随诊

开始时可以每周检查,根据对治疗的反应后期可以每个月检查一次。直至眼部病变稳定。

八、自然病程和预后

颅内压下降后通常还需要 6～10 周视盘水肿才能消退。长期视盘水肿造成继发性视神经萎缩可导致严重的功能障碍。

九、患者教育

定期随诊。特发性颅高压患者应当控制体重。

(郑会娟)

第三节 缺血性视神经病变

缺血性视神经病变按照病因可以分为动脉炎性和非动脉炎性。按照部位可以分为前部缺血性视神经病变和后部缺血性视神经病变，前者累及视盘筛板前区、筛板区及筛板后区，后者累及视神经眶内段、管内段和颅内段。

一、动脉炎性缺血性视神经病变

(一)概述

动脉炎性缺血性视神经病变约占全部缺血性视神经病变的5%，常见的病因包括巨细胞动脉炎(也称颞动脉炎)、结节性多动脉炎、肉芽肿性血管炎、系统性红斑狼疮、类风湿关节炎、复发性多软骨炎等，本节中主要介绍其中最常见的巨细胞动脉炎。巨细胞动脉炎是一种原因不明的系统性坏死性血管炎，主要累及主动脉弓起始部的动脉分支(如椎动脉、颈内动脉、颈外动脉、锁骨下动脉)，也可累及主动脉的远端动脉(如腹主动脉)及中小动脉(颞动脉、颅内动脉、眼动脉、睫状后动脉、视网膜中央动脉等)，可引起眼部前部或后部缺血性视神经病变、脉络膜缺血、视网膜动脉阻塞而造成视力下降。本病见于50～90岁人群，平均发病年龄70岁，女性更常见，白人更常见。

(二)临床症状

1.全身症状

乏力、体重下降、发热。

2.眼部症状

突发无痛性视力下降，一半以上视力低于0.1，通常为手动甚至更差。多为单侧起病，可迅速发展至双侧。

3.头部受累症状

偏侧或双侧或枕后部剧烈头痛、头皮触痛、颞动脉及其周围皮肤触痛、颞部皮肤水疱或坏死。

4.间歇性运动障碍

咀嚼疼痛、停顿、下颌偏斜、吞咽困难、味觉迟钝、吐字不清、间歇性跛行、上肢活动不良。

5.神经系统受累症状

发作性脑缺血、卒中、偏瘫或脑血栓、运动失调、谵妄、听力丧失。

6.其他

可出现心血管系统和呼吸系统受累的症状。

(三)临床体征

1.眼部

累及前部视神经者，发病早期视盘苍白肿胀，有时可见视盘表面线形出血。累及后部视神经者，发病早期眼底无异常发现。可能合并视网膜棉絮斑、视网膜动脉阻塞(10%)、后部缺血性视神经病变、脉络膜缺血(10%)。视盘水肿一般1～2个月消退，出现视盘萎缩和视杯扩大。

如病变为单眼或双眼病变程度不一则病变侧或病变相对较重一侧眼存在相对性瞳孔传入障

碍。可以出现上睑下垂、复视等体征。

2.全身

颞动脉搏动减弱、僵硬或结节化、可出现神经系统、心血管系统、呼吸系统受累的相应体征。

(四)辅助检查

(1)视野:可表现为多种类型,多见与生理盲点相连的大片视野缺损,有时呈水平或垂直偏盲、中心暗点、视神经纤维束状缺损或不规则周边缺损等。

(2)荧光素眼底血管造影:累及前部视神经者可见视盘缺血区呈局限性弱荧光表现,未缺血区荧光正常;或者缺血区因有表层毛细血管代偿性扩张渗漏导致强荧光,而未缺血区荧光相对较弱。累及后部视神经者可仅表现为臂-视网膜循环时间延长。

(3)视觉诱发电位异常。

(4)红细胞沉降率和C反应蛋白显著增高:红细胞沉降率与年龄有关,红细胞沉降率正常值的标准可以采用以下简易方法来判断:男性正常上限为年龄/2,女性正常上限为(年龄+10)/2。红细胞沉降率与C反应蛋白联合可提高诊断的特异性。

(5)血常规检查:可存在轻到中度正细胞正色素性贫血、血小板增加、白细胞增加等改变。

(6)颞动脉活检:标本长度至少应为2 cm,病理可见血管病变常呈节段性、多灶性,以血管内层弹性蛋白为中心的坏死性全层动脉炎,伴肉芽肿形成,可有巨细胞,一般无纤维素样坏死。活检阳性可确定诊断,但阴性不能排除此诊断。如果活检范围足够大且其他临床表现高度疑似病例可行对侧颞动脉活检。

(五)治疗

1.糖皮质激素

甲泼尼龙静脉注射,1 g/d,每天1次,连续3天,然后改为每天早8点顿服泼尼松,1 mg/(kg·d),连续4～6周,直至症状消失,红细胞沉降率正常,然后逐渐减量,通常每周减5～10 mg,至20 mg/d改为每周减2.5 mg,减到10 mg/d之后减量更慢,一般维持量为5～10 mg/d,病情稳定后1～2年(或更长时间)可停药观察。如在减量过程中红细胞沉降率升高应增加激素用量。总疗程应持续6～12个月。

2.支持疗法

可给予B族维生素神经营养药物。

3.免疫抑制剂

首选环磷酰胺,环磷酰胺800～1 000 mg,静脉滴注,3～4周一次;或环磷酰胺200 mg,静脉注射,隔天1次;或环磷酰胺100 mg,口服,每天1次。疗程和剂量依据病情反应而定。

也可选甲氨蝶呤7.5～25 mg,每周一次,口服或深部肌内注射或静脉注射,或硫唑嘌呤100～150 mg/d口服。

(六)随诊

早期每周一次,监测红细胞沉降率及激素相关的可能并发症,直至红细胞沉降率正常。激素减量过程中每次改变激素剂量都要监测红细胞沉降率,如果红细胞沉降率增快,应当适当增加激素用量。

(七)自然病程和预后

视力和视野都有改善的可能性,但总体预后差。可能会复发。

(八)患者教育

控制全身相关疾病。

二、非动脉炎性缺血性视神经病变

(一)概述

非动脉炎性缺血性视神经病变的危险因素包括两个方面,一方面为视神经本身的危险因素,包括高危视盘(小而拥挤的视神经)、其他原因引起的视盘水肿、视盘玻璃膜疣、高眼压等。另一方面为全身的危险因素,包括动脉硬化、高血压、糖尿病、高血脂、颈内动脉狭窄、血液高凝状态、高同型半胱氨酸血症、睡眠呼吸暂停、急性低血压或急性贫血等。也有报道药物如胺碘酮、干扰素、血管收缩剂、西地那非等引起的缺血性视神经病变。本病多见于50岁以上人群,平均发病年龄为60岁。

(二)临床症状

(1)突发性无痛性视力减退,视力下降的程度不一。累及前部视神经者视力下降多为中度,60%～70%左右视力好于0.1,50%左右视力好于0.3。累及后部视神经者视力丧失更为严重,可以无光感。

(2)开始多为单眼,数周或数年后,另眼也可发生。

(3)与视力下降程度相应的色觉减退。

(三)临床体征

(1)累及前部视神经者,发病早期视盘轻度肿胀呈淡红色,多有节段性灰白水肿,视盘水肿相应部位视盘旁可见线形出血;后期出现视网膜神经纤维层缺损和继发性视盘局限性萎缩。

(2)累及后部视神经者,发病早期眼底无异常发现,发病4～8周可见视神经色泽淡白,血管变细等视神经萎缩改变。

(3)如病变为单眼或双眼病变程度不一则病变侧或病变相对较重一侧眼存在相对性瞳孔传入障碍。

(4)典型病例对侧眼视盘直径小且视杯小或缺失(高危视盘)。

(四)辅助检查

(1)视野:可表现为多种类型,以下方水平性视野缺损最为常见,有时呈上方水平性视野缺损或中心暗点、视神经纤维束状缺损、象限性视野缺损或不规则周边缺损等。

(2)眼底荧光素血管造影:累及前部视神经者可见视盘缺血区呈局限性弱荧光表现,未缺血区荧光正常;或者缺血区因有表层毛细血管代偿性扩张渗漏导致强荧光,而未缺血区荧光相对较弱。累及后部视神经者可仅表现为臂-视网膜循环时间延长。

(3)视网膜神经纤维层分析:晚期视神经萎缩后可见与视野缺损区对应的神经纤维层变薄。

(4)视觉诱发电位异常。

(5)红细胞沉降率正常。

(五)鉴别诊断

1.视神经炎

非动脉炎性缺血性视神经病变发病年龄较大,多有心血管疾病病史,眼球运动时无疼痛,单眼多见,视盘水肿呈苍白色,常见水平性视野缺损或象限性视野缺损。视神经炎年轻人多见、眼球运动时有疼痛,起病不如动脉炎性缺血性视神经病变急骤,视盘肿胀、出血较多。非动脉炎性后部缺血性视神经病变容易误诊为球后视神经炎，鉴别点在于前者年龄较大且无眼球转动痛。

2.浸润性视神经病变

MRI 检查有助于鉴别。

3.眶前部病变导致的压迫性视神经病变

MRI 检查有助于鉴别。

4.癔病或伪盲

非动脉炎性后部缺血性视神经病变需要与伪盲鉴别。癔病引起的视力下降发病急，多有精神方面诱因，视力与行动不符，视力不稳定，易受暗示影响，瞳孔无改变，视野高度向心性缩小，可呈螺旋状。

5.伪盲

非动脉炎性后部缺血性视神经病变需要和伪盲鉴别。

(六)治疗

(1)针对病因进行治疗。

(2)口服糖皮质激素：急性期(2 周以内)给予口服泼尼松有助于患者晚期视力和视野的恢复。建议泼尼松 80 mg 每天早上顿服，连续 2 周后减为 70 mg，每天一次，1 周后减为 60 mg，每天1 次，然后每周减 5～40 mg，每天一次，然后每 5 天减 10 mg，直至停药。

(3)支持疗法：可给予 B 族维生素、能量合剂等营养神经和扩张血管性药物辅助治疗。

(4)降低眼压，以相对提高眼的灌注压，如口服乙酰唑胺。

(七)随访

每个月复查 1 次，直至病情稳定，之后可以每半年一次。

(八)自然病程和预后

40%左右的患者在发病 3～6 个月内视力有不同程度的改善，视野也有改善的可能性，但总体预后差。同一只眼复发的可能性比较小。

(九)患者教育

控制全身相关疾病。

(郑会娟)

第四节　遗传性视神经病变

遗传性视神经病变是指与遗传因素有关的一类视神经病变。由于其家族内部和不同家系之间同一疾病的临床表现多样，使得其识别和分类较为困难。总体可分为两大类，一类是仅有视神经功能受损的遗传性视神经病变，如 Leber 遗传性视神经病变、常染色体显性遗传性视神经萎缩、先天性隐性视神经萎缩、性连锁视神经萎缩。另一类为同时存在全身多系统受累的遗传性视神经病变，这类疾病除了视神经萎缩的表现外同时存在青少年糖尿病、尿崩症和耳聋或共济失调、多神经病、脑瘫、肌肉萎缩、痉挛性麻痹、痴呆、脑水肿、坏死性脑炎、心动过速等表现。

一、Leber 遗传性视神经病变

(一)概述

Leber 遗传性视神经病变为线粒体遗传，目前已经证实的原发突变位点为线粒体 DNA11778、14484 及 3460 位点。女性皆为携带者，子女中有 50%～70%的男性和 10%～15%的女性为显性，男性不会传递本病。发病年龄多在 15～35 岁。

(二)临床症状

(1)开始时多单眼视力无痛性急剧下降，通常在数天至数月内累及对侧眼，而后缓慢进展，一般在 3～4 个月内停止发展，很少有 6 个月后仍进行发展者。偶有患者在发病数年后出现自发的视力恢复。

(2)可存在活动或遇热后视力损害加重现象。

(3)色觉受损严重。

(三)临床体征

(1)早期眼底可正常，其后可有视盘表面或者视盘周围毛细血管扩张，视盘周围神经纤维层水肿，但无出血和渗出；晚期视盘颞侧苍白或全部苍白。

(2)瞳孔对光反应可以正常。

(3)有些伴有心脏传导异常。

(4)偶有神经系统异常表现。如果一个家系中多个成员表现出 Leber 遗传性视神经病变的临床特征同时伴有较严重的神经系统异常，比如运动系统异常、肌痉挛、精神异常、骨骼异常、脑性癫痫等，称为 Leber 叠加综合征。

(四)辅助检查

1.视野

典型改变为中心暗点内的注视点部位有更加浓密的绝对性暗点核，另外可有部分或扇形视野缺损。

2.荧光素眼底血管造影

视盘无荧光渗漏。

3.视觉诱发电位

轻者振幅下降，潜伏期延长，重者呈熄灭型。

(五)鉴别诊断

1.视神经炎

视神经炎年轻人多见、眼球运动时有疼痛，起病不如动脉炎性缺血性视神经病变急骤，视盘肿胀、出血较多。

2.缺血性视神经病变

发病年龄较大，多有心血管疾病病史，眼球运动时无疼痛，单眼多见，视盘水肿呈苍白色，常见水平性视野缺损或象限性视野缺损。

(六)治疗

目前多无有效疗法。

(七)随诊

开始时可以每周一次，3 个月之后可以每年一次。

(八)自然病程和预后

开始时多单眼视力下降,通常在数天至数月内累及对侧眼,而后缓慢进展,一般在3～4个月内停止发展,很少有6个月后仍进行发展者。总体预后差。偶有患者在发病数年后出现自发的视力恢复。

(九)患者教育

给予患者基因遗传方面的指导。教育其戒烟戒酒,避免可能造成视神经进一步损伤的因素。

二、常染色体显性遗传性视神经萎缩

(一)概述

常染色体显性遗传性视神经萎缩也称为Kjer或青少年视神经萎缩。由常染色体上的OPA1基因突变引起。发病一般在10岁之前,多数在4～6岁发病。多数没有其他神经系统的异常。

(二)临床症状

(1)双眼对称性视力下降。视力介于0.02～1.00,大部分好于0.1。

(2)色觉异常,严重程度与视力下降程度关系不大。

(三)临床体征

(1)视盘颞侧或全部变白,萎缩。

(2)还可见视杯扩大、视盘周围萎缩、视网膜中心反光消失、轻度色素改变、动脉变细等。

(四)辅助检查

1.视野

典型表现为中心暗点、旁中心暗点,也可出现双颞侧偏盲。

2.视觉诱发电位

轻者振幅下降,潜伏期延长,重者呈熄灭型。

(五)鉴别诊断

其他任何可以导致视神经萎缩的病变。

(六)治疗

目前多无有效疗法。

(七)随诊

开始时可以每周一次,3个月之后可以每年一次。

(八)自然病程和预后

视力预后差。

(九)患者教育

给予患者基因遗传方面的指导。教育其戒烟戒酒,避免可能造成视神经进一步损伤的因素。

三、Wolfram综合征

(一)概述

Wolfram综合征的特征是伴有视神经萎缩的进行性视力下降伴青少年糖尿病,通常还伴有尿崩症和神经性耳聋,故命名为DIDMOAD综合征,即尿崩症、糖尿病、视神经萎缩和耳聋。

(二)临床症状

(1)多在6岁开始出现视力减退,常于1型糖尿病诊断后2~3年出现。

(2)同时伴有感音性耳聋、糖尿病、尿崩症。

(3)可伴有其他神经系统异常,如共济失调、癫痫、肌阵挛、呼吸暂停等。

(4)可伴有内分泌失调、精神异常等。

(三)临床体征

(1)视神经萎缩,视杯扩大。

(2)可伴有上睑下垂、白内障、虹膜炎、艾迪瞳孔、色素性视网膜炎、眼肌麻痹和眼球震颤。

(3)其他多系统受累的相应体征。

(四)辅助检查

(1)视野:双眼广泛的视野缩窄和中心暗点。

(2)视觉诱发电位可见P100潜伏期延长和振幅降低。

(五)鉴别诊断

其他任何可以导致视神经萎缩的病变。

(六)治疗

目前多无有效疗法。

(七)随诊

开始时可以每周一次,3个月之后可以每年一次。

(八)自然病程和预后

视力预后差。死亡的平均年龄是30岁,多数死于脑干萎缩。

(九)患者教育

给予患者基因遗传方面的指导。控制全身情况。

(郑会娟)

第五节　中毒性与代谢性视神经病变

一、概述

中毒性与代谢性视神经病变的病因可有以下几类:

(1)过度吸烟:尤其见于吸旱烟、雪茄、咀嚼烟叶或有晨起空腹吸烟习惯者。实质上是慢性的氰化物中毒。病变主要部位是视盘黄斑束,其病理改变为视网膜神经节细胞变性,特别是黄斑区的细胞呈空泡样变性及视盘黄斑束变性。

(2)过度饮酒。

(3)严重营养不良导致维生素B_1或维生素B_{12}缺乏。

(4)药物:一次用量过大或长期较大剂量应用某些药物导致。常见的有乙胺丁醇、异烟肼、氯喹、水杨酸类、麦角类、氯霉素、洋地黄、链霉素、氯磺丙脲、乙氯唯诺。

(5)重金属中毒:如铅或铊。

(6)化学制剂中毒:如汞。

二、临床症状

(1)双眼视力无痛性逐渐减退。

(2)大部分患者有色觉异常。

三、临床体征

(1)可见颞侧视盘色泽苍白。药物或化学制剂中毒性视神经病变可有视盘水肿、视网膜水肿、视网膜血管或色素等的改变。

(2)有时可见眼外肌麻痹、眼球震颤等。

(3)药物或化学药物中毒性视神经病变可有瞳孔大小和对光反射异常。如奎宁中毒,发病时瞳孔缩小,不久瞳孔很快扩大,对光反射迟钝或消失。

(4)药物或化学药物中毒性视神经病变可产生相应的全身伴随症状。如奎宁中毒常有头晕、耳鸣、耳聋等。铅及其化合物中毒可出现消化道紊乱,牙龈蓝线,口炎等。汞及其化合物中毒可产生性格改变、失语、听力障碍等。

四、辅助检查

(1)视野:烟中毒性视神经病变患者的典型视野改变为中心注视点至生理盲点之间的哑铃状暗点。奎宁中毒的典型视野改变为明显的向心性缩小。铅中毒可见中心暗点及周边视野缩小。

(2)视觉诱发电位(视觉诱发电位)P100 潜伏期延长和振幅下降。

(3)全血细胞计数 恶性贫血患者有相应异常。

(4)血清维生素 B_1、维生素 B_{12}、叶酸水平检测可有异常。

(5)血重金属(铅、铊)筛查可有异常。

五、鉴别诊断

球后视神经炎多为单眼发病,起病急,除视力减退外还有眼球转动痛,视野表现为不同程度的中心暗点,少数为哑铃形暗点。

六、治疗

(1)病因治疗:对于烟酒中毒性视神经病变应尽早禁止吸烟或饮酒。改善饮食,多食蛋白质及维生素较多的食物。

药物或重金属中毒性视神经病变应立即停止应用引起中毒性的药物并应用中和相应化学制剂的药物。急性中毒期应洗胃排除药物,24 小时内应大量饮水或服用腹泻剂,以加速排泄药物。

(2)给予维生素 B_{12}(腺苷钴胺)和维生素 B_1 治疗。

(3)烟中毒性视神经病变静脉注射硫代硫酸钠 30～40 mL,每天一次,共 10～20 天。

(4)奎宁中毒时同时给予血管扩张剂:如舌下含服硝酸甘油、球后注射妥拉苏林、静脉点滴低分子右旋糖酐等。

(5)可同时给予能量合剂、威氏克、胞磷胆碱等营养神经药物辅助治疗。

七、随访

起初每个月复查1次，之后每6～12个月复查1次。

八、自然病程和预后

中毒性视神经病变在停止接触毒物并接受治疗后视力通常可在几天到几个月内明显改善，但视野改变往往难以完全恢复。奎宁、铅中毒在发病后数日或数周内恢复，视野可扩大，但常不能恢复正常，视网膜动脉永久变细。

九、患者教育

对于烟酒中毒性视神经病变禁止吸烟或饮酒。改善饮食，多食蛋白质及维生素较多的食物。

（郑会娟）

第六节　视神经萎缩

一、概述

视神经萎缩不是一种单独的疾病，它是指视网膜神经节细胞及其轴突广泛损害，神经纤维丧失，神经胶质增生，所导致的一类严重视功能障碍性疾病。常见病因为颅内高压或颅内肿瘤，视网膜和视神经炎症、退行性变、缺血、外伤、肿瘤、压迫，糖尿病等代谢性疾病和某些遗传性疾病等。

从病理角度可以分为下行性视神经萎缩和上行性视神经萎缩。前者病变由节细胞的远端轴突向近端发展，是由于筛板以后的眶内、管内、颅内段视神经以及视交叉，视束和外侧膝状体的损害而引起的视神经萎缩。后者病变由节细胞的近端轴突向远端发展，是由视网膜疾病、青光眼或药物中毒而造成的视神经萎缩。

从检眼镜下表现的角度，视神经萎缩可以分为原发性视神经萎缩、继发性视神经萎缩、视网膜性视神经萎缩、青光眼性视神经萎缩。原发性视神经萎缩是由于筛板以后的眶内、管内、颅内段视神经以及视交叉，视束和外侧膝状体的损害而引起的视神经萎缩。继发性视神经萎缩是由于长期的视盘水肿或严重的视盘炎而引起的视神经萎缩。视网膜性视神经萎缩是由于视网膜或脉络膜的广泛病变而引起的视神经萎缩。青光眼性视神经萎缩是由于青光眼造成的视神经萎缩。

二、临床症状

（1）不同程度的视力下降，严重者甚至失明。

（2）有后天获得性色觉障碍，尤以红绿色觉异常多见。

三、临床体征

(一)原发性视神经萎缩

眼底改变仅限于视盘，表现为视盘颜色淡或苍白，边界清楚，生理凹陷显得略大稍深呈浅碟状，并可见灰蓝色小点状的筛板，视网膜和视网膜血管均正常。

(二)继发性视神经萎缩

视盘色泽灰白、晦暗，边界模糊，生理凹陷消失。视盘边缘动脉可变细伴有白鞘。

(三)视网膜性视神经萎缩

视盘蜡黄色，边界清晰，生理凹陷可见但无扩大，视网膜血管明显变细，后极部视网膜可有硬性渗出或未吸收的出血。

(四)光眼性视神经萎缩

生理凹陷明显变大，盘沿丢失，视网膜神经纤维层丢失，可见视盘线状出血。

四、辅助检查

(一)视野

可出现中心暗点、局限缺损、象限性缺损、向心性视野缩小或管状视野等。

(二)视觉诱发电位

振幅降低，潜伏期延长。

(三)视网膜电图

继发性视神经萎缩时，除视觉诱发电位异常外，还可有视网膜电图的异常。

五、鉴别诊断

视神经发育不良：视盘非常小，可为灰色或苍白色，视盘周围有由微黄色杂点组成的晕轮，晕轮的外层色素增加或者减少而形成边界，组成所谓“双环征”。视盘中心至黄斑的距离与视盘平均直径(视盘横径与竖径的平均值)的比值增大。

六、治疗

(1)积极治疗原发病，必要时请神经科协助诊治。

(2)应用大剂量B族维生素以及能量合剂、威氏克、胞磷胆碱等营养神经药物辅助治疗。

七、随诊

可以每3～12个月复查1次。

八、自然病程和预后

视力预后差。

九、患者教育

禁止吸烟或饮酒，改善饮食，多食蛋白质及维生素较多的食物。给予低视力指导。

(郑会娟)

第七节　视神经肿瘤

一、视神经胶质瘤

（一）概述

视神经胶质瘤为一种起源于视神经内胶质细胞的良性或低度恶性肿瘤。恶性的基本上都出现在成年人。病理分两型，即星形神经胶质细胞瘤和少突神经胶质细胞瘤。视神经胶质瘤约占所有颅内肿瘤的1%，占眶内肿瘤的1.5%～3.5%，占全部视路胶质瘤的25%。大约30%的视路胶质瘤发生于Ⅰ型神经纤维瘤病，没有症状的Ⅰ型神经纤维瘤病儿童中大约15%可通过影像学检查发现视路胶质瘤。70%的患者在10岁以前出现症状，新生儿也可患病，女性多见，多为单侧。近眶尖部肿瘤可沿视神经交叉向对侧蔓延累及对侧。

（二）临床症状

（1）常先出现视力下降，原发于视神经颅内段的肿瘤会出现快速进展性的视力下降。

（2）继而出现进行性眼球突出，常为非搏动性和不能压回的突眼，多数向正前方。但如果肿瘤过大，可使眼球前突偏向颞下方。

（3）眼球运动一般不受限。如果肿瘤过大，也可影响眼肌，发生斜视和眼球运动障碍。

（三）临床体征

视神经胶质瘤的临床体征取决于肿瘤的位置、大小和范围。

当肿瘤侵犯视神经眼眶部分或者损害的大部分在眼眶内时，通常会表现为非搏动性眼球突出伴视盘水肿。虽然不如在视神经鞘脑膜瘤那样常见，视神经胶质瘤患者也可以产生视盘睫状旁路血管。视神经受压还可以导致脉络膜视网膜皱褶，少数人可因视神经受压而引起视网膜中央静脉阻塞。

当肿瘤位于眼眶后部，表现为缓慢发展或者稳定的球后视神经病。大多数这类患者视盘苍白，而没有明显的眼球突出。

伴有Ⅰ型神经纤维瘤病的患者可以有相应的皮肤损害。

（四）辅助检查

1.X线检查

肿瘤较小时，常无阳性改变。较大的肿瘤引起视神经孔向心性扩大，但骨皮质边缘清楚，管壁一般不出现骨质硬化或破坏。如果同一患者两侧视神经孔大小相差超过1 mm或单侧视神经孔宽度超过5 mm都要考虑异常，累及视交叉时在头颅侧位片上蝶鞍可呈“梨状”“葫芦状”扩大。

2.眼部超声检查

眼部超声检查显示视神经梭形或椭圆性肿大，边界清楚锐利。内回声缺乏、少或中等。轴位扫描肿瘤后界不能显示，探头倾斜可显示肿瘤后界呈中等回声。合并视盘水肿者，肿物回声与隆起的视盘前强回声光斑相连。眼球转动时肿瘤前端反方向运动，说明肿瘤与眼球关系密切，还可见眼球后部受压变平。在肿瘤周边可见血流，但不丰富。

3.CT 检查

视神经胶质瘤眶内部分为视神经梭形或椭圆性肿大，也可呈管状增粗，边界清楚，密度均匀，肿瘤内常见低密度的囊变区。约 3%的肿瘤内可见钙化。肿瘤与眶尖部关系密切，肿瘤沿视神经管生长时，可造成视神经向心性扩大。与脑实质比较，视交叉或视束胶质瘤呈等密度或低密度，形态不规整，可侵犯下丘脑，也可压迫蝶鞍，造成蝶鞍形态改变。视神经胶质瘤强化多变，多数呈轻到中度强化，少数胶质瘤几乎不强化，增强扫描有助于判断病变的范围。

4.MRI 检查

表现为视神经呈梭形、冠状或椭圆形增粗，多数为中心性，少数为偏心形。与正常眼外肌比较，视神经胶质瘤在 T_1WI 呈低信号，T_2WI 呈高信号，增强后中度强化。部分肿瘤压迫使其前部正常的蛛网膜下腔扩大，表现为与脑脊液信号相似的长 T_1、长 T_2 信号；由于少数肿瘤周围蛛网膜等结构反应性增生而形成假性包膜，表现为长 T_1、长 T_2。MRI 可清楚显示视神经胶质瘤的形态及其与邻近结构的关系，也可清楚准确显示视神经管内视神经胶质瘤，更直观显示视交叉或视束胶质瘤的形态及其侵犯的结构，如下丘脑、颞叶等，以增强扫描联合脂肪抑制技术显示最佳。

5.视野检查

近半数患者有视野缺损。缺损形态有中心或旁中心暗点，周边视野缩小，双颞侧偏盲。

（五）鉴别诊断

1.斜视合并弱视

儿童视神经胶质瘤可因斜视来就诊。这种患者可以有不同程度的视力下降，此时应当与原发性斜视引起的弱视相鉴别。

2.视神经炎

当患者出现单眼视力下降伴有疼痛时有可能被误诊为视神经炎，应当通过影像学检查进行排除。

3.视网膜中央静脉阻塞

当肿瘤原发于眶内段视神经时，可导致急性视力下降，出现类似于视网膜中央静脉阻塞的表现。但通过患者年龄、眼球突出等表象及影像学检查可以鉴别。

4.视神经周围炎型炎性假瘤

眼痛、结膜充血等炎症表现明显，激素治疗有效。影像学可发现视神经周围不规则形状占位，边界不清，向前发展包绕眼球呈“铸造征”。

5.视神经鞘脑膜瘤

成年人好发，缓慢视力下降。影像学可发现视神经增粗形状多样化，如：管状、梭形、锥形、串珠样、团块状或不规则形等，因肿瘤起源于视神经鞘膜，CT 和 MRI 检查均可见“车轨征”。

（六）治疗

(1)如果视力尚好：眼球突出不明显，肿瘤距视神经管较远，在影像学监视下病变无进展，可严密观察。

(2)视力低于指数：眼球突出明显，影响外观，肿瘤限于眶内或观察过程中肿瘤进展者可行外侧开眶手术切除。切除断端仍有瘤细胞者 60 Co 侧野照射 40 Gy 或 γ 刀治疗。

(3)肿瘤已侵犯视神经管，颅内视神经和(或)患侧视交叉者，经颅开眶，切除视交叉至眼球后极部的视神经和肿瘤，视交叉端有瘤细胞者，放射治疗 40 Gy 或 γ 刀治疗。

(4)广泛的视交叉部位侵犯或双侧视神经胶质瘤者可行放射治疗。

(七)随诊

每年定期检查视力、视野、体重指数、血压、血糖、血脂、垂体功能、甲状腺功能、血常规。每3年行1次头颅核磁及甲状腺超声,除外放疗引起的脑膜瘤和甲状腺结节或癌。

(八)自然病程和预后

自然病程通常是良好的。进度缓慢,多为良性,也可为低度恶性,不常发生血行或淋巴转移。视功能可以长期保持在一种“可用”的水平,也很少有神经系统并发症。大多数神经胶质瘤大小可以保持多年稳定,但也有一些增长迅速或者因内出血而突然增大。尽管如此,任何患者均有肿瘤向颅内延伸的可能性,对任何一个视神经胶质瘤患者都要进行系统的眼科检查和MRI扫描。成人发病者恶性程度较儿童高。几乎所有恶性视神经胶质瘤的预后都很差,大多在出现症状后几个月内完全失明,多数在6～12个月内死亡。手术切除后15年内的生存率在90%以上。手术切除后很少复发,但侵及视交叉的神经胶质瘤切除后10年内的复发率在59%。放射治疗后有30%左右患者视力可以获得提高。

(九)患者教育

定期随访,控制饮食,监测体重,保持良好的生活习惯。

二、视神经鞘脑膜瘤

(一)概述

视神经鞘脑膜瘤起于视神经外周的鞘膜,由硬脑膜或蛛网膜的内层细胞组成。通常肿瘤均起源于眶内段视神经,可经视神经孔逐渐向颅内生长,也可位于视神经孔处,以后逐渐向眶内及颅内两边发展。肿瘤自视神经外周鞘膜发生,逐渐向外生长,通常不侵入软脑膜以内的视神经实质,因此视神经仅受到机械性压迫的影响。偶尔也有少数病例中肿瘤向内生长,侵入视神经、巩膜,甚至侵及脉络膜和视网膜。脑膜瘤生长缓慢,为良性肿瘤。也可恶变,恶变后发展迅速。发病年龄越小,恶性程度越高。好发于20～50岁女性。在视神经的原发肿瘤中,脑膜瘤约占1/3。双侧视神经鞘脑膜瘤常并发神经纤维瘤病。

(二)临床症状

(1)进行性眼球突出,多向正前方。后期可因肿瘤较大,占据眶内大部分空间时,眼突可偏向颞下方。

(2)当眼球缓慢前突相当长一段时间后,视力逐渐减退。

(3)当眼外肌受肿瘤压迫时,眼球运动受限。

(4)斜视:由于视神经受压引起视力丧失造成失用性斜视。

(三)临床体征

典型的四联征为一侧性眼球突出、视力丧失、慢性水肿性视盘萎缩和视睫状静脉。

(1)眼睑和结膜水肿:眼睑及眼眶显得极为丰满,眶内压力高。

(2)眼球突出:眼球突出严重可造成暴露性角膜炎、角膜溃疡甚至角膜穿孔。

(3)眼球运动受限。

(4)眼底改变:肿瘤发生在视神经前端者,早期可表现为视盘隆起,边界不清,色灰白。发生在后端者,早期即可出现视神经萎缩,呈继发性水肿性萎缩,较具特征性。视神经由于长期静脉高压,视网膜中央静脉与脉络膜静脉间形成侧支循环,即视睫状静脉,为特征表现。有时可并发视网膜中央静脉阻塞。有时可有脉络膜视网膜皱褶。

(四)辅助检查

1.X 线检查

视神经鞘脑膜瘤向颅内蔓延者通过 X 线检查可显示视神经管扩大。发生在眶骨膜的脑膜瘤多累及蝶骨大、小翼,X 线检查显示骨质增生,密度增高,边缘模糊。

2.CT 检查

视神经鞘脑膜瘤可显示视神经增粗呈管状、串珠状、梭形、圆锥形等,部分患者可表现典型的"车轨征",强化更明显。肿瘤偏心性生长时可呈类圆形或不规则块状。内可有点状或袖套状钙化。肿瘤中度至明显增强。眶尖脂肪常消失,眶尖骨质硬化。肿瘤边缘不规则提示已突破硬膜生长。

3.MRI 检查

梭形增粗的肿瘤 T_1 权重像信号强度略低于或等于正常视神经,T_2 权重像信号略高于正常视神经。

4.眼部超声检查

可显示增粗的视神经,视神经与眼球间构成角度增加,边界清楚,内回声减少而衰减明显。有时病变处有钙化。

(五)鉴别诊断

视神经胶质瘤:视神经胶质瘤多发生于儿童,视力缓慢减退甚至视力丧失。影像学检查可显示视神经梭形增粗,肿瘤可有囊性变,不伴骨质增生和眶内软组织肿物是与脑膜瘤区别的重要依据。

(六)治疗

(1)视力良好、发生部位靠近视神经前端的视神经鞘脑膜瘤可保守观察或放射治疗,定期复查 MRI。

(2)如具有向颅内蔓延的趋势应尽早行开眶手术切除肿瘤。虽属良性但复发率较高,术后应补充放射治疗。

(3)蔓延至颅内的脑膜瘤,体积巨大的肿瘤可压迫颅内重要结构,严重时危及生命,应开颅切除肿瘤。如肿瘤侵犯脑膜范围较大,应切除病变脑膜,并行人工脑膜修补。为防止复发,术后应补充放射治疗。

(七)随诊

每年随访视力、视野变化,并进行头颅 MRI 检查除外复发。

(八)自然病程和预后

脑膜瘤生长缓慢,为良性肿瘤。也可恶变,恶变后发展迅速。发病年龄越小,恶性程度越高。有研究显示,接受手术或大剂量放疗的患者 5 年和 10 年的生存率分别为 87%和 58%。

(九)患者教育

定期随访。

三、视盘毛细血管瘤

(一)概述

视盘毛细血管瘤为少见的先天性发育性良性肿瘤,具有家族性,原因不明。多见青年人。可单眼或双眼同时发病。可伴有视网膜毛细血管瘤。可分为内生型和外生型两类。

(二)临床症状

早期无任何症状。累及黄斑时可影响视力。常因视力减退或中心暗点就诊。

(三)临床体征

1.内生型

红色球形完全局限的血管性病损,边缘清楚,有包膜。它可向玻璃体内生长突出,无明显的供养和回流血管的特征。视盘边界清楚,但偶尔血管瘤的边缘也可模糊不清,易与视盘水肿、视神经炎相混淆。

2.外生型

常位于视盘偏中心部位并遮挡视盘的边缘。肿瘤境界不清,无明显隆起,呈橘黄色,常从视盘边缘伸入邻近的视网膜下间隙。瘤体内血管扩张并可侵及视网膜深层组织。视网膜常有黄色渗出。严重者可合并视网膜脱离和玻璃体积血。

严重者可以出现继发性视网膜脱离、视网膜下出血,玻璃体积血、葡萄膜炎及继发性青光眼。

(四)辅助检查

荧光素眼底血管造影:造影早期瘤体迅速形成强荧光,其大小、形态基本保持不变。晚期无明显渗漏,周围组织无着染。视网膜尤其黄斑区有脂肪渗出者,则显示轻微荧光遮蔽。

(五)鉴别诊断

1.视盘海绵状血管瘤

极为罕见,常伴其他组织的血管畸形,眼底检查可见葡萄状无蒂肿瘤位于视盘表层,可部分或全部遮盖视盘,并累及邻近视网膜。瘤体中充满暗红色静脉血,表面可有白色膜状物覆盖。

2.视盘星形细胞错构瘤

肿瘤突出于或覆盖在受累的视盘表面,最初呈灰色或灰粉色外观,逐步发展成闪亮的、黄色桑葚样外观,可以发生钙化。

3.视神经炎

视盘毛细血管瘤的边界通常较清晰,偶见肿瘤边缘不清晰时需与视神经炎区别。

(六)治疗

(1)如果血管瘤不发展,可定期观察,不必治疗。

(2)如果血管瘤发展,或发生并发症时,可采用光凝或冷凝或经瞳孔温热疗法治疗视网膜的血管瘤。

(七)随诊

每年一次。

(八)自然病程和预后

治疗后只有大约 1/3 的患者恢复术前视力。

(九)患者教育

定期随访。

四、视盘海绵状血管瘤

(一)概述

视盘海绵状血管瘤极为罕见,常伴其他组织的血管畸形,以单眼发病居多。

(二)临床症状

早期无任何症状。累及黄斑时可影响视力。

(三)临床体征

眼底检查可见葡萄状无蒂肿瘤位于视盘表层,可部分或全部遮盖视盘,并累及邻近视网膜。瘤体中充满暗红色静脉血,表面可有白色膜状物覆盖。

(四)辅助检查

1.视野

可有生理盲点扩大,随诊无发展。

2.荧光素眼底血管造影

呈现"帽状荧光"。荧光渗漏少见。

(五)鉴别诊断

1.视盘毛细血管瘤

视盘血管瘤分内生型和外生型两种。内生型毛细血管瘤为有红色球形边界清楚,有包膜,可向玻璃体内生长突出。外生型毛细血管瘤常位于视盘偏中心部位,并遮盖其边缘,肿瘤边缘境界不清,橘黄色常从视盘边缘伸入邻近视网膜间隙,无明显隆起而仅有增厚感。

2.视盘星形细胞错构瘤

肿瘤突出于或覆盖在受累的视盘表面,最初呈灰色或灰粉色外观,逐步发展成闪亮的、黄色桑葚样外观,可以发生钙化。

(六)治疗

本病属静脉畸形,一般不会发展,故无须处理。

(七)随诊

每年一次。

(八)自然病程和预后

一般不会发展,累及黄斑时可影响视力。

(九)患者教育

定期随访。

五、视盘黑色素细胞瘤

(一)概述

视盘黑色素细胞瘤是视神经先天性良性黑色瘤。多见于中年人,发病平均年龄50岁,女性较多,约1.2∶1。通常为单侧发生,双侧发病罕见。

(二)临床症状

1.一般不影响视力

约26%的患者可能出现视力轻度降低,通常是因为渗出视网膜脱离累及黄斑或肿瘤坏死导致视网膜炎。偶见急性视力丧失,与肿瘤内组织坏死、视网膜炎、视神经血管阻塞或肿瘤恶变有关。

2.眼前黑影飘动或视物遮挡感

肿瘤坏死,黑色素脱落于玻璃体或与视盘附近神经胶质血管破裂导致视网膜反复出血时可出现。

3.眼部胀痛

原因可为缺血性坏死或视网膜缺氧导致继发新生血管性青光眼所致。

(三)临床体征

(1)即使视力正常的患眼,也可能会出现相对性瞳孔传入障碍。

(2)眼底所见：视盘内或其上有灰至深黑色的肿瘤，边界不规则，轻度隆起，一般为1～2 mm。肿瘤质地均匀，表面无血管。通常肿瘤占视盘一个象限。大多数肿瘤位于视盘的颞下象限，但有的可累及整个视盘。约一半肿瘤可向邻近的视网膜脉络膜发展，也可沿视神经纤维发展达筛板。少数患者有黑色素颗粒播散于后极部视网膜或后玻璃体中。较大的肿瘤可伴有视盘水肿，约10%有少量视网膜下积液。

(四)辅助检查

1.视野检查

根据肿瘤的大小和范围，视野有不同表现：视野正常、生理盲点扩大、神经纤维束缺损或鼻侧阶梯。

2.眼底荧光素血管造影

肿瘤处为低荧光区。在瘤以外的视盘组织，可见神经纤维被推向一侧，常有毛细血管轻度扩张造成该处染料的渗漏。

3.超声检查

为高反射、内部结构规则、可伴有浆液性视网膜脱离。

4.CT检查

只能发现大于0.5 mm的病变。

(五)鉴别诊断

1.原发于视盘的脉络膜黑色素瘤

临床上原发于视盘的脉络膜黑色素瘤很罕见，通常都是视盘附近的脉络膜黑色素瘤侵犯视盘的。原发于视盘的脉络膜黑色素瘤与视盘黑色素细胞瘤很难区分，尤其是在黑色素细胞瘤出现坏死和出血时。

2.视盘边缘的视网膜色素上皮增生

病变十分不规则，既往会有眼部外伤或炎症病史。

3.视网膜和视网膜色素上皮错构瘤

通常不累及视盘本身，可能引起视网膜血管牵拉变形。

4.视网膜色素上皮腺瘤

可以向视盘边缘扩增但是不会表现出羽毛状边缘，比黑色素细胞瘤更容易出现视网膜下渗出。偶尔可无色素。

5.转移至视神经的恶性黑色素瘤

极为罕见但难以区分，生长更快速且广泛侵入视盘组织，黑色素并不明显。

(六)治疗

本病发展缓慢，一般不需任何治疗。较急剧的增生和视觉丧失提示恶变，需要考虑眼球摘除。

(七)随诊

每年一次。

(八)自然病程和预后

10%～15%可能会轻度扩大或增生。1%～2%的视盘黑色素细胞瘤会恶化。

(九)患者教育

定期随访。

六、视盘星形细胞错构瘤

（一）概述

70%的视盘星形细胞错构瘤发生在结节性硬化或Ⅰ型神经纤维瘤病的患者。

（二）临床症状

视力多数正常，有时因为发生视网膜脱离和玻璃体积血可造成不同程度的视力下降。

（三）临床体征

肿瘤突出于或覆盖在受累的视盘表面，最初呈灰色或灰粉色外观，逐步发展成闪亮的、黄色桑葚样外观，可以发生钙化。

（四）鉴别诊断

1.视盘黑色素细胞瘤

此为良性色素性肿瘤，出生时即有，一般不影响视力，伴有血管异常者少，无视网膜或玻璃体积血等并发症，多为眼底检查时偶然发现，可在视盘内或表面，但颜色多为灰至深黑色。荧光素眼底血管造影，视盘为色素遮蔽，瘤体表面有时可见小血管扩张渗漏表现。

2.视盘血管瘤

视盘血管瘤分内生型和外生型两种。内生型毛细血管瘤为有红色球形边界清楚，有包膜，可向玻璃体内生长突出。外生型毛细血管瘤常位于视盘偏中心部位，并遮盖其边缘，肿瘤边缘境界不清，橘黄色常从视盘边缘伸入邻近视网膜间隙，无明显隆起而仅有增厚感。

3.视盘玻璃疣

视盘玻璃疣和视盘星形细胞错构瘤在临床上有很多相似处，有时难于鉴别。两者均可发生在视盘上，颜色黄白，都可发生钙化并呈桑椹样外观。视盘玻璃疣源于视盘，尽管其发生位置可位于视盘近边缘处，但其主体部分仍位于视盘，超越视盘边缘的部分较少且本身大部分结构位于视网膜的血管下。视盘星形细胞错构瘤尽管同视盘玻璃疣一样早期比较小，但以后可长大到数个 PD，多位于视盘上及盘周，可跨越视盘较大范围，而且至少有一部分结构位于视网膜血管前。

（五）治疗

本病为良性肿瘤，可观察随访。

（六）随诊

每年一次。

（七）自然病程和预后

视力多数正常，有时因为发生视网膜脱离和玻璃体积血可造成不同程度的视力下降。

（八）患者教育

定期随访。

1.视野

不一致性同向偏盲，黄斑分裂。

2.视觉诱发电位异常。

（九）鉴别诊断

其他视路疾病。

（十）治疗

请神经科会诊，积极治疗原发病。

（郑会娟）

第十二章

晶状体疾病

第一节　老年性白内障

一、概述

老年性白内障是最常见的致盲眼病之一，是老年人失明的主要原因。50～60 岁者老年性白内障的发病率为 60%～70%，70 岁以上者可达 80%，通常为双眼先后发病。老年性白内障所致盲是可治疗盲。目前许多学者将老年性白内障改称为年龄相关性白内障，认为白内障的成因与年龄相关，年轻人、中年人也可能罹患。本病目前较普遍被接受的病因有人体生理性老化、晶状体营养和代谢障碍、遗传因素、环境因素。

二、分类

根据白内障开始形成时的部位，将其分为以下三类。

(一)核性白内障

核性白内障是指老年人晶状体的混浊从核心部位开始而形成的白内障(见图 12-1)。因混浊晶状体的核较硬，故又称硬性白内障。由于其越近中心部位色调越浓，常呈棕色或深棕色，故对有些颜色很深的核性白内障又称为黑内障。核性白内障约占老年性白内障的 20%。

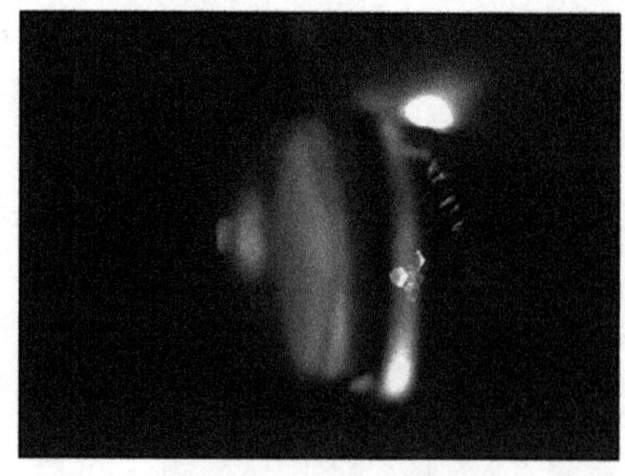

图 12-1　**核性白内障**

(二)皮质性白内障

皮质性白内障是指从晶状体的前后及赤道部的皮质开始混浊的一类白内障(见图 12-2)。其中从赤道部开始者多呈楔形尖端指向中心的放射状混浊,称为楔状白内障。后囊前后皮质混浊者,又称皮质囊下型。老年性核周围点状混浊者,称为点状白内障。皮质性白内障核多较小,质地较软者,又称软性白内障。皮质性白内障是老年性白内障的主要类型,约占 70%。

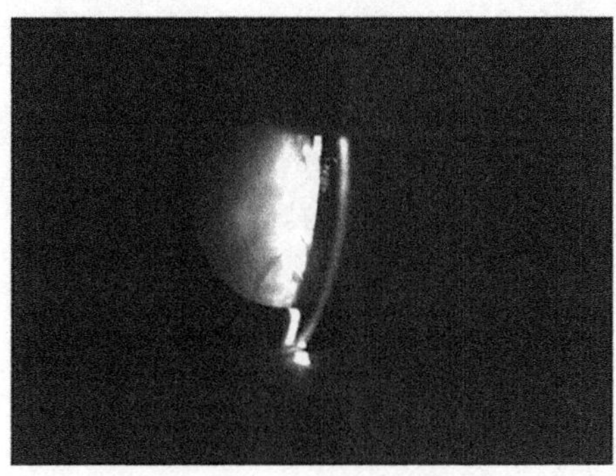

图 12-2　皮质性白内障

(三)后囊下白内障

后囊下白内障是以晶状体囊膜下皮质浅层的盘状混浊为特点的一种老年性白内障,通常合并核或皮质的混浊(见图 12-3)。

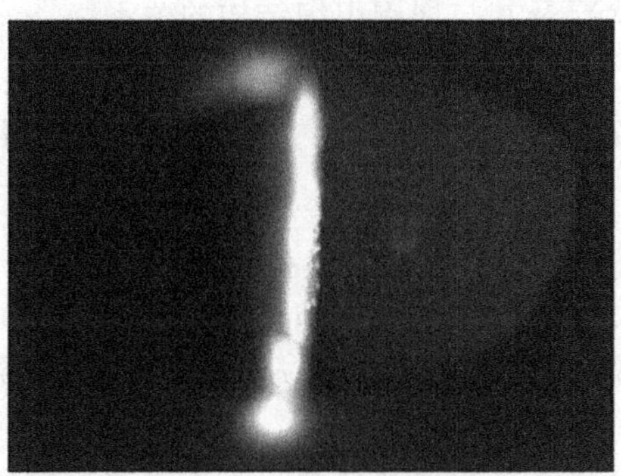

图 12-3　后囊下白内障

三、症状

无痛性、渐进性视力下降。早期可以没有任何症状。混浊位于晶状体中轴光路并且密度较高者,则影响视力,出现逐渐加重的视力下降。晶状体核屈光指数改变导致核性近视、视物疲劳、视物变形、眩光感或单眼复视。

四、体征

视力下降,白内障严重时视力逐渐丧失至眼前手动或光感。裂隙灯检查见水隙和褶隙,是老年性白内障皮质内的早期表现。逐渐的,晶状体出现以下异常。

(1)晶状体周边皮质楔形混浊;前、后皮质混浊;皮质全层不均匀混浊或均匀灰白色混浊(皮质性白内障)。皮质型白内障通常分为四期,但在临床上各期的界限有时很难严格划分。各期的主要特点如下。①初发期:表现为周边部首先混浊,呈楔形,逐渐发展,成为车辐状混浊。在混浊累及瞳孔区之前，一般不影响视力。②膨胀期：混浊逐渐加重的同时，晶状体体积增大。致使虹膜向前移位，虹膜投影阳性，前房变浅。此期容易引发青光眼。③成熟期：晶状体皮质全部混浊，呈乳白色均质状。水分的减少使其体积膨胀现象消失。虹膜投影呈阴性，视力降至光感或手动。④过熟期：晶状体纤维分解溶化成为糜粥样液体，水分进一步减少，体积缩小，囊膜皱缩，可有钙化斑，核下沉，有时患眼出现视力增进现象，称为莫干白内障。偶有囊膜破裂，皮质溢出，核脱于前房或玻璃体，使瞳孔区透明，视力明显好转者，但这种情况多会引起晶状体溶解性青光眼或晶状体过敏性眼内炎。

(2)晶状体核出现黄色、棕色或深棕色反光(核性白内障)。

(3)晶状体后囊前灰白色混浊(后囊下型白内障)。

(4)以上情况混搭出现。

五、辅助诊断

由于白内障的手术治疗与眼的各部分都有密切关系，而晶状体混浊影响玻璃体、视网膜、视神经等部位的检查。

(一)裂隙灯检查

直接检查眼前节，对晶状体位置、混浊程度做直观的评估。

(二)前节超声显微镜

了解前房、房角、晶状体状况及其与周围组织结构的关系。

(三)散瞳检查眼底

当晶状体过于混浊影响观察时，可行B超检查除外眼内占位病变、视网膜玻璃体病变。

六、诊断与鉴别诊断

白内障的诊断在有裂隙灯检查后比较容易确定，需要鉴别的是是否仅与年龄因素相关。部分白内障是由于长期视网膜脱离、眼内炎症、高眼压、眼内肿瘤、外伤等因素造成的。

(一)富克斯综合征

富克斯综合征又名为虹膜异色虹膜睫状体炎。临床上以虹膜异色、并发性白内障、高眼压和慢性色素膜炎症为特点。多数医师认为，白内障手术对本病有较好的治疗效果。

(二)剥脱综合征

许多老年人在患白内障的同时，出现瞳孔缘白色鳞屑、晶状体表面白色鳞屑或膜样物，伴或不伴有眼压升高。此时要慎重需进一步检查前房角、前节超声显微镜确定晶状体位置是否正常等，在设计白内障手术时综合考虑制订手术方案。

(三)外伤性白内障

有些不明显的外伤，或全身性创伤时被忽略的眼部损伤，晶状体会随时间的推移逐渐混浊，被诊断为老年性白内障。这类患者可能会伴有晶状体半脱位或晶状体内异物，尤其当术前没有考虑到这些可能的外伤因素时，会给手术带来困难。所以，诊断前要详细询问病史。

(四)先天进展性白内障

晶状体混浊很规律、对称，符合先天白内障的某些特点，当患者年龄低于50岁，可以考虑仅作为病因诊断，治疗无特殊。

七、治疗

(一)药物治疗

目前治疗白内障的药物种类比较多,如吡诺克辛类或中药类等,大多数的功能为抗衰老,不能治疗白内障。

(二)手术治疗

白内障摘除加人工晶状体植入仍然是唯一有效的治疗手段,术后患者视功能恢复好。手术效果长期、稳定。

八、随诊

白内障术后应定期随诊,分别为术后第1天、第1周、第1个月及第3个月时。医师应当在随诊期间为患者检查并指导用药,关注眼压变化、眼内炎症转归;同时关注老年患者长期用药后眼表状况;指导患者重新验光配镜。当出现后囊混浊影响视力时,建议患者接受YAG激光后囊切开术。

九、自然病程和预后

白内障如放弃手术治疗,可造成患眼失明;白内障过熟期,可能诱发眼内炎症,白内障可能诱发青光眼。

十、患者教育

白内障是可治疗盲,手术效果好。白内障病程发展慢,除视力不好外,没有特别的不适。但视力逐渐下降的疾病不仅仅是白内障一种,当老年人视力下降或查体发现白内障后,一定要到医院眼科确诊。在白内障发展的过程中可能出现继发性青光眼,出现黄斑病变等,应当定期随诊,选择恰当的时机进行手术治疗。

(贾　平)

第二节　先天性白内障

一、概论

先天性白内障是在胚胎发育过程中形成的不同程度、不同形态的晶状体混浊。出生前即已存在,少数患者于出生后逐渐加重。新生儿中先天性白内障的发病率约为4%,新生儿盲中30%由先天性白内障所致。

导致先天性白内障的主要因素有两大类:①遗传;②妊娠期母体营养或代谢障碍、病毒性感染(风疹、麻疹、水痘等)、药物中毒等。例如母体在妊娠2个月感染风疹者,子女中风疹性白内障的发病率可高达100%;妊娠3个月感染者发病率可达50%。

先天性白内障分类方法较复杂,根据临床白内障的形态分类,是目前临床上较为常用的分类方法。

(一)前囊性和后囊性白内障

混浊位于中央区前囊下或后囊下。大多数混浊不发展。后囊性者较前囊性对视力的影响明显(眼光学系统节点位于晶状体后囊中央)。

(二)极性白内障

1.前极性白内障

混浊位于前极部囊下,多呈灰白色斑点,范围较小,多为静止,对视力影响不大。

2.后极性白内障

可能与玻璃体动脉退化晚或退化不全有关,晶状体后囊常与残存的玻璃体动脉相连。晶状体混浊位于后极略偏鼻侧,圆形斑点状,混浊周围可有半环状灰白混浊环围绕。对视力造成不同程度的影响。

3.核性白内障

核性白内障也称为中心性白内障,是指发生在晶状体胚胎核的混浊,因其位于晶状体的核心部位,呈灰白粉尘样混浊,故又名先天性中心性粉状白内障;双眼多为对称,常有家族遗传史。

4.绕核性白内障

混浊发生在胎儿核和婴儿核,呈带状绕核分布,又称为带状白内障或板层白内障,是最常见的先天性白内障类型。多为双侧,混浊不发展。带状混浊实际由致密的混浊小点组成。混浊部位和大小与胎儿期发病的早晚和持续的时间有关,发病愈早混浊愈近核心,持续时间愈长范围愈大。这些差别,决定了对视力影响的程度。随着年龄的增长,新生的纤维将混浊挤向深层,在分层呈同心圆排列的层间,有透明带相隔,最外层混浊呈弓形跨越核的赤道部。当进行散瞳检查时,由于暴露出混浊周围的透明部分,所以患者可能出现视力增进的现象。这种患儿其母体妊娠期多数伴有手足抽搐、低血钙和高血磷等病史,患儿常有佝偻病、牙齿迟生长和指甲脆弱等表现,因此一般认为晶状体混浊的发生,与胎儿宫内发育不良有关。

5.冠状白内障

混浊发生在婴儿核至皮质深层,是一种较多见的先天性白内障,混浊呈水滴状,环形排列于晶状体周边部。可合并点状混浊。因晶状体中心部位透明、多不影响视力。冠状白内障常于幼儿或青春期出现。多为静止型,如随年龄的增长混浊加重,则混浊会逐渐向晶状体中央部位发展,从而影响视力。因不散瞳孔不易看到,故临床上常被漏诊。

6.点状白内障

混浊呈细小点片状,位于晶状体皮质深层,以周边部多见。呈蓝色或灰白色,不影响视力,多于 20 岁以前偶然发现。不需治疗。

7.其他先天性白内障

(1)珊瑚状白内障:混浊位于晶状体中轴部位,呈杆状、管状和斑点状,可有彩色结晶,形似焰火,五彩缤纷。

(2)裂纹状白内障:混浊位于成人核深层,形如精细多彩的花边。不发展,不影响视力,故不需治疗。

(3)缝性白内障:为晶状体前缝部位出现的混浊,可位于胎儿核至成人核不等,从胎生第三个月至 20 岁以前出现。不发展,不影响视力。

(4)完全性白内障:晶状体呈白色或蓝白色均匀一致的混浊,质地软嫩。因严重影响视力,患眼会形成弱视。

二、症状

因晶状体混浊的程度、范围、位置等不同，可有不同的症状。轻者可无任何症状，仅在眼科检查中偶被发现(如点状混浊)。因患儿大多不会自己表达，症状多数由家长或抚养者代诉。典型的症状为患儿出生后“眼神”呆滞，不能追光，不能固视。可能出现瞳孔区发白，斜视、眼球颤动等。

三、体征

晶状体混浊，通过散瞳、裂隙灯检查通常可以确诊，注意晶状体混浊的类型与程度。应当注意患儿是否伴有佝偻病、牙齿发育迟缓、指甲脆弱等表现。

四、辅助诊断

无特殊。

五、鉴别诊断

(一)视网膜母细胞瘤

可以表现为瞳孔区发白(白瞳症)，裸眼观察类似于白内障，但仔细观察可以发现，晶状体大致透明，玻璃体混浊、灰白色浮游物，视网膜脱离或肿瘤充满玻璃体。

(二)永存玻璃体动脉残留

除晶状体混浊外，永存玻璃体动脉残留并与晶状体后囊相连。

(三)Coats 病

瞳孔区发白，裂隙灯或检眼镜检查可以观察到视网膜增殖性病变，B 超可以显示后节病变。

六、治疗

不影响视力者，不需治疗。本病药物治疗无效。散大瞳孔后视力能增进者，可行增视性部分虹膜切除术。明显影响视力者，为防止形成弱视，应尽早考虑手术。对于患儿，白内障手术治疗一定要考虑儿童视力发育的特殊性，合理选择对视力发育影响小、能够尽可能接近生理、最大限度保证双眼视力发育。

七、随诊

先天性白内障手术效果并不理想，术后视力能达 0.3 以上者仅为 40％左右，0.1 以下者可达 25％，6％～10％的患眼有可能完全失明。对于有视力残留的患儿，手术还只是治疗的开始，手术后的视力训练，视力康复应当引起足够的重视。

八、自然病程和预后

视力预后较差，特别是合并其他眼部先天异常或出现手术并发症者预后更差。

九、患者教育

主要是对患儿家长或抚养人，患儿被诊断为先天性白内障，尽早治疗，配合医师手术及手术后随诊进行系统的视力训练；当被诊断为遗传性白内障，一定仔细咨询遗传特点，避免家族中再次出现先天性白内障患儿。

（贾　平）

第三节　代谢性白内障

一、糖尿病性白内障

（一）概述

主要见于较重的糖尿病患者，临床上比较少见，以1型糖尿病者为主，占白内障患者的1%～2%，当血糖极度升高，房水中糖的含量明显增高，扩散渗透入晶状体，在晶状体内葡萄糖还原酶的作用下，将进入的葡萄糖还原为山梨醇，后者在晶状体内积聚，造成晶状体呈高渗状态，吸收前房水分，纤维肿胀，失去透明性。

（二）症状

双侧发病，视物模糊，视力很快丧失，高血糖的其他症状。

（三）体征

患者多数较为年轻，临床常见多数为内分泌科住院患者。裂隙灯检查早期为囊膜下小水泡、水隙、皮质内小点片状灰白色混浊，囊膜高度紧张，晶状体超常膨胀，进而皮质完全混浊。白内障的形成、发展直至成熟历时甚短。可于数日达到晶状体完全混浊，很少超过数周。

（四）辅助检查

血糖，主要是内科相关检查，此时患者可能全身状况较差，建议眼科检查时一定综合考虑全身情况。

（五）诊断与鉴别诊断

糖尿病性白内障的诊断多无困难。但应与其他类型的白内障相鉴别，特别是糖尿病患者的老年性白内障。糖尿病可使患年龄相关性白内障提早约10年，但两者的性质有所不同。另外还应将糖尿病所致屈光状态的改变对视力的影响与糖尿病性白内障视力下降相鉴别。前者为糖尿病性屈光度波动，是糖尿病的症状之一，后者为晶状体混浊的视力下降。

（六）治疗

首先控制血糖，预防治疗全身并发症。仔细观察晶状体混浊的变化。在许多情况下，随着血糖的控制，晶状体混浊可能消失或减轻。如果患者视力恢复，可以暂时不予眼科处理，或适当使用局部治疗白内障类药物。高血糖被矫正，晶状体混浊仍然影响视力者，可以考虑白内障摘除。

（七）随诊

控制血糖，其他同老年性白内障。注意，如果接受白内障摘除联合人工晶状体植入手术，因患者年轻，晶状体后囊膜混浊出现的机会较多，应当注意观察。

（八）自然病程及预后

部分患者在血糖控制满意后，晶状体混浊可能消失或减轻。

(九)患者教育

控制血糖,眼科随诊。除白内障外,还应当关注眼部的其他糖尿病性改变。患者定期到眼科就诊,告诉医师自己糖尿病控制情况。

二、低血钙性白内障

(一)概述

本病为血清钙过低而引起的白内障。可发生于甲状旁腺摘除后或婴幼儿患软骨病或青壮年妇女在孕期、产后和哺乳期缺钙等状况。根据血钙降低和血磷、血钾升高的特点。推测白内障的发生和形成与钙离子代谢紊乱有关。治疗方面应补充维生素 D 及钙,并应与肾功能不全所致低钙性搐搦相鉴别。

(二)症状

低钙病史,如手足搐搦;甲状旁腺功能不良;甲状腺手术后、孕期出现手足搐搦;严重的骨软化等伴有双眼视力逐渐下降。

(三)体征

白内障的典型形态特点:皮质内点片状混浊或条状混浊,混浊与囊膜之间有透明带,晶状体内可看到红、绿或蓝色结晶。当患者有年龄致晶状体混浊时,上述特点可能不典型,患者晶状体灰白色全层混浊。

(四)辅助检查

血钙、血磷、甲状旁腺功能。

(五)治疗

如需要眼科手术治疗,术前一定矫正低钙血症。其他眼科治疗、随诊等同年龄相关性白内障。

(六)患者教育

请在内分泌科治疗原发病。

(贾　平)

第四节　中毒性白内障

一、概述

研究证实很多物质可以使实验动物发生白内障。临床上,局部或全身用药以及毒性物质诱发产生白内障已有诸多报道,但尚未取得大样本的临床流行病学调查资料的支持。中毒性白内障发病主要与个体对于药物及毒物的敏感性有关,其中临床最常见的有糖皮质激素和抗胆碱酯酶类缩瞳剂相关的白内障。

二、症状

双眼视力减退。中毒性白内障的特征是双眼受累。发生时间距中毒时间较长,可达数月至数年，一旦发生，进展颇为迅速。同时具有药物及毒性物质引起的其他全身性改变，如激素性青光眼、骨质疏松等。

（一）糖皮质激素

长期全身或局部应用糖皮质激素可导致晶状体混浊。晶状体混浊一旦形成，大多数病例减量或停药均不能使其消退。白内障的发生与用药剂量和持续时间有关，用药剂量越大、时间越长，白内障的发生率越高。

（二）缩瞳剂

青光眼患者长期应用毛果芸香碱等抗胆碱酯酶类缩瞳剂，可促进晶状体混浊的发生和发展。有研究显示使用毛果芸香碱超过 22 个月的青光眼患者，约 10％会诱发不同程度的晶状体混浊。

三、体征

糖皮质激素引起的白内障特征：最初在后囊膜下出现微细点状或条纹状混浊，裂隙灯下检查可见点彩样反光，间有囊泡样改变；此时如不停药，混浊将进一步扩大加重，最终形成典型的淡棕褐色盘状混浊。

缩瞳剂引起的白内障特征：早期可见前囊膜下产生微细囊泡，可有彩色反光，逐渐形成后囊膜下混浊及晶状体核混浊。

四、辅助诊断

中毒性白内障主要根据临床表现进行诊断。必要时可开展相应的实验室检查。

(1)有药物或毒物的接触史，多为双侧发病。

(2)因混浊轻微多无自觉症状或稍有视力障碍，偶有闪光感。

(3)先发生于晶状体后囊下，呈不规则局限性混浊，有时带有色彩。

(4)若病情进一步发展，混浊向皮质及沿后囊向周边皮质发展，但多不需要行手术。

(5)及时停止用药混浊有消散的可能。

五、鉴别诊断

需与葡萄膜炎、高度近视、视网膜脱离和视网膜色素变性等眼部病变并发晶状体混浊进行鉴别。

六、治疗

中毒性白内障一经诊断，应尽可能停药或逐步减量，远离并避免接触毒物。

（一）药物治疗

可应用一些常规治疗白内障的药物。也可试用阿司匹林，体外试验显示阿司匹林可抑制糖皮质激素-晶状体蛋白复合物的形成。

（二）手术治疗

若晶状体混浊导致明显的视力减退，可进行白内障手术。

七、随诊

接受白内障药物治疗者定期随诊；接受白内障手术者需遵医嘱进行术后随访，尤其是术后 1

个月内。

八、自然病程和预后

白内障发展明显影响视功能时需接受手术治疗，如放弃手术治疗，可造成患眼失明；白内障过熟期，可能诱发眼内炎和青光眼。

九、患者教育

尽可能避免接触毒物。长期使用药物的患者需定期进行眼科检查。

（贾　平）

第五节　继发性白内障

许多眼病可导致晶状体代谢异常形成晶状体混浊，此种由于其他眼病如眼外伤、色素膜炎、玻璃体手术等形成的晶状体混浊称为继发性白内障。

一、外伤性白内障

（一）概述

各种类型眼外伤导致晶状体直接或间接损伤产生的晶状体混浊均称为外伤性白内障。眼外伤多见于儿童、男性青壮年。根据眼外伤的类型可分为眼球钝挫伤、爆炸伤和穿通伤。

（二）症状

外伤性白内障的临床表现与眼外伤的类型及其程度有关。如果瞳孔区的晶状体损伤，视力减退很快发生；位于虹膜后的晶状体外伤，发生视力下降的时间就较慢；囊膜广泛破坏造成晶状体皮质外溢，除造成严重的视力障碍外，还伴有眼前节明显炎症或继发性青光眼。此外，对于外伤性白内障患者，必须高度注意有无眼内异物。

（三）体征

1.眼球钝挫伤所致白内障

可因拳击、球类或其他物体撞击眼球所致。钝挫伤所致白内障有不同的临床表现，受伤后不一定立即出现晶状体混浊。主要分为以下5类。

(1)Vossius环状混浊：正前方的冲击性外力可将瞳孔缘虹膜色素环印迹在晶状体前囊表面形成1mm宽的色素环，并可见相对应的晶状体环状混浊。这些混浊和色素斑可在数日后逐渐消失，但也可长期存在。

(2)玫瑰花样白内障：由于晶状体受到外力打击后，其纤维和缝的结构被破坏，液体向缝间和板层间移动形成放射状混浊，如玫瑰花样。此型白内障可在伤后数小时或数周内发生，部分患者的混浊可以吸收，部分患者受伤后数年才发生，多为永久性。年轻患者局部的晶状体混浊可保持多年不变，50岁以后混浊加重，视力逐渐减退。

(3)点状白内障：许多细小混浊点位于上皮下，一般在受伤后经过一段时间才出现，很少进展，对视力影响不大。在轻症病例中，囊下上皮细胞可保持正常活性，随着新纤维的形成，混浊区可被逐渐挤向深层，呈现部分消退的静止状态。

(4)绕核性白内障：因晶状体囊膜完整性受到影响，渗透性改变，引起浅层皮质混浊。

(5)全白内障：眼部受到较严重的挫伤能使晶状体囊膜破裂，房水进入皮质内，晶状体可在短时间内完全混浊，经过一段时间后，皮质可以吸收。

眼球钝挫伤后除了外伤性白内障，在大多数情况下可合并外伤性虹膜睫状体炎，出现瞳孔后粘连，在严重病例还可出现虹膜膨隆导致继发性青光眼。还可同时伴有前房积血、前房角后退、晶状体脱位或移位(见图 12-4)、眼压升高以及眼底改变，加重视力障碍。

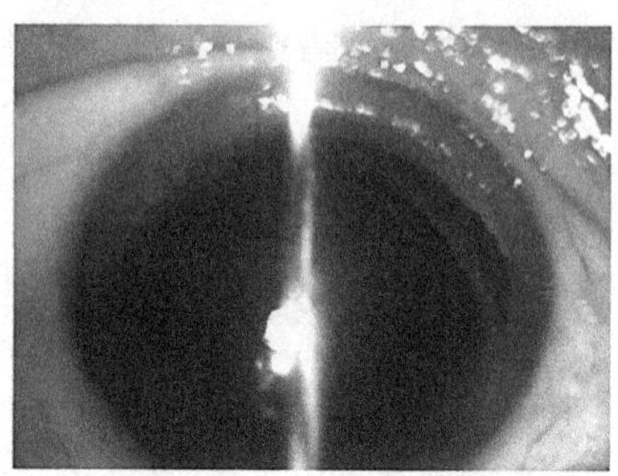

图 12-4　眼球顿挫伤致白内障伴晶状体半脱位

2.眼球穿通伤所致白内障

成人的眼球穿通伤多见于车工和钳工，有金属异物穿进眼球；儿童的穿通伤性白内障多见于刀剪和玩具刺伤。白内障可为局限性混浊，可静止不再发展；但多数情况下穿通造成晶状体囊膜破裂，房水进入皮质引起晶状体混浊(见图 12-5)，可同时伴发虹膜睫状体炎、继发性青光眼及眼内炎。

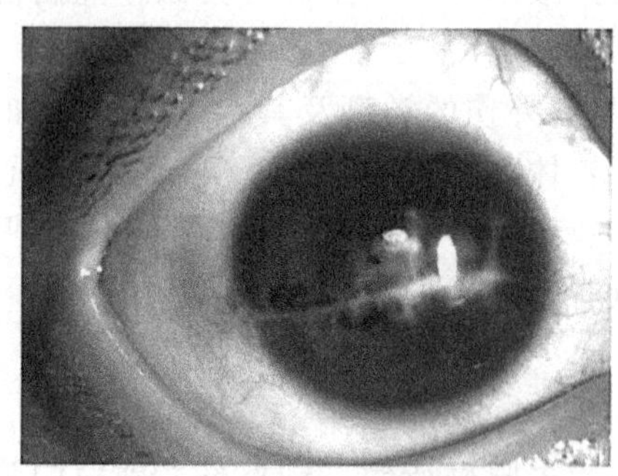

图 12-5　角膜穿通伤致白内障

对于眼球穿通伤患者，一方面要注意机械性急性损伤的直接后果，另一方面要注意是否合并眼内异物。异物本身的理化特性可造成晶状体的慢性损伤，尤其是具有氧化特性的金属异物，最常见的是铁、铜质异物，如在眼内长期存留则会形成“晶状体铁锈沉着症”和“晶状体铜锈沉着症”，前者晶状体混浊呈黄色，后者晶状体混浊形态多呈葵花样外观，铜绿色反光。

3.爆炸伤所致的白内障

矿工因采矿时的爆炸、儿童眼部的爆竹伤，均可造成类似于穿通伤或钝挫伤所致的晶状体混浊，一般情况下眼组织的损害均较严重。

(四)辅助诊断

影像诊断：B 超、CT、MRI 检查。

(五)诊断

外伤性白内障的诊断主要依据眼部外伤史及晶状体损伤的形态学特征。

(六)治疗

1.药物治疗

局限性混浊对视力影响不大者,可以观察或试用临床常规的白内障药物;合并眼内炎症者可用皮质类固醇、非甾体抗炎药,眼压升高者可用降眼压药物。

2.手术治疗

晶状体皮质突入前房造成严重的色素膜炎症、眼压升高不能控制或皮质与角膜接触者,应及时行白内障手术。根据眼外伤的损伤程度决定是否一期植入人工晶状体。

(七)随诊

无论是已行白内障手术者或未行白内障手术者均需定期复查,密切关注眼外伤后可能出现的眼部损伤如视网膜脱离等。

(八)自然病程和预后

外伤性白内障的预后与晶状体受损程度及是否存在并发症密切相关。

(九)患者教育

定期眼科检查,避免外伤。

二、眼内炎所致白内障

(一)概述

眼内炎所致白内障称为并发性白内障,是指由于眼部炎症导致晶状体的营养或代谢障碍而发生的晶状体混浊。最常见于色素膜炎以及青光眼、角膜炎引起的虹膜睫状体炎,也可见于视网膜色素变性、高度近视等。

(二)症状

出现与眼部原发病不对等的视物模糊、视力下降。部分病例有在阳光下视物模糊加重的主诉。

(三)体征

原发病以眼后段病变为主的早期晶状体混浊一般发生在后囊下,表现为细小颗粒状灰黄色混浊,并有较多空泡形成,逐渐由视轴区向周边扩展,形成放射状菊花样混浊(也有形容为锅巴样混浊),也可见囊膜机化及晶状体钙化。由虹膜睫状体炎所致者其晶状体混浊多从前囊或前皮质开始。

(四)辅助诊断

并发性白内障往往瞳孔不能充分散大,影响对整个晶状体混浊状况的判断,必要时可行前节超声显微镜检查以了解晶状体周边及悬韧带的情况。晶状体混浊严重者需行B超检查。

(五)鉴别诊断

主要根据眼部的色素膜炎等病史与其他类型白内障进行鉴别。

(六)治疗

治疗原发病。

1.药物治疗

晶状体混浊轻者保守处理,积极控制炎症,如有眼压升高,应行降眼压治疗。

2.手术治疗

晶状体混浊严重导致明显的视力下降时应考虑手术治疗。一般在色素膜炎活动期不能进行白内障手术,需等炎症消退后进行,并在手术前后加强炎症的控制。

(七)随诊

有眼部炎症等病变者应进行长期随访,一旦发现晶状体混浊应及时治疗。

(八)自然病程和预后

并发性白内障的发展及视力预后与眼部原发病密切相关,应积极治疗原发病。

(九)患者教育

应定期随访,及时发现问题并做相应的处理,要对术后用药有良好的依从性,尤其是在术后早期。

三、玻璃体填充物所致白内障

(一)概述

玻璃体切除术后白内障是玻璃体手术后的常见并发症,尤其是联合玻璃体腔气体或硅油填充者,其发生率可达100%。白内障的发生机制与玻璃体切除后玻璃体腔被气体或硅油取代从而导致晶状体的代谢异常有关,此外,晶状体失去玻璃体的支撑和营养、玻璃体手术中灌注液和器械的扰动、视网膜光凝或冷凝、气体或硅油与晶状体的长期接触均可能影响晶状体的代谢。玻璃体手术后炎症反应和高眼压也是晶状体混浊的危险因素,因此,术后应积极控制炎症、降低眼压。总体而言,手术创伤引起的晶状体混浊以后囊和后皮质为主,气体造成者出现于手术后近期,一般为可逆性,玻璃体切除术后缓慢形成的白内障以核性混浊为主。

(二)症状

玻璃体手术后出现术眼视物模糊、视力下降。由于患者原有玻璃体视网膜玻璃体病变的不同,有些患者因视网膜尤其是黄斑部病变严重,玻璃体手术后视力低下自己无明显的视力下降的主诉,往往在术后的眼科随访中发现晶状体混浊。

(三)体征

晶状体混浊可发生在皮质、后囊和晶状体核,其中以核混浊最为常见。在玻璃体手术后短时间内发生的后皮质局限或全皮质混浊需高度警惕后囊损伤的可能。此外,玻璃体手术原发病如眼外伤等也需注意是否存在晶状体悬韧带的损伤(见图12-6)。

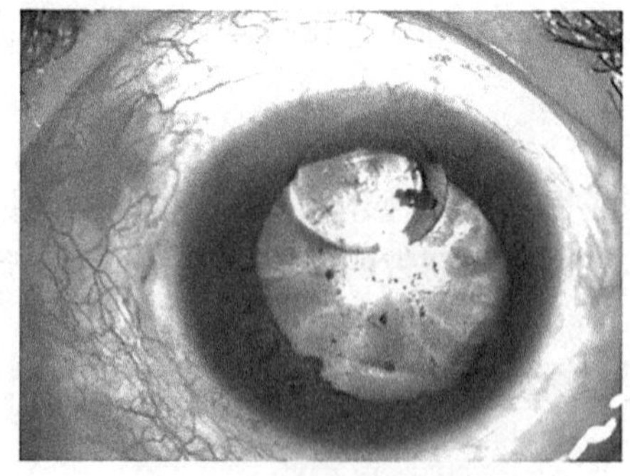

图12-6 硅油眼白内障

(四)辅助诊断

瞳孔不能散大充分暴露晶状体者或有眼外伤史应行前节超声显微镜检查以了解晶状体周边及悬韧带的情况。晶状体混浊严重者需行 B 超检查。

(五)鉴别诊断

主要根据玻璃体手术史与其他类型白内障进行鉴别。

(六)治疗

1.药物治疗

晶状体混浊轻者保守处理,积极控制炎症,如有眼压升高应行降眼压治疗。

2.手术治疗

晶状体混浊严重导致视力下降或影响对视网膜病变的观察和治疗时应行白内障手术。硅油填充者若视网膜复位稳定应早日取出硅油,可一期或二期行白内障摘除术;无硅油填充者择期行白内障摘除术。术中需要注意后房压低的现象,适当降低灌注瓶高度以减轻灌注偏离综合征现象,部分病例如小瞳孔、可疑晶状体损伤应在白内障手术时预置玻璃体腔液体灌注以稳定后房压。

(七)随诊

玻璃体视网膜手术后应进行长期随访,一旦发现晶状体混浊应及时治疗。

(八)自然病程和预后

玻璃体手术后白内障的发展及视力预后与玻璃体手术的原发病密切相关。

(九)患者教育

玻璃体手术后应定期随访,及时发现问题并做相应的处理,要对术后用药有良好的依从性,尤其是在术后早期。

四、后发性白内障

(一)概述

后发性白内障是指白内障囊外摘除术或外伤性白内障皮质吸收后形成的晶状体后囊膜混浊,混浊明显时可影响视力,有的甚至形成机化膜严重影响视力。其发生机制是晶状体赤道部及前囊下的晶状体上皮细胞增生、移行至后囊膜使后囊膜混浊。据统计囊外白内障摘除术后 3～6 个月,后囊膜混浊发生率高达 30%～60%。随着现代白内障手术技术和人工晶状体材料及设计的改进,后发性白内障的发生率明显下降,发生的时间明显延迟。总体来说,白内障患者手术年龄越小,后发性白内障的发生率越高,儿童期白内障术后晶状体后囊膜混浊的发生率高达 100%。此外,发生晶状体后囊膜混浊的高危因素包括全身性疾病如糖尿病、免疫性疾病和一些眼部合并症如色素膜炎、高度近视、晶状体囊膜剥脱等。

(二)症状

白内障术后视物模糊、视力下降,可出现在术后的任何时间,短则数月,长则数十年。视力下降的程度取决于视轴区后囊膜混浊的程度。

(三)体征

散大瞳孔后在裂隙灯显微镜下可见后囊膜混浊。根据混浊的特点可分为以下四种类型。

1.上皮型

上皮型为晶状体上皮细胞增殖堆积,形态类似珍珠故又名 Elschnig 珍珠小体。

2.纤维型

表现为后囊表面灰白机化,厚薄不一。

3.梅氏环

梅氏环为赤道部囊袋内的环形晶状体皮质增生,多见于儿童及青少年时期行白内障囊外手术者。

4.液态后发性白内障

液态后发性白内障为晶状体上皮细胞增殖、退化、破裂导致封闭的囊袋内胶体渗透压升高、囊袋内液体积聚所致(见图 12-7)。随着前囊连续环形撕囊联合囊袋内人工晶状体植入术的普及,液态后发障的发生率明显升高。

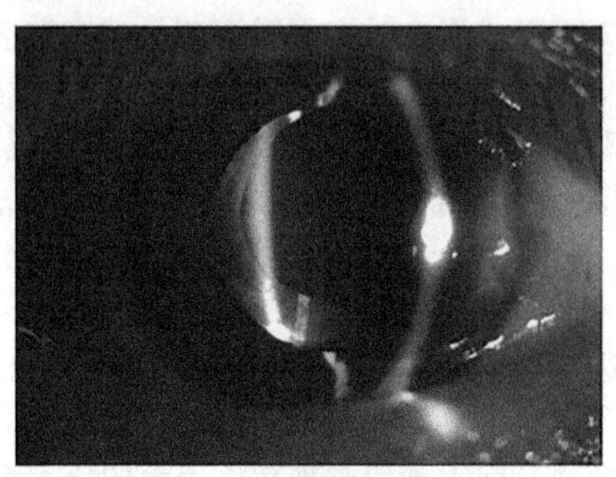

图 12-7　液态后发性白内障

(四)鉴别诊断

白内障术后视力再次下降且具有典型的形态学特征,可与其他类型白内障相鉴别。

(五)治疗

后囊膜混浊轻者可不予处理。后囊膜混浊明显影响视力时可行 YAG 激光中央区后囊膜切开术;后囊膜机化增厚 YAG 激光不能切开者可行手术切除中央区后囊联合前部玻璃体切除术;合并明显玻璃体混浊者联合玻璃体切除及中央区后囊切除;Soemmerring 环一般不影响中心视力,如果影响视轴区或造成人工晶状体偏位可行手术去除;液态后发障可行 YAG 激光后囊切开使囊袋内混浊的液体释放到玻璃体腔内。

(六)随诊

白内障摘除术后应定期随访。当出现视力下降时及时就诊。

(七)自然病程和预后

后发性白内障在白内障术后任何时间均可发生,表现为无痛性、进行性视物模糊。激光或手术切除中央区后囊即可提高视力。

(八)患者教育

白内障手术后由于保留晶状体囊袋以满足植入人工晶状体之需,晶状体赤道部的上皮细胞终身保持着增生活性,不可避免会增殖、移行,目前尚无有效的方法去除或杀灭所有晶状体上皮细胞,当视轴区的后囊由透明变混浊时即会造成视力下降。

(贾　平)

第六节　飞秒激光辅助白内障手术

一、早期激光白内障乳化技术

(一)铒激光和钕激光乳化仪

最早见于临床报告的激光白内障乳化设备，主要有铒激光(Er:YAG)和钕激光(Neo:YAG)乳化仪。Er:YAG 波长 2.94 μm，被水吸收后产生空穴效应，即在空穴泡塌陷时释放能量，使得晶状体物质乳化。Neo:YAG 的激光波长为 1 064 nm，通过钛金属板反射后产生大量等离子体，使晶状体物质裂解。激光乳化设备的最大优点是，工作时不产生能量，因而无热损伤发生。Er:YAG激光和 Nd:YAG 激光是一种多用途的激光，可用于眼内多种组织的切削及乳化。其在水中有最大吸收率，因此十分适合于对含水量较高的晶状体等组织的操作，激光对晶状体的乳化作用，主要是通过光切削和光声震效应来实现。

用于前囊膜切开，主要是利用光切削效应。即调整能量输出，使其高于前囊膜切开阈值，这样可以切出连续而光滑的前囊膜开口，以激光进行晶状体乳化，主要是利用光声震原理。光声震与超声振动产生的生物学效应是相似的。其中以空穴效应和直接破碎效应为主。

激光乳化仪器由激光发生器、导光纤维、激光乳化头及注-吸系统组成。激光发生器相当于超声发生器；导光纤维相当于超声手柄的动力线；激光乳化头则相当于手柄和乳化针头。当仪器开始工作后，激光以一定能量水平、脉宽和脉冲频率，通过导光纤维即乳化头释放，被乳化破碎的晶状体物质则可通过注-吸系统被吸出。

激光乳化头是一结构复杂的特殊激光释放系统，根据需要可设计成不同形式。无论何种类型的乳化头，其最重要的部分是导光纤维和反射镜片，两者的质量直接影响工作效率。早期为 Nd:YAG 激光设计的乳化头，其反射镜片为内反射式，通过 300 μm 的导光纤维将激光导入头端，经钛制镜片反射，直接作用于被吸入的晶状体碎片，使其乳化(见图 12-8)。

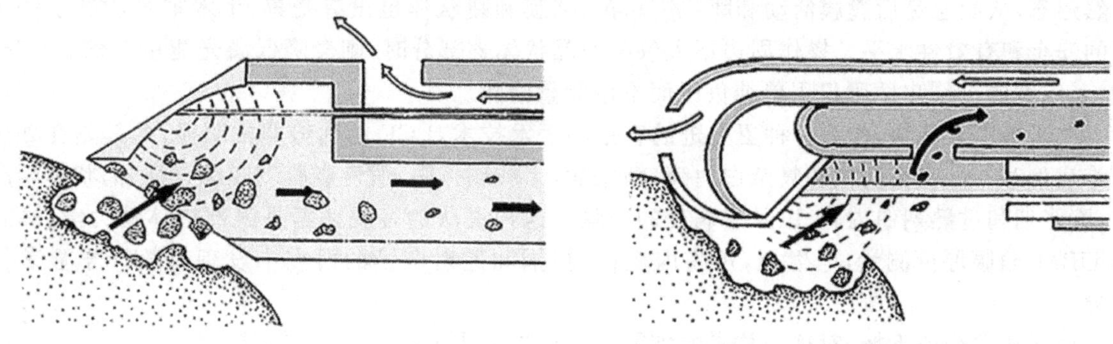

图 12-8　早期激光乳化头工作原理

1.激光乳化与超声乳化的比较，其主要优点

(1)光导纤维输出：如与注-吸系统分置，则仅需 1.0 mm 切口即可完成手术。

(2)激光波长与水对光波的最高吸收峰一致:特别适于含水量高的晶状体组织破碎,同时最大限度减少了对周围组织的损伤。

(3)无热损伤:激光为脉冲输出,基本不会使靶组织温度升高,因此减少了眼组织热损伤的机会。

(4)可同时用来行前囊膜切开。

(5)组织穿透力限定在一定范围内,对后囊膜有最大安全性。

2.早期激光乳化手术也还存在一些缺点

(1)导光纤维极易衰减,特别是高能量输出条件下更是如此,因此导光纤维作为耗材,花费比较大。

(2)乳化时间长,由于激光的组织穿透力弱,乳化有效作用范围小,因此乳化效率尚不满意。

(3)目前与之相配的人工晶状体极少,因此超小切口的优势尚得不到充分显现。

(二)俄罗斯 LCE 手术技术

莫斯科眼科显微手术研究所的费奥多罗夫教授领导的团队开发了独特的激光白内障摘除(LCE)手术技术。据称这种技术可以破碎任何类型的核,包括最致密的白内障而不需要手动碎核。命名为 RAKOT 的激光仪为 Nd:YAG 激光,波长 1.44 μm,以脉冲模式发射,脉冲持续时间 250 nsec,脉冲能量范围5～500 mJ,频率 10～30 Hz。其灌注/抽吸系统不需要堵塞模式,也不需要压缩空气,是与以往不同的操作类型。

经过了一系列试验研究,LCE 一直在莫斯科费奥多罗夫的眼科显微手术国家研究所以及俄罗斯联邦范围内 11 个国内分支机构使用。

研发者声称,对于任何级别密度的晶状体核,激光的安全性和有效性比超声要高 2～3 倍,不需要手动碎核。总的激光眼内操作时间没有限制。其基本操作技术是双手操作,抽吸管是一种对手术医师眼和激光辐射透明的材料制成,因此辐射不会破坏工作部分,不会在眼内残留细小的异物。抽吸管壁的特殊工艺可以将激光能量集中到抽吸头部。因此,晶状体物质是在灌注/抽吸头内外被破坏。这能够防止抽吸头腔堵塞。LCE 与 1.06 mcm Nd:YAG 和 2.94 mcm Er:YAG 不同,可以不使用劈核器和超声转换处理任何密度的核。手术中,使用激光的最大参数破坏晶状体和最中心最致密的部分。当做中央挖槽时,晶状体周边的宽脊保持完整,这样就能维持囊袋的自然形态,从而避免后囊膜活动和睫状突牵拉,虹膜和睫状体也没有受累,手术本身达到了一个新的安全和有效性水平。操作周边不太致密的晶状体核部分时,则会降低激光能量 2 倍。1.5～3.0 mm 宽的核周皮质则仅用单纯负压而不用能量清除。

技术推广者认为,作为一种更先进的容错的手术技术,LCE 的优势非常明显,尤其是在处理困难病例时——高密度核和复杂白内障;糖尿病,无玻璃体眼,假性囊膜剥脱综合征,晶状体半脱位,膨胀期和过熟期白内障,以及有病变的角膜。这种说法的客观证据是眼部液体动力学,睫状体 UBM,角膜厚度测量,电生理,角膜内皮镜,扫描和透射电镜的研究中发现有统计学显著性差异。

由于学术交流不畅,对这一技术的细节还需要进一步了解。

二、飞秒激光辅助的白内障手术

(一)基本工作原理

飞秒激光作为一种超短脉冲激光,具有瞬时功率大、聚焦精准,穿透性强,精密度高的优点，近年来逐渐被成功应用于屈光手术。其中包括白内障摘除、青光眼手术、老视矫治、角膜移植等领域，为眼科手术扩展提供了一种新的技术平台，标志着激光应用于白内障手术的一个新阶段。飞秒激光临床应用的最大优势，是靶向区域精准聚焦，不损伤周围组织，因此也称为精准手术。

目前，飞秒激光在白内障手术中，主要还限于几个特定步骤的完成，因此被称为飞秒激光辅助的白内障手术(FSL-assisted cataract surgery，FLACS)。其中，比较成熟、显示独到特色的手术操作，分别是制作透明角膜切口、前囊膜切开和核裂解。飞秒激光辅助的白内障手术强调相关参数的最优化设置，并要求在整个手术过程中，保持眼球的稳定性和患者良好的依从性。

用于白内障手术的飞秒激光仪，由频域 OCT 实时监控系统和激光发射系统组成。OCT 可以对角膜、虹膜和晶状体精确成像，术者可以通过触摸屏直观显示控制每个操作细节，确保对每个手术步骤精准完美(见图 12-9)。

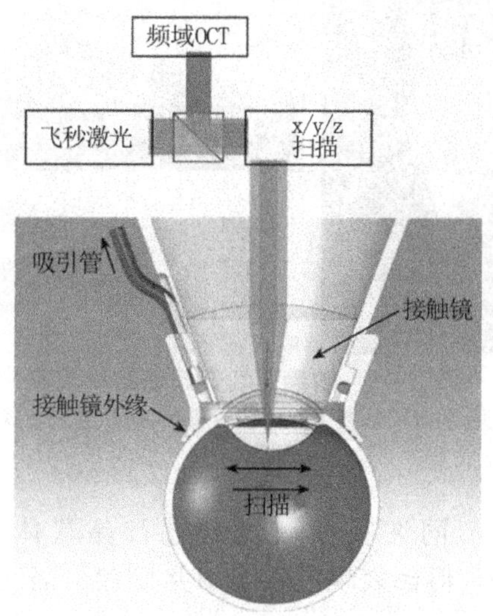

图 12-9 飞秒激光工作原理

飞秒激光前囊膜切开的最大特点，是撕囊的模式化，其质量不受术者的经验和技巧影响。撕囊开口在大小、形状、位置上，有非常好的可预测和可重复性，而且安全性可以得到绝对保障。这主要得益于飞秒激光量可以量化撕囊过程，从而形成光滑对称的撕囊口，并最大限度减少并发症的发生。有试验表明，飞秒激光制作的前囊膜开口的抗伸拉力(152±21)mN 显著高于手动撕囊(66±22)mN，这一结果提示，激光前囊膜切开可减少超声乳化和人工晶状体植入过程中囊膜口撕裂的可能性。特别是对于复杂病例，如晶状体脱位、悬韧带松弛、假性囊膜剥脱综合征等，由于不存在对晶状体的压迫和牵拉，最大限度排除了手法干扰，安全性大大提高。此外，飞秒激光可以进行精确定位，其制作的前囊膜开口精确度可达微米级，是手法撕囊无论如何无法比拟的。一项临床研究比较了飞秒激光和手法两种前囊膜切开方法对术后屈光影响发现，前者的屈光度误差(−0.18±0.515)D显著低于后者组(+0.41±0.40)D，证明其优越性(见图 12-10)。

(二)晶状体前囊膜切开

一项超微结构研究显示，飞秒激光切开缘光滑平整，为前囊膜开口的稳定性提供了组织学基础(见图 12-11)。

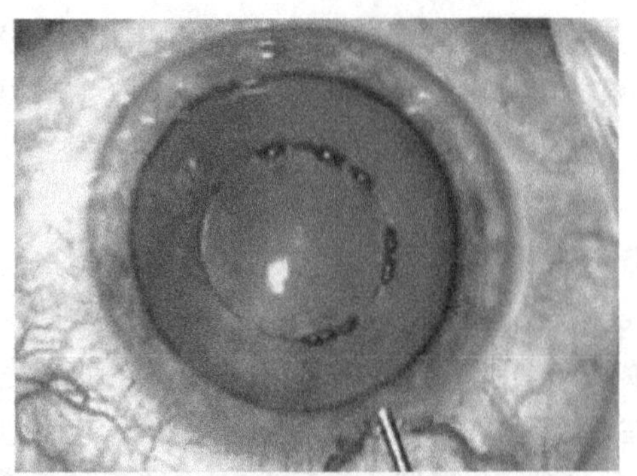

图 12-10 飞秒激光前囊膜切开术后

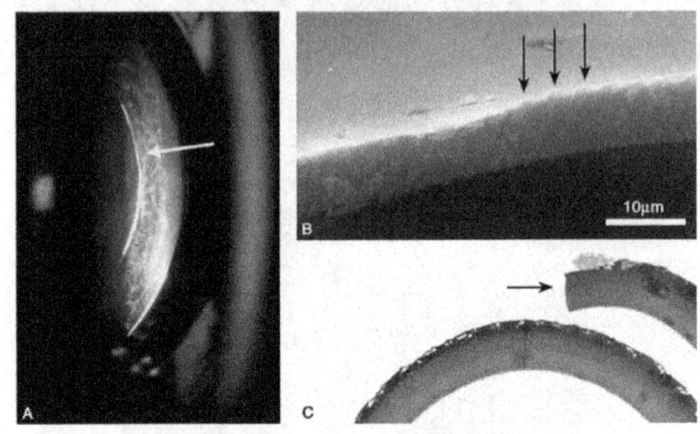

图 12-11 前囊膜切开超微结构观察

A.术后一天裂隙灯下所见；B.电子显微镜观察前囊膜切缘；C.组织学观察断面光滑均一

（三）晶状体核裂解

国内外学者先后尝试用不同波长的激光来进行晶状体核的乳化，包括准分子激光、Nd：YAG激光、Er：YAG 激光等，但都表现出较多的并发症。而飞秒激光不同，高分辨率眼前节显像系统，可将浑浊的晶状体构建为一个清晰完整的立体影像，使手术过程更加直观，实现按预设深度和宽度进行精确切割。在辅助碎核过程中，可以根据晶状体核的部位、硬度不同，选择不同操作模式，进行格栅状、十字交叉或联合同心圆形状的任何几何切割。同时，程序化预设不同参数，可以最大程度简化其后操作步骤和所需能量，提高手术整体效率和安全性。很多研究也证实，由于精细化操作，使得飞秒激光对于眼内组织的损伤作用明显减少。直言不讳，在破碎晶状体核方面，飞秒激光也还有局限性，即对较硬的核质尚显力不从心，这也是飞秒激光尚不能完全取代超声乳化的重要原因。

（四）透明角膜切口

飞秒激光制作角膜切开并非一次完成，而是首先制作出角膜表面与基质中间的部分阶梯，然后先去完成碎核操作，再用显微器械进入切口隧道完成整个切口。在激光部分切开角膜到超声乳化手术过程间隔内始终保持眼球的密闭性。飞秒激光可在图像检测系统定位下设置不同的切口长度、深度等参数，从而构建最优形状的角膜切口，使切开的精确性、可预测性和安全性大为提高。此外，飞秒激光还可通过构建角膜缘松解切口（limbal relaxing incisions，LRIs）纠正最高达 3.5 D 的角膜散光。

（五）飞秒激光辅助白内障手术优势和不足

飞秒激光辅助白内障手术的优势非常明显，并得到大多数临床医师的肯定。其主要优势是如下。

(1)精确的角膜切口:可以做到随心所欲,所设即所得;特别是角膜切口矫正散光有非常大的应用潜力。

(2)精准的撕囊:撕囊中心定位的能力是手动撕囊做不到的;同时也为今后设计新型注塑成型人工晶状体时,需要任何大小和部位的囊膜切口提供了技术条件。

(3)静态碎核:解除对悬韧带施加的任何压力;减少内皮细胞丢失;防止囊膜破裂;更好地控制 IOL 的位置。

(4)三维成像系统提供令人惊叹的处理致密核的能力,目前切割范围已经做到前囊膜后 500 μm、后囊膜前 1 500 μm,即大约晶状体厚度的 1/3。

飞秒激光白内障手术的意义,还在于可能创新一种全新的手术模式,即所谓"静态手术模式",这种手术模式要求手术中的每一个步骤,都是在没有任何机械干扰的情况下完成的。可以想象,这种几乎没有附加任何机械损伤的手术是多么的令人期待。

然而,要达到这一目标,还需要相当一段时间的摸索、总结和提高的过程。因为飞秒激光白内障手术还存在一些问题。从"辅助"的角度出发,也有一些临床情况限制其应用,比如角膜白斑、角膜营养不良,以及眼球震颤等术中不能固视,瞳孔散大小于 7 mm、瞳孔后粘连,硬核白内障等患者,还不得不排除在适应证之外。也有文献报道,手术并发症不容忽视,比如前囊膜片残留、激光后瞳孔收缩、前囊膜放射性撕裂等,提示飞秒激光辅助白内障手术学习曲线,并非简单的术式改变。此外,等离子体的产生,激光射线辐射等是否会引起眼组织损伤,尚需进一步证实。手术流程复杂化,即飞秒激光和超声乳化过程脱节,两者衔接和移动需要额外的时间和场地,以及医疗成本的高投入(激光仪和显像设备的高额费用)等,都还需要在技术发展的同时予以很好解决。

(张伦占)

第七节 白内障超声乳化手术

一、术前沟通

一个完美的白内障手术应该是从术前的检查和沟通开始的,任何时候都不要忘记,医师们面对的是"白内障患者",而不仅仅是"白内障"。

在决定为患者进行白内障手术前,要与患者有充分的沟通交流,特别应该就患者关心的以下方面做相应的检查、说明和充分沟通。

(1)患者是否有影响白内障手术的全身和局部疾病,注意白内障手术的禁忌证和相对禁忌证。全身疾病,如高血压、冠心病、心功能衰竭、糖尿病、风湿、呼吸系统疾病、感染性疾病出血性疾病如血友病等,应该先将全身疾病控制在手术要求的安全范围之内。手术眼的局部疾病,如患有外眼的感染性疾病如结膜炎、睑腺炎、慢性泪囊炎等疾病,应该在感染完全治愈后再行手术。对合并存在青光眼、葡萄膜炎、视网膜疾病等眼部其他疾病的情况,对治疗和手术方案要有所考虑并与患者充分沟通。

(2)要纠正患者认为白内障手术是个小手术的错误观念。目前由于各类媒体、特别是网络媒体不断宣传白内障是在 10 分钟左右甚至几分钟就可以完成的手术,就让不少患者误以为白内障手术是个简单的小手术,造成对手术效果的期望值过高,一旦术中出现并发症或术后视力恢复没有达到原先预期,极易出现纠纷。

(3)预测手术的预后,并与患者充分沟通。每个患者都希望白内障手术后能有 1.0 甚至更好的视力,但由于每个患者的具体情况不同,真正达到术后 1.0 视力的患者是有限的,对影响术后视力的种种情况要在详细了解术前病史和各类检查结果的基础上,进行充分的沟通。

(4)对可能发生的术中或术后潜在并发症要有充分的考虑和准备。这些内容一般在医院的格式化术前谈话中会有详细列出,但作为术者必须明白,对具体的每个患者,每种并发症可能发生的概率是不一样的,如果术前没有充分的考虑和准备,一旦术中出现问题会措手不及,影响手术的顺利进行。建议特殊病情的并发症在手术知情同意书上单独列出,如“患眼曾患黄斑变性,术后视力提高不理想的可能”等。

(5)对初学白内障手术的年轻眼科医师来说,要根据自己的手术技术选择合适的患者也是非常重要的,一般刚开始不要选择超出本人能力的手术,有难度的手术要在上级医师的指导下进行。

二、术前准备

(一)术前眼部其他疾病的治疗

对患有外眼的感染性疾病如结膜炎、睑腺炎、睑缘炎、慢性泪囊炎等疾病,应该在感染炎症完全治愈后再行手术。对存在睑内翻、倒睫、翼状胬肉的术眼,建议先行手术矫正或治疗后再行白内障手术,一般不主张同时进行这些外眼手术与白内障手术。对合并存在角膜病、青光眼、葡萄膜炎、视网膜疾病等眼部其他疾病的情况,要综合考虑治疗方案,避免只见白内障,不见其他疾病的情况。对合并青光眼或视网膜疾病的患者,手术方案的设计也要考虑到是分期手术还是联合手术,必要时请相关专科医师参加病例讨论来确定手术方案。

(二)术前用药

术前用药包括全身用药和眼局部用药。对存在全身慢性疾病如高血压、冠心病、糖尿病、血液病、呼吸系统疾病、泌尿系统疾病等的患者,要了解他们的全身用药情况,要控制相关指标达到手术要求,同时还要考虑到某些全身药物可能对手术产生的影响。如长期服用 α_1 受体拮抗剂如坦洛新的前列腺增生患者,术中可能会出现虹膜松弛综合征(intraoperative floppy iris syndrome,IFIS),造成瞳孔缩小,增加手术难度。对长期口服抗凝药物的患者,建议术前停用药物 1～2 周。

眼局部用药主要是术前一般常规使用广谱抗生素眼液(如喹诺酮类抗生素眼液),推荐用法:术前 3 天用药为每天 4 次,术前 2 天用药为两小时一次,术前一天用药为一小时一次,或当天手术前 15 分钟一次,共 4 次。另外,非甾体类药物也可以术前局部使用,可以减轻术中炎症反应,抑制术中瞳孔缩小并可以防治白内障术后的黄斑囊样水肿。

(三)泪道冲洗

一般在门诊就诊时应该进行双眼的泪道冲洗,如存在慢性泪囊炎的情况,应该先行治疗如泪囊鼻腔吻合术或泪囊摘术后再安排白内障手术。通常不建议手术当天冲洗泪道,如果冲洗泪道,对冲洗出泪道分泌物的患者,建议取消当天手术。

(四)结膜囊冲洗与消毒

术前用生理盐水冲洗结膜囊，并用5%或10%聚维酮碘(povidone-iodine，PVP-I)消毒结膜囊已是国际公认的有效结膜囊消毒方法，可有效预防术后眼内炎的发生。聚维酮碘是高分子聚维酮与碘的络合物，聚维酮具有亲水性，可以和细胞壁结合，起到载体的作用，将络合的碘带到细菌的细胞膜，然后释放出游离碘，游离碘与菌体蛋白的氨基酸结合，使其变性，同时氧化细菌原浆蛋白中的活性基团而使微生物死亡。国产的聚维酮碘基本是5%的浓度(50 g/L)，进口的为10%浓度(5 g/L)。术前使用聚维酮碘原液可以点入结膜囊，然后用生理盐水冲洗。需要提醒注意的是，聚维酮碘对结膜和角膜还是有轻微的刺激和毒性，用之前应该先用表面麻醉剂。

(五)剪睫毛

剪睫毛仍然是内眼手术的标准术前准备程序，当然，由于很多患者抱怨睫毛剪除后的不适感，许多医师已经不再剪除术眼的睫毛，如果不剪除睫毛，需要对睫毛根部用聚维酮碘进行彻底消毒，并用手术贴膜完全隔离睑缘和睫毛。

三、麻醉方式的选择

麻醉是白内障手术的重要环节，可以选择的麻醉方式有全身麻醉、球后麻醉、球周麻醉、筋膜下麻醉、前房内麻醉和表面麻醉。如表12-1所示为每种局部麻醉方法的优缺点，请参考。选择哪种麻醉方式要结合患者的具体情况、医院麻醉科的情况和医师的技术水平来选择。局部麻醉是白内障手术的主流麻醉方法，尤其是表面麻醉已被越来越多的眼科医师采用，具有便捷、术后恢复快、麻醉相关并发症少等优点。对于儿童白内障患者、存在精神疾病的患者及精神过度紧张不能配合手术的患者，应考虑全身麻醉。

表12-1 白内障手术的局部麻醉方式

麻醉方式	优点	缺点
球后麻醉	麻醉剂用量少；良好的麻醉及眼球止动效果	球后出血；眼球穿通；视神经损伤；一过性黑矇
球周麻醉	安全；满意的麻醉以及眼球止动效果；良好的降眼压效果；麻醉维持时间长	麻醉剂用量大；术后黑矇
筋膜下麻醉	并发症少；麻醉剂用量少；恢复快；不易损及眼球、血管以及视神经	眼睑及眼球未止动；结膜下出血
前房内麻醉	麻醉剂用量少；眼内操作无疼痛感	对麻醉剂质量的要求严格；眼睑及眼球未止动；术中需要患者的密切配合
表面麻醉	术后并发症少；术后视觉功能恢复快	眼睑及眼球未止动；术中需要患者的密切配合

四、手术铺巾与手术贴膜

术前用5%或10%聚维酮碘对术眼周围上至额部、下至上唇、内要越过鼻中线、外达颞部发迹的范围行三遍皮肤消毒，然后规范的头部包裹，铺手术洞巾(注意核对手术是左眼还是右眼)，最后用手术贴膜粘贴在术眼，要求置开睑器后，手术贴膜能完全隔离睑缘和睫毛(见图12-12)。

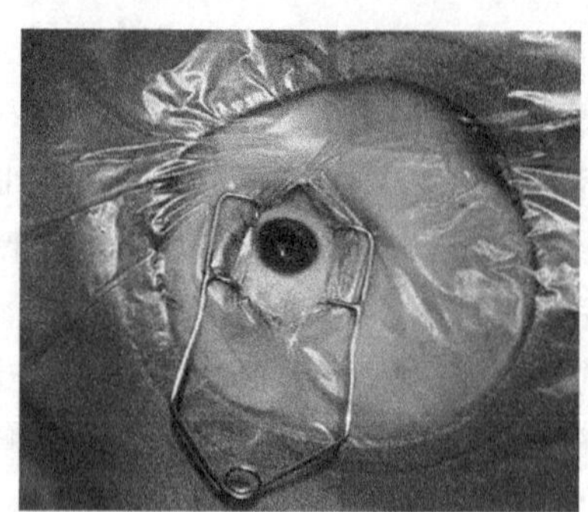

图 12-12 手术贴膜完全隔离睑缘和睫毛

五、白内障手术切口的制作

首先，让我们来认识一下用于制作白内障手术切口的常用手术刀：角膜穿刺刀（角膜刀）（见图 12-13），宽度有 1.8、2.2、2.4、2.75、3.0、3.2 等，巩膜隧道刀（月形刀，见图 12-14）和 15°穿刺刀（见图 12-15），材质为一次性钢刀及宝石刀。角膜穿刺刀用于主切口制作时穿刺进入前房，使用时注意刀的尺寸与切口大小和手术系统的配套。巩膜隧道刀常用于巩膜隧道切口中隧道的制作以及切口的扩大。15°穿刺刀用于制作侧切口，刀尖朝向瞳孔中央，切口内口约为 1.0 mm。

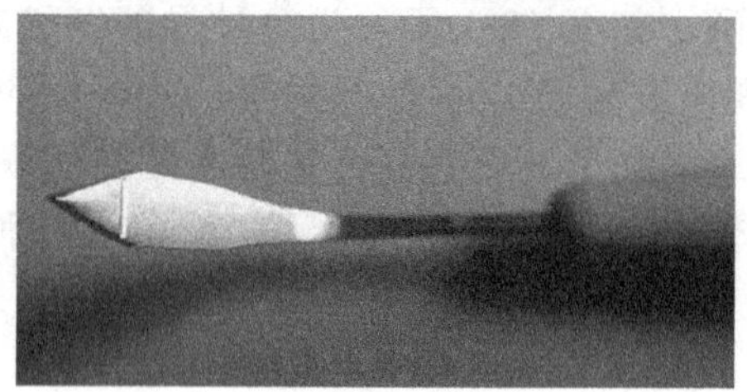

图 12-13 角膜穿刺刀(角膜刀)

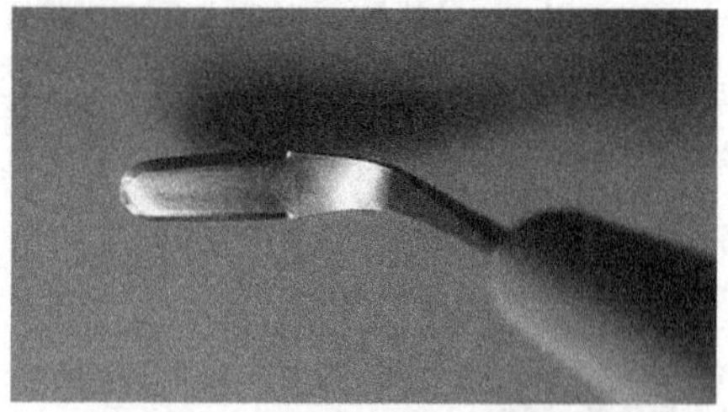

图 12-14 巩膜隧道刀(月形刀)

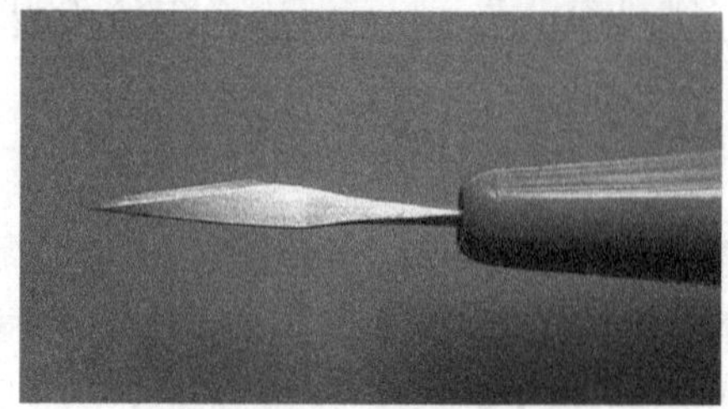

图 12-15 15°穿刺刀

理想的白内障超声乳化手术的切口应该满足以下条件：在手术过程中保持眼内液流稳定；无

切口渗漏;不会增加角膜散光;不会造成术后疼痛;不会产生瘢痕导致眩光。

目前的白内障手术主切口一般为自闭式切口,省去了缝合切口的步骤,所以一个完美切口制作是常常关系到手术的成败以及手术后的恢复。自闭式切口的原理:依靠眼内压作用于角膜活瓣使切口发生机械性闭合,眼内压越高,切口的闭合越好。理论上,正方形的切口闭合最好,因此制作的切口应为正方形或者矩形,切口隧道需有一定的长度,内切口应进入透明角膜以形成角膜内活瓣。

根据患者条件和医师的习惯,主切口可以选择巩膜隧道切口、透明角膜切口或角膜缘切口。切口的位置可以选择在术眼的上方、右上方或颞侧水平方向。颞侧水平主切口更适合于睑裂小、眼窝深的患者,可以减轻或消除老年患者可能存在的逆规性散光,缺点是可能会增加眼内炎的机会。

(一)巩膜隧道切口的制作方法

(1)沿角膜缘剪开结膜,分离结膜下组织。

(2)距离角巩缘后 1 mm 处垂直切开 1/2 巩膜厚度。

(3)用隧道刀沿 1/2 巩膜深度向前分离至透明角膜内 1 mm。

(4)再用 3 mm 穿刺刀平行于虹膜表面进入前房,形成一个 3 mm×3 mm 或 3 mm×2 mm 的切口,具体如图 12-16、图 12-17、图 12-18 所示。

巩膜隧道切口的优点:切口自闭性最好;操作与热损伤风险较低;远离角膜,术后散光小,而且避免了与 RK、AK 或 LASIK 切口重叠;适合于初学白内障手术者以及复杂白内障病例,方便术中发生意外时可以随时更改术式;切口有结膜瓣覆盖,增强了局部抗感染能力,对全身条件较差的病例以及在卫生条件差的基层医院或大规模防盲手术时可有效减少发生感染或眼内炎的风险。

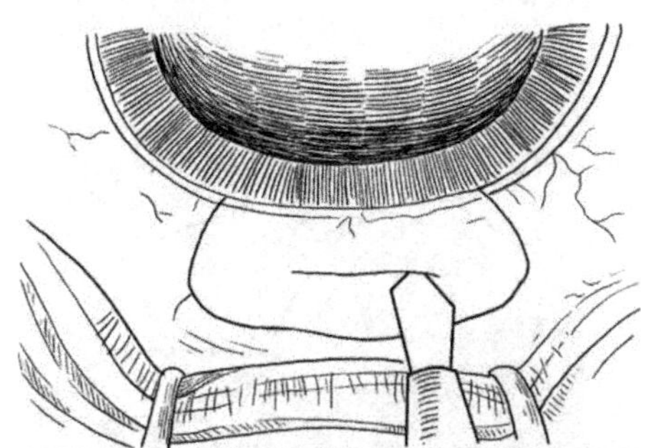

图 12-16 巩膜隧道切口的制作方法(1)

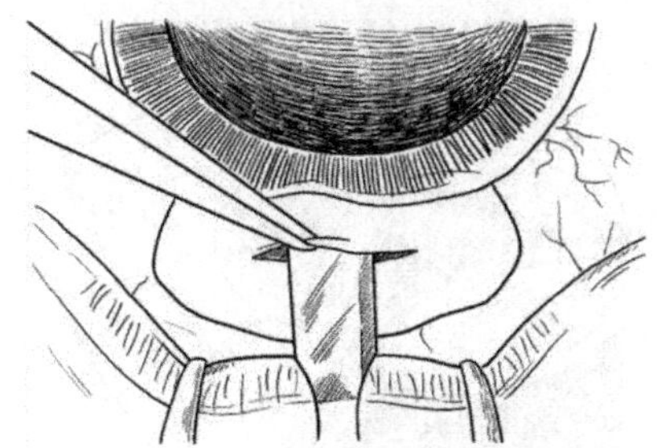

图 12-17 巩膜隧道切口的制作方法(2)

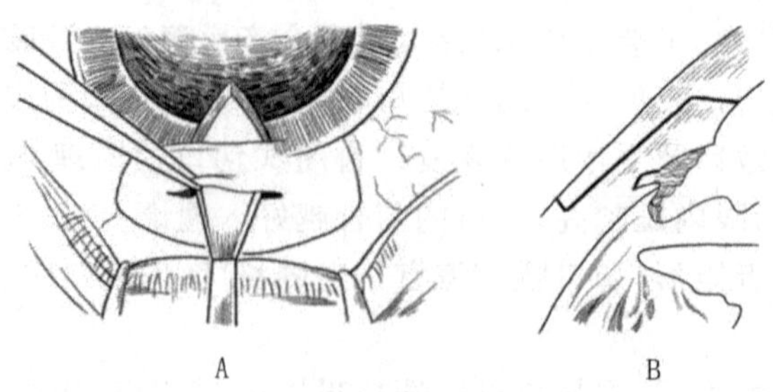

图 12-18 巩膜隧道切口的制作方法(3)

巩膜隧道切口的缺点:不适用于青光眼术后存在滤过泡的患者;需要 2～3 把不同手术刀制切口,制作时间较长;有出血,影响手术视野的清晰度;制作易受眉弓、眼眶、眼裂等解剖因素的影响;术后可能存在“红眼”情况,引发患者心理不适。

巩膜隧道切口制作注意事项:在隧道内分离至角巩缘时应略微抬起月形刀刀头后再向前分离板层以避免过早进入前房;切口深度要达到 1/2 巩膜厚度,要避免切口过浅,容易造成巩膜瓣薄或穿通、撕裂,影响伤口愈合;也要避免切口过深,易损伤睫状体,引起出血或提前进入前房,出现这种情况时应停止操作,必要时应缝合过深的切口,重新换一个部位做切口。巩膜隧道进入角膜的内切口位置最理想在 Schwalbe 线上及附近,内切口太前会损伤角膜内皮或后弹力层;内切口太后,会损伤巩膜静脉窦。

(二)透明角膜切口的制作

(1)用有齿镊在切口对侧固定眼球,防止患者眼球移动,把角膜穿刺刀置于周边透明角膜位置。

(2)沿角膜板层前进,深度约为角膜厚度 1/2,至切口隧道长度达 2 mm 为止。

(3)手抬高,刀尖下压,进入前房,进入时控制力度,避开虹膜及晶状体前囊膜,具体如图 12-19、图 12-20、图 12-21 所示。

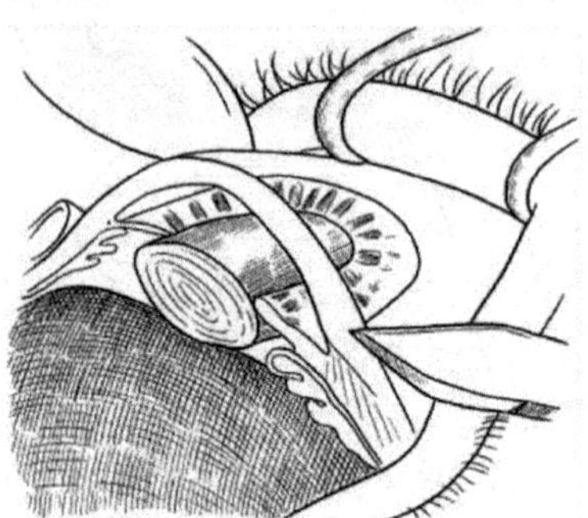

图 12-19 透明角膜切口(1)

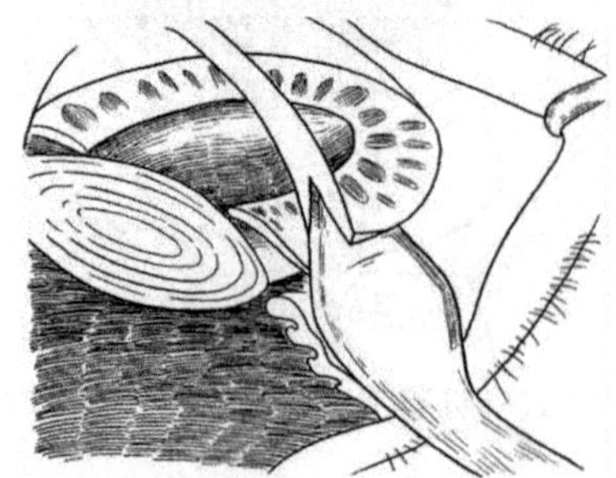

图 12-20 透明角膜切口(2)

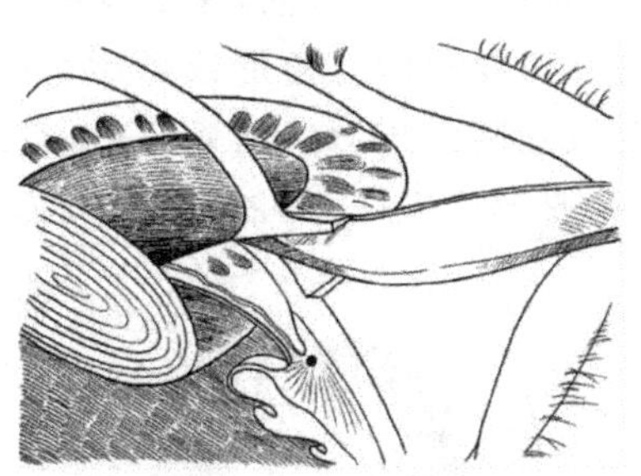

图 12-21　透明角膜切口(3)

透明角膜切口的优点:术中无出血或少量出血,适合接受抗凝治疗的患者;制作容易、省时,术后外观良好,无“红眼”。对结膜、巩膜无损伤,适合小梁切除术后或今后计划实施小梁切除术的患者。

透明角膜切口的缺点:恢复时间长;可能会造成热损伤,损伤角膜与后弹力层;一旦切口渗漏增加眼内炎风险;患者可能会有术后异物感;术中出现意外不方便扩大切口更换手术方式。透明角膜切口不适合经验不多的医师,特别是硬核白内障需要超声乳化的时间长,会使角膜切口水肿发白,影响手术者视线,增加操作难度,还会造成术毕切口闭合不良,增加感染机会。

透明角膜切口的制作注意事项:制作切口内口时确保可以形成第二个切口平面,角膜刀进入前房时应与虹膜平面平行。

(三)角膜缘切口的制作

制作方法类似透明角膜切口。由于切口起始部位由巩膜组织构成,开始手术时组织可以拉伸,对相邻角膜的损伤小;同时因为角膜缘包含血管组织,切口恢复迅速,术后不适感较轻。

(四)辅助切口(侧切口)的制作

在与主切口成 90°夹角的角膜缘,用 15°穿刺刀制作 1 mm×1 mm 的切口。要避免切口过大,否则会导致术中切口渗漏,前房不稳定,甚至虹膜脱出。也要避免切口过小,切口太紧,影响辅助器械的活动。

六、连续环形撕囊

晶状体囊膜在正常情况下各部位厚度不一,前囊膜最厚处距前极 3 mm,后囊膜最厚处距后极 4 mm。前后极较薄,后极最薄处 2 μm,最厚处 20 μm。老年白内障患者晶状体囊膜可有不同程度变薄或变性,甚至机化。先天性白内障患者囊膜较厚,韧性较大,过熟期白内障患者囊膜菲薄而脆。

连续环形撕囊(continuous circular capsulorhexis,CCC)是白内障手术成功的关键,成功的 CCC 可以有效减少术中术后并发症,适当大小的连续性的囊膜撕可以把 IOL 限制在囊袋中,可以保证 IOL 长期居中。

连续环形撕囊时首先要使用黏弹剂保持前房充盈并控制眼压,消除来自晶状体和玻璃体的正性压力,才能使撕囊容易完成。

连续环形撕囊一般采用撕囊镊或截囊针来制作。根据力学原理又分为水平撕囊法和剪切撕囊法,撕囊的顺序是逆时针还是顺时针可以根据个人习惯或晶状体情况而定。①水平撕囊法(又称为单平面撕囊法):在前囊膜做三角形或弧形切口,制作一个小囊膜瓣,尽量不要扰动晶状体皮质，然后仅仅平行牵拉前囊膜瓣，同时不断改变方向，保证首尾连续相连，完成圆形的撕囊。②剪切撕囊法（又称为双平面撕囊法）：在前囊膜做三角形或弧形切口，制作一个小囊膜瓣，然后将前囊膜瓣翻折，用弧形向心力按预定轨迹撕出圆形的前囊开口，在结尾处要包绕住起始点，保证撕囊的连续性，并尽可能是正圆形（见图 12-22、图 12-23、图 12-24）。

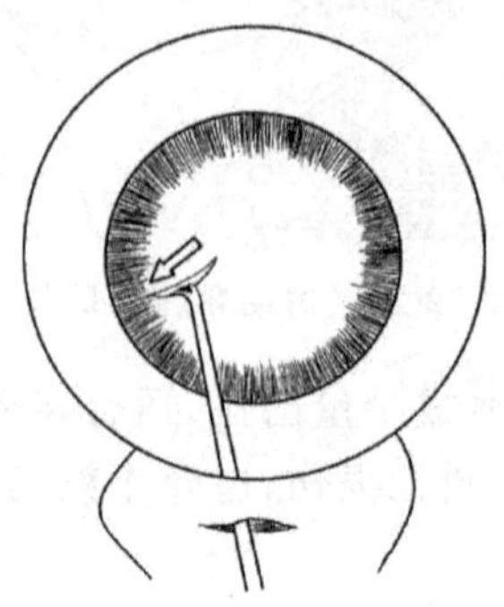

图 12-22　制作前囊膜切口

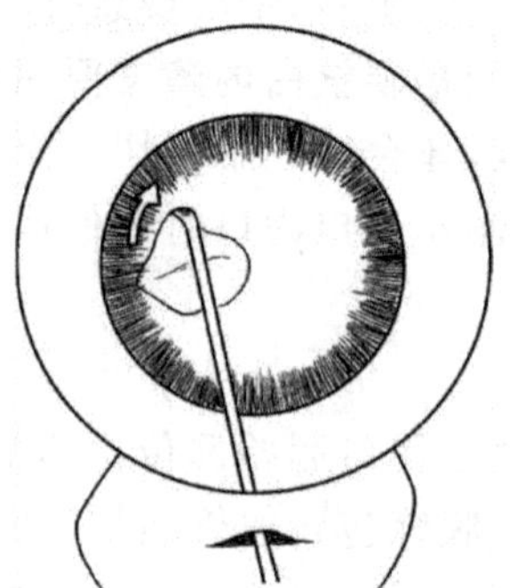

图 12-23　翻折前囊膜瓣

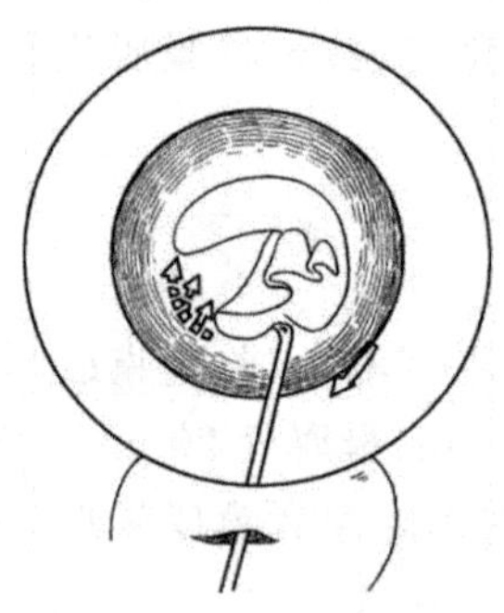

图 12-24　逐渐撕出圆形开口

CCC 的注意事项：撕囊的直径一般为 5.0～5.5 mm；撕囊边缘要与植入的 IOL 光学部略有重叠（0.5 mm）；换手重新夹持囊膜瓣时应该靠近囊膜瓣根部；重新夹持囊膜瓣前，应在晶状体中央松开囊膜。

对于全白白内障也可用台盼蓝或吲哚青绿（indocyanine green，ICG）进行囊膜染色后完成撕囊。对皮质液化膨胀的白内障因囊膜张力较大，撕囊时容易产生放射状裂口，关键技术是注入足量的黏弹剂压平前囊膜，以平衡晶状体内部的压力，在做好囊膜小瓣后也可以吸出液化的皮质以减轻囊膜的张力，然后再继续完成撕囊。

七、水分离

白内障超声乳化手术过程中水分离和水分层统称为水分离技术(见图 12-25)。白内障尖峰技术已经可以省略此步骤了,但对大多数初学白内障手术的医师还是应该掌握这项技术。

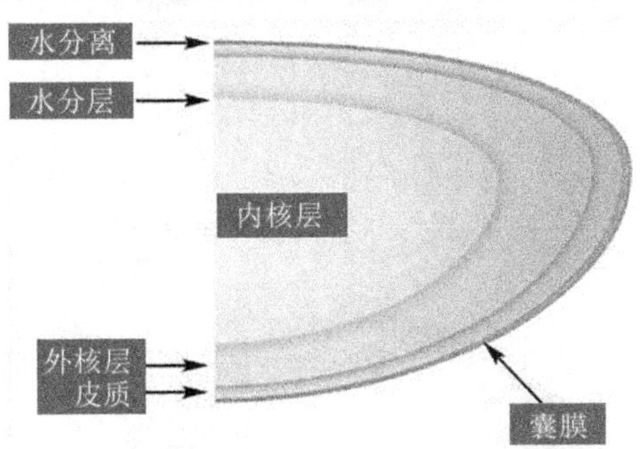

图 12-25　晶状体结构示意图和水分离、水分层的相关解剖

水分层是将针头置于晶状体皮质与外核层间,借助水流力量使晶状体皮质与外、内核层分离。水分离(见图 12-26)是将针头置于晶状体囊膜和皮质之间,借助水流力量将晶状体囊膜与皮质分离。

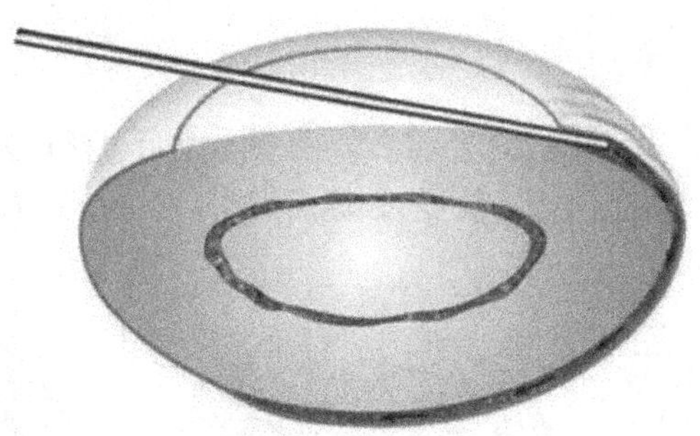

图 12-26　水分离

水分离的操作步骤如下。

(1)将冲洗针头置于前囊膜下,并轻轻挑起前囊膜(见图 12-27)。

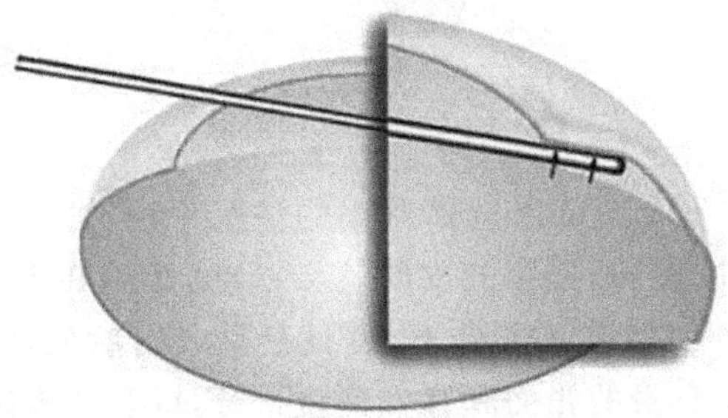

图 12-27　水分离操作步骤(1)

(2)缓慢注水,可以看到水波纹在后囊膜与皮质间流动(见图 12-28)。

(3)向下轻压核,使液体从周边流出。旋转核块,确保水分离充分(见图 12-29)。

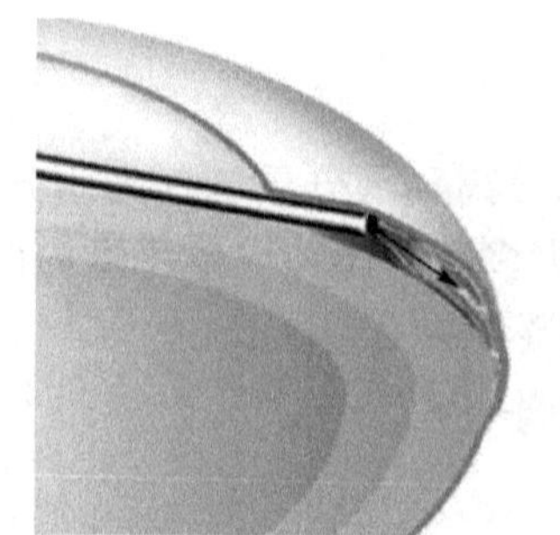

图 12-28　水分离操作步骤(2)

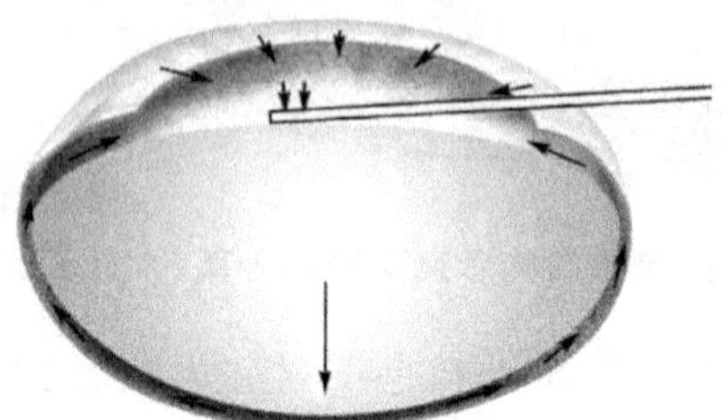

图 12-29　水分离操作步骤(3)

八、皮质的吸除

当超声乳化操作完成后，更换为注吸(I/A)手柄，然后进行皮质的吸除。操作时，保持I/A手柄头上的注吸孔始终保持向上，吸住皮质后拉向中心，并有旋转动作，用足够负压吸除(见图 12-30)。

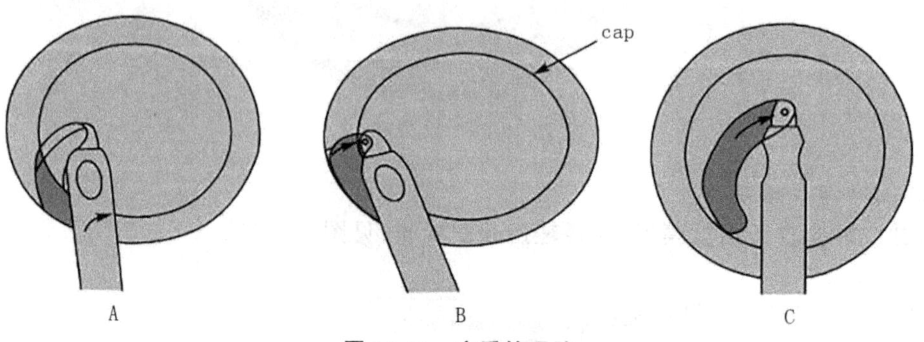

图 12-30　皮质的吸除

12 点或主切口下方的皮质吸除可以选择弯头的注吸手柄，如仍不能吸除干净，可在注入人工晶状体后随着人工晶状体的旋转，残留的皮质就会松动，然后在人工晶状体的保护下，安全地将其吸除干净(见图 12-31)。如果误吸了囊膜，囊膜会呈放射状皱褶(见图 12-32)，此时应立即停止操作，然后等待囊膜依靠自身的张力和弹性慢慢松开，或利用脚踏控制的回吐功能来松开囊膜，然后再继续操作，切忌此时紧张牵拉囊膜，会引起后囊膜破裂，并造成玻璃体脱出。

九、人工晶状体(IOL)的植入

吸除干净皮质后，前房和晶状体囊袋内重新注入适量的黏弹剂，撑开囊袋的同时并保持前房的适当深度，就可以植入 IOL。折叠 IOL 已是目前 IOL 的主流，一般用配套的 IOL 推助器将

IOL 植入囊袋内，然后用调位钩顺时针适当调整 IOL 的位置，以保证 IOL 位于囊袋内并居中。

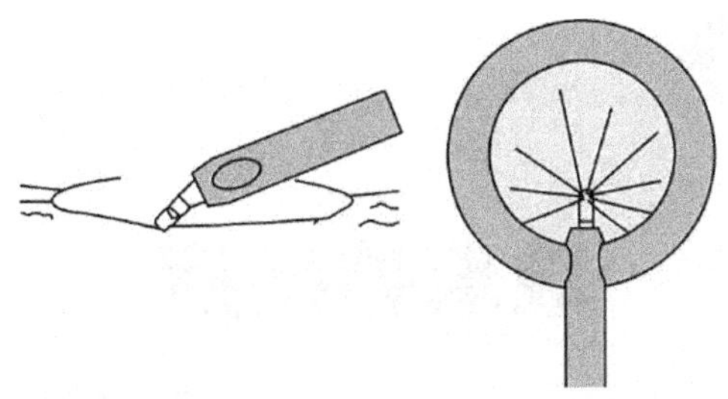

图 12-31　植入人工晶状体后吸除 12 点皮质

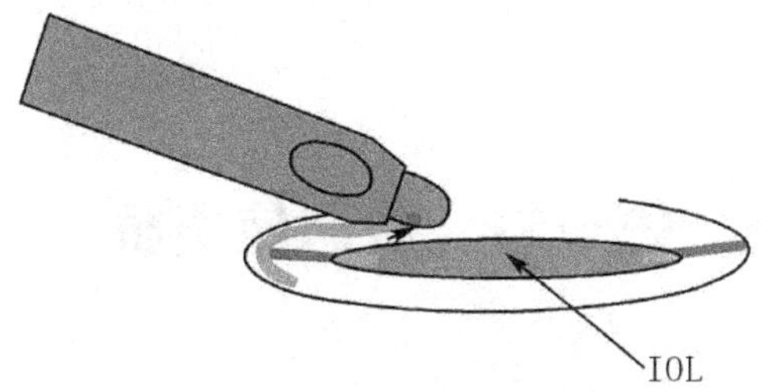

图 12-32　误吸后囊膜的放射状皱褶

十、黏弹剂的吸除

植入 IOL 后，应将眼内的黏弹剂吸除干净，包括前房和 IOL 后房的黏弹剂。黏弹剂残留会引起术后一过性眼压升高，给患者造成不必要的痛苦。

十一、切口的密闭和前房形成

吸除干净黏弹剂后，观察前房的形成情况，一般要对主切口进行密闭操作。方法是用注射器和冲洗针头对切口两侧角膜基质层适当注水，造成轻度水肿，以达到密闭切口的目的。最后从辅助切口向前房内注入适量平衡盐灌注液形成前房，就可以放心结束手术了。

（张伦占）

第十三章

玻璃体疾病

第一节　玻璃体炎症

玻璃体是细菌、微生物极好的生长基，细菌等微生物进入玻璃体可导致玻璃体炎，又称眼内炎。内源性眼内炎常发生在免疫功能低下的患者，大量使用广谱抗生素后常发生真菌性感染。手术后眼内炎最常见的致病菌为葡萄球菌。

一、病因

(一)内源性

病原微生物由血流或淋巴进入眼内或由于免疫功能抑制、免疫功能缺损而感染。如细菌性心内膜炎、肾盂肾炎等可引起玻璃体的细菌性感染。器官移植或肿瘤患者化疗后或大量使用广谱抗生素后常发生真菌性感染，常见的致病菌为白色念珠菌。

(二)外源性

(1)手术后眼内炎：手术后眼内炎可发生在任何内眼手术以后，如白内障、青光眼、角膜移植、玻璃体切割和眼穿通伤修复等。最常见的致病菌为葡萄球菌。病原菌可存在于眼睑、睫毛、泪道内，手术缝线、人工晶状体等也可以成为感染源。

(2)眼球破裂伤和眼内异物。

二、临床症状

内源性眼内炎症状为视力模糊；手术后细菌性眼内炎通常发生在术后1～7天，突然眼痛和视力丧失；真菌性感染常发生在手术3周后。

三、临床体征

(1)内源性感染存在全身感染灶和相应的体征，眼部感染通常从眼后部开始，可同时存在视网膜炎症性疾病。病灶发白，边界清楚。开始是分散的，以后变大、蔓延到视网膜前产生玻璃体混浊，也可发生前房积脓。

(2)手术后细菌感染常有眼睑红肿，球结膜混合充血。伤口有脓性渗出，前房积脓或玻璃体积脓，虹膜充血。不治疗视力会很快丧失。

(3)术后真菌感染常侵犯前部玻璃体，前部玻璃体表面积脓或形成膜，治疗不及时感染可向后部玻璃体腔和前房蔓延。

四、辅助诊断

(1)影像诊断：超声检查显示玻璃体腔内点状混浊(见图13-1)，如果玻璃体腔内出现不规则团块状混浊，脉络膜增厚常提示玻璃体脓疡形成。

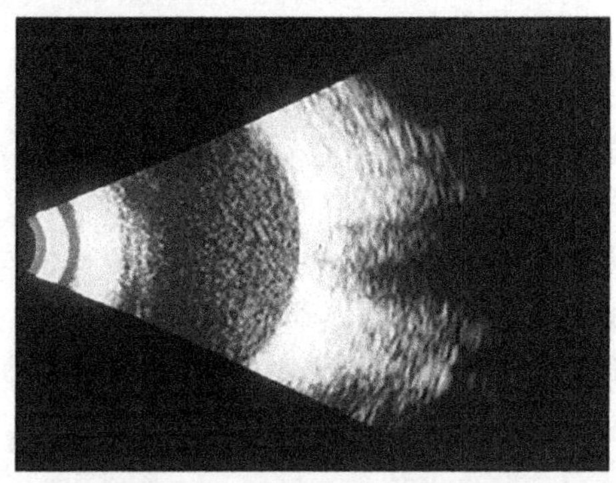

图13-1 一眼内炎患者的眼B超图像：显示玻璃体内密集的点状混浊

(2)实验室诊断：怀疑眼内炎要抽取玻璃体液行革兰氏染色和细菌、真菌培养。

(3)内源性眼内炎要行血液细菌培养，应存在菌血症。

五、治疗

(1)抗生素或抗真菌药取决于细菌培养和药物敏感测定的结果，但最初的给药可基于房水和玻璃体革兰氏染色结果。给药途径如下。①玻璃体腔内注药：万古霉素1.0 mg溶于0.1 mL；或阿米卡星0.4 mg溶于0.1 mL；或头孢他啶0.25 mg溶于0.1 mL。上述药联合地塞米松0.4 mg溶于0.1 mL内。②结膜下注射：万古霉素25 mg溶于0.5 mL；或阿米卡星25 mg溶于0.5 mL；或头孢他啶100 mg溶于0.5 mL。上述药联合地塞米松6 mg溶于0.25 mL内。③结膜囊点药：各种抗生素眼水，可以不同抗生素眼水联合使用，并增加一些皮质激素眼水。④静脉给药：同全身抗生素使用原则，内源性眼内炎的治疗主要通过静脉给药和玻璃体腔注药。

(2)玻璃体切除术：玻璃体切割能排除玻璃体腔脓肿，清除致病菌，迅速恢复透明度，并且有利于前房内感染物质的排出，目前广泛用于眼内炎的治疗。手术开始时可先抽取玻璃体液进行染色和细菌培养染色包括革兰氏染色、吉姆萨染色和特殊真菌染色，以便确定致病菌。

六、预后

眼内炎的预后与致病菌的毒性和干预的是否及时、用药是否准确、细菌是否耐药等多种因素有关。自然病程会导致眼球萎缩。

七、患者教育

交待自然病程的结局，和药物选择的局限性，以及手术风险，术后后续治疗的可能性等。

(吴国庆)

第二节　玻璃体积血

玻璃体本身无血管，不发生出血。玻璃体积血多因内眼血管性疾病和损伤引起，也可由玻璃体后脱离、视网膜裂孔、视网膜新生血管破裂、眼肿瘤等以及全身性疾病引起。

一、病因

（1）糖尿病视网膜病变导致的玻璃体积血占玻璃体积血的39%～54%。

（2）视网膜裂孔和视网膜脱离占玻璃体积血的12%～17%。

（3）玻璃体后脱离时，一般出血量较小。

（4）眼外伤睫状体损伤可以导致大量玻璃体积血。

（5）视网膜血管性疾病伴缺血性改变：视网膜中央静脉或分支静脉阻塞引起的玻璃体积血发生率仅次于糖尿病视网膜病变，此外还有视网膜静脉周围炎（Eales病）、镰状细胞病、未成熟儿视网膜病变。

（6）视网膜血管瘤。

（7）炎性疾病伴可能的缺血性改变：视网膜血管炎；葡萄膜炎包括扁平部炎。

（8）黄斑部视网膜下出血，出血量大时，可以穿透视网膜进入玻璃体。

（9）其他引起周边视网膜产生新生血管疾病：①家族性渗出性玻璃体视网膜病变（家族性渗出性玻璃体视网膜病变）；②视网膜劈裂症；③视网膜毛细血管扩张症。

（10）Terson综合征：蛛网膜下腔出血合并玻璃体积血。

二、临床症状

玻璃体积血量少时患者眼前飘动红色烟雾。

三、临床体征

眼底检查可以看到视盘或部分视网膜；出血量大时患者视物发黑，整个眼底不能窥见（见图13-2）。时间较长的玻璃体积血变为白色混浊。

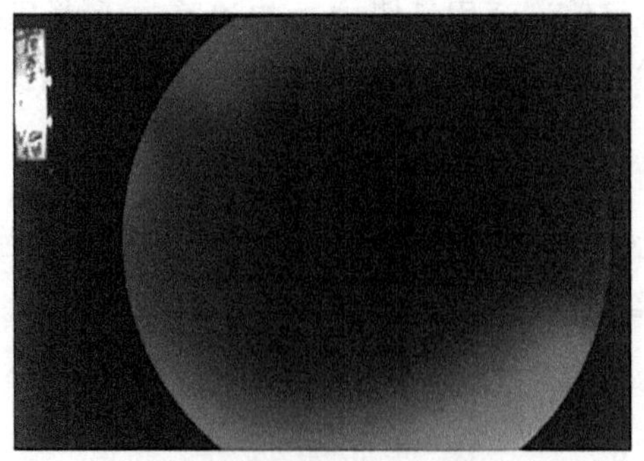

图13-2　玻璃体积血的眼底改变

四、辅助诊断

眼部超声检查：积血量大不能看清眼底时要进行眼超声检查，确定有无视网膜脱离、眼内占位等病变。

五、诊断与鉴别诊断

依据症状和眼底检查进行诊断。患者应进行双眼眼底检查，以寻找病因。眼底不能窥见时应进行超声检查，排除视网膜脱离和眼内肿瘤。也可令患者头高位卧床休息 2 天以后，再行眼底检查。

六、治疗和预后

(1)出血量少的不需特殊处理，可等待其自行吸收。

(2)怀疑存在视网膜裂孔时，令患者卧床休息，待血下沉后及时给予激光封孔或视网膜冷冻封孔。

(3)大量出血者吸收困难，未合并视网膜脱离和纤维血管膜时的可以等候 2～3 个月，如玻璃体血仍不吸收时可进行玻璃体切除术，合并视网膜脱离或牵拉性视网膜脱离时，应及时进行玻璃体切除术。

七、随诊

玻璃体积血原因不明时要进行随诊，超声检查可每周一次。

（吴国庆）

第三节 玻璃体猪囊尾蚴病

玻璃体猪囊尾蚴病在我国北方地区并非少见。绦虫的卵和头节穿过小肠黏膜。经血液进入眼内。猪囊尾蚴病首先停留在脉络膜，然后进入视网膜下腔，再穿透视网膜进入玻璃体。

一、临床症状

患者有时自己看到虫体变形和蠕动时的阴影，合并眼内炎时视力下降。

二、体征

眼底检查可见视网膜下或玻璃体内黄白色半透明圆形猪囊尾蚴，大小为 1.5～6 PD，强光照射可引起囊尾蚴的头部产生伸缩动作，头缩入囊内时可见有致密的黄白色圆点。猪囊尾蚴进入玻璃体后引起玻璃体混浊，有时引起视网膜脱离。

三、辅助诊断

（一）影像检查

合并玻璃体混浊时进行眼超声检查，有时可探及活动的头节。

(二)实验室检查

绦虫抗体检测。

四、诊断与鉴别诊断

(1)依据眼内虫体的存在,酶联免疫吸附实验(ELISA)检测绦虫抗体呈阳性。

(2)鉴别诊断应排除视网膜囊肿,视网膜囊肿常合并陈旧性视网膜脱离,无头节。

五、治疗

存在于周边部视网膜下的猪囊尾蚴可通过巩膜侧取出,进入玻璃体腔的猪囊尾蚴可用玻璃体切除术取出虫体。

六、预后

虫体死亡者会导致眼内炎,使得视力损伤严重,手术时应尽量避免虫体破裂,遗漏部分组织于眼内。

七、随诊

患者手术后应随诊,以防手术并发症的出现。

八、患者教育

告知患者猪囊虫是食入患病的猪肉造成的,以及猪囊虫的形态,避免再次食入。

(吴国庆)

第四节 遗传性玻璃体视网膜病变

一、遗传性视网膜劈裂症

遗传性视网膜劈裂症又名青年性视网膜劈裂症,为性连锁隐性遗传。表现为玻璃体视网膜的变性。常为双眼发病。自然病程进展缓慢,部分病例可自行退化。

(一)症状

患者可无症状或仅有视力减退。

(二)体征

(1)眼底检查见视网膜内层隆起,呈纱膜样改变(见图 13-3),通常在颞下象限,劈裂视网膜前界很少达锯齿缘,而后界可蔓延到视盘。常合并内层裂孔。如果视网膜内层和外层都出现裂孔,将会发生视网膜脱离。

(2)黄斑部出现典型的"辐轮样结构"或称"射线样结构"改变。

(3)部分病例发生反复的玻璃体积血。

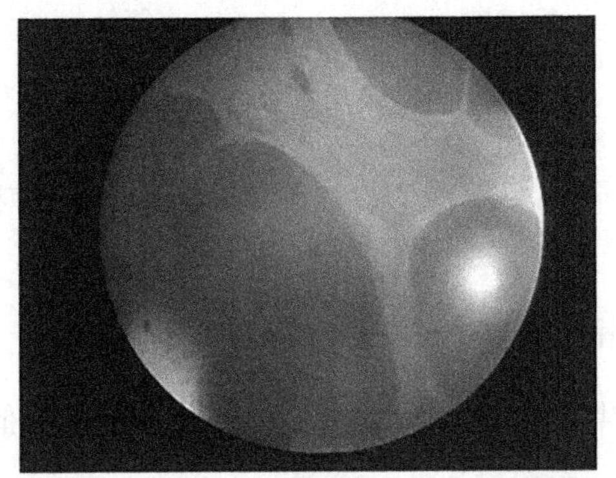

图 13-3 遗传性视网膜劈裂症患者的眼底照片

(三)辅助诊断

电生理检查视网膜电流图显示 a 波振幅正常、b 波振幅下降。

(四)诊断与鉴别诊断

1.诊断

依据眼底改变和视网膜电图。

2.鉴别诊断

要与视网膜脱离相鉴别,后者脱离的视网膜颜色白,网膜比劈裂的网膜要厚,裂孔为全层,视网膜电图 a 波和 b 波均下降。

(五)治疗与预后

该病不合并视网膜脱离时,无手术指征。合并玻璃体积血时,最好采取保守治疗。当合并视网膜脱离时,应及时进行手术治疗。

二、Goldmann-Favre 综合征

Goldmann-Favre 综合征又称“增强的 S-锥体综合征”或者称蓝锥体综合征,曾被描述为玻璃体视网膜营养障碍症。视网膜的组织学改变证实患者没有视杆细胞,而视锥细胞数量增加两倍,且 92%是蓝色视锥细胞。

(一)症状

夜盲、对蓝光敏感。

(二)体征

检眼镜下色素性视网膜变性,空玻璃体腔,后极部可见有光泽的黄色圆形病变沿着血管弓分布,黄斑劈裂,有时周边视网膜劈裂。

(三)辅助诊断

(1)视网膜电图:暗光下的视网膜电图对弱刺激无反应,对强刺激有一个较大的较慢的反应,明适应视网膜电图的对强光刺激与暗适应视网膜电图反应相同,蓝光刺激时,敏感性增大。

(2)视网膜中周部和远周部之间有不同程度的视野缺损。

(四)诊断与鉴别诊断

(1)依据临床症状和典型的视网膜电图改变。

(2)基因诊断:常染色体隐性遗传,基因 NR2E3 突变。

(五)治疗与预后

目前无干预手段。

(六)患者教育

该病属于视杆细胞发育异常,目前尚无治疗手段,为避免蓝光刺激,可配戴黄光或茶色的太阳镜。

三、Wagner 病、Jansen 病和 Stickler 综合征

这是一组合并玻璃体液化,同时有玻璃体视网膜病变和全身其他部位的发育异常,为常染色体显性遗传。

(一)症状

一般无临床症状,当合并视网膜脱离时可有相应的症状。

(二)体征

(1)早年发生白内障。

(2)眼底特点:玻璃体液化致巨大的透明空腔;赤道部和血管周围子午线方向的格子样变性;视网膜前玻璃体有致密的无血管膜牵引视网膜;容易发生视网膜脱离。

(3)Stickler 综合征又称 Stickler 关节病玻璃体视网膜变性综合征,也称 Wagner-Stickler 综合征,患者面部较平,听力丧失,关节问题和眼部异常,为常染色体显性遗传病。眼部特点:视网膜前有无血管膜,血管旁格子样变性(见图 13-4)。玻璃体液化形成空腔、近视、白内障,视网膜脱离的发生率高,伴多发裂孔。

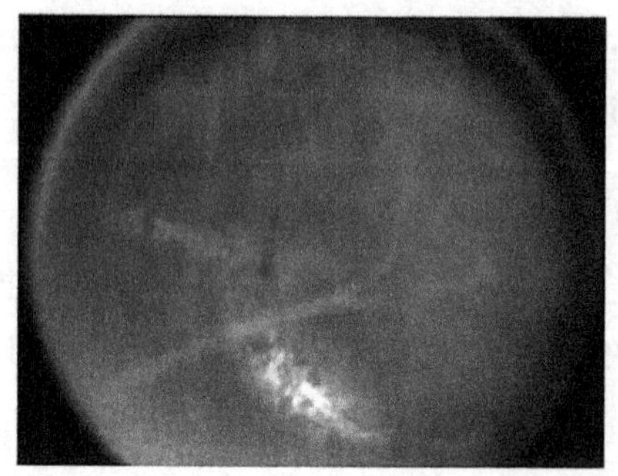

图 13-4　Wagner-Stickler 综合征的视网膜格子样变性

(三)辅助诊断

(1)视网膜电图显示轻微下降的 a 波和 b 波。

(2)基因诊断:目前确定 COL2A1,COL11A1,COL11A2,COL9A1,COL9A2 基因突变分别导致Ⅰ~Ⅴ型 Stickler 综合征。Ⅰ型视网膜脱离风险高,Ⅱ型也包括眼部异常,Ⅲ型不包括眼部改变,也称非眼部病变 Stickler 综合征,Ⅱ型和Ⅲ型比Ⅰ型听力丧失比例高,Ⅳ型和Ⅴ型较少见。

(四)诊断与鉴别诊断

诊断依据临床表现和遗传特点,该病为常染色体显性遗传。有文献报告 Wagner 病不合并视网膜脱离,Stickler 病合并较高的视网膜脱离。

(五)治疗与预后

患者应警惕视网膜脱离。

（六）随诊

对患者应进行眼底随诊，合并视网膜脱离，应尽早进行手术治疗。

（七）患者教育

嘱咐患者出现固定方向闪光或新的漂浮物要及时就诊。

四、家族性渗出性玻璃体视网膜病变

家族性渗出性玻璃体视网膜病变是常染色体显性遗传病，眼底改变类似早产儿视网膜病变，颞侧周边视网膜存在无血管带，纤维组织增殖，导致牵拉性视网膜脱离，并合并视网膜下渗出和渗出性视网膜脱离。

（一）症状

患者常无症状，查体时发现视力较差，但变异程度范围较大。

（二）体征

颞侧周边部视网膜存在无血管区和增殖病变，新生儿期可看到视网膜血管牵引，严重者可合并玻璃体积血、视网膜渗出。以后可发生晶状体后纤维增殖、视网膜毛细血管扩张、视网膜皱襞，该病变双眼改变对称（见图 13-5）。

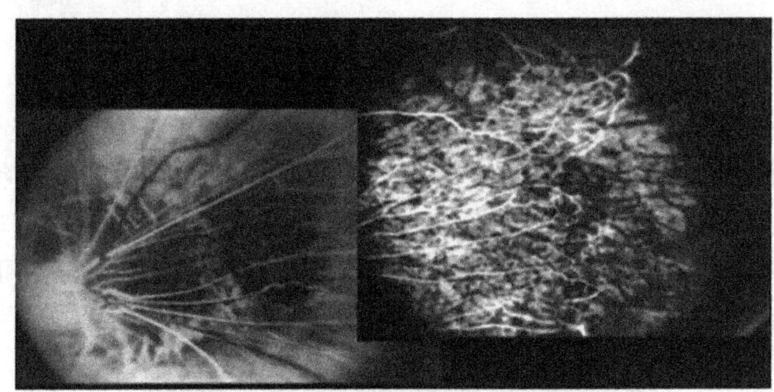

图 13-5　家族渗出性玻璃体视网膜病变

（三）诊断与鉴别诊断

（1）诊断依据眼底改变和家族成员的检查。

（2）通常为常染色体显性遗传，也有 X-连锁遗传，后者常连锁到诺里病的基因位点上。

（3）家族性渗出性玻璃体视网膜病变的眼底改变与未成熟儿视网膜病变的改变相同。但发生在足月产婴儿，有家族史，家族成员中眼底周边有血管牵引或无灌注区。未成熟儿视网膜病变：发生在低体重的早产儿，常有大量吸氧史。眼底周边部血管分化不良致无血管区，最初发生增殖性病变在颞侧周边。家族性渗出性玻璃体视网膜病变常发生在无吸氧史的足月产儿。

（四）治疗与预后

尚无成熟的治疗方案，患儿常因玻璃体积血和纤维增殖发生牵引性视网膜脱离，也可发生渗出性视网膜脱离，如果发生可行手术修复。早期预防性治疗是否必要尚无一致的认识。

（吴国庆）

第五节　增生性玻璃体视网膜病变

增生性玻璃体视网膜病变定义为视网膜表面发生无血管的纤维细胞性的膜的增生，是引起视网膜再脱离的主要原因。多数眼发生在近期孔源性视网膜脱离修复术后，部分自发增生性玻璃体视网膜病变发生在陈旧视网膜脱离，外伤和炎症性视网膜脱离。增生性玻璃体视网膜病变自发的吸收很罕见。发生增生性玻璃体视网膜病变的危险因素：大面积的视网膜脱离、较大的裂孔、玻璃体积血、眼外伤、孔源性视网膜脱离合并脉络膜脱离；近期内的视网膜手术、大范围的冷凝、术中出血；术后视网膜裂孔闭合不佳、术后发生脉络膜脱离等。长期的视网膜脱离可以自发产生增生性玻璃体视网膜病变。

一、临床症状

视网膜脱离修复术后视力再下降。

二、临床体征

增生性玻璃体视网膜病变通过视网膜色素上皮细胞、胶质细胞和一些炎性细胞及炎性细胞因子等在视网膜表面和玻璃体内增殖，这些细胞具有收缩特性，它们的收缩牵引了视网膜，形成了视网膜的固定皱襞(见图 13-6)；它们的牵引可以导致视网膜裂孔再开放；轻微的增殖表现为视网膜前膜，发生在黄斑区为黄斑前膜。增生性玻璃体视网膜病变多发生在下方，推测与细胞的重力有关。

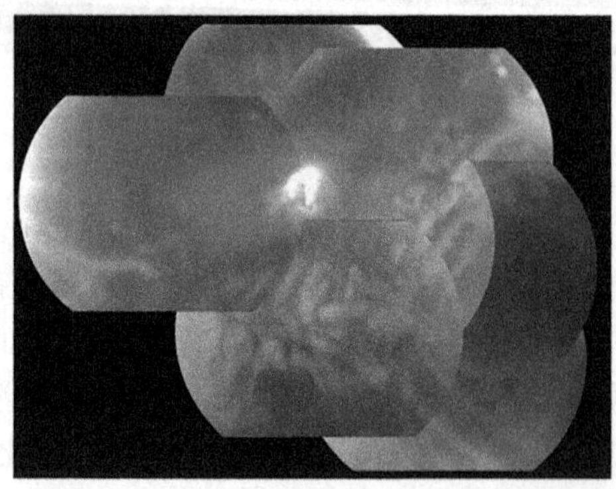

图 13-6　视网膜脱离合并严重增生性玻璃体视网膜病变

三、治疗与预后

术前已存在增生性玻璃体视网膜病变和术后发生增生性玻璃体视网膜病变导致视网膜再脱离眼要尽快进行玻璃体手术，手术要彻底清除玻璃体，清除全部视网膜前膜，尽量不制造视网膜裂孔，避免更多的视网膜色素上皮细胞进入玻璃体腔，尽量不采用冷凝而采用光凝封闭裂孔，发生大范围的视网膜前移位时，建议摘除晶状体，小心清除基底部引起前移位的玻璃体。

四、随诊

术后一段时间要随诊，警惕视网膜再脱离。

五、患者教育

告知患者合并增生性玻璃体视网膜病变的视网膜脱离增加了视网膜手术的难度，手术时间的延长和术后反应增加等可能性，术后体位配合的必要性和随诊的必要性。

（吴国庆）

第十四章

青 光 眼

第一节 原发性青光眼

原发性青光眼是具有与眼压异常升高相关的特征性视神经损害的一种青光眼。不伴有已知的可能引起眼压升高的眼部或全身性疾病。根据房角的开放与否,特别是眼压升高时房角的开放情况,原发性青光眼又可分为原发性闭角型青光眼和原发性开角型青光眼。

一、原发性闭角型青光眼

原发性闭角型青光眼是由于无明显继发因素而发生房角暂时性或永久性关闭而引起眼压升高的一类疾病。患者年龄多为 40 岁以上,尤以 50～70 岁居多,女性较男性多 2～4 倍。为双眼疾病,但多一眼先发病。其发病与否取决于前房深度,特别是周边前房的深度,这与遗传有关,双眼多具有一致性,若双眼前房深度差别极大,则应除去继发因素。

闭角型青光眼根据其前节结构的不同其发病特点也不同,目前国内仍沿用传统的分类方式,即根据发病的缓急分为急性闭角型青光眼及慢性闭角型青光眼。

(一)急性闭角型青光眼

此型青光眼发病较突然,眼压在短时间内急剧升高,国内外学者尚无共识性临床分型方法,国内习惯上依症状与体征分为以下几个不同临床阶段。依症状与体征

1.临床前期

指对侧眼明确诊断为急性闭角型青光眼,该眼同样具有浅前房、窄房角的解剖特点,但并无明显眼压升高的症状及体征。有急性闭角型青光眼家族史并具有浅前房、窄房角的解剖特点,无眼压升高的症状和体征、房角无粘连但激发试验阳性者也可归于此列。

2.前驱期

在浅前房、窄房角的基础上,患者出现轻度眼疼、眼胀或鼻根部酸胀感,也可有虹视、恶心等症状,出现症状时若行眼部检查可有轻度睫状充血、角膜透明度减退、前房较对侧浅、瞳孔略大及轻度眼压升高。其诱发因素包括过度疲劳、情绪波动、长时间阅读或低头动作以及一些具有散瞳作用的因素,如环境黑暗、药物作用等。但自觉症状及体征均类似急性发作期但均较轻微,且持续时间较短,通常为数小时,经过休息或去除诱发因素,上述症状多可自行缓解。随着病情加重,

症状的持续时间逐渐延长而间隔时间缩短，症状逐渐加重直至进入急性发作期。部分患者可由于解剖特点与某种诱因的共同作用不经过此期直接表现为急性发作。

所谓虹视是指患者看白炽灯时周围出现彩色的光环，在青光眼患者通常是由于眼压增高引起角膜上皮水肿而使光线发生异常折射而产生的视觉改变。但出现虹视并不一定是青光眼，正常人在有水雾的环境下看白炽灯也可出现虹视，某些角膜瘢痕或晶状体发生硬化或特殊改变时也可能发生虹视，但这种虹视环的直径较小且持续存在、不伴有其他不适。正常人当泪液发生变化时也可出现一过性的较大的虹视环，随着瞬目可迅速消失。

3.急性发作期

由于房角大部或全部突然关闭而致患者眼压在短时间内急剧升高，多在5.3 kPa（40 mmHg）以上，甚至可达10.7 kPa(80 mmHg)以上。通常有急剧眼疼、眼红、视物不清，可伴剧烈头疼、恶心甚至剧烈呕吐，甚至可伴体温增高、脉搏加速甚至血压升高。检查可见结膜睫状或混合充血、可有结膜水肿；角膜上皮雾样水肿、混浊，甚至可出现角膜大疱，角膜后壁可见棕色沉着物；前房一般明显浅于对侧眼，周边可消失，可见闪光和浮游物，甚至可出现絮状渗出；根据高眼压持续的时间长短虹膜可表现为水肿、隐窝消失或扇形萎缩，也称为节段性萎缩，后者是由于长时间高眼压致使局部呈放射状排列的某些虹膜血管闭塞而致局部虹膜因缺血而萎缩；高眼压也可使瞳孔括约肌麻痹甚至萎缩致瞳孔中度散大，常呈竖椭圆形，对光反应迟钝，偶见瞳孔缘后粘连；有些患者可见晶状体前囊下不规则的、蓝白色点片状混浊，称为青光眼斑。有人将青光眼急性发作后出现的角膜后壁和晶状体前囊的色素性沉着物、虹膜扇形萎缩及晶状体表面的青光眼斑称为青光眼急性发作“三联征”。药物降低眼压或局部滴用甘油后若角膜能透明，则眼底检查有时可见视盘充血、水肿，动脉搏动，视网膜静脉扩张，偶见小片状视网膜出血。房角检查则可见周边虹膜高度膨隆，常看不见功能小梁。眼压下降后，根据高眼压持续时间的不同，部分患者房角可全部或部分重新开放。

急性发作后，根据眼压控制的情况，部分患者全部或大部房角重新开放进入缓解期，部分由于高眼压持续时间过长，大部房角不能开放而进入慢性期。少数患者由于眼压过高、持续时间过长而于数日内导致永久性失明。

4.间歇期

上述急性发作后，经过治疗或自行缓解，部分患者的大部分房角可重新开放，若停用一切局部或全身降眼压药物48小时以上，眼压仍能保持正常，则可认为进入缓解期。但由于患者发病的解剖基础未能得到根本改变，日后仍有可能再次急性发作。

5.慢性期

部分急性发作的患者因未能得到及时治疗或缓解，高眼压持续时间过长造成大部分房角永久性粘连或功能受损，通常当1/2～2/3房角受累时即可发生持续性眼压升高，早期仍可有明显眼压升高的症状和急性发作后遗留的体征，晚期则仅遗留瞳孔开大、虹膜萎缩及青光眼斑等，多可造成类似于原发性开角型青光眼的视神经损害或视野缺损，甚至失明。

6.绝对期

由于长时间高眼压造成严重视神经损害而失明。部分患者仍有眼胀、头疼症状，检查患眼无光感，可见角膜水肿、大疱甚至带状混浊，结膜充血，前房极浅、虹膜萎缩或可见新生血管、瞳孔色素外翻及晶状体混浊，有的可出现巩膜葡萄肿，严重时易发生眼球破裂。晚期由于睫状体功能减退，眼压降低等而最终眼球萎缩，由于眼球功能异常，免疫力降低，易发生角膜溃疡甚至全眼球炎。

(二)慢性闭角型青光眼

此型患者通常无明显发作性眼压升高的病史，发病年龄似小于急性闭角型青光眼患者。常在体检或因其他原因行常规眼部检查中偶然发现，部分患者就诊时一眼或双眼常已有明显眼压升高或视神经及视功能损害。

1.症状

由于患者眼压呈逐渐缓慢升高，此型患者一般无明显眼疼、眼胀、视物不清等急性眼压升高的症状。

2.体征

眼部检查除眼压升高外常无明显充血表现，角膜透明，前房较浅，部分患者周边明显浅于正常，而中轴前房深度则可接近正常，伴或不伴轻度周边虹膜膨隆。房水及瞳孔无明显变化，眼底检查常可见类似开角型青光眼的视神经改变。房角镜检查可见不同程度的房角黏附性和粘连性关闭。

3.辅助诊断

(1)周边前房深度检查。

手电筒侧照法：以聚光手电自颞侧角膜缘平行于虹膜照射，如虹膜平坦，则全部虹膜均可被照亮；如有虹膜膨隆或晶状体前凸，则鼻侧虹膜照亮范围依据虹膜膨隆的程度而不同。我国青光眼学组针对此法测量前房中轴深度曾采用以下分级标准。①深前房：全部虹膜均可被照亮；②中前房：光线达鼻侧虹膜小环与角膜缘之间；③浅前房：光线不能越过鼻侧虹膜小环。

裂隙灯周边前房深度测量法以极窄的裂隙光源，于鼻侧或颞侧，垂直于角膜缘照在角膜-虹膜间隙消失点的稍前方，光源与裂隙灯观察镜成60°。用角膜光切面的厚度(CT)表示周边前房深度，并以此估计前房角宽度。因此法在临床运用时有其不便之处，国内学者将其改良为：令患者注视光源，裂隙光源于6点角膜缘处，与裂隙灯观察镜成30°～45°，观察角膜缘处角膜后壁与虹膜之间的距离，同样用角膜光切面的厚度(CT)表示周边前房深度，一般分为1 CT、1/2 CT或1/4 CT，通常认为前房角宽度为1/2 CT或以上者不太可能发生房角关闭，否则均有可能关闭。

(2)前房角镜检查：是闭角型青光眼诊断的必备检查，有助于闭角型青光眼的诊断、分型以及鉴别诊断，同时对于闭角型青光眼治疗方式的选择也有决定性作用。

(3)超声生物显微镜检查：是闭角型青光眼诊断的重要辅助检查，有助于观察自然光线下房角的开放情况及虹膜形态、厚度等特征的观察。由于超声可穿透虹膜，还有助于观察睫状体或睫状突的位置以及虹膜、睫状体囊肿等病变，有助于闭角型青光眼的诊断与鉴别诊断。许多学者认为超声生物显微镜是诊断高褶虹膜构型、恶性青光眼的有效工具。

(4)相干光断层扫描仪：可用于观察前房深度及房角情况，但由于无法穿透虹膜，因而无法用其观察睫状体或睫状突的位置以及虹膜、睫状体囊肿等病变。

(5)视野检查：有助于闭角型青光眼病程及预后判定，对治疗方案的选择有参考价值。

(6)激发试验：指临床上采用一些方法模拟生活中易于造成房角关闭的诱发因素，促使瞳孔散大或晶状体前移，观察在特定条件下房角是否关闭，眼压是否升高，以预测患者发生闭角型青光眼的可能。如暗室试验、暗室加俯卧试验、散瞳试验等。目前国内临床常用的为前两种，多用于以下患者：各种检查手段证实具有浅前房、窄房角的解剖特征，但眼压正常，房角检查无明显周边虹膜前粘连，伴或不伴有轻微的发作性眼胀、虹视、鼻根酸疼等症状或闭角型青光眼阳性家族史者。激发试验前后测量眼压，眼压升高≥1.1 kPa(8 mmHg)且房角镜下房角关闭为阳性。应该注意的是激发试验阴性并不能排除日后发生房角关闭的可能。具体方法如下。①暗室试验：患者保持清醒状态在暗室停留 60～90 分钟前后测量眼压，眼压升高≥1.1 kPa(8 mmHg)且房角镜下房角关闭为阳性。②俯卧试验：患者俯卧 60 分钟并保持清醒，眼压升高≥1.1 kPa(8 mmHg)。③暗室加俯卧试验：为上述两种激发试验的结合，即在暗室环境下行俯卧试验，目的是提高激发试验的阳性率，需要特别注意的是试验后应立即在微弱的光线下完成眼压测量。

4.鉴别诊断

(1)与全身性疾病鉴别：急性闭角型青光眼急性发作时有严重的恶心、呕吐及剧烈头疼、心率加快、甚至体温升高等全身症状，易被误诊为消化系统或神经系统疾病而延误治疗甚至造成失明。但只要注意眼部检查并不难鉴别。

(2)与急性虹膜睫状体炎鉴别：鉴别要点主要在前房深度、眼压升高的程度及瞳孔大小。急性闭角型青光眼常眼压较高，多可达 5.3 kPa(40 mmHg)以上且多伴角膜水肿，前房较正常人或对侧眼明显变浅，瞳孔多为中等散大。而虹膜睫状体炎患者瞳孔多较小、眼压很少超过 5.3 kPa(40 mmHg)、前房深度多正常。

(3)青光眼睫状体炎综合征：多有羊脂状或灰白色 KP，前房深度多正常。

(4)新生血管性青光眼：眼压下降角膜透明后可见虹膜新生血管，双眼前房深度多正常。

(5)晶状体源性青光眼：可见晶状体的改变，如晶状体混浊、双侧前房深度不等、前房内可见颗粒状白色浮游物等。

(6)原发性开角型青光眼：慢性闭角型青光眼由于无眼部自觉症状及眼部充血、瞳孔散大等体征，部分患者前房中轴并不太浅，易误诊为原发性开角型青光眼，但必定有较大范围的房角粘连，认真细致的房角检查不难鉴别。

5.治疗

闭角型青光眼的治疗原则为一经确诊应积极药物治疗控制眼压并促进房角重新开放，并应尽早行激光及手术治疗解除瞳孔阻滞、防止房角再次或继续关闭或建立新的房水引流通道。

急性闭角型青光眼的临床前期、前驱期、缓解期多采用激光周边虹膜切除术。

(1)急性发作期和慢性期治疗。

积极的药物治疗控制眼压：常用药物有高渗剂(甘露醇、口服甘油及异山梨醇等)、碳酸酐酶抑制剂、缩瞳剂及 β 受体阻滞剂。若对充血及前房炎症较重者也可适当应用糖皮质激素。待眼压和炎症得到基本控制、角膜透明后，应积极行房角检查，明确房角重新开放的范围并评估其功能，以决定进一步治疗方案的选择。还有极少数患者使用缩瞳剂后眼压不降反而升高、前房变浅，此种情况一经确认可考虑试用散瞳治疗，但应密切观察前房及眼压变化。

若经过积极的药物治疗眼压仍无法控制的可考虑行前房穿刺 多可迅速降低眼压，部分患者经前房穿刺辅以药物治疗可使瞳孔阻滞得以缓解。也有学者认为因角膜水肿无法行激光虹膜周边切除术时也可先试行激光周边虹膜成形术，在部分患者也可起到促进房角开放、眼压下降的作用。经上述积极治疗眼压仍居高不下，角膜出现严重水肿、视功能受到严重威胁者也可考虑急诊行小梁切除术以尽快降低眼压，保护视功能。

急性期经过药物治疗迅速进入缓解期的患者，其房角关闭范围多小于 120°或小于 180°，而进入慢性期的患者，房角关闭范围则多大于 180°。一般来说，房角关闭范围小于 180°者多可行激光或手术周边虹膜切除，而房角关闭范围超过 270°者，其剩余房角功能多不足以维持眼压正常，需行滤过手术。

缩瞳药试验：指房角关闭范围 180°～270°的闭青患者可根据其单用缩瞳剂眼压控制情况选择虹膜周边切除或小梁切除术，即单用缩瞳剂即可将眼压控制正常者仍可考虑谨慎行周边虹膜切除术，但术后应密切随访观察眼压及房角关闭进展情况；而眼压仍不能控制正常者或视功能已有较严重损害者则建议性行滤过手术，一般首选单纯或复合式小梁切除术。

对于视功能极差的慢性期患者或有眼部症状的绝对期患者也可考虑行睫状体光凝术控制眼压，必要时也可考虑睫状体冷冻或眼球摘除术。

(2)慢性闭角型青光眼的治疗：原则上与急性闭角型青光眼的慢性期相似，可根据房角关闭范围及视功能损害的情况尽早选择手术或激光周边虹膜切除或滤过手术。高褶虹膜综合征的患者可酌情行激光周边虹膜成形术或间断少量使用缩瞳剂以促进房角开放或避免房角进行性关闭，但应密切观察房角粘连及瞳孔后粘连的发展情况。

6.随诊

闭角型青光眼中仅有少数单纯瞳孔阻滞因素的患者经过周边虹膜切除后可得到治愈，多数患者仍需要终身随诊或辅助药物或激光治疗。

单纯行激光或手术周边虹膜切除的患者，术后应重新行房角检查，有条件的可行超声生物显微镜检查，重新评估房角开放范围及虹膜、睫状体的形态和位置关系，并定期复查，监测房角关闭范围的变化情况、眼压及视神经损害情况，及时进行补充药物或激光治疗，积极控制病情进展，最大限度地保护患者的视功能。

行滤过手术的患者术后也应定期复查，监测滤过泡、眼压及视功能的情况。术后近期随访过程中若发现滤过泡瘢痕化伴眼压升高可考虑结膜下注射抗代谢药物，如 5-氟尿嘧啶，以对抗瘢痕形成，维持滤过道通畅。

部分抗青光眼术后的闭角型青光眼患者，无论是周边虹膜切除还是滤过手术后仍需要辅助药物治疗才能较好地控制眼压和病情进展。

闭角型青光眼的对侧眼也应尽快行预防性周边虹膜切除术。

7.自然病程和预后

闭角型青光眼若不能得到及时、恰当的治疗可最终导致失明。

8.患者教育

闭角型青光眼患者一经确诊应充分告知患者其治疗原则及预后，以利于患者配合治疗。术后患者也应充分告知随访的原则。若有可能应告知患者的直系亲属也应注意青光眼的筛查问题。

二、原发性开角型青光眼

原发性开角型青光眼是指符合以下特征的一组视神经损害性致盲眼病：无明显继发因素、前房角开放、具有典型的、缓慢进展的青光眼性视神经或视野损害。眼压无论升高或位于正常值范围内均为重要的危险因素和疗效指标之一。目前此类青光眼通常按眼压是否位于正常值范围内分为眼压升高的原发性开角型青光眼和正常眼压性青光眼。

现有的研究结果表明此病与遗传有关，多双眼发病，但可单眼先发病或双眼病情不一致。40 岁以上人群中的发病率为 1%～2%。

(一)眼压升高的原发性开角型青光眼

1.症状

本病除非到了晚期视功能严重受损，一般无明显自觉症状，许多患者系由常规体检或眼科检查偶然发现，少数患者有眼疼、眼胀、视疲劳等。部分患者就诊时一眼已有严重视功能损害。

2.体征

(1)眼压升高：眼压超过正常值范围，多为轻中度增高。部分患者还表现为昼夜眼压波动幅度增大，一般认为 24 小时眼压波动最大差值超过 1.1 kPa(8 mmHg)即为异常。一般建议采用压平眼压测量方法。

(2)视盘损害：视盘的青光眼性损害是诊断的可靠依据。中晚期的青光眼性视盘损害较易识别，其视杯显著增大，颜色苍白，盘沿明显变窄甚至消失，视盘的大血管向鼻侧移位，沿视杯边缘屈膝状爬出，视盘周围的有明显的脉络膜和视网膜色素上皮萎缩，形成“青光眼晕”。但视盘的早期改变则不容易识别，应注意与生理性大陷凹鉴别，要点如下：生理性大陷凹的视杯通常居中，且多呈横椭圆形，双侧对称，一般两侧 C/D 差值不超过 0.2，上下方盘沿较鼻颞侧宽，各方向的盘沿宽度多遵循“ISNT”规则，即：下方＞上方＞鼻侧＞颞侧。青光眼患者的视杯扩大常呈偏心性，上方或下方盘沿常显著变窄或可见切迹、盘沿出血及对应区域的视网膜神经纤维层缺损，双侧C/D＞0.2。应当注意的是虽然视杯的颜色一般较盘沿苍白，但视杯的实际大小常较苍白区大，因此应以小血管在视杯边缘的弯曲部位来判定视杯的大小和盘沿的宽窄，而不是仅凭颜色判断。

(3)视网膜神经纤维层缺损。

霍伊特发现青光眼早期即可有视网膜神经纤维层的缺损，平均发生于视野出现缺损之前 1.5 年，最早的甚至可达 5 年。可经检眼镜、无赤光或彩色眼底照相检出。

正常视网膜神经纤维层分布特点：在视盘周围呈放射状分布，呈淡淡的灰白色、均匀细微条纹，视盘周围最厚，逐渐变薄，至距视盘 2～3 个视盘直径(PD)处渐渐消失。上下方弓形区神经纤维分布较多，鼻、颞侧较少，颞侧常不易辨认。在距视盘 2 个 PD 处，神经纤维层开始散开呈羽毛状，中间可出现裂隙，易误认为神经纤维层缺损。视盘周围的血管主干表面常因埋于神经纤维层中而呈现血管反射的不连续。在儿童和青少年由于来自内界膜的反射较强，易干扰神经纤维层的观察，但这种反光不连续且常随检眼镜光线的变化而移动，且与神经纤维层走行不同。高度近视及视网膜色素上皮少者神经纤维层不易观察。

视网膜神经纤维层缺损：分局限性缺损和弥漫性缺损。①局限性萎缩：表现为在灰白的神经纤维层中间有暗红色的裂隙或楔形区域，有人将神经纤维层中间出现多条并排的裂隙称作梳发样改变。缺损多延伸至距视盘 1 PD 范围内，若能观察到裂隙的进行性增宽则更具诊断意义。②弥漫性萎缩：一般较难辨认，可表现为血管反射增强而连续，血管轮廓清晰，更严重者视网膜表面可呈暗斑点颗粒状。

(4)视野缺损：青光眼的视神经损害为进行性的纤维束状损害，形成较为特异的视野损害特点。视野检查在诊断和治疗青光眼中具有极为重要的作用和意义。

早期损害：①旁中心暗点，位于中心视野 5°～30°范围内的 1 个或多个相对或绝对性暗点，暗点的宽度为 2°～10°，随着病情进展可与生理盲点相连形成弓形暗点。②鼻侧阶梯，指视野缺损或暗点在鼻侧以水平线为界排列，上下呈阶梯状。根据病情不同，可位于周边或较中心处，也可合并旁中心暗点或弓形暗点。③弓形暗点，指缺损从生理盲点开始，围绕注视点 10°～20°呈弓形达鼻侧水平线上。鼻侧较颞侧宽，与视网膜颞侧的神经纤维束的弓形排列相对应，可位于上半侧或下半侧。可以是相对或绝对性，一般由旁中心暗点发展而来，而非自生理盲点开始。

进展期损害：随着病情进展，弓形暗点可同时出现在上下方，围绕中心注视点形成双弓形暗点或环形暗点。颞侧端连于生理盲点，鼻侧止于水平线上。多数上下弓形不对称，于鼻侧水平线形成两个阶梯，下方者常靠近中心注视点。新的缺损常发生于原有暗点的周边，向周边侧进展快于向中心侧，最后突破与周边缺损相连，特别是鼻上象限，然后扩展到鼻下及其他各个象限，逐渐向中心收缩。

晚期损害：大部分视野丧失，仅残存5°～10°中心视野，称为管状视野。但部分患者仍可保持正常的中心视力。管状视野可持续较长时间，也可突然丧失。有些晚期患者在中心管视以外，颞侧还可残存小的可视区域，称为颞侧视岛。颞侧视岛有时可在中心野消失后继续存在较长一段时间。

无论是早年应用广泛的Goldmann动态视野计还是近几年诞生的计算机程序控制的静态全自动视野计，以及近年来出现的黄绿视野、倍频视野、短波视野和高通分辨视野检查结果等均符合上述各种特征性的青光眼视野损害部位和特点，后者只是更精确地进行视网膜光阈值的定量测定，并以光敏感度的定量描述视野损害程度，有着自身独特的定量损害判定标准。另外静态视野计检查较好地排除了检查者主观诱导对视野结果的影响。

3.辅助诊断

(1)彩色立体眼底照相：视神经损害的定性检查手段。用于观察青光眼的视盘及视网膜神经纤维层损害。

(2)视野检查：用于检测视神经纤维束损害所致的特征性视野改变，在青光眼诊断及病情评估中有重要意义。

(3)计算机辅助的图像分析技术：近十年来，计算机辅助的图像分析技术迅速发展，相干光断层扫描术、海德堡共焦激光断层扫描仪，以及共焦扫描激光偏振测定均可定量测量视盘参数及视网膜神经纤维层的厚度且具有很好的重复性，在原发性开角型早期诊断及随访中能够起到重要的辅助作用，但应注意排除其影响因素，以免误诊。值得注意的是，上述技术虽然能够定量测量视盘及视网膜神经纤维层的损害并能根据其正常数据库做出诊断，但其所得的结果并不一定是青光眼的特异性改变，仍应结合其他临床指标综合判断。

(4)电生理检查：有研究表明青光眼患者的电生理改变与视网膜视神经纤维层的损害具有一致性，且可能比视野能更早反映青光眼中心视功能改变。但目前尚未在临床青光眼诊断中广泛应用。在检查不合作的婴幼儿、智力低下患者、屈光间质浑浊等无法行上述常规检查时可能有辅助作用。

4.鉴别诊断

(1)原发性慢性闭角型青光眼：具有浅前房、窄房角的解剖特征，眼压升高程度与房角关闭范围基本一致。

(2)高眼压症：经过检查及较长时间随访视盘、视网膜神经纤维层及视野均无进行性的典型青光眼性损害。

(3)正常眼压性青光眼：多次眼压测量及昼夜眼压测量值均≤2.8 kPa(21 mmHg)。

(4)继发性开角型青光眼：具有明确的引起眼压升高或导致视神经损害的局部或全身因素，如外伤性房角后退、房角新生血管、与眼压升高有关的皮质类固醇用药史等。

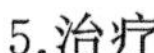

5.治疗

原发性开角型青光眼的治疗目标是通过积极降低眼压，有效控制或延缓视神经损害的进展，最大限度地保护患者的视功能。各种治疗方法均应遵循低毒、微害的原则，尽可能减少其不良反应和并发症。临床上将能够有效阻止或延缓患者视功能损害进展，使患者在有生之年能够保持有用视力的眼压称为目标眼压。目标眼压具有个体化、阶段性的特点，需要因人而异、不断调整。

(1)药物治疗：是多数原发性开角型青光眼的首选治疗。多双侧同时用药，可根据眼压控制的情况选择单一或联合用药。

β受体阻滞剂：通过减少房水分泌降低眼压。分选择性与非选择性两种，前者降眼压幅度较大，后者则较安全，不具有 β_2 受体阻断的不良反应。平均降眼压幅度为 22%～25%，根据眼压的高低因人而异。通常可作为首选药物。但夜间降眼压作用很差。常见药物不良反应为减缓心率、引起支气管收缩痉挛。伴有心脏及呼吸系统疾病的患者禁用。全身不良反应包括抑郁、困倦、血脂异常及性功能障碍等。

前列腺素衍生剂：主要通过增加房水的色素膜巩膜通道外流而降低眼压。降眼压幅度与β受体阻滞剂类似，但安全性较好，降眼压作用持续时间多可达 24 小时以上，一天只需用一次且夜间降眼压作用较好。可作为首选用药。主要不良反应为虹膜及眼周皮肤色素增加及眼部刺激症状，停药可消失。因其有可能加重眼部的无菌性炎症，因而不建议用于葡萄膜炎及其他伴眼部活动性炎症的情况。少数无晶状体眼及假晶状体眼患者长期使用可能出现黄斑囊样水肿，应注意监测。

α_2 受体激动剂：通过增加房水排出和减少房水生成双重机制降低眼压。降眼压幅度小于上述两类药物，多用于联合用药。较常见的不良反应为眼部不适和过敏反应，如过敏性结膜炎和眼睑皮肤过敏，发生率为 10%～20%。部分患者可出现口干及疲倦、血压下降，因而高空及危险作业者应慎用。有报道在婴幼儿可引起休克，因此一般禁用于儿童及婴幼儿。

局部用碳酸酐酶抑制剂：通过减少房水生成而降眼压。其降眼压幅度小于β受体阻滞剂、前列腺素衍生剂及口服碳酸酐酶抑制剂，与 α_2 受体激动剂类似，常作为联合用药。较为常见的不良反应为眼部刺激感、烧灼感、异物感及味苦、头痛和过敏反应，但局部过敏发生率低于 α_2 受体激动剂。磺胺类药物过敏者慎用。

拟胆碱类药物(缩瞳剂)：可通过增加房水经小梁网的流出降低眼压。但缺点是：因作用时间短而需一日多次用药、因缩瞳而影响视觉质量、因睫状肌痉挛而诱发近视甚至引起头疼，因此目前已很少作为原发性开角型青光眼患者的常用药物。

抗青光眼药物治疗中的注意事项：①联合用药问题，当单一用药无法达到目标眼压时应考虑两种或以上药物的联合使用，但应根据药物的作用机制，原则上首先考虑选用不同作用机制的药物，才能使联合用药后的降眼压幅度最大。如前列腺素衍生剂与β受体阻滞剂或碳酸酐酶抑制剂的联合用药即复合这一原则。另外，若前一种药物无明显降低眼压的作用，则应换用另一种药物，而当前一种药物能够在一定程度上降低眼压但不能达到目标眼压时则可考虑加用另一种药物。②单侧药物试验，指开始治疗时，先选择一眼作为治疗眼，另一眼则作为对照眼，目的是更好地观察药物的降眼压效果，同时也便于较为谨慎地观察药物的不良反应，及时停用无效或有严重不良反应的药物。但此法仅适用于双眼眼压及昼夜波动水平相似的患者及对侧眼没有交叉作用的药物。③最大耐受剂量药物治剂量，是指患者所能承受的最大量的药物治疗种类数或点药次数，常需考虑许多因素，“耐受”包括对点药频次、时间、价格、不良反应、随诊和取药频次等的承受能力。

(2)激光治疗:当选择性激光小梁成形术采用Q开关钕钇铝石榴石激光,作用于小梁网的色素细胞,通过激活巨噬细胞的功能而清理小梁网间隙,从而增加房水流出。有研究表明选择性激光小梁成形术可作为原发性开角型青光眼的首选或辅助治疗。其降眼压幅度个体差异较大,为0.8～1.3 kPa(6～10 mmHg)。

(3)手术治疗:当最大用量的药物或激光治疗不能控制眼压或无法达到目标眼压,视神经和视野进展未能得到控制时应考虑行抗青光眼手术进一步降低眼压,最大限度地保护患者的视功能。依据患者的病情不同,目前较常选择的手术包括传统小梁切除或复合小梁切除术、非穿透小梁手术、巩膜静脉窦手术(黏小管切开及成形术)、眼内引流物植入术、外路或内路睫状体光凝术、睫状体冷凝术。

6.随诊

需要定期检查眼压、视野等以监测眼压及视神经和视功能损害情况。

7.自然病程和预后

若不能得到早期诊断与及时治疗多数患者将失明。

8.患者教育

原发性开角型青光眼是一种需要终身性治疗的眼病,目前尚无根治措施,但及时有效的治疗可显著延缓病情进展,最大限度保护视功能。

原发性开角型青光眼治疗的目标是保护视功能,实现该目标的手段是通过药物、激光或手术尽可能将眼压降至接近或达到目标眼压,而不是满足于降至正常眼压范围。目标眼压具有个体化、阶段性的特点,需要因人而异、不断调整。

原发性开角型青光眼具有遗传倾向,患者的直系亲属也应尽早筛查。

(二)正常眼压型青光眼

详见本章第三节。

(唐　恺)

第二节　继发性青光眼

继发性青光眼顾名思义指的是继发于某种其他因素的青光眼。继发性青光眼的病因和表现十分复杂。就病因而言,涉及全身、眼局部、药物和手术等许多方面,大多数情况下可以具体查及或明确判断,其中以眼局部疾病和外伤为多见,例如葡萄膜炎性青光眼、外伤性青光眼、晶状体或人工晶状体有关的青光眼、新生血管性青光眼、糖皮质激素性青光眼等。少数情况下原因难以查明。就定义而言,临床上主要基于继发性的眼压升高,并不强调眼底和视野的视神经损害,当然也有观点主张将继发性青光眼进一步分为两种情况:一是继发性高眼压,意指仅有眼压的异常升高;二是继发性青光眼,意指不仅眼压升高,而且已经导致视神经损害。上述观点与原发性青光眼的定义有异曲同工处,不过并不存在正常眼压的继发性青光眼。实际上,就继发性青光眼的病因学以及眼压与视神经损害的病理生理学关系而言,原发性的致病因素总是首先引起眼压的升高,而并不同时和直接地引起视神经的损害,视神经损害却是眼压长期升高所导致的后发性结果，进而从病程上看，继发性青光眼的两种情况可以视为疾病的两个阶段，至于第一阶段是否一定发展达到第二阶段，则取决于第一阶段时原发性因素的缓解和干预性降眼压治疗的效果。因此，目前临床上继发性青光眼的诊断，一般仍然基于眼压，而继发性眼压升高正是继发性青光眼的突出特征。值得指出的两点：①一过性或短暂性的继发性眼压升高随原发性因素缓解后而很快恢复，临床上此种情况常见，有时并不被视为继发性青光眼；②继发性青光眼即使发生视神经损害后，其眼压也可以回降至正常并稳定，病程终止于某一阶段或程度，形成临床上所谓的"顿挫性青光眼"或"耗竭性青光眼"。继发性眼压升高的机制主要在于各种原因导致房水循环通路阻滞或眼内容积增加，其中整个房水通路中不同环节的阻滞决定了眼压升高病理生理学的不同机制，尤以房角情况为重要，所以继发性青光眼的临床诊断分类中除外通常所使用的病因分类，现在也将继发性青光眼依据房角关闭与否分为两种类型，即继发性闭角型青光眼和继发性开角型青光眼，对临床诊断和治疗以及预后判断均有一定的指导价值和意义。继发性青光眼的治疗原则，一般是原发性疾病和继发性眼压升高同时治疗，进而依据病程的不同阶段调整治疗的两个方面有所侧重：首先力争消除眼压升高的病因，其次力避眼压升高导致视神经损害。眼压控制本身也考虑"目标眼压"，但涉及的影响因素有所不同甚至更为复杂，例如视力损害的原因可来自原发性疾病和继发性青光眼两个方面，通常认为视神经原本正常时，目标眼压的预定水平尤其病程早期较之于原发性开角型青光眼可相对宽松；另一方面，如果视网膜病变已经十分严重，眼压即使严格控制对视神经的保护作用已无实际意义。因此，继发性青光眼治疗目标的把握和治疗措施的选择需要与原发性疾病综合考虑和权衡。

一、继发于角膜炎的青光眼

各种性质和类型的角膜炎，尤其角膜基质炎，长期或严重炎症侵犯深层角膜组织后，容易累及或引起虹膜和房角的炎症，从而导致继发性青光眼。

（一）临床表现

1.单纯疱疹病毒性角膜炎

单纯疱疹病毒引起深层角膜炎，尤其合并葡萄膜炎时，炎症累及房角或小梁网，渗出阻塞房角，或小梁网组织水肿，导致房水排出障碍而眼压升高。炎症消退后眼压可恢复正常，但少数患者中炎症消退后眼压持续升高，原因在于其房水引流系统发生器质性损害，例如房角粘连性关闭或小梁网组织变性。

2.带状疱疹病毒性角膜炎

带状疱疹病毒亦可引起角膜炎，尤其累及鼻睫神经时，易于发生虹膜睫状体炎，此时约 1/3 的患者有眼压升高，表现为角膜沉淀物、多呈色素性，前房闪辉和细胞、有时可见前房积血，虹膜上一处或多处局灶基质性萎缩，眼压升高可达 6.7 kPa(50 mmHg)，房角开放，其病理机制可能是小梁网炎症。

（二）治疗

原发的病毒性炎症需要积极的抗病毒治疗。继发性的眼压升高主要采用局部降眼压药，但毛果芸香碱和前列腺素类禁用或慎用。角膜情况允许时考虑皮质激素的同时应用，此外酌情应用放瞳或睫状肌麻痹剂，对炎症和眼压的控制均有帮助。治疗期长短相差甚大，与原发疾病轻重、其他并发症有无和治疗效果有关，长期使用皮质激素的患者须注意皮质激素性青光眼的可能，对于广泛周边虹膜前粘连和眼压难以控制而危及视神经的患者，需行抗青光眼滤过性手术。

二、继发于巩膜炎的青光眼

巩膜炎分为巩膜外层炎和巩膜炎(即深层巩膜炎),其中巩膜炎又分为前巩膜炎和后巩膜炎。巩膜外层炎除非广泛累及眼前节导致上巩膜静脉压升高,而且多有自限性,一般没有继发性眼压升高。前巩膜炎弥漫性、结节性、炎性坏死性、和非炎性坏死性(穿通性巩膜软化症)四种类型中常见前两种,患者中10%左右可有眼压升高,但病程控制不佳而最后成为顽固性病例时,难治性原因中最为常见的是继发性青光眼和葡萄膜炎。后巩膜炎是一临床上难以诊断的眼病,其特征是超声检查时可见眼球后壁脉络膜和巩膜增厚(通常大于1.8 mm)、后表面扁平、球后水肿,后巩膜炎引起青光眼时有报道。

(一)临床表现

1.继发于前巩膜炎的青光眼

前巩膜炎的症状主要为疼痛、流泪和畏光等刺激表现,体征除视力下降外,主要是眼前节充血。眼压升高的原因有二:一是弥漫性前巩膜炎时眼前节广泛受累,累及小梁网及其外流静脉,导致继发性开角型青光眼;二是长期和严重的巩膜炎引起毗邻的小梁网乃至葡萄膜的炎症,形成周边前粘连,导致继发性闭角型青光眼。

2.继发于后巩膜炎的青光眼

后巩膜炎引起脉络膜渗漏,波及睫状体并引起睫状体前旋;以及长期后巩膜炎或同时合并前巩膜炎的患者中,则造成虹膜睫状体等眼前节慢性炎症,均可导致闭角型青光眼。由于后巩膜炎是一难以诊断的眼病,临床上如果患眼单侧前房变浅、房角镜下房角关闭,应注意放大瞳孔下眼底检查脉络膜渗漏,超声检查特征性影像表现。此外,CT和MRI检查有助于发现眶炎症和肿物以及脉络膜肿瘤和视网膜下肿物,以与后巩膜炎相鉴别。

(二)治疗

一是针对病因巩膜炎的治疗,二是眼压控制:房角开放时,炎症治疗有效后眼压随之回降,同时予以局部降眼压药,主要为房水生成抑制剂,禁用毛果芸香碱和前列腺素类降眼压药;周边前粘连首先在于预防,已经形成时,抗感染治疗预防进一步发展,广泛形成后眼压控制的药物效果不佳时,考虑手术,手术部位应避开炎症范围,选择正常结膜和巩膜区域,术后强化抗感染治疗。

三、继发于虹膜睫状体炎的青光眼

葡萄膜炎是病因、病理生理过程和临床表现十分复杂的一大类疾病,其中虹膜睫状体炎为临床上最为多见,继发性青光眼为其常见并发症。眼压升高的机制比较复杂,既可为开角也可为闭角,继发性开角型青光眼的机制在于小梁网的炎性水肿、各种碎屑物质阻塞,以及血-房水屏障破坏后血管渗透性增加、致使房水因蛋白含量增多和黏稠度增高而排出困难,或者炎症后小梁网损害,例如小梁细胞变性等。继发性闭角型青光眼的机制可以分为三个方面:一是瞳孔阻滞,例如炎症尤其纤维素渗出性虹膜睫状体炎造成瞳孔后粘连,严重时发生瞳孔闭锁或膜闭;二是周边虹膜前粘连,周边虹膜炎症期肿胀与小梁网相贴附,尤其出现渗出时,形成前粘连,达到一定范围后引起眼压升高;三是睫状体前旋,炎症时睫状体水肿、睫状肌和睫状环收缩以及睫状体脱离,均可引起睫状体前旋,导致周边虹膜向前推拥,造成房角狭窄甚至关闭。从临床表现看,眼压升高的过程和程度急缓轻重不一,或者呈复发性,原发疾病的病情与其并不一定相平行,甚至原发的病情缓解后但升高的眼压却不恢复。

(一)临床表现

虹膜睫状体炎急性期,虽然小梁网受到炎症累及或阻塞,但睫状突炎性肿胀使房水分泌减少,同时房水中炎性介质,例如前列腺素使葡萄膜巩膜通路的房水排出增加,以致眼压往往是偏低的。慢性期或长期复发性的患者中,睫状突的房水分泌恢复正常,但炎症可能造成小梁网损害或房角前粘连,或瞳孔后粘连导致瞳孔闭锁,此时眼压升高。

某些特殊或伴有全身情况的慢性葡萄膜炎,前节的炎症表现可以十分隐匿或轻微,例如中间葡萄膜炎或结节病等。KP 和房水浮游体轻微或间歇出现,甚至只在房角镜下才能发现虹膜周边、房角隐窝或小梁网上类似 KP 的渗出,但眼压可以明显和持续地升高。

(二)治疗

根据继发性青光眼的治疗原则,原发性疾病和继发性眼压升高同时治疗。虹膜睫状体炎的治疗通常采用放瞳和睫状肌麻痹药物、皮质激素和非甾体消炎药以及免疫抑制剂等,正确、及时和有效的抗感染治疗不仅可以缓解或消除炎症,而且有助于预防继发性青光眼。

眼压升高一旦出现,首先采用局部降眼压药,例如各种β受体阻滞剂、α受体激动剂的溴莫尼定、局部碳酸酐酶抑制剂的布林佐胺,而禁用毛果芸香碱和前列腺素类降眼压药;如果存在瞳孔阻滞,则需要通过激光予以周边虹膜切开术,对于瞳孔膜闭,可尝试通过激光进行膜切除术。需要注意的是,炎症条件下,激光切口因炎性反应或渗出阻塞而容易重新封闭,需要反复激光治疗,或 YAG 激光与氩激光的联合应用;如果药物控制眼压效果不佳,尤其经久不愈的慢性患者中,同时存在广泛的周边前粘连,甚至视神经损害已经发生,则考虑手术治疗。术式选择上简单的小梁切除术容易失败,通常需要术中乃至术后联合使用丝裂霉素或氟尿嘧啶等抗增殖剂,或选用引流装置植入术。需要注意的是,无论采用什么术式,术后密切随访和相关情况的及时处理,例如加强抗感染治疗和功能不良滤过泡的处理等,对术后成功降低眼压是至关重要的。

四、外伤后早期的继发性青光眼

(一)临床表现

一般轻度或中度钝挫伤后,通常合并虹膜睫状体的反应性炎症,或同时合并前房角镜下外观没有异常的小梁网钝挫伤,此时眼压的高低取决于房水生成和排出的平衡。多数情况下。由于睫状突生成抑制或葡萄膜巩膜通路排出增加,眼压处于偏低的水平。如果眼压升高,其原因可能是小梁网本身的显著改变,例如水肿、或炎性成分和脱落碎屑的阻塞。

(二)治疗

采用糖皮质激素控制虹膜睫状体和小梁网的反应性炎症,以及局部降眼压药。除非严重的前房角和小梁网器质性损伤,也可自限性恢复。

五、外伤后合并前房积血的继发性青光眼

(一)临床表现

重度眼钝挫伤后,除出现显著的虹膜睫状体反应性炎症、和眼球内前节器质性损伤外,通常合并前房积血,原因在于,睫状体损伤的过程中发生睫状前动脉吻合支的剪切和撕裂,导致出血进入前房。前房积血的发生反映伤情较重,并且随出血量的增多,伤情严重性以及眼压升高的危险和程度随之增加,眼压升高的原因为前房角和小梁网被出血和红细胞阻塞,也可能为血凝块造成瞳孔阻滞所引起。少量前房积血,外伤后一天或数天内即可自行完全吸收,眼压随之很快恢复

正常，眼压不回降则预示小梁网本身的显著水肿或炎性成分和脱落碎屑的阻塞，条件许可情况下尽早进行前房角镜检查。有时，虽然不见出血下沉的明显血平面，但全部房水均呈浓淡不一的血性红色。前房积血量多甚至充满整个前房时，眼压往往显著升高，此时不仅自行吸收困难，而且易于发生角膜血染和其他并发症。

部分患者可发生反复性前房积血，应注意寻找其原因，除眼局部因素外，须追问全身血液病和胶原血管病等病史。此外，前房积血也可发生于穿通性眼外伤和非外伤性病例中例如新生血管性青光眼和内眼手术等。

（二）治疗

依据出血数量和眼压程度决定药物或手术治疗。

1.药物治疗

包括糖皮质激素和降眼压药，放瞳剂和睫状肌麻痹剂是否应用需视具体情况而定。糖皮质激素抑制虹膜睫状体和小梁网的炎性反应，降眼压药，例如β受体阻滞剂、α_2受体激动剂、碳酸酐酶抑制剂。同时，限制患者活动、半卧位休息和双眼遮盖等，有助于新鲜出血的稳定和吸收。一旦出血凝集后，则不必过分强调限制患者活动。

2.手术治疗

主要针对出血量多例如血平面位于角膜纵径下部1/3以上，尤其眼压经用药后不能降至4.0 kPa(30 mmHg)以下而持续超过1周，以致可能出现角膜血染和视神经损害时，需要积极手术干预。其原则是：出血未凝集时，争取排放出血至干净；出血已凝集后，尽量清除血凝块，虽难以至全部，但房水中游离的红细胞(可以阻塞小梁网)应清理至不再见到血性房水为止。手术方式可以采取下述方法。

(1)前方穿刺或前房冲洗：适于新鲜出血或出血尚未凝集时。该法操作简单，可依据前房积血和眼压情况反复施行。

(2)晶状体超声乳化术或玻璃体切除术：适于出血形成大凝集块时。

(3)周边虹膜切除术：适于前房浅和可能存在瞳孔阻滞时。

无论药物或手术治疗，出血完全吸收和眼压恢复正常后，除至少复查一次前房角镜检查外，仍然需要定期随访，观察眼压。至于其他并发症，例如虹膜根部解离或睫状体脱离，需要另行相应的处理。

六、房角后退性青光眼

房角后退性青光眼是外伤性青光眼中病理生理学机制和临床表现均具有特异性的一种继发性开角型青光眼。房角后退发生于钝挫性闭合式眼外伤中，尤其合并前房积血时，有文献称其发生率甚至高达100%。伴有房角后退的患眼中，青光眼的发病时间相差极大，从伤后即刻到伤后数月乃至多年，显然，早发和晚发的病理生理学机制各自不同。眼钝挫伤尤其合并房角后退的严重钝挫伤，往往同时存在着眼前节乃至眼后节其他组织结构的多发性损伤，此种情况下伤后即刻或短期内尽管也有房角后退，但眼压升高无疑是多因素的。所以，一般概念中需要明确，即使存在房角后退，尤其后退范围小于180°，伤后即刻或短期内出现眼压升高，不一定是房角后退性青光眼，即房角后退的存在本身对青光眼的发生无预测作用。临床上，房角后退性青光眼指的是其他伤情已经平稳，数月乃至多年后眼压的升高直接源自房角的损伤，而且认为最终发展至青光眼的风险与房角后退的程度成正比。房角后退，组织学上属于睫状肌中环形肌与其外侧纵行肌间不同程度的劈裂并且后退，前房角镜下特征表现为不同程度的虹膜根止端位置后移和睫状体带增宽，极少情况下合并小梁网的劈裂甚至解离。房角后退性青光眼发病的具体机制尚不十分清楚，一般认为：小梁网的广泛性钝挫性变形导致小梁网功能障碍，进而或早或晚终将造成房水外流易度的下降和眼压的升高。另有证据表明，外伤眼的对侧眼发生原发性开角型青光眼的机会增加，对此一种观点认为：房角后退性青光眼患者双眼中对小梁网功能的慢性衰减有某种独立的、或许基因性的易感性，房角后退患眼中非后退部分小梁网的外流能力因本已存在的内在因素随时间推移而逐渐降低，而后退部分小梁网的功能障碍最初认为缘于外伤或修复过程引起眼压升高。至于房角后退与其继发性青光眼的关系，可以分为两个方面予以考虑：一是房角后退范围小时，由于正常房角的代偿作用，可以不引起继发性青光眼；二是房角后退范围大时，其本身亦非继发性眼压升高的直接原因，重要的是小梁网的损伤、修复和代偿，房角组织的创伤修复可以导致整个房角表面膜形成或小梁网瘢痕化，造成房水通路引流阻滞。因此，房角后退性青光眼一般发生于钝挫性眼外伤伴有广泛房角后退的伤后数月或多年，而且正是经历一个慢性过程，临床表现类似于原发性开角型青光眼。

(一)临床表现

1.眼外伤史

通常先有眼外伤尤其钝挫伤，后有房角后退。多数患者可提供近期或已往性质和类型各不相同的眼外伤史，但少数患者尤其多年后可能忘记或否认眼外伤的过程和细节。下列情况须予以注意。

(1)年轻人或中年人单眼白内障，应引起过去外伤史的怀疑，即使既往史为阴性。老年人中应排除摔伤史。

(2)疑似外伤性房角后退的病例中，仔细的病史采集可能引出已被遗忘的信息。

(3)即使广泛询问，并无任何外伤史，但缺乏阳性病史也不排除房角后退。

2.症状

该病犹如后遗症，发于伤后数月或多年，即时的伤情早已恢复或平稳，而类似原发性开角型青光眼，症状无特异性，甚至没有任何感觉或视觉的不适主诉。

3.体征

(1)作为继发性青光眼，眼压升高为必备条件。单眼发病为突出特征，但早期可能被忽略。

(2)房角后退，也为必要条件。房角镜下典型改变：睫状体带加宽或宽窄不一，并伴有虹膜根止端位置后移，房角隐窝异常加深，发生范围为房角局部节段或全周轻重不一，但范围越大预示损伤越重，导致青光眼的危险越大。

另外，房角外观随后退程度和伤后时间而表现不一，伤后多年睫状体劈裂的裂口已经愈合，房角后退不可见或难以识别。此时，应比较外伤眼和对侧眼相同象限内房角的细微差别，以及伴随的其他前节异常，两侧不对称提示支持诊断。

(二)诊断和鉴别诊断

1.诊断

(1)符合数月或多年前钝挫性眼外伤史、房角后退和眼压升高三条即可确诊。眼压升高长期持续或未获控制，犹如其他任何青光眼一样，最终导致进行性的眼底视盘凹陷扩大和视野损害。

(2)理想状态下，伤后一旦伤情基本稳定或至少眼压升高前应当发现房角后退并确定其程度，以便对青光眼的发生作出风险评估和随访安排。房角后退并不一定伴有前房积血，但伤后前房积血强烈提示房角后退的存在。实际上，对任何一个钝挫性眼外伤的患者，前房角镜检查应当是必不可少的。超声显微镜和前节相干光断层成像仪检查也有助于发现房角后退的异常改变。

2.鉴别诊断

注意可能造成混淆的几种青光眼：原发性开角型青光眼、慢性闭角型青光眼、色素性青光眼、假性剥脱综合征的青光眼、其他原因的单侧青光眼。

(三)治疗

基本原则：仅有房角后退而无眼压升高时定期复查，尤其房角后退范围大于180°时需注意迟发性青光眼的发生。对于确诊患者，依据不同情况予以药物或手术。应当注意的是，伤后即时的眼压升高，即使伴有房角后退，不应视为房角后退性青光眼，多数患者的眼压经过药物治疗可以下降，甚至自行下降，因此不宜轻易和过早地施行抗青光眼手术。

1.药物治疗

首选β受体阻滞剂、α受体激动剂、碳酸酐酶抑制剂，前列腺素类降眼压药也可考虑使用。但毛果芸香碱应慎用，由于其可能降低葡萄膜巩膜通路的房水外流，引起眼压升高。与其相反，有报道称阿托品对房角后退性青光眼有降低眼压的作用，但应留待常规药物治疗失败或需要使用睫状肌麻痹剂，例如伴有炎症的患者。

房角后退性青光眼对于药物治疗，反应不一。轻度或中度患者可能反应较好，严重患者即使经过积极的药物治疗，可能难以有效，提示整体预后较差。

2.手术治疗

总体上手术效果差于原发性开角型青光眼。手术指征一般有二：一是最大耐量药物治疗失败，二是进行性视功能损害的实际风险超过了手术治疗的估计风险。

(1)小梁切除术：联合抗代谢药尤其丝裂霉素C，可改善成功率，但降压幅度仍低于原发性开角型青光眼，滤过泡瘢痕化发生率和术后用药依赖性仍高于原发性开角型青光眼。

(2)房水引流装置植入术：是一种选择，但有报道称效果甚至差于其他类型的难治性青光眼。

3.激光治疗

(1)氩激光小梁成形术：激光作用于非房角后退部分的小梁网上，产生降压效果，但仅有短期作用，长期效果不佳，尤其房角后退超过180°。

(2)其他：经巩膜氪激光睫状体光凝、经瞳孔氩激光睫状体光凝和内镜下睫状体光凝等可尝试。

七、青光眼睫状体炎综合征

临床上简称为青-睫综合征，文献中也称为青光眼睫状体炎危象。临床上以突然发作或反复发作的轻度睫状体炎症和明显眼压升高为特征，病因不明，多数为单眼，少数为双眼或先后发病。首次发病一般为青年时期、少数为中年时期，该病具有自限性，每次发病持续时间不等，少则3～4天、多则3～4周，也有持续时间更长者，但可复发，复发间隔时间不一，短则数月、长则多年，随年龄增加而发病渐少且渐轻。从预后看，该病虽然发病时眼压可以高达5.3～8.0 kPa(40～60 mmHg)，或反复发作，但一般为良性过程，即并不导致视神经眼底和视野的实质性损害，除个例外50岁后罕有继续发病者。少数患者发作频繁并控制困难或50岁后继续发病且长期持续，可能造成视神经损害而为非良性过程。

(一)临床表现

1.症状

患眼突发视物模糊，有时出现虹视，或有其他不适感觉，一般程度轻微，即使眼压很高时也少有明显眼痛和头痛等症状。

2.体征

眼压多为 5.3 kPa(40 mmHg)左右甚至高于 8.0 kPa(60 mmHg)；眼前节检查时可见：无充血或轻微睫状充血，角膜上皮正常或轻度水肿，角膜后沉着物(KP)多位于角膜中下部，呈灰白色、大小不一、颗粒状或羊脂状散在分布，数量上少至一颗多至 10 多颗，其形态、部位和数量可随每天病程而改变，房水闪辉无或轻微、或偶见浮游细胞，瞳孔大小正常或轻度扩大以及对光反应迟钝。房角镜下前房角开放，无周边虹膜前粘连，有时可见下方周边虹膜、隐窝或小梁网上 KP 样渗出。

青-睫综合征的典型表现主要有二，即突发或反复发作而同时存在的眼压升高和 KP 阳性。但也有不典型表现，即眼压升高和 KP 阳性不同时存在，尤其病程过短、较长或复发，此时应注意鉴别角膜内皮炎、中间葡萄膜炎等疾病。而对于 50 岁后仍然发病且眼压难以控制尤其出现视神经损害的患者，应注意排除同时存在原发性开角型青光眼的可能。此外，多年长期发病后患眼虹膜外观表现可类似富克斯虹膜异色性虹膜睫状体炎，应注意鉴别。

(二)治疗

青光眼睫状体眼综合征虽是一种自限性眼病，但一般仍需治疗，尤其眼压较高和炎症较重时。另一方面，该病也是复发性眼病，却无预防复发的措施。发作期时通常联合采用控制睫状体炎和眼压的药物，睫状体炎原因并不清楚，属于非特异性炎症，临床上多用局部糖皮质激素眼药，局部降眼压药中可用各种 β 受体阻滞剂、α 受体激动剂的溴莫尼定，局部碳酸酐酶抑制剂布林佐胺，而禁用毛果芸香碱和前列腺素类降眼压药。眼压较高，例如高于 6.7 kPa(50 mmHg)时，可考虑使用全身降眼压药。炎症即使较重，多数患者中局部糖皮质激素即有满意疗效，也可使用非甾体类药物口服。对于病程较长的患者，长期使用局部糖皮质激素以控制炎症，应注意引起糖皮质激素性青光眼的可能，此时可考虑代之以局部非甾体类眼药，但两者同时使用，从药理上并不增加抗炎疗效。对于已经发生视神经损害、并且眼压难以满意控制的患者，则采用手术治疗，但滤过手术的成功仅在降低眼压，对炎症控制和预防复发无确凿作用。

八、继发于白内障膨胀期的闭角型青光眼

老年性皮质型白内障发展至膨胀期时，可能诱发因膨胀期的晶状体形态改变而导致的青光眼、即白内障膨胀期青光眼，属于继发性闭角型青光眼。其发病机制是多因素的，前提之一是眼前节本身存在解剖空间狭小的原发性异常，但定义上认为房角变窄主要缘于膨胀期晶状体体积增加和形态改变的获得性效应。例如晶状体厚度增加致使整个体积和球形度均增大，此时如同原发性房角关闭，相对性瞳孔阻滞通常发挥重要作用。

(一)临床表现

(1)该病见于已有白内障病史的老年患者。

(2)继发性青光眼发病时，症状和体征均类似于急性原发性闭角型青光眼的急性发作期。

(二)诊断和鉴别诊断

(1)眼压急剧升高，类似急性闭角型青光眼，同时存在晶状体处于老年性皮质型白内障膨胀

期的表现。特征：晶状体皮质混浊、内有大量宽大水隙或呈水合状。与对侧眼比较时可见对侧眼并不一定存在浅前房和窄房角解剖因素，或晶状体并不处于白内障膨胀期。

(2)晶状体膨胀期房角关闭与原发性房角关闭均可具有眼球前节解剖学易患因素，两者相互鉴别的一个临床特征是发病速度。原发性房角关闭的患者中解剖学易患因素的致病作用往往是缓慢发生的，出现于远视眼患者中，晶状体前后直径和相对瞳孔阻滞的不断增加，导致前房的进行性变浅。与其相比，白内障膨胀期青光眼的发病过程通常很快，甚至没有解剖学易患因素的患眼中也可由白内障形成致使晶状体明显膨胀而发生瞳孔阻滞。

(3)有时两种情况难以鉴别，但由于两者治疗相似，鉴别的意义不大。不过，双眼前房深度、房角检查情况和白内障程度不对称提示白内障膨胀期青光眼。

(三)治疗

推荐激光虹膜切开术，等待发作缓解后予以白内障摘除术。许多情况下，如果考虑很快进行白内障手术，可以不施行虹膜切开术。

九、晶状体溶解性青光眼

晶状体溶解性青光眼发生于老年性皮质型白内障发展至成熟期或过熟期时，属于继发性开角型青光眼。其发病机制：老年人晶状体皮质中大分子量蛋白质比重较高，发生白内障后相应蛋白质成分的含量更是增加2～3倍，同时晶状体囊膜发生变性而出现微孔或变薄甚至破裂，晶状体皮质蛋白质经囊膜微孔漏出至前房，大量漏出物质直接导致前房角和小梁网阻塞，从而引起眼压升高。同时，漏出物质激起吞噬细胞的吞噬反应，过去认为吞噬晶状体物质后吞噬细胞形体肿胀而无法通过小梁网并造成阻塞，现在认为不是小梁网阻塞的原因。年轻人晶状体中大分子蛋白质比重很小，进入前房后不发生晶状体溶解性青光眼。该病多见于60～70岁的老年人，均有长期视力减退的白内障病史。

(一)临床表现

1.症状

类似急性原发性闭角型青光眼的急性发作，即突然发病，患侧眼痛伴同侧头痛，视力锐减，可有全身症状如恶心、呕吐等。

2.体征

眼压急剧升高，常为4.0～6.7 kPa(30～50 mmHg)，可达10.7 kPa(80 mmHg)以上，患眼结膜充血急性，角膜弥漫性或微囊样水肿，无角膜后壁沉着物，前房较正常深并且前房内呈现特征性表现：多量灰白或彩色反光的碎屑样物质集聚于角膜后壁、前房内或晶状体前囊和虹膜表面，细胞浮游和闪辉现象非常显著，有时可见假性前房积脓，晶状体因内容物质漏出而囊膜皱缩，并可见白内障过熟期改变的相应体征，例如棕褐色晶状体核下沉，及其相关的前房加深和虹膜震颤。房角镜下为开角，无表观异常。

(二)诊断和鉴别诊断

1.诊断

根据多年白内障的病史，急性发作的症状，眼压急性升高、前房加深和前房内积聚灰白或彩色反光的碎屑物质，过熟期白内障等典型体征，一般即可确立诊断。

罕见情况下，未成熟期白内障也可造成晶状体溶解性青光眼，其原因可能是皮质物质的局部液化和漏出，此时临床表现不典型，诊断比较困难，必要时可行前房穿刺取房水，相差显微镜下可见吞噬晶状体物质后肿胀、胞质呈泡沫状特征性的巨噬细胞。

2.鉴别诊断

急性原发性闭角型青光眼急性发作期、白内障膨胀期青光眼、葡萄膜炎青光眼、晶状体颗粒性青光眼。

(三)治疗

(1)急性眼压升高时,需要采用药物同时降低眼压和抑制高眼压炎症反应,降眼压药往往使用全身高渗脱水剂和碳酸酐酶抑制剂,以及局部的β受体阻滞剂和α_2受体激动剂,炎症控制多用局部糖皮质激素,除抗炎作用外,也有助于降低眼压并缓解疼痛症状。药物治疗为临时措施,部分患者对药物反应不佳,则需要手术治疗。

(2)眼压和炎症缓解后,或药物反应不佳的患者,应及时手术,单纯白内障囊外摘除包括晶状体超声乳化联合人工晶状体植入手术即可彻底治疗,无须联合抗青光眼手术。需要注意的是,一是晶状体皮质完全清除干净,二是对于过熟期白内障,由于囊膜和悬韧带脆弱以及核的坚硬下沉,一般不宜施行超声乳化术,各种操作应格外谨慎。个别情况下,晶状体脱位进入玻璃体腔时,则需首选平坦部玻璃体切除术,摘除晶状体。

十、晶状体颗粒性青光眼

晶状体颗粒性青光眼属于继发性开角型青光眼,其发病机制为,通常由于眼外伤或内眼手术后造成晶状体囊膜完整性破坏,皮质物质暴露并不断释放,进而大片的皮质物质进一步自发性碎片化成为细小甚至不可见的微小颗粒,进入并积聚于前房内,最终阻塞小梁网而降低房水外流。与晶状体溶解性青光眼发病于老年性白内障成熟期或过熟期患者中不同的是,该病可发于任何年龄或老年但不一定已有白内障的患者中,尤其年轻人发生穿通性眼外伤后或老年人中白内障手术后出现继发性眼压升高时值得注意。

(一)临床表现

1.病史

主要在于可能损伤晶状体囊膜完整性的各种临床情况。需要注意的是,晶状体颗粒性青光眼的发病可迟延至白内障手术或穿通性眼外伤后多年,因此如果现病史或近期没有相应情况,应仔细追问既往史。

(1)眼外伤方面:包括伴有晶状体囊膜穿透的穿通性眼外伤,顿挫性眼外伤伴有晶状体囊膜爆裂,或完整晶状体的脱位。

(2)手术方面:白内障手术中包括无并发症、或并发晶状体皮质清除不干净、晶状体核或核碎片后脱位进入玻璃体腔;晶状体超声乳化手术现在技术上已经相当完善,有时术中没有并发症,但术后早期出现眼压一过性升高,其机制可能为晶状体物质对小梁网的阻塞;白内障术后人工晶状体眼中后发障的YAG激光后囊膜切开术后也可发生;其他内眼手术对晶状体囊膜完整性的损伤。

(3)此外,自发性晶状体囊膜破裂的晶状体颗粒性青光眼已见报道。

2.症状

根据发病的急缓,病程可有急性和慢性的区别;根据发病后眼压升高和眼内炎症的严重程度,患眼表现从缺乏任何症状到不同轻重的红痛和视力下降等相差甚大。

3.体征

(1)患眼眼压升高,程度不等。

(2)眼前节表现主要为:眼压升高明显时可见角膜水肿,各种程度的炎症,例如 KP、前房内细胞和闪辉,松软的晶状体碎屑物质可呈绒毛状的假性前房积脓分层积聚于下方前房内、或为细小和游离的皮质碎片循环于房水中,放大瞳孔后也可见附着于晶状体囊上或囊内,晶状体或细胞性碎屑也可沉积于角膜内皮上。慢性病例中可见由残留晶状体囊膜下上皮细胞增殖所形成的 Elschnig 珍珠的特异体征。

(3)严重病例中晚期可见炎性前粘连,但前房角镜下房角是开放的。

(二)诊断和鉴别诊断

1.诊断

依据晶状体囊膜外伤或手术损伤的病史、眼压升高和前房内存在晶状体碎屑物质等临床表现即可诊断。

2.鉴别诊断

首先,与晶状体溶解性青光眼相区别,其患者病史中为白内障过熟期或成熟期,无眼外伤或白内障手术史。其次,不应与晶状体蛋白质过敏性葡萄膜炎青光眼相混淆,两者均有晶状体外伤或手术损伤病史以及炎症表现,但晶状体蛋白质过敏性葡萄膜炎的炎症更为严重,炎症急性反应期眼压多偏低,部分患者当小梁网或前房角损害后发生继发性青光眼。此外,术后眼内炎,手术创伤的反应性葡萄膜炎一般为轻度,糖皮质激素治疗效果较好,容易消退,但术后感染性葡萄膜炎属于严重术后并发症,患眼进行性视力恶化,疼痛显著,眼睑、球结膜和角膜水肿,前房反应明显甚至积脓,常有玻璃体炎症表现和眼底红光反射减弱,需要特别注意,谨慎排除。

(三)治疗

1.降低眼压

眼压升高不显著时采用局部降眼压药,例如 β 受体阻滞剂、局部碳酸酐酶抑制剂或 α 受体激动剂,升高显著时可加用口服碳酸酐酶抑制剂;禁用毛果芸香碱和前列腺素类降眼压药。

2.控制炎症

采用局部糖皮质激素和睫状肌麻痹剂。

3.手术

大多数患者中眼压和炎症对药物治疗有良好反应,此时用药条件下,患者病史中如果为白内障术后皮质残留数量不多,可继续保守治疗等待自行吸收;如果术后残留较多甚至脱入玻璃体腔或为外伤性白内障,则需要采取玻璃体切除术或白内障摘除术予以彻底清楚。术后仍应注意观察眼压和炎症情况。

十一、晶状体蛋白质过敏性葡萄膜炎青光眼

晶状体蛋白过敏性葡萄膜炎是一种由晶状体蛋白质引起的过敏反应性的肉芽肿性葡萄膜炎,发生于晶状体囊膜破裂或变性改变后晶状体皮质蛋白质暴露于前房内的各种临床情况下。有文献报道,现代显微手术技术广泛开展前,该病较为常见,不少患者中由于顽固性的炎症和继发性青光眼而摘除患眼,以致通常依据组织病理学确立诊断。现在,该病发生率大幅度降低,甚至已罕见其初期文献所描述的临床表现。但晶状体超声乳化手术后出现的伴有晶状体物质残留的慢性葡萄膜炎,依然是白内障手术的一种并发症,而且其病理生理学与晶状体过敏性炎症的经

典描述完全相同，即晶状体蛋白正常时封闭于囊膜内而处于免疫赦免状态，一旦进入房水则启动免疫反应，但具体免疫病理机制尚不十分清楚。炎性累及小梁网、渗出阻塞前房角或周边前粘连形成，以及虹膜后粘连或瞳孔膜形成等，均可引起眼压升高，导致继发性开角型或闭角型青光眼。该病多见于老年人，年轻人中则见于外伤性白内障及其相关并发症的患者。

（一）临床表现

1.病史

近期内曾有外伤或手术造成晶状体囊膜破裂，晶状体蛋白释放进入前房或玻璃体。现在，晶状体超声乳化手术中后囊破裂晶状体残片脱入玻璃体是一常见原因，有时，表面上看起来没有并发症的白内障手术后，晶状体残片或碎屑可滞留于前房或后房内。炎症程度取决于晶状体残留的多少、术后时间长短、患者个体炎症反应的强弱和术中操作的多少等因素。眼球穿通伤尤其小穿通口最初未引起注意，一周后出现明显的炎症和白内障，但由于外伤有关的前房积血、角膜透明度下降和炎症，可能延误葡萄膜炎的临床诊断。另有文献报道，大约 20％的病例没有晶状体外伤史或穿通伤证据，但晶状体蛋白过敏性葡萄膜炎得到组织病理学的证实。

2.症状

多出现于外伤或手术后数天到两周内，最短 1 天即可发生，罕见情况下可延迟至数月后。主要表现为严重的刺激症状诸如怕光、流泪和疼痛。

3.体征

视力下降程度取决于炎症程度，从正常 1.0 到无光感均有可能。

（1）葡萄膜炎：炎症程度相差甚大，最轻者仅为轻微前葡萄膜炎，最重者可至暴发性眼内炎。临床体征主要包括：眼睑水肿、角巩膜缘一周或弥漫充血、角膜水肿、KP 呈非肉芽肿性或羊脂状、前房细胞和闪辉或偶见纤维素渗出、虹膜结节；后节可见玻璃体炎和视网膜水肿等、炎症后期出现玻璃体牵引、囊样黄斑水肿、视网膜前膜等。

（2）眼压：急性期内一般眼压偏低。炎症累积小梁网、渗出阻塞前房角、或后期发生虹膜后粘连、周边前粘连、瞳孔膜闭，影响房水外流时，眼压升高。

（3）如果未得到及时和恰当治疗，最终导致慢性囊样黄斑水肿、睫状膜形成、牵引性视网膜脱离和眼球萎缩。

（二）诊断和鉴别诊断

1.诊断

晶状体蛋白过敏性葡萄膜炎青光眼的诊断有赖于晶状体蛋白过敏性葡萄膜炎诊断的确立。后者的诊断依据病史和临床表现，其要点是：晶状体外伤或手术后葡萄膜炎反应明显，其中羊脂状 KP 具有特征性。需要注意的是，过敏性炎症的性质仅与变应原即晶状体蛋白的存在有关，而变应原的数量可能影响炎症的程度，因此临床上并不一定可见明显的晶状体残片或碎屑，但确诊有待于组织病理学检查，其特征为房水、玻璃体或晶状体标本中存在由多形核中性粒细胞、大量上皮样细胞和少数巨细胞所形成的肉芽肿性炎症。轻微和早期病例中前房穿刺抽取房水、尤其前房冲洗和玻璃体切除以清除晶状体抗原的标本中，即可有效地显示炎性细胞和晶状体蛋白颗粒。

2.鉴别诊断

（1）晶状体蛋白过敏性葡萄膜炎青光眼：应与晶状体溶解性青光眼、晶状体颗粒性青光眼以及通常的葡萄膜炎性青光眼相区别。

（2）晶状体蛋白过敏性葡萄膜炎：应与外伤或手术后非感染性和各种感染性葡萄膜炎（眼内

炎)相区别。疑似细菌性眼内炎的病例中,玻璃体切除术中房水和玻璃体标本如果细菌培养阴性,即可确立晶状体蛋白过敏性葡萄膜炎的诊断。

(三)治疗

针对不同情况予以药物或手术治疗。如果晶状体残片较小,并且眼压可以控制,予以药物治疗和观察;手术清除晶状体残留物质是否必要,取决于炎症轻重、残留晶状体颗粒大小和眼压的高低。

1.炎症

首先,采取局部糖皮质激素和睫状肌麻痹剂,应当针对具体患者,考虑其年龄、免疫状态和不良反应及其耐受性,根据药物反应进行调整。

(1)糖皮质激素:通常用于葡萄膜炎的治疗。通过抑制磷脂酶A2、环氧酶和脂氧酶的作用,阻断从细胞膜前体物到花生四烯酸的合成,花生四烯酸是诸如前列腺素、血栓素和白三烯等强力炎性介质的主要前体物。局部用药一般为滴眼液或眼膏,如果患者缺乏顺应性、点眼效果不佳或需要长效作用,可以球周或球旁注射给药。

(2)睫状肌麻痹剂:阻断或防止后粘连的形成、稳定血-房水屏障以减少血浆蛋白渗漏、增加葡萄膜巩膜外流、缓解睫状痉挛性疼痛。

(3)非甾体消炎药:可以阻断环氧酶的合成,用于治疗囊样黄斑水肿和前节炎症,其麻醉性质可增加患者舒适感。可与糖皮质激素合用。

2.眼压

合并眼压升高时须用降眼压药,例如β受体阻滞剂、α受体激动剂和局部或口服碳酸酐酶抑制剂。白内障术后眼压持续升高的患者中,尽管外观上安静不充血,但是需注意有否晶状体物质滞留和低度炎症。

十二、新生血管性青光眼

新生血管性青光眼是一种常见而十分严重的继发性青光眼,由以视网膜或眼部缺血或眼部炎症为特征的许多疾病所引起,其中最常见的三大原因分别是糖尿病性视网膜病变、视网膜中央静脉阻塞和以眼部缺血综合征为主要表现的其他各种相关疾病,全部患者中三大病因的占比大约各为1/3,尤其增殖性糖尿病性视网膜病变和缺血性视网膜中央静脉阻塞,以及上述疾病存在条件下白内障或玻璃体视网膜手术后,发病机会大幅增加。缺血性视网膜中央静脉阻塞患者的总体发生率为40%,非缺血性患者几乎不发生新生血管性青光眼,但其中15%可于8个月内转为缺血性。虹膜新生血管和新生血管性青光眼一般发生于2周至2年内,其中80%发生于6个月内。视网膜中央静脉阻塞发生后虹膜新生血管和新生血管性青光眼的最佳预测因素包括眼底血管造影显示广泛性视网膜毛细血管无灌注、广泛性视网膜出血、短期持续阻塞和男性。其发病机制是,视网膜缺血缺氧引起血管生成因子的产生,最近研究提示多种血管生成因子中血管内皮生长因子处于中心位置。血管生成因子一旦产生和释放,通过玻璃体和晶状体-虹膜膈进入眼前节和房水后,与房水-组织间接触面最大部位的血管结构相互作用,结果引起瞳孔缘、虹膜表面和房角的新生血管,最终导致纤维血管膜形成。房角的纤维血管膜首先封闭和阻塞小梁网,进而随病程进展而成熟和收缩,造成周边前粘连和粘连性房角关闭。

(一)临床表现

1.青光眼前期

(1)虹膜和房角:新生血管最初见于瞳孔缘,表现为红色、短小而扩张的毛细血管芽或血管丛；病程进展后新生血管呈分枝或缠绕的细线状，可出现于整个虹膜表面的任何部位或多个区域；发生于周边房角时，房角镜下可见房角宽窄如常，不同部位或范围内细短的血管犹如树根的根须位于房角隐窝和小梁网上，有时需要明亮的光照和高倍放大才可识别。临床上，虹膜新生血管进展和轻重情况可以参考虹膜新生血管临床分级法（见图 14-1）采用画图和文字予以描述，具体方法如下。①虹膜解剖分区：四个象限为上方（S）、下方（I）、鼻侧（N）、颞侧（T）；每一象限的三个分区为瞳孔区（1）、睫状区（2）、周边区（3），其中后两分区以虹膜卷缩轮与虹膜周边之间即虹膜中幅位置虚拟一环行线为界。②分级指标和标准：Ⅰ级为单纯虹膜新生血管，例如 INV＝ S1＋N(1，2)意指虹膜新生血管仅仅见于上象限瞳孔区虹膜以及鼻侧象限瞳孔区和睫状区虹膜；Ⅱ级为瞳孔缘出现色素领外翻；Ⅲ级为虹膜表面出现纤维膜收缩牵拉（部位与上述分区同）；Ⅳ级为房角出现粘连性关闭，具体情况和描述参照常规房角镜检查法。糖尿病性视网膜病变和视网膜中央静脉阻塞的虹膜新生血管，外观表现上难以区别。

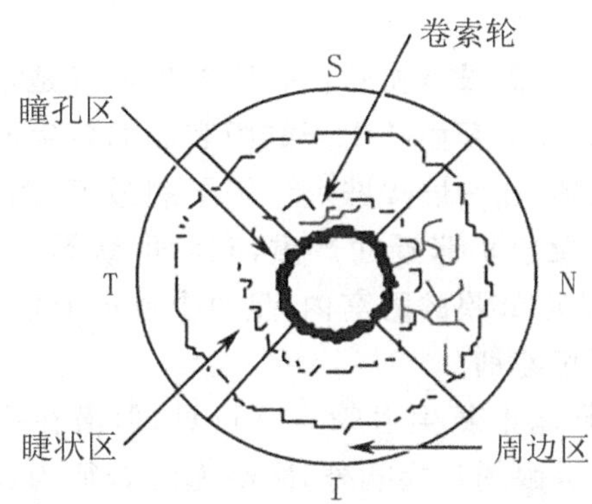

图 14-1 虹膜新生血管临床分级法的虹膜解剖分区示意图（右眼）

（2）眼压：正常。

2.开角期

（1）虹膜和房角：与青光眼前期的主要区别是，除新生血管外，虹膜尤其房角出现纤维血管膜，而且房角的纤维血管膜已经大范围形成。多数情况下，虹膜新生血管与房角新生血管相连续，但有时虹膜表面上没有血管，而房角内已有新生血管；或房角内没有活动性新生血管，却已有纤维膜。裂隙灯下虹膜表面纤维膜呈波纹状反光，房角镜下房角表观形态和各个结构如常，新生血管比前更多和分布更广，但纤维膜往往难以识别。

（2）眼压升高：纤维血管膜封闭小梁网，阻碍房水外流，眼压升高多为 5.3 kPa（40 mmHg）左右。

（3）其他：眼压突然升高时，患者出现类似青光眼急性发作的症状和角膜水肿等。眼压缓慢升高即使高达 8.0 kPa（60 mmHg）以上，角膜内皮健康时也可不出现角膜水肿。

3.闭角期

（1）虹膜和房角：新生血管可遍布于整个虹膜表面，甚至迂曲粗大，根据血管是否鲜红和怒张可初步判断新生血管及其血管生成因子是否处于活动状态；纤维血管膜广泛增殖而且收缩和牵拉，其结果造成虹膜和房角形态结构广泛而明显的改变，突出特征是虹膜大片或多处纹理和隐窝因纤维膜皱缩而消失、不同程度的瞳孔缘色素领外翻、周边前粘连和房角关闭，其中周边前粘连往往超过 Schwalbe 线到达角膜后壁。

房角关闭的进展速度变化很大，取决于新生血管的活动性和本身或白内障手术后房角的宽窄状态。多数患者中，由于原发性疾病治疗不佳、新生血管未能及时发现、或发现后未能有效控制，尤其新生血管处于活动期和原有房角为窄角时，粘连性房角关闭甚至数天内即可完全形成，因此临床上所见新生血管性青光眼以闭角期居多；少数患者中，病情缓慢进展甚至长期稳定，但可突然活跃而快速发展。

(2)眼压：明显升高，可达 8.0 kPa(60 mmHg)以上。

(3)其他：患者可有急性眼压升高的症状，例如视力下降、眼痛、头痛、畏光等。检查发现结膜充血、角膜水肿，前房有时可见出血、房水闪辉阳性等。

(二)诊断和鉴别诊断

1.诊断

依据特征性的虹膜和房角新生血管形成以及眼压升高，并根据具体表现进行临床分期。

2.鉴别诊断

(1)虹膜表面血管：正常虹膜表面没有血管。虹膜新生血管是指在血管生成因子刺激下，虹膜毛细血管或小静脉以新生血管芽为开始长出于虹膜表面的新生血管，其过程具有特殊的病理生理学机制。此外，临床上可见到，在一般皮肤反应因子刺激下、例如急性或慢性虹膜睫状体炎中，虹膜基质内自身小血管炎性反应扩张迂曲严重，有时可暴露于虹膜表面，形成虹膜新血管。虹膜新血管均位于瞳孔缘和瞳孔区虹膜的隐窝内，呈单个或多个独立的短小腊肠状，随炎症控制而容易消退，应与早期新生血管相鉴别。

(2)新生血管的病因诊断：临床上新生血管直观可见，但潜在病因很多，需要仔细寻找和甄别，对治疗有直接和重要意义。除眼局部疾病外，眼缺血综合征为首要考虑，其中主要是颈动脉阻塞病，占 90%多；其次为主动脉弓病，例如梅毒、大动脉炎和夹层动脉瘤，其表现可能是双侧性的。

眼缺血综合征的症状包括眼球或眼眶周围钝痛，体征包括视力差别甚大、从完全正常但无光感。眼压取决于不同情况：睫状体低灌注时则低，新生血管性青光眼发生后则高，两个过程均衡时则正常；眼底特征性表现是中周部视网膜内出血，而糖尿病性视网膜病变和中央视网膜静脉阻塞的出血基本位于后极部；其他包括角膜失代偿、虹膜炎、虹膜萎缩、白内障、视网膜中央动脉自发性搏动；眼底血管造影显示脉络膜充盈延迟，动静脉通过时间增加。

(三)治疗

新生血管性青光眼属于难治性青光眼，其治疗难度极大而且预后极差。一般治疗原则：首先，确认病因；其次，视网膜中央静脉阻塞、糖尿病性视网膜病变、颈动脉阻塞病和视网膜中央动脉阻塞需要全身检查和适当干预，以防止进一步的并发症；最后，对应于病程进展的 4 个阶段，具体处理如下。

1.预防性治疗

适于对发生虹膜新生血管有高度危险、或虹膜新生血管处于早期并且眼压依然正常的患者。

(1)全视网膜光凝：激光类型包括氩激光、氪激光(更为适于屈光介质混浊和视网膜出血时)和二极管激光。糖尿病视网膜病变研究推荐，激光斑大小 500 μm，数量 1 200～1 500 个，照射在周边视网膜。视网膜专家推荐，激光斑大小 500～800 μm，数量 1 500～2 000 个，采用广角眼底接触镜。有学者认为，全视网膜光凝的适应于眼底血管造影确认的缺血性视网膜中央静脉阻塞，同时伴有虹膜新生血管发生范围 2 个钟点以上或存在任何房角新生血管；密切随访条件下，虹膜新生血管或房角新生血管发生前进行全视网膜光凝预防性治疗，并无任何帮助。

(2)屈光介质混浊时采用视网膜冷凝：冷凝头直径 2.5 mm，直视下于赤道前每两条眼直肌间做 3 个冷凝点，每点为－70°保持 5～10 秒钟；于第一排冷凝点后再做两排，第三排恰于主血管弓以外；共计 32 个冷凝点。术后可有明显炎症，牵引性和渗出性视网膜脱离、玻璃体积血等。

(3)房角光凝：直接针对新生血管，但治疗新生血管和预防粘连性房角关闭的作用不明确。

2.早期治疗

适于房角表观开放，但部分或全部已有纤维血管膜，眼压升高的患者。治疗措施如下。

(1)全视网膜光凝：与预防性治疗中相同，如果以前曾经做过，则补充再做。

(2)全视网膜冷凝。

(3)药物治疗：此期用药中最重要的是局部阿托品以减轻充血、局部皮质类固醇以抑制炎症。降眼压药包括局部β受体阻滞剂、溴莫尼定、碳酸酐酶抑制剂，毛果芸香碱为禁用，前列腺素类药物作用不明确、药理机制上应慎用。

关于抗血管内皮生长因子治疗：血管内皮生长因子的生成和释放是视网膜缺血的代偿性反应，抗血管内皮生长因子治疗已用于各种视网膜缺血性眼病，抗血管内皮生长因子药物诸如贝伐单抗、雷珠单抗和哌加他尼钠阻断血管生成因子的促血管形成作用，逆转新生血管化过程，作为新生血管性青光眼的辅助或替代治疗尚处于研究中。

治疗新生血管性青光眼仍然首选玻璃体注射而非前房注射。贝伐单抗玻璃体注射因其价格低廉而应用最多，治疗新生血管性青光眼有效性和安全性的系统综述认为，贝伐单抗耐受性良好，单纯虹膜新生血管或新生血管性青光眼早期的患者中，单用即可有效地稳定虹膜新生血管活动和控制眼压。随机临床试验正在进行，贝伐单抗的眼内注射剂量，依据新生血管性青光眼的病程阶段和复发情况，分别为 1 mg/0.05 mL，1.25 mg/0.05 mL，或 2.5 mg/0.05 mL。由于抗血管内皮生长因子治疗新生血管性青光眼的标准指南尚未确立，有作者根据疾病阶段和潜在病因给出不同的治疗方案，有研究提出抗血管内皮生长因子药物可与全视网膜光凝或手术联合应用，但药物注射的部位(前房内、玻璃体内或两者同时)、时机以及怎样联合全视网膜光凝或手术各不相同，但不同作者推荐最多的治疗方案是，玻璃体内注射贝伐单抗与全视网膜光凝联合使用替代全视网膜光凝单用，或作为因屈光间质混浊，例如出血而后节不可见时备选的治疗措施。贝伐单抗(1.25 mg)单剂量玻璃体内注射后 1 周时，患眼疼痛很快缓解，有利于对顽固性病例降低眼压的进一步手术干预。

3.进展期治疗

该期特征为房间粘连性关闭和眼压升高。

(1)全视网膜光凝：依然是起始而重要的治疗，不仅防止虹膜新生血管和房角新生血管以及房角关闭进展，而且为手术做准备。

(2)药物：局部的阿托品和皮质类固醇最重要，局部降眼压药为β受体阻滞剂和碳酸酐酶抑制剂，此期中溴莫尼定作用不明确，毛果芸香碱和前列腺素类药物为禁用，患者眼压升高而症状明显时可用口服甘油和静脉输甘露醇。

(3)手术：适于患者残留有用视力时。术前处理对术后成功有重要影响。确保全视网膜光凝充分完成以降低血管增殖性刺激，阿托品和皮质类固醇抑制炎症，降眼压药控制眼压，最好等 3～4 周以待患者安静。手术方式包括小梁切除术联合或不联合抗瘢痕化药物、和引流装置置入术。

小梁切除术：通常术中联合抗瘢痕化药物，例如丝裂霉素或氟尿嘧啶，常规手术时丝裂霉素的效果优于氟尿嘧啶，但治疗新生血管性青光眼时，小梁切除术联合丝裂霉素的效果未见随访研究报道。已有报道，术后结膜下注射氟尿嘧啶，3 年时成功率为 68%。

引流阀置入术：适于小梁切除术失败或广泛性结膜瘢痕形成后难以进行滤过手术。常见引流阀的类型为 Molteno、Krupin 和 Ahmed 三种，目前国内常用 Ahmed 型。Ahmed 引流阀的制作材料以前为硬性的聚甲基丙烯酸甲酯，现在为软性的硅酮，各有大小两种规格。各种引流阀长期效果报道不一，并发症包括术后低眼压及其相关并发症，引流管内阻塞、引流部位外滤过泡瘢痕化、角膜内皮丢失和失代偿。如果联合玻璃体切除术，引流管经睫状体平坦部植入玻璃体腔，可减少前节并发症。

辅助抗血管内皮生长因子治疗：已有文献报道，贝伐单抗抑制青光眼术后血管形成，可辅助用于小梁切除术和引流阀置入术。需要注意的是，抗血管内皮生长因子药物并不能逆转已经形成的血管纤维膜，更不能逆转粘连性房角关闭，其应用机制、方法和价值与新生血管性青光眼早期中有所不同。小梁切除术中结膜下注射或玻璃体内注射、术后滤过泡针拨时结膜下注射。也有报道，合并新生血管性青光眼的糖尿病性视网膜病变玻璃体切除术后，贝伐单抗注射于硅油内，结果显示有效；一项小样本病例系列研究中，小梁切除术联合丝裂霉素术前贝伐单抗注射于前房内，可改善新生血管性青光眼手术疗效。引流阀置入术联合玻璃体内注射贝伐单抗，有助于安全而有效地治疗严重的新生血管性青光眼和顽固性高眼压，外加术后全视网膜光凝，以降低活动性新生血管的复发，改善引流阀置入术的成功率。

4.晚期治疗

该期特征是周边前粘连导致房角完全关闭，没有剩余有用视力。治疗目的是控制疼痛，根据不同情况采取相应措施。

(1)药物包括局部阿托品和皮质类固醇。

(2)角膜失代偿时佩戴绷带式角膜接触镜。

(3)药物不能缓解疼痛时采用睫状体破坏术：睫状体光凝术包括 YAG 激光或二极管激光的经巩膜睫状体光凝术和氩激光的经瞳孔或内镜下直接睫状体光凝术。YAG 激光分为接触式和非接触式两种，目前国内常用的是二极管激光，上述两种激光术效果相似。氩激光直视下光凝术损伤较小，术后炎症和疼痛相对较轻。临床上，各种睫状体光凝术的治疗参数与降压幅度间缺乏明确的量效关系，操作上一般原则是：避免术后眼压过低，保留一个象限条件下，其余 270°范围内予以适量光凝，睫状后长动脉经过的两侧部位是否光凝及其程度酌情处理；一次术后依据眼压情况，可予重复光凝。

睫状体冷凝术不仅破坏睫状上皮分泌功能，而且降低睫状体血流，适应于最后仅为缓解疼痛时，须注意眼球萎缩、光感消失、交感性眼炎和前节缺血等并发症。一个大样本系列病例研究报道：34%患眼眼压低于 3.3 kPa(25 mmHg)，然而 34%患眼成为眼球萎缩，57%患眼失去光感，其他包括交感性眼炎和前节缺血。

(4)眼球后乙醇注射：适应于所有药物和手术已经尝试而失效，并且患者要求眼球摘除。医用级或化学分析纯的无水乙醇 1.0～2.0 mL 与局部麻醉剂利多卡因适量相混合，注射于眼球后。并发症包括眼外肌麻痹和上睑下垂。

(5)眼球摘除仅适于顽固性疼痛经任何治疗后依然不能缓解时。

十三、与眼内出血有关的继发性青光眼

(一)溶血性青光眼

溶血性青光眼又称为红细胞碎屑性青光眼。顾名思义,其发病机制为眼内出血后红细胞溶解破碎,红细胞及其碎屑以及吞噬血红蛋白的巨噬细胞共同阻塞小梁网。通常,眼内出血和红细胞碎屑量小时,不至于影响正常全周小梁网的代偿功能,只有量大时才会导致眼压升高,属于继发性开角型青光眼。

1.临床表现

(1)多见于前房积血、白内障摘除或玻璃体切除术后的玻璃体腔出血,也可见于晶状体-虹膜膈完好的玻璃体积血的患者中。

(2)眼压升高,升幅不等,升高过程急缓不一,多发于眼内出血后数天至2周内。

(3)前房内许多红色的细胞浮游于房水中,除红细胞外也有吞噬血红蛋白的巨噬细胞。房角镜下显示为开角,小梁网上覆盖有棕红色色素。

2.治疗

(1)局部降眼压药:β受体阻滞剂、α受体激动剂、碳酸酐酶抑制剂。

(2)手术:前房积血量多时考虑前房冲洗术,出血和红细胞碎屑力争冲洗干净。如为玻璃体积血尤其形成血凝块后,可予玻璃体切除术。除非长期病程或小梁网可能发生器质性病变以及药物降压效果不佳,否则一般不需施行抗青光眼手术。

(二)血影细胞性青光眼

血影细胞性青光眼多见于玻璃体积血后。玻璃体积血的原因,成年人中多为增殖性糖尿病性视网膜病变,此外包括视网膜裂孔或孔源性视网膜脱离、分支或中央视网膜静脉阻塞后视网膜新生血管形成、玻璃体后脱离合并视网膜血管撕裂、老年性黄斑变性、增殖性镰刀细胞视网膜病变和白内障或玻璃体手术等,年轻人中则为眼外伤多见。出血后数天内,红细胞凝块中纤维蛋白溶解后,红细胞弥漫于玻璃体腔内,但因氧张力相对低而发生崩解,依然处于细胞内的血红蛋白失去原有性质,聚集形成小块称为变性珠蛋白小体,黏附于浆膜内表面。此后,细胞内血红蛋白通过细胞膜逸出至细胞外玻璃体腔,红细胞转变为血影细胞。血影细胞外观呈小球形、黄褐色、相互不黏附、自由移动的细胞,通过破裂的玻璃体前界膜(缘于玻璃体切除、白内障摘除或囊膜切开手术史、眼外伤、或自发性玻璃体液化和变性)进入前房。血影细胞大小仅为4~7 μm,但由原先的双凹陷盘形变成球形,并且相比于红细胞,柔韧性较差,难以通过小梁网,以致造成小梁网阻塞。需要注意的是,血影细胞的存在并不一定导致血影细胞性青光眼的发生,只有大量出血后一定时间内形成大量的血影细胞进入前房,才可能会小梁网的阻塞超过了小梁网的代偿能力,引起眼压升高。

1.临床表现

(1)玻璃体积血史,出血量一般较大。

(2)症状:由于红细胞转变至血影细胞,以及血影细胞进入前房需要一个过程,所以发病多见于玻璃体积血后1~3个月。发病后,患者可有急性眼压升高的自觉不适,例如视力下降、头痛和恶心或呕吐等,也可相比于眼压升高程度而疼痛较轻。

(3)体征:眼压升高,升高过程往往较快,升幅较大,可达8.0~9.3 kPa(60~70 mmHg)。眼前节主要表现为角膜水肿、前房内充满黄褐色的细胞,如果同时存在新鲜红细胞,可见细胞分层

现象，即较轻的黄褐色血影细胞在上、较重的红细胞在下。房角镜下显示两种表现，一是正常开角，表面由一薄层黄褐色细胞所覆盖，小梁网颜色呈轻度到中度改变；二是房角通常在下方由一厚层黄褐色细胞所充填，形成假性前房积脓。玻璃体内有陈旧性出血，并伴有特征性黄褐色红细胞和来自变性血红蛋白的色素小块。

需要注意的是，玻璃体积血持续存在的条件下，血影细胞可以从玻璃体内不断或不定期地释放进入前房，造成眼压的不稳定或反复。

2.诊断和鉴别诊断

(1)诊断：依据特征性病史和体征，其要点是玻璃体积血史、前房内大量黄褐色血影细胞和眼压升高。

(2)鉴别诊断：主要包括溶血性青光眼、血铁质性青光眼、葡萄膜炎青光眼。①溶血性青光眼为玻璃体积血后红细胞碎屑和巨噬细胞阻塞小梁网，而血影细胞型青光眼的小梁网内极少以至没有红细胞碎屑和巨噬细胞。②血铁质性青光眼是一种罕见的、继发于眼内出血的迟发型青光眼，其机制为铁离子在小梁网的沉积和对小梁网的损害，发病于最初眼外伤后多年，过程更为缓慢，前房内没有血影细胞，其特征是小梁网呈轻微棕红色改变。与其相比，血影细胞性青光眼属于早发型，发病于最初眼外伤后数周至数月。③葡萄膜炎和眼内炎具有显著炎症表现，而血影细胞性青光眼缺乏明显结膜充血和KP等炎性表现，以玻璃体积血史、玻璃体界膜破裂、前房内大量黄褐色细胞为特征。

3.治疗

(1)降眼压药：各类局部降眼压药均可采用，以房水生成抑制剂为首选，例如β受体阻滞剂、α受体激动剂、碳酸酐酶抑制剂，通常需要联合应用。必要时使用全身碳酸酐酶抑制剂和高渗脱水剂。如果眼压可降至4.0 kPa(30 mmHg)左右并稳定，患者无角膜水肿，也无自觉不适，则坚持保守治疗，等待血影细胞自行吸收和眼压回降。

(2)手术：眼压经用药后仍然持续较高，应予以手术。①玻璃体积血不多时，相对简单和安全的前房穿刺术或冲洗术为首选，术后眼压多可下降，但因血影细胞从玻璃体不断进入前房而再次回升，可以重复进行穿刺和冲洗。②玻璃体积血较多，短期内难以吸收或眼压难以控制时，应考虑玻璃体切除术，往往联合前房冲洗术。玻璃体积血一旦清除，通常眼压得到缓解。③如果小梁网发生器质性损害，眼压经用药后效果不佳，或可能引起视神经损害，需要小梁切除术等。

(三)血铁质性青光眼

血铁质性青光眼是一种罕见的继发性开角型青光眼，发病于慢性或反复性玻璃体积血多年后。机制：来自玻璃体积血的铁离子与小梁网的糖胺多糖相结合，引起小梁内皮细胞损害，并可能伴有小梁网的硬化和小梁间隙的消失。可同时伴发眼球血铁质沉着症。注意，血铁质性青光眼的铁来自红细胞中血球蛋白崩解后析出的含铁血黄素，不同于来自眼内铁性异物的铁锈症，但两者临床表现相似。

临床诊断依据为慢性或反复玻璃体积血病史、眼组织尤其小梁网铁锈样沉着物、眼压升高。真正确诊需要房水细胞学检查为血影细胞阴性，和小梁网组织学检查为铁染色阳性。

治疗采用局部降眼压药或抗青光眼手术。

十四、上巩膜静脉压升高所致继发性青光眼

上巩膜血管构型形态学上不同于其他血管，毛细血管很少，而动静脉吻合和小静脉网很多，

以及静脉血管舒缩性神经的致密分布。房水引流的小梁网通路为主要通路，房水流出巩膜静脉窦后，经巩膜内集合管或房水静脉进入上巩膜静脉和结膜静脉，其中上巩膜静脉经睫状前静脉和眼上静脉引流至海绵窦，而结膜静脉经睑静脉和眦静脉引流至眼上静脉或面静脉。上巩膜静脉压正常时为 1.1～1.3 kPa(8～10 mmHg)，而且昼夜波动不大。上巩膜静脉压升高的病因和机制比较复杂，大致分为三个方面：一是静脉阻塞，包括甲状腺相关性眼病、球后假瘤或肿瘤、海绵窦或眶静脉血栓、上巩膜静脉或眶静脉血管炎、上腔静脉阻塞；二是动静脉交通造成静脉压异常升高：包括颈动脉-海绵窦瘘(自发性的或外伤性的)、眶静脉曲张、硬脑膜动静脉分流、脑面血管瘤病综合征、颈动脉-颈静脉瘘；三是特发性：包括家族性的和散发性的两种情况，原因可能在于存在静脉回流系统的局部障碍，或难以发现的局部动静脉瘘。根据眼压＝房水生成量/房水排出量＋上巩膜静脉压，上巩膜静脉压的升高无疑将导致房水回流阻滞和继发性眼压升高，文献报道认为，上巩膜静脉压每升高 0.1 kPa(1 mmHg)将导致眼压升高 0.1 kPa(1 mmHg)甚至更多，发病眼别以及眼表和眼底血管充血的表现取决于病因部位和阻塞程度。

(一)临床表现

1.病史

某些疾病已经存在，或容易发现，例如甲状腺功能亢进、眶内肿瘤出现眼位突出或斜视、头颅外伤提示海绵窦损伤，以及上腔静脉阻塞综合征的全身表现等，而某些疾病难以发现、尤其隐匿和缓慢进展时，需要全面和仔细地寻找和判断。

2.症状

除头颅外伤后发生高流量颈动脉—海绵窦瘘时发病较急外，大多发病过程较缓。依据不同病因，患者出现相应主诉，例如眼睑肿胀、眼球突出、眼红、头痛、视力下降等。

3.体征

(1)上巩膜静脉压升高：特征表现为角巩膜缘外巩膜表层和球结膜血管明显扩张和迂曲，须注意与充血相鉴别，可伴有眼球突出或搏动性突出；眼底可见视网膜中央静脉不同程度迂曲扩张或类似视网膜中央静脉阻塞的视网膜出血；房角镜下可见巩膜静脉窦充血，由上巩膜静脉压升高使血液反流所致，此征对诊断有特殊参考价值，但须注意动态房角镜检查压迫眼球时也可出现此征。

(2)继发性眼压升高和视神经损害：发病早期，眼压升高的程度与上巩膜静脉压升高的程度相对应，长期病史的患者中，眼压升幅可远远超过上巩膜静脉压的升幅，同时出现视神经损害，例如眼底 C/D 扩大和视野缺损。

(二)诊断和鉴别诊断

1.颈动脉-海绵窦瘘

颈动脉-海绵窦瘘是颈内动脉或颈外动脉与海绵窦的异常交通，临床上分类为：依病因有外伤性和自发性，依血流速度有高流速和低流速，依解剖学有颈内动脉(直接瘘)和颈外动脉(硬脑膜瘘)。所有颈动脉-海绵窦瘘中，颈内动脉-海绵窦瘘占比为 70%～90%，其特征为通常由外伤所引起，颈内动脉海绵窦内段与海绵窦的直接交通，瘘内有颈内动脉高流速动脉血进入海绵窦。硬脑膜颈动脉-海绵窦瘘为海绵窦与颈内动脉、颈外动脉或两者的一个或多个脑膜分支相交通。瘘内为低流速动脉血，症状和体征几乎总是自发性出现，而没有外伤史，多见于中年或老年女性，提示先天性动静脉畸形，或伴有动脉粥样硬化、全身高血压、胶原血管疾病，乃至妊娠和分娩等。

临床表现中以外伤后直接瘘为典型：症状和体征出现较早，进展较快，包括：视力下降、复视、眼球突出或搏动性突出、并伴有搏动性耳鸣或听诊杂音、三叉神经第一支分布区面部疼痛、眼睑水肿、结膜高度充血和水肿、视盘水肿、视网膜静脉扩张或阻塞、视网膜和玻璃体积血，以及增殖性视网膜病变和新生血管性青光眼。个别患者中因眶静脉压升高致葡萄膜充血使晶状体-虹膜膈前移而发生闭角型青光眼。另外，由于两侧海绵窦存在颅内交通，一侧颈动脉-海绵窦瘘可以造成对侧眼的不同改变。

影像学检查中头颅 CT、MRI 和眶超声检查通常有助于高流量直接瘘的诊断，显示眼外肌肥大、一条或两条眼上静脉扩张和患侧海绵窦扩大；对低流量硬脑膜瘘的诊断，价值有限。所有颈动脉-海绵窦瘘的确诊需要选择性双侧颈内和颈外动脉导管插入的脑血管造影检查，一般首选动脉数字减影血管造影术。

2.甲状腺相关性眼病

甲状腺相关性眼病即 Graves 眼病。毒性弥漫性甲状腺肿患者中 30%左右出现甲状腺相关眼病的临床特征，是成人单眼和双眼眼球突出中最为常见的原因。

临床表现常见上睑退缩和迟落、睑裂开大和闭合不全、眼球突出和运动受限、复视、结膜和角膜的暴露和刺激。由于眶内充血、浸润和眼外肌肥大，以及眼睑退缩张力增加，致使眶内压力增高，既可直接压迫眼球，也可引起上巩膜静脉压升高，导致眼压升高。眼压测量时应注意，一是使用压平眼压计以避免球壁硬度降低的影响，二是眼压测量值随眼位而不同，尤其上转时测量值升高明显。此外，长期眶内压力增高可造成压迫性视神经病变。

3.脑面血管瘤病

脑面血管瘤病又称为脑三叉神经血管瘤病。通常为单侧颜面皮肤血管瘤，同侧脉络膜海绵状血管瘤以及同侧软脑膜血管瘤。患儿中 30%～70%出现青光眼，青光眼的发病机制与年龄有关：发病于幼儿时被认为是由于先天性前房角异常，即类似于系统性青光眼，而发病于 10 岁后被认为是由于小动静脉瘘导致上巩膜静脉压升高，进而引起眼压升高的结果。

4.眶静脉曲张

眶静脉曲张是一不常见的眶静脉畸形，为一条或多条呈管状扩张的静脉直接与全身静脉系统相交通。眶静脉曲张分为原发性和继发性两种，原发性眶静脉曲张是特发性的或很可能是先天性的，继发性眶静脉曲张是获得性的，由颅内动静脉畸形、颈动脉海绵窦瘘、硬脑膜动静脉瘘等使眶血流增加所致。

(1)临床表现：该病为单侧性，呈现用力和俯卧或弯腰体位时间歇性复试或眼球突出，间歇期反而眼球内陷。并发症包括眶内出血，如果形成血栓则引起急性症状例如急性眶后疼痛、眼球突出和视力下降。该病为间歇性，继发性青光眼较少，大多数患者视力预后较好。

(2)影像学检查：X 线眶平片显示钙化的静脉结石具有特征性。眶超声联合瓦氏操作等动态诱导检查法(由于静脉曲张可以完全塌陷，否则难以诊断)可以发现，直立体位或休息时无异常，但诱导后静脉扩张并伴有血流增加或眼球突出。必要时，予以 CT 或 MRI 以及联合诱导法检查。

5.上腔静脉综合征

上腔静脉综合征由上腔静脉血流阻滞所致，属于医学重症，通常见于恶性胸腔疾病的患者。上腔静脉阻滞后上腔静脉压升高，有报道称，严重患者中静脉压高达 200～500 cmH_2O。

临床表现：病程早期尤其不全阻塞时，症状和体征不显或易于忽视；病情进展至完全阻塞时，症状和体征趋于明显和典型，以呼吸困难为代表，并且随前屈或躺下体位而加重。除全身特征外，眼科表现包括：视力模糊或视物变形、眼睑水肿、结膜和上巩膜血管充盈扩张、眼底可见视盘水肿、视网膜静脉迂曲扩张、视网膜水肿。注意，即使眼压升高，视盘也常无青光眼凹陷扩大的表现。

6.特发性上巩膜静脉压升高

上巩膜静脉压升高得到确认的患者中，如果血管造影等影像学检查未能提示其潜在病因存在的证据，可考虑为特发性，属于排除性诊断。患者为散发者或有家族史，老年人居多。疾病过程与原发性开角型青光眼相似，但大多数患者单眼受累，并且同时存在慢性红眼，即结膜和上巩膜血管充血，房角镜下巩膜静脉窦充血可有可无，长期患者中最终发生青光眼性眼底和视野损害。

（三）治疗

1.病因治疗

原发病因性疾病一旦解除，上巩膜静脉压随之回降。但原发疾病难以治愈时，只能尽量争取以缓解上巩膜静脉压的升高。

2.眼压控制

依据房角情况分别处理。房角开发时治疗原则与原发性开角型青光眼相同，首选局部降眼压药，但上巩膜静脉压升高致使房水回流下游阻力和眼压基线水平较高，同时涡静脉回流的下游阻力也升高，一般局部药物效果有限，前列腺素类降眼压药的效果有待观察。前房浅和房角窄时，睫状肌麻痹剂有助于促使晶状体-虹膜膈后移。可疑瞳孔阻滞时予以激光虹膜周边切开术。药物等治疗措施效果不佳时考虑手术，值得特别注意的是，整个葡萄膜血液回流障碍致使眼内血管充盈和压力升高以及组织充血，滤过手术易于发生脉络膜渗漏和驱逐性出血等严重并发症。目前房角切开术、小梁切开术、小梁切开术联合小梁切除术、引流装置置入和非穿透滤过手术均有尝试，效果不一。所以，手术应格外谨慎，术中避免突然减压、预制睫状体脉络膜上液引流口或巩膜切开、巩膜瓣缝线松紧适度和术后延迟拆线等，有望于减轻术后并发症。

3.其他

针对具体情况分别对待，例如增殖性视网膜病变和新生血管性青光眼可能需要全视网膜光凝或玻璃体切除术和睫状体光凝术。

（陈世娟）

第三节　正常眼压型青光眼

一、概述

正常眼压型青光眼是原发性开角型青光眼（广义）的一种类型。是指具有青光眼性视神经损害和视野缺损，但是眼压从未超过正常（通常指≤2.8 kPa（21 mmHg），包括眼压昼夜曲线），房角正常开放，并排除了造成以上损害的其他疾病这样一种青光眼。该病可以发生在年轻人中，但在老年人中更常见。正常眼压型青光眼在日本发生率较高，40 岁以上人群的患病率为 3.6%，占原发性开角型青光眼的 92%。据我国近年的流行病学调查结果显示，50 岁以上，正常眼压型青光眼的发生率占开角型青光眼的 85%。

该病病因不明,主要危险因素是眼压和视神经对眼压的耐受性差,虽然眼压值在正常人群的统计学范围内,但是超过了个体视神经所能耐受的程度。其他的危险因素包括各种原因造成视神经缺血(如低血压),角膜厚度薄等。

有观点认为,正常眼压型青光眼与原发性开角型青光眼高眼压型不存在根本性区别,而仅仅为眼压的高低不一。但是有很多研究证据表明这两者在临床特征上存在着差别,意味着两者发病机制可能不尽相同。

二、症状

症状与原发性开角型青光眼高眼压型相似,但是由于眼压不高,起病更隐匿,更不容易早期被发现。该病进展缓慢,在病变早期,视神经病变引起的视野缺损如位于中心注视以外的范围,视力不受影响;同时也没有因为眼压升高的不适感,患者多缺乏自觉症状而忽略。因此,早期病例往往是被偶然发现,如通过眼部常规体检等。当患者出现视物模糊等症状时,则疾病多已进展至中晚期,错过了最佳的治疗时机。晚期当视野缩小至管状时,会出现行动不便和夜盲等症状,甚至最后完全失明。

有部分患者病情进展非常缓慢,甚至在某个阶段不治疗视野也不再恶化。

三、体征

与原发性开角型青光眼高眼压型一样,最重要的体征是青光眼性视神经病变,包括视盘的盘沿组织不规则丢失、视盘凹陷增大、视网膜神经纤维层缺损、视盘浅层出血、视盘旁脉络膜视网膜萎缩等,但是与原发性开角型青光眼高眼压型相比,正常眼压型青光眼出现以下情况的概率更高:视盘浅层出血、视盘旁萎缩、视盘更浅而大的凹陷、盘沿更窄而苍白,这也说明除了眼压因素以外,还有其他因素参与损害的发生。

视野损害的特点也与原发性开角型青光眼高眼压型相似,包括旁中心暗点、鼻侧阶梯,弓形暗点、环行暗点、晚期呈管状视野、颞侧视岛,最后可能致盲。不同的是,研究发现正常眼压型青光眼患者的暗点更早接近中心注视点,甚至在比较早期就影响中心视力,但是即使在晚期,全盲的情况很少出现。

眼压测量值虽然在正常范围内,但是部分患者的昼夜眼压差比较大。在治疗前,眼压值越接近正常值的上限,发病机制中眼压的成分可能就越大;越接近正常值的下限,眼压在发病机制中的比重可能就越小。

部分正常眼压型青光眼患者的中央角膜厚度较薄,有观点认为部分正常眼压型青光眼患者可能本质上是原发性开角型青光眼高眼压型,只是薄的中央角膜厚度导致了眼压测量值低于实际高眼压值;但是也有很多正常眼压型青光眼患者中央角膜不薄,说明眼压不高的正常眼压型青光眼患者群确实存在。研究表明角膜薄的正常眼压型青光眼患者更容易病情进展。

四、鉴别诊断

因为是眼压不高的视神经病变,所以在临床上特别需要与其他引起视神经萎缩的疾病相鉴别。

(一)颅内病变(如肿瘤)、鼻窦病变

视盘多表现为苍白区大于凹陷区,容易影响中心视力,视野缺损有相应病变的特点。临床上有些患者的眼底改变与青光眼性视神经病变很相似,要注意鉴别,对于临床上怀疑正常眼压型青光眼的患者,特别是对年轻患者以及中心视力下降者。可以通过影像学检查鉴别,如 CT、MRI 检查等,排除颅内肿瘤等。

(二)前部缺血性视神经病变

急性期视盘苍白水肿、视力骤然下降,不容易与正常眼压型青光眼混淆。急性期后的视神经萎缩需要与正常眼压型青光眼鉴别,主要依据前者有急性视力下降病史、视盘多数凹陷不明显,色泽苍白,有时视盘边界不太清楚。但也有个别与青光眼性视盘改变极为相似。

(三)继发性青光眼(如青光眼睫状体炎综合征、糖皮质激素性青光眼等)

青光眼睫状体炎综合征发作期有眼压升高、存在 KP,不易与正常眼压型青光眼混淆。有些患者虽然反复发作造成青光眼性视神经损害,但是急性期发作症状不明显而未就诊,发现视神经萎缩和视野缺损时正处于疾病静止期,容易误诊为正常眼压型青光眼。糖皮质激素性青光眼患者,停用激素后眼压正常,但是残留了青光眼性视神经病变,容易与正常眼压型青光眼混淆,可通过仔细病史询问鉴别。

五、治疗

治疗上无根治的办法。虽然眼压在正常范围内,但是最有效的治疗还是通过进一步降低眼压,来延缓视野的恶化。治疗上强调长期而稳定地降低眼压,终身定期复查随访视神经和视野,及时调整治疗方案,最大可能地保持视功能。

国外完成的"正常眼压性青光眼的合作研究"结果显示,经过 5 年降眼压(比基线降低 30%)治疗随访,视野恶化率降低为 12%,而未治疗的对照组为 35%,说明对于正常眼压性青光眼,降低眼压能够延缓视野的进展,同时也说明,降低眼压只能使病情延缓,并不能完全阻止正常眼压型青光眼患者的视野恶化。这从另一侧面进一步反映了除了眼压因素以外,还有其他因素参与损害的发生。

对于正常眼压型青光眼早期患者,由于视野损害较轻,可以暂时不施行降眼压治疗,而是随访观察 1~3 个月,目的是为了很好地了解患者的眼压波动水平,进一步排除其他致病因素,确认正常眼压型青光眼的诊断、进展情况以及设定目标眼压。

(1)对于视野缺损严重并且有进展者,或者视野缺损接近中心注视点者,需要积极治疗,将眼压比基线降低 30%以上,能够有效延缓病情。

(2)对于基线眼压在 1.3~1.6 kPa(10~12 mmHg)甚至更低者,除了眼压,存在其他致病因素如视神经缺血等的可能较大。在这种情况下,一方面进一步降低眼压存在难度与风险,另一方面降低眼压所起的作用不如前者明显,所以临床上在努力降低眼压至 1.3 kPa(10 mmHg)以下的同时,更需要加强全身综合治疗以及视神经保护治疗。

(3)临床上还有一小部分正常眼压性青光眼患者病情稳定,数年视野不恶化,对于这样的患者,不需要过度降眼压治疗,治疗可根据情况,眼压一般控制在 2.0 kPa(15 mmHg)左右即可。

降低眼压的治疗方法与原发性开角型青光眼高眼压型相同,包括药物治疗(降眼压眼药水)、激光小梁成形术、滤过手术。除此之外,需要更加注意综合全身情况,特别是血压等,同时在理论上应该更加注重视神经保护治疗，如银杏叶制剂、维生素等治疗，但是各种视神经保护治疗药物的疗效还需严谨的临床研究来证实。

（杨艳艳）

第四节 儿童青光眼

一、概述

儿童期青光眼是在婴幼儿中潜在的致盲性眼病，可以在出生后立即发生，或数月至数年后发生。儿童青光眼可分为三类：①先天性青光眼，包括婴幼儿型和青少年型，是由于胚胎发育异常，造成房角结构先天异常而致房水排出障碍所引起的青光眼。②伴发全身或眼部异常的发育性青光眼，多数存在其他眼部或全身异常。③继发性青光眼，房水外流受阻的机制来自其他眼病，如外伤、炎症、肿瘤、激素、手术、先天异常等。

在先天性青光眼中，婴幼儿型青光眼是最常见的类型，占50%左右，疾病发生在3岁以前，表现为眼压升高、角膜增大和水肿、眼球变大以及视神经病理损害的疾病。青少年型一般发生在3岁以后，因为在这个年龄，眼球已不再会随着眼压的升高而扩大。

（一）先天性青光眼的患病率

先天性青光眼患病率国外统计为新生儿的1∶10 000～1∶12 500，我国患病率为0.002%～0.0038%。在美国，大约5%的视力障碍患儿患有婴幼儿青光眼，在盲人院中占2%～15%。我国先天性青光眼的盲目率占先天性致盲眼病的1.3%，位于第6位。先天性青光眼的双侧病例占65%～80%。

（二）先天性青光眼危险因素

65%～80%的患者为双眼发病，在美国、欧洲，男女比例为3∶2；在我国，男女患者比例为2.8∶1。

婴幼儿型青光眼大多数病例为散发的，10%～20%的病例有家族史，表现为常染色体隐性遗传，外显率为40%～100%，在普通人群中杂合子率较高为2.3%～2.8%。同代患者的亲代常有近亲通婚史(8.1%)。一些先天性青光眼是非遗传性的。王卫群等计算同卵双生子先天性青光眼患病一致率(92.3%)，明显高于异卵双生子(12.5%)，双生子先天性青光眼遗传指数为91.2%，说明在先天性青光眼发病过程中，遗传因素起着主导作用。

二、婴幼儿型青光眼

婴幼儿型青光眼约有60%在出生后6个月内、80%在1岁以内出现症状，其余在1～6岁时显现出来，常为双侧性，因婴儿眼球壁软弱易受压力的作用而扩张，致使整个眼球不断增大，故又名水眼。

（一）症状

哭闹、畏光、流泪和挤眼。这些症状在角膜发雾、眼球变大前数周即出现，是由于角膜水肿，感觉神经末梢受刺激所致，如眼球已经扩大则多由于下睑睫毛刺激角膜而引起。畏光严重时患儿常躲在母亲怀中或藏于枕下以躲避亮光，当眼压被控制和无倒睫时此症状即消失。

(二)体征

(1)畏光、流泪和眼睑痉挛。

(2)角膜扩大:正常新生儿角膜的水平直径为 9.5～10.5 mm,在 1 岁增大 0.5～1.0 mm。由于高眼压的影响,角膜逐渐变大,如直径超过 12 mm 并伴有狄氏膜破裂,即可作出诊断。如果新生儿有扩大且混浊的角膜,可推测在子宫内眼压就已经升高。对于角膜清亮但已经增大的婴儿,父母可能会忽略青光眼。任何年龄的儿童,两眼角膜直径不对称或一只眼角膜直径≥13 mm,极有可能是异常情况。角膜进行性变大是眼压未被控制的表现,但是,3 岁前眼压不升高则眼球多不增大。

(3)角膜水肿:早期仅限角膜上皮水肿,随着病情进展,角膜实质层也受累而出现混浊,水肿随着眼压的升降而增减。

(4)角膜后弹力层破裂:眼球扩大在角巩膜连接处最明显,后弹力层被牵拉而破裂,造成角膜后壁出现皱纹(Haab 条纹)。初起时在周边部,与角膜缘平行,以后可出现于角膜中央部。在出生时诊断就确诊的患儿中,有 Haab 条纹者占 20%,而在 6 月龄确诊的患儿中,有 60%出现此条纹。当后弹力层发生破裂时角膜突然变混,混浊可局限于破裂处,也可能侵及全角膜。缺损可很快被内皮覆盖,但在裂隙灯下仍可见皱纹,该处角膜实质常有轻度混浊,即使眼压已经降低。此类患儿有明显的角膜内皮细胞计数减少。

(5)前房及虹膜:由于眼球扩大,前房常变深。虹膜通常正常,可能会有虹膜基质发育不良,伴有隐窝消失。

(6)前房角发育异常:可有房角结构发育不全、巩膜静脉窦及小梁闭塞或缺如、睫状肌越过巩膜突,止于巩膜静脉窦或小梁、中胚叶组织覆盖房角、虹膜不止于睫状体而附着于小梁上以及周边虹膜遮盖部分小梁等。前房面有半透明改变,使睫状体带、小梁网和巩膜突结构不清晰,这一半透明组织被称为 Barkan 膜。

(7)眼压升高:眼压升高的程度差异较大,应在全麻或熟睡时使用 Perkins 压平眼压计、Tono-Pen 或 iCare 眼压计测量。先天性青光眼患儿的巩膜硬度常较低,应矫正巩膜硬度。另外,也要考虑麻醉对眼压测量的影响。水合氯醛对儿童眼压测量影响不明显,但据报道,在氟烷麻醉下,婴儿的正常眼压为 1.2～1.3 kPa(9～10 mmHg),眼压到 2.7 kPa(20 mmHg)或更高,就应该怀疑青光眼。

(8)屈光不正:在出生后的前三年内,伴有眼压升高的眼球扩大可以产生近视眼改变,也可导致弱视。Haab 条纹的出现常引起严重的散光,从而加重弱视,尤其在单眼或不对称的病例中。3～10 岁眼压升高的患儿可发生变性性近视和散光,这些改变是由于巩膜的拉伸所致。

(9)视盘陷凹及萎缩:视盘青光眼陷凹出现较早且进展较快,双侧陷凹不对称是早期重要体征。早期陷凹是可逆的,眼压被控制后,陷凹可迅速消失。

(10)晚期改变:角膜更为混浊,前房更深,眼球扩大使晶状体韧带变脆弱,晶状体半脱臼,虹膜震颤,视盘陷凹明显且为不可逆的。这种大眼球易受外伤,可发生前房积血甚至眼球破裂。许多未被控制的先天性青光眼最后常发展为眼球萎缩。

(三)辅助诊断

1.视野检查

患儿在 8～9 岁前通常较难检查视野,一方面缺乏认知能力,另一方面可能眼球震颤。患儿的视野改变和成人相仿,最初的视野丧失偏向于弓形区域。Humphrey 视野计的 SITA 模式可以让年幼患儿进行可靠的检查。倍频视野计也可作为筛查和追踪检查。

2.超声检查

通过检查眼球轴长的变化，记录青光眼的病程发展。有报道显示，当眼压得到控制后，眼球轴长明显减少。

3.超声生物测量

可以检查角膜、前房角以及虹膜和睫状体结构。可作为裂隙灯显微镜检查的补充，也可发现更多的异常体征。

4.相干光断层扫描

对于因为太小而无法进行可靠视野检查的患儿，此技术对视网膜神经纤维层的丢失的评估是非常有价值的。

（四）鉴别诊断

1.溢泪

婴儿流泪过多的主要原因是泪液排出系统阻塞，但多伴有泪囊充盈和脓性分泌物，并无畏光和眼睑痉挛。婴幼儿的结膜炎可有明显溢泪和“红眼”，但没有畏光。其他需要鉴别的是葡萄膜炎、角膜擦伤和角膜炎。

2.大角膜

无青光眼的先天性大角膜或高度近视眼引起的眼球扩大，角膜直径可达 14～16 mm，双眼对称性改变，常有虹膜震颤，但角膜清亮，没有狄氏膜破裂、眼压升高及视乳失陷凹等症状。有些病例房角正常，有些病例可有比小梁更宽的色素带或显著的虹膜突。此病为 X 连锁的染色体隐性遗传。

3.外伤性角膜水肿

产钳引起的后弹力膜破裂可引起角膜水肿，持续约 1 个月或更久，常为单侧，裂纹通常呈垂直或斜行走向（先天性青光眼 Haab 条纹呈水平或同心圆走向），角膜不扩大，眼压常偏低。其他需要鉴别的疾病还包括后部多形性营养不良和后部角膜囊泡。

4.角膜混浊

需要鉴别的疾病包括发育异常、营养不良症、迷芽瘤、宫内感染、角膜炎、先天性代谢障碍。

5.其他儿童期青光眼

需要鉴别的疾病包括有异常的发育性青光眼和伴有眼部/全身疾病的儿童期青光眼。

（五）治疗

先天性青光眼的药物疗效多不满意，通常作为辅助治疗，手术前可以使角膜透明便于操作，手术后可以使眼压进一步得到控制。通常，先天性青光眼一经确诊应及早施行手术。做前房角切开术或小梁切开术，也可联合房角切开和滤过手术。小梁切除术被认为是最成功的手术方式，可以配合丝裂霉素应用。其他可选择的还有青光眼引流物植入手术和睫状体破坏手术，前者可能会造成角膜内皮细胞损失，后者需要重复治疗。

（六）随诊

先天性青光眼需要终身随访。除了关注眼压降低外，还包括角膜清亮、视神经损害的逆转、甚至于近视眼度数的减低。同成年患者一样，患儿目标眼压应根据视神经损害的严重程度而定。预防弱视也是随访中的重点。眼压失控可以发生于手术后数月乃至数十年，而且通常没有症状。

（七）自然病程和预后

先天性青光眼造成的视力下降主要由视神经损害、屈光不正和弱视所致。据报道有一半的患儿手术后仍然不能获得良好的视力。

三、青少年型青光眼

可明显表现在儿童期的任何时间，甚至于在年轻成人阶段。

（一）症状与体征

青少年型青光眼一般在3岁后高眼压不使眼球再扩大。目前国内暂时将30岁以下发病而不引起眼球扩大的青光眼定为青少年型。临床过程与原发性开角型青光眼相似，但眼压变化较大，有时可迅速升高，合并虹视。因高眼压使眼轴加长，故高眼压可加重近视。

（二）诊断

与原发性开角型青光眼的诊断方法相同，但更困难，因青年人的视盘病理陷凹不典型，常较大但较浅，易被忽略。尤其是伴有近视者。多数房角是开放的，无明显异常，个别病例有较多的虹膜突。

（三）治疗

用药物控制眼压，如出现进行性视盘及视野改变，则应尽早手术，作滤过手术如小梁切除术。日本学者报道，小梁切开术也可取得较好效果。

四、伴发全身或眼部异常的原发性青光眼

（一）Axenfeld-Rieger 综合征

本症是妊娠后期发生的眼前节中胚叶发育不全引起。所有 Axenfeld-Rieger 综合征患者均有一些共同的特征：双侧眼部的发育异常；常有家族史，常染色体显性遗传；没有性别差异；频发全身发育缺陷；伴有青光眼的高发。Axenfeld-Rieger 综合征可见于从出生到成年的任何年龄段，大多数发现于婴幼儿和儿童期。确诊依据包括虹膜异常或其他眼部异常、先天性青光眼的体征、全身异常。

1.体征

（1）Axenfeld 异常（后胚胎环）：Schwalbe 线特别突出，在角膜缘内呈一玻璃样半透明的环。裂隙灯下可以很容易地看到前移的 Schwalbe 环，它是接近房角处的角膜中胚叶组织的增殖。在房角镜或裂隙灯下可见周边虹膜有大的索条伸向 Schwalbe 线，有时在某些区域 Schwalbe 线与角膜脱离。这种房角改变称为 Axenfeld 异常，这种虹膜索条可能遮盖部分或全部小梁。约半数患者伴发青光眼。

（2）Rieger 异常：是双侧虹膜实质发育不全、后胚胎环、房角异常、伴有瞳孔异位及多瞳症，但没有原发性虹膜萎缩所具有的那种新形成的周边前粘连。并易于发生青光眼。青光眼多于10～30岁发病。此外常伴有牙齿异常。偶尔可合并白内障。在一个家族中有的成员可有上述全部异常，而其他成员可仅有轻度异常。

（3）Axenfeld-Rieger 综合征：眼部表现为 Rieger 异常且合并全身的发育缺陷如牙冠变小、牙齿数目减少但排列平整、牙齿缺失及面部发育异常。

2.鉴别诊断

（1）虹膜角膜内皮综合征：角膜内皮细胞异常增殖，单眼发生、缺乏家族史，青年期发病。

（2）彼得异常：累及中央角膜、虹膜和晶状体。

(3)无虹膜:青光眼伴有虹膜和前房角的发育异常。

(4)眼齿指发育不良:牙齿异常,偶有轻微的虹膜实质发育不全,前房角缺陷,小眼球和青光眼。

3.治疗

除了婴儿期的病例,通常首先进行药物治疗,可选用减少放水生成的药物,缩瞳药通常无效。必要时可手术治疗,手术包括:房角切开术、小梁切开术、小梁切除术、引流物植入术以及睫状体破坏术。

(二)彼得异常

彼得异常出生时发病,双眼发生。大多数为散发,少数报道为常染色体隐性遗传。典型病例不伴有其他异常,少数报道伴有耳部、口面、心脏、泌尿生殖系统、脊柱及骨骼肌肉系统缺陷。彼得异常可由 PAX6、PITX2、CYP1B1 以及 FOXC1 基因突变引起。

1.体征

角膜中央后弹力层及角膜内皮的缺损,导致角膜实质变薄和混浊,可有虹膜前粘连。青光眼在出生时就发病,但机制不清。

2.鉴别诊断

需与婴幼儿期角膜混浊、后角膜圆锥以及先天性角膜白斑和葡萄肿相鉴别。

3.治疗

青光眼需要手术治疗,对于严重的病例,需要实施引流物植入术或睫状体破坏术。穿透性角膜移植通常是必须的。

(三)无虹膜

无虹膜是以先天性正常虹膜缺失为特征的双侧发育异常,常在周边部残存少量虹膜组织。无虹膜伴有多种眼部异常,其中有的是出生时发病,有的是儿童期或青年期才发病。某些类型的无虹膜伴有全身异常。无虹膜以常染色体显性方式遗传,与 PAX6 基因突变有关,位于染色体 11p13 上,靠近肾母细胞肿瘤的易感基因。

1.体征

根据伴有的眼部或全身异常,无虹膜分为四种表型:伴有黄斑发育不良、眼球震颤、角膜血管翳、青光眼和视力下降;以虹膜改变为主,视力正常;伴有肾母细胞瘤或其他泌尿生殖系统异常;伴有精神发育迟缓。

(1)虹膜:由于发育不全,只能从房角镜下观察虹膜残根,但少数病例可轻易观察到虹膜组织。

(2)角膜:大部分病例在早期发生角膜周边部的血管翳和混浊,以后随着年龄的增长逐渐向角膜中央部进展。少数病例可见虹膜角膜粘连和角膜晶状体粘连。

(3)晶状体:可有局限性的先天性晶状体混浊,随着年龄增长而发展导致视力下降。有的病例可有晶状体半脱位、先天缺失或被重吸收。

(4)黄斑凹发育不良:较常见,典型的病例表现为视力下降、眼球震颤。

(5)其他眼部或全身异常:脉络膜缺损、永存瞳孔膜、角膜硬化视网膜母细胞瘤以及小儿颅面骨畸形综合征和马方综合征。

(6)并发青光眼:青光眼发生于 50%～75%的无虹膜患者,但通常不会在儿童晚期或青少年期前发生。原因可能是虹膜残根造成前房角进展性阻塞病变所致。

2.辅助诊断

影像诊断：虹膜视网膜血管造影，显示异常的虹膜血管重塑，导致虹膜血管环不完整以及视网膜黄斑无血管区减小。

3.治疗

药物治疗为首选，以减少放水生成的药物为主，但通常会逐渐失效。此时需要手术治疗，而小梁切除术为首选。其他可选择的术式还有小梁切开术、引流物植入术和睫状体破坏术。但是，所有手术方法的成功率均不高，视力改善有限。

（四）马方综合征

马方综合征除眼部畸形外还伴有肢体细长，臂长过膝，掌骨、指骨、跖骨、趾骨均细长（蜘蛛指），先天性心脏血管和肺部畸形等。

1.体征

马方综合征中约80%有眼部病变。最主要的是晶状体小且呈球形，悬韧带脆弱、易于断裂，常有晶状体半脱位或脱位。房角发育异常，有中胚叶组织残存，巩膜静脉窦的大小、形状和部位不规则等。部分病例可合并青光眼，常因晶状体脱位和房角发育异常所致。此外，尚可有视网膜脱离、永存瞳孔膜、虹膜缺损、斜视和眼球震颤等。

2.治疗

如晶状体移位明显，瞳孔无晶状体区较大，可用镜片矫正视力。对于继发性青光眼应根据晶状体移位的情况而采取不同措施：晶状体嵌于瞳孔区而致瞳孔阻滞者，可先用散瞳剂，如症状不能缓解可作虹膜切除或晶状体摘出术；晶状体脱位于前房者则摘出之；如伴有房角发育异常，则按婴幼儿型青光眼处理。

（五）球形晶状体-短指综合征（Marchesani 综合征）

本病是一种眼部畸形合并骨骼改变的先天性疾病，与马方综合征的骨骼改变相反，其肢体、指、趾短粗，皮下脂肪丰富，肌肉发育良好。

1.体征

除晶状体小呈球形及伴有脱臼外，常由于悬韧带松弛致使晶状体前后凸度增大而形成瞳孔阻滞和晶状体性近视。由于瞳孔阻滞、房角异常和晶状体脱位等，所以青光眼的发生率较马方综合征明显增多。此外，尚可发生白内障、上睑下垂、永存瞳孔膜和眼球震颤等病变。

2.治疗

与马方综合征相同。

（六）颜面血管瘤青光眼综合征（Sturge-Weber 综合征）

斯特奇和韦伯对本病做了详细叙述，故称为 Sturge-Weber 综合征。

1.体征

(1)皮肤血管瘤：常位于三叉神经第一支分布区域，口腔和鼻腔的黏膜也常受侵。

(2)眼部改变：主要表现为青光眼、脉络膜血管瘤和视网膜血管扩张等。常在儿童或成年时才发生青光眼。成年者为慢性单纯型。发生机制可能是由于眼内血管瘤淤血，增加了眼内容积，或由于血管增多、扩张而使房水生成增加，或因中胚叶组织残留或虹膜有异常血管阻塞房角，以及涡状静脉回流受阻、上巩膜静脉压升高等所致。

(3)脑膜血管瘤及颅内钙化点可引起癫痫、偏瘫及精神异常等症状。

2.治疗

可滴用噻吗洛尔、肾上腺素及毛果芸香碱等药物，也可做滤过手术。

(七)弥漫性神经纤维瘤病

1.体征

本病为家族性遗传性疾病。全身的神经末梢纤维增殖，形成广泛的大小不等的结节，多发生于皮肤，也可发生于内脏，同时有皮肤色素沉着。

神经纤维瘤常侵犯眼睑和眼眶，引起眼睑下垂、眼球突出而眼眶扩大。在眼部受侵者中约50%合并青光眼。虹膜表面有散在的小结节及大片颜色加深的区域，可直达房角。神经纤维瘤也可直接侵犯房角，或由于肿物使虹膜移位而发生周边前粘连，或因房角发育不全而使眼压升高。

2.治疗

与婴幼儿型青光眼相同。

(陈世娟)

第十五章

屈光不正

第一节　屈光不正的病因与分型

一、眼球屈光系统

眼球屈光系统由角膜、房水、晶状体及玻璃体4种屈光媒质组成，正常眼球总的屈折力约为58.64 D。

二、眼球发育与眼屈光的关系

出生时眼球轴长为17～18 mm，均为远视眼。3岁时眼球即可发育至23 mm，3～14岁发育增长约1 mm，达到正常眼球长度(24 mm)。这时由眼外某一目标发出的光线，经过屈折(非调节状态下)，成像在视网膜上。视觉细胞因受光线刺激产生兴奋，然后通过视路传到大脑枕叶视觉中枢，通过分析、综合，才能辨明物体的大小、形状、位置、明暗及颜色等。

三、眼的屈光状态

分为正视眼与非正视眼，后者又分为近视、远视及散光。

(一)正视眼

眼球在调节完全松弛的状态下，来自5 m以外的平行光线，经过眼的屈光系统屈折后，恰好在视网膜黄斑部成像，为正视眼。正视眼的屈光与眼轴长完全适应：当眼调节静止时，由眼外某一点发出的光线恰好在视网膜成焦点，眼外的这一点即为该眼的远点，眼的远点与视网膜上的焦点永远互为共轭焦点或称联合焦点(见图15-1)。

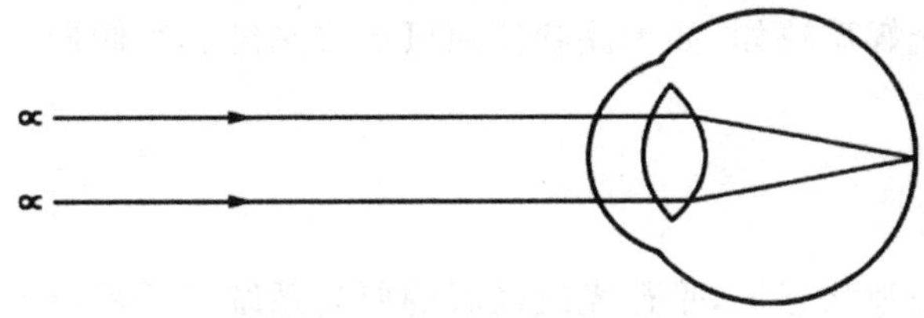

图15-1　正视眼的屈光状态

(二)非正视眼(屈光不正)

当眼球在调节松弛状态下,来自 5 m 以外的平行光线,经过眼的屈光系统屈折后,不能在视网膜上清晰成像者称为屈光不正。即眼球的屈光与眼轴长不能完全适应(见图 15-2)。

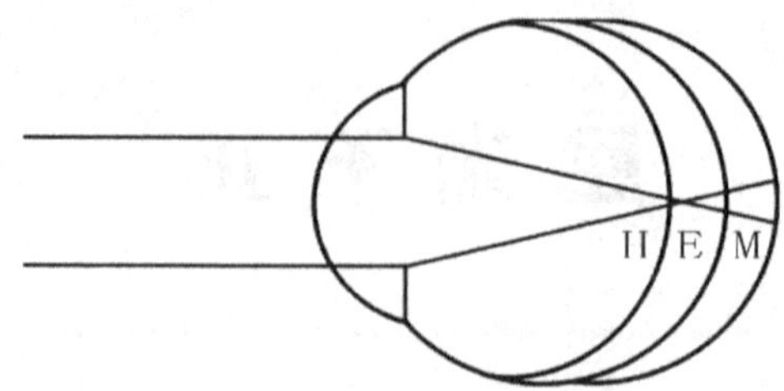

图 15-2　正视眼及屈光不正眼的屈光状态

E:正视;H:远视;M:近视

屈光不正分为近视、远视和散光三大类。

1.远视

当调节静止时,平行光线入眼后,成焦点在视网膜之后。

2.近视

当调节静止时,平行光线入眼后,成焦点在视网膜之前。

3.散光

当调节静止时,平行光线入眼后,不能在视网膜上成焦点而是形成焦线。

四、屈光不正的原因

(一)各屈光媒质弯曲度的异常

角膜或晶状体的弯曲度小于正常为远视倾向,大于正常为近视倾向;角膜或晶状体弯曲度不规则可产生散光。

(二)眼轴的异常

正常眼球轴长平均为 24 mm,>24 mm 者为近视倾向,<24 mm 者为远视倾向。

(三)屈光指数的异常

房水或晶状体的屈光指数降低或玻璃体屈光指数增高为远视倾向;房水或晶状体屈光指数增高或玻璃体屈光指数降低则为近视倾向。

(四)屈光媒质位置的异常

晶状体向前移位为近视倾向;向后移位则为远视倾向。当晶状体倾斜或部分脱位时可产生散光。此外,视网膜发生倾斜,如高度近视的后巩膜葡萄肿,当其顶端不在黄斑中央凹时则发生散光。

(五)其他

屈光系统中某种屈光媒质缺如,如无晶状体眼可形成高度远视倾向。

五、远视眼

(一)远视眼的定义

远视眼是指在调节松弛状态下,平行光线经眼的屈光系统屈折后,所形成的焦点在视网膜之后,在视网膜上形成一个弥散环,不能形成清晰的物像(见图 15-3)。

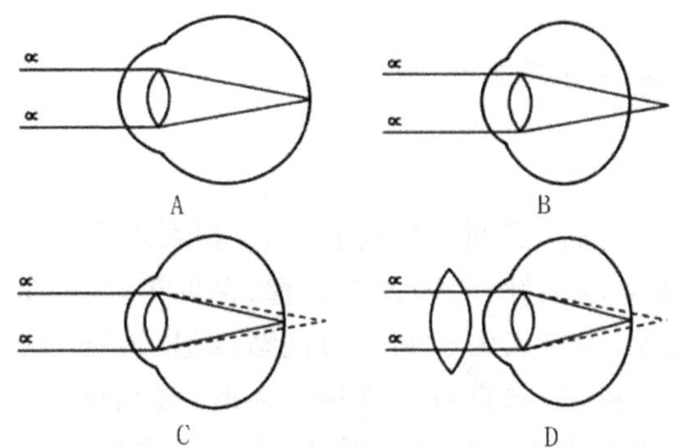

图 15-3 远视眼的屈光

A.正视眼;B.远视眼;C.远视眼用调节矫正;D.远视眼用凸镜片矫正

(二)远视眼的屈光

远视眼要想在视网膜上获得清晰的像有两种方法,一种是动用眼的调节,由于晶状体变凸,增强其屈折能力,使入眼的光线具有一定的集合性。至于光线集合的程度,则要看光线是否来自眼后的某一点,该点即为远视眼的远点。因为远点与视网膜中央凹总是互为共轭焦点,所以只有位于远点上的物体才能通过调节在视网膜上形成清晰的像。另一种方法为使用凸透镜,假如该镜片的主焦点与远视眼的远点互为共轭焦点,则可以在视网膜上形成清晰的像。

(三)远视眼的原因及分类

1.轴性远视

眼球前后径较短产生远视。比如:新生儿的眼球几乎都是远视眼,高度远视眼的眼球外形通常比正视眼或近视眼小。

2.弯曲性远视或称曲率性远视

眼球任何屈光面的弯曲度变小均可形成远视眼,最常见为角膜弯曲度较小所致。

3.屈光指数性远视

眼内各屈光媒质的屈光指数降低均可引起,但不多见。

4.眼内某个屈光媒质缺如

比如:无晶状体眼,一般都是高度远视眼。

远视眼还可根据其程度分为轻度远视(+3.00 D 以下)、中度远视(+3.00～+5.00 D)及高度远视(+5.00 D 以上)。

(四)远视眼与调节的关系

根据调节作用的有无及大小,将远视分为以下几种类型。

1.总合远视

使用睫状肌麻痹剂,调节作用完全消失后所显示的全部远视屈光度。

2.绝对远视

调节作用所不能克服的远视。

3.能性远视

能用调节作用克服的远视。

4.显性远视

能性远视与绝对远视之和。

5.隐性远视

隐性远视为总合远视与显性远视之差。

(五)远视眼的症状

1.视力

远、近视力的好坏与屈光度高低及调节强弱有关。轻度远视由于自身的调节，一般远、近视力均好。中度远视的远、近视力均不好，但假如是儿童、青少年，其调节力很强，视力也可增加，但易出现调节痉挛及视疲劳现象，中年人由于调节力逐渐减退，近视力更差些，可出现老视提前现象。高度远视者，其远、近视力更差，靠自身调节难以克服，必须戴镜。未经矫正的中、高度远视患者，为了看清楚，常将所看的物体放在眼前较近处，这样视网膜上的成像会因为加大而显得清晰些，所以常误认为是近视而就诊。

2.视疲劳

视疲劳是远视眼最主要的症状。轻度远视，由于调节力不强，一般无明显症状，长时间看近时可有轻度视疲劳；中、高度远视在未矫正前，调节力过强，视疲劳明显，患者用眼时间稍久则出现视力模糊、字迹串行、眼球酸胀，以及不同程度的头痛，严重者尚可引起恶心、呕吐等。假如患者闭目休息一段时间或在进行户外活动、戴凸透镜后，症状可减轻或消失，则这种视疲劳为调节性视疲劳。

3.眼位

中、高度远视眼，一般调节过强，相应的集合亦过强，易发生内隐斜或内斜视，斜视多发生在远视度数较高的眼，且常有弱视发生。

4.其他

中、高度远视眼，眼轴较短，可伴有小角膜及浅前房，其晶状体一般无显著改变；眼底改变明显，视盘较正常小，边缘不清、色稍红，呈假性视盘炎状。此外，常伴有结膜炎、睑腺炎或睑缘炎。由于远视眼解剖上的特点，可发生闭角型青光眼。

(六)远视眼的诊断及鉴别诊断

根据检查远、近视力、睫状肌麻痹下的验光检查等可做出诊断。

1.与正视眼的鉴别

轻度或中度远视，常可通过调节自行矫正，远、近视力均可正常，表现与正视眼无异，这种远视可称为“假性正视”。为了鉴别，除用睫状肌麻痹下散瞳检影外，还可使用一简单易行的方法，即在眼前放置一片(+0.5 D)凸透镜，如加镜后视力减退，则为正视，如加镜后视力不变或上升，则为远视。

2.与近视眼的鉴别

儿童及青少年远视眼，常用自身调节看清目标，当调节痉挛时，则形成假性近视，使远视力减退，从而误戴凹透镜，如此又加重调节痉挛，出现更明显的调节性视疲劳。而高度远视患者，未矫正前为了获得清晰视力，往往将物体移近，睑裂缩小，以便使视网膜像放大些，外观上很像近视眼，为了鉴别诊断，可采用睫状肌麻痹下散瞳验光。

3.与老视眼鉴别

远视与老视，虽然均采用凸透镜矫正，但其发生原因并不相同。前者为屈光不正，后者为老年人晶状体弹性降低、调节能力减退所致。远视眼戴凸透镜可放松调节，增进远、近视力，而老视眼戴凸透镜则只能看近，不能看远。

(七)远视眼的治疗

主要为镜片矫正,部分患者可用药物及手术治疗。

1.镜片矫正

原则上远视度数应当给足。儿童、青少年均应在麻痹睫状肌后检影验光(一般使用阿托品),低度远视,如无任何症状可不戴镜,随着眼球发育可成为正视。假如有症状,尤其伴有斜视时则必须配镜。对于成年人的中、高度远视患者,初次配镜时一般不易接受,可适当降低度数,逐步给予矫正,通常所降低的度数不应超过原度数的 1/3。为了避免高度远视镜片成像放大的作用,对于单眼高度远视或无晶状体眼,最好选配角膜接触镜或植入人工晶状体。

2.药物治疗

因调节痉挛所产生的假性近视,可滴 1%阿托品滴眼液,每天晚上一次,以消除调节紧张。

3.手术治疗

对于高度远视眼,尤其是无晶状体眼,以往曾成功施行表层角膜镜片术,但其预测性较差,目前已被植入人工晶状体(有晶状体眼人工晶状体、无晶状体眼人工晶状体)所替代。

对于经过严格筛选的某些低度远视眼,可采用激光角膜热成形术、传导性角膜成形术及准分子激光角膜屈光手术。

六、近视眼

(一)近视眼的定义

眼在调节放松状态下,平行光线经眼的屈光系统屈折后聚焦在视网膜之前,称为近视眼。

(二)近视眼的屈光

近视眼欲想在视网膜上获得清晰的像有两种方法。一种是使入眼前的平行光线变成散开光线,即将被看物体移向眼前的某一点,假如这一点正好与视网膜像互为共轭焦点,则眼前的这一点为近视眼的远点,从此点发出的光线,必将在视网膜上成一清晰的像。另一种方法为使用凹透镜,镜片的力量是使平行光线变为散开光线,其散开的程度正如由该近视眼远点所发出者,因此可以在视网膜上形成一清晰的像(见图 15-4)。

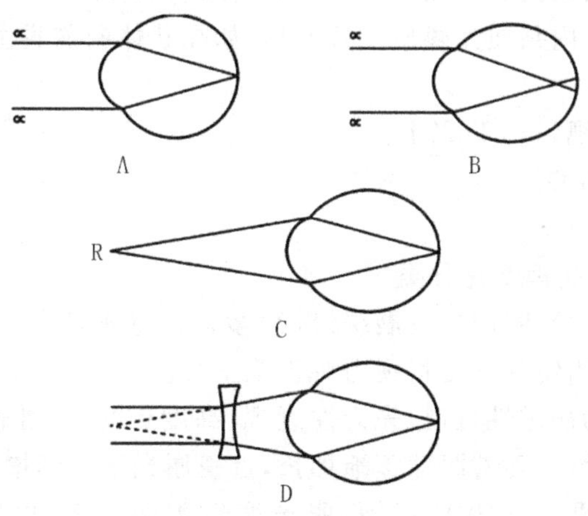

图 15-4　近视眼的屈光

A.正视眼;B.近视眼;C.近视眼的远点;D.近视眼用凹镜片矫正

(三)近视眼的原因

主要为先天遗传因素及后天环境因素两大类。

1.遗传因素

近年来一些学者通过有近视的双生子进行遗传与近视眼的研究，取得成果。有学者对高度近视的遗传规律进行探讨，发现双亲均为高度近视者，其子代均为高度近视；双亲一方为高度近视，另一方为正视者，其子代患高度近视者占57.5%；双亲均无高度近视，其子代患高度近视占22.2%。因此，有学者认为我国高度近视的遗传，基本上是一种常染色体隐性遗传。有学者对90对年龄在7～19岁有近视的双生子，进行遗传与近视眼的研究。结果表明，同卵双生子之间近视一致率为81.6%；异卵双生子之间的近视一致率为57.6%，两者之间有显著性差异。同时还发现同卵同对之间相关系数为0.72，异卵同对之间的相关系数为0.26，两者有显著性差异。从近视一致率之间显著的差别，说明近视眼与遗传密切相关。但同卵同对之间的差值大于零，相关系数又＜1.0，说明环境因素亦在起作用，因此提出一般近视眼属于多因子遗传。

此外，不同种族的近视眼发生率有很大差异，黄种人发生率最高，白种人次之，黑种人最低。即使在同一环境条件下，不同种族的近视眼发生率仍有明显差异，表明遗传因素是种族差异的主要原因。

2.环境因素

当眼球发育成熟后，假如没有先天遗传因素，则环境的改变对近视的发生发展有很大影响。比如青少年从入学起，直到升入大学，近视发病率呈直线上升。此外，城市学生比县镇的发病率显著增高。以上可称为“学校性近视”，一般不超过－6.00 D，多在青春期后停止发展。青少年由于调节力很强，假如近距离用眼时间太久，可引起远视力减退，称为“假性近视”或“功能性近视”，经过休息或用睫状肌麻痹剂后，视力可部分或全部恢复。

(四)近视眼的类型

1.按照屈光特性分类

(1)轴性近视：因眼球前后径过长所致。

(2)弯曲性近视或称曲率性近视：角膜或晶状体表面弯曲度过陡所致。

(3)屈光指数性近视：因眼内屈光媒质指数过高所致。

(4)位置性近视：因眼球内某屈光媒质位置前移(如晶状体向前脱位)，可引起近视。

2.按照近视的程度分类

(1)低度近视或轻度近视，－3 D以下。

(2)中度近视，－3～－6 D。

(3)高度近视，－6 D以上。

3.按照病程进展及有无病理变化分类

(1)单纯性近视：多为学校性近视，发展缓慢，20岁以后基本稳定，屈光度多在－6 D以下，多数眼部没有病理改变，用适当镜片即可将视力矫正至正常。

(2)变性性近视：又称为病理性近视、先天性近视、高度近视、变性性近视、恶性近视等，通常有遗传因素，病程多为进行性。随着眼球逐渐加长，近视屈光度持续增高，一般在－6 D以上，其眼球的病理变化也逐渐加重。－10 D以下，眼球变性不明显者，可用镜片矫正至正常视力；－10 D以上，眼球变性明显者，用普通眼镜或角膜接触镜视力均不易矫正至正常，假如有并发症，有可能成为低视力，严重者可致盲。

4.按照调节作用参与的多少分类

(1)假性近视:多见于儿童或青少年,患者远视力低于正常,近视力正常。假如在小瞳下验光,常能接受负球镜片使远视力提高,但不能使调节放松,视疲劳症状依然存在甚至加重。假如用强睫状肌麻痹剂(如1%阿托品)散瞳,则远视力通常可恢复正常,检影验光为正视或轻度远视。

(2)真性近视:患者远视力差,近视力正常。用睫状肌麻痹剂散瞳验光时,其散瞳后的远视力变化不大,用负镜片可矫正远视力。这种近视不是因为调节过强所致,而是因为其他屈光因素所引起。小瞳孔下验光与散瞳验光的结果差别不大。

(3)混合性近视:患者远视力差而近视力正常,用睫状肌麻痹剂散瞳验光时,其散瞳后的远视力有所提高,但不能达到正常。散瞳后视力提高这部分为调节过强所致,即假性近视,余下视力差这部分为真性近视,须用负镜片矫正。因此,小瞳验光与散瞳验光的结果不同,前者所需镜片屈光度大于后者。

(五)近视眼的临床表现

(1)远视力下降,近视力正常。

(2)视疲劳:不如远视眼明显,但在低度近视较常见,它不是因调节强引起,而是因为调节与集合不协调所致。高度近视由于所观看的目标很近,集合作用无能为力,多采用单眼注视,反而很少引起视疲劳。

(3)眼位异常:因近视眼多为调节不足,其集合作用相应减弱,易发生外隐斜或外斜视,斜视多出现在近视度数较高的一眼。

(4)眼球改变:低度、中度近视眼,其眼球一般无变性改变。而高度近视,多属于轴性近视,其伸长主要限于眼球后极部。可有轻度眼球突出,前房稍加深。玻璃体及眼底的变性改变较为显著。

豹纹状眼底:由于眼球加长,视网膜血管离开视盘后即变细变直,同时脉络膜毛细血管亦伸长,从而影响了视网膜色素上皮的营养,使浅层色素消失,脉络膜血管外露形成豹纹状眼底。

弧形斑:视盘周围的脉络膜在巩膜伸张力量的牵引下,多从视盘颞侧脱开,使其后面的巩膜暴露,形成白色弧形斑。假如眼球后极部继续伸长,则脉络膜可从视盘四周脱开,形成环形的弧形斑,有时亦可形成鼻侧、上方、下方各种不同类型的弧形斑,斑内可见不规则的色素以及硬化的脉络膜血管(见图15-5)。

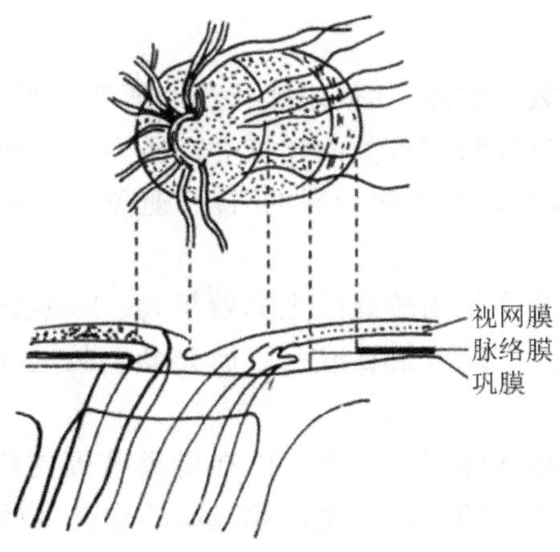

图15-5　近视弧形斑

漆裂纹样病变:眼底可见不规则的黄白色条纹,如同旧漆器上的裂纹,为玻璃膜出现网状或枝状裂隙,亦称玻璃膜裂纹。主要见于眼球后极部及黄斑区,有的与弧形斑相连,可引起视物变形及相对旁中心暗点,并可诱发视网膜下血管新生及黄斑出血,是视力进一步受损的先兆。

黄斑部病变:可发生形状不规则的萎缩斑,脉络膜新生血管可反复发生出血,时间久了可形成黑色圆形稍隆起的斑块,称为 Fuchs 斑。亦可发生黄斑破孔。

巩膜后葡萄肿:由于眼球自赤道部向后过度延伸,后极部巩膜明显变薄,发生局限性扩张,在眼压的作用下,巩膜膨出,而形成大小不等的后巩膜葡萄肿,其发生与屈光度的高低及眼轴的长短明显相关。

周边视网膜及脉络膜病变:主要表现为弥漫性脉络膜退行性病灶、带状脉络膜退行性病灶及视网膜囊样变性。其发生率与年龄无关,与屈光度显著相关。病变分布以颞侧居多。主要表现为格子状变性、霜样变性、牵引灶、囊样变性及裂孔等。

玻璃体变性:发生玻璃体液化、后脱离及各种形状的混浊。

(六)近视眼的并发症

1.白内障

晶状体浑浊可为后极型,亦可呈核性。色棕黄,病程进展较慢。核性混浊者,因晶状体屈光力增加,可使近视程度一时性加深。除白内障外,近视眼亦有可能引发晶状体脱位。

2.青光眼

在近视患者中,开角型青光眼患病率为正常人的 6~8 倍。正常眼压性青光眼及可疑青光眼的比例也明显高于其他人群。由于高度近视眼的巩膜壁较薄,采用 Schiötz 眼压计方法测定的眼压多数偏低,早期容易漏诊。

3.视网膜脱离

近视眼人群中的发生率为其他人群的 8~10 倍,多见于中、高度近视眼(−5~−8 D)。由于变性的玻璃体与有退行性变或囊样变性的视网膜粘连,在玻璃体长期不断牵引下,包括外力作用下,一些部位的变性视网膜被拉出裂孔或撕裂。液化的玻璃体可从此裂口处流入视网膜下,从而使视网膜隆起而脱离。早期由于变性玻璃体对视网膜的牵引,可引起一些刺激征象,如闪光感等。

(七)近视眼的治疗

1.假性近视的治疗

主要目的是解除睫状肌的紧张状态,如使用睫状肌麻痹剂滴眼、近雾视法、远眺练习、针刺疗法、眼保健操、眼部按摩及使调节放松的各类治疗仪等。更为重要的是应鼓励青少年多到户外活动,锻炼身体,均衡饮食,并减少每次近距离用眼的时间,避免过度使用调节。

2.真性近视的治疗

首选的方法为光学矫正。为了得到较好的光学效果,减少视疲劳,在给镜片处方时,应以最低度数获得正常视力为原则。对于高度近视或两眼屈光参差较大者,可选配角膜接触镜以减少双眼影像缩小及影像不等。

近年来角膜屈光性手术及晶状体屈光性手术已在世界范围内广泛开展,并取得了一定的疗效。角膜屈光在性手术是通过手术的方法改变角膜表面的形态,以矫正屈光不正,其基本方法是在角膜上做不同形状的切口以松解角膜纤维的张力如放射状角膜切开术(radial keratotomy, RK),或通过去除部分角膜组织以使角膜表面变平,如准分子激光屈光性角膜切削术(photorefractive keratectomy，PRK）、准分子激光原位角膜磨镶术（laser in situ keratomileusis，LASIK）、准分子激光角膜上皮瓣下磨镶术（laser sub-epithelial keratomileusis，LASEK）等。此外，还有基质内角膜环植入术（intrastromal corneal ring，ICR）用以矫正低度近视及治疗早期圆锥角膜。晶状体屈光性手术包括透明晶状体摘除植入人工晶状体，以及有晶状体眼的人工晶状体植入术，主要用于高度近视的矫正。总体上讲，屈光手术均属于类似美容的可选择性手术，需要在患者自愿并理解手术风险的前提下，有条件地开展。

（八）近视眼的预防

在屈光不正中，远视、散光多与先天性因素有关，不易预防。而近视眼的病因比较复杂，有遗传和环境两种主要因素。在目前尚不能进行基因治疗的情况下，改善视觉环境应当作为预防近视的重点。

1.合理的采光

学生在户内学习时，窗户的透光面积与室内地面之比不低于 1∶6，另外窗外不应有高大的遮挡物。黑板表面避免直射光反射及眩光，室内灯具不要过低，一般不低于 1.7 m，否则易产生眩光。桌面的照明度不低于 100 lx。避免晚上开灯睡觉。

2.提高亮度对比度、清晰度

提高印刷品的明度和字体的黑度，提高亮度对比度以及清晰度。否则，假如纸不白，字不黑、字迹模糊，则会动用更多的调节，容易导致近视。

3.阅读时的坐姿

书桌椅的高低设计需符合人体工程学的要求，阅读时坐姿要端正，持续时间不宜太长。

4.适当的看书时间

每次阅读或看电脑的时间，最好不要超过 50 分钟，稍微休息几分钟后再继续近距离阅读或工作。

5.适当的阅读距离及良好的阅读习惯

阅读距离不宜太近，不要在走路或在运动的交通工具内阅读，否则由于字体不稳定，容易引起调节紧张而形成近视。应鼓励儿童及青少年多参加户外活动，放松调节，以免形成假性近视。定期检查视力。

6.平衡饮食

多吃蛋白质、钙质丰富的食物，少吃甜食。

7.遗传咨询

近视眼尤其是高度近视眼，与遗传有明显关系，假如双方均为高度近视，则婚后子女的遗传概率很高，所以有条件的地方应建立眼科遗传咨询门诊。

七、散光眼

（一）定义

眼球在不同子午线上屈光力不同，平行光线入眼经过屈折后，不能在视网膜上成焦点，而是形成两条焦线和最小弥散斑的屈光状态称为散光。

（二）屈光情况

散光眼借调节作用或移动被看目标与眼的距离，均不能成一清晰的像，只有佩戴合适的散光镜片，才能在视网膜上形成清晰的像。

(三)散光的原因及类型

1.弯曲性散光

角膜两个主要径线的弯曲度不一致是造成规则散光的主要原因,多为先天因素所致。后天的常为角膜疾病引起,如:圆锥角膜、角膜周边退行性病变或因角膜炎症后留下的瘢痕,多引起不规则散光。此外,手术后(如白内障、角膜手术等)或眼睑肿物压迫眼球,亦可引起不规则散光。晶状体弯曲度异常所致的散光多为低度的,通常不需矫正。

2.指数性散光

指数性散光见于晶状体各部分屈光指数不等时,如白内障进行中可以出现,常很轻微。

(四)散光的分类

1.不规则散光

由于各子午线或同一子午线上的角膜弯曲度不一致而产生,用镜片不易矫正。

2.规则散光

两个主要子午线(即屈光力最大的与屈光力最小的子午线)互相垂直,可用镜片矫正。

(1)规则散光根据两个主要子午线力量的大小不同而分为以下五类。

单纯远视散光:当眼不用调节时,平行光线入眼后,一个主要子午线可成焦点于视网膜上,而另一个主要子午线则在视网膜后成焦线(见图 15-6)。处方举例:+1.50DC×90°。

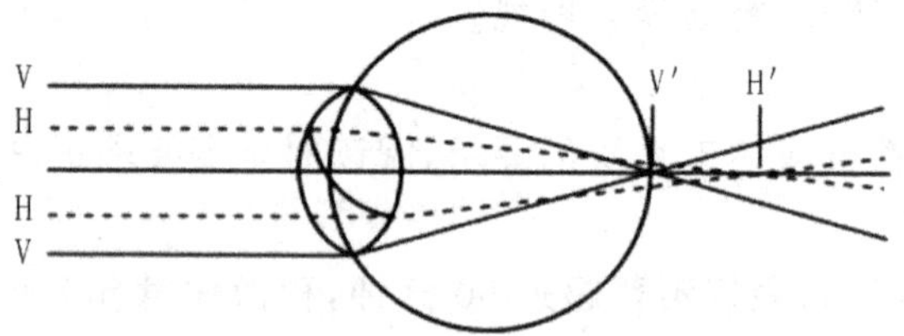

H:水平的平行光线;V:垂直的平行光线;H':水平的平行光线所成之焦点;V':垂直的平行光线所成之焦线

图 15-6 单纯远视散光

单纯近视散光:当眼不用调节时,平行光线入眼后,一个主要子午线可成焦点于视网膜上,而另一个主要子午线则在视网膜后成焦线(见图 15-7)。处方举例:-2.00DC×180°。

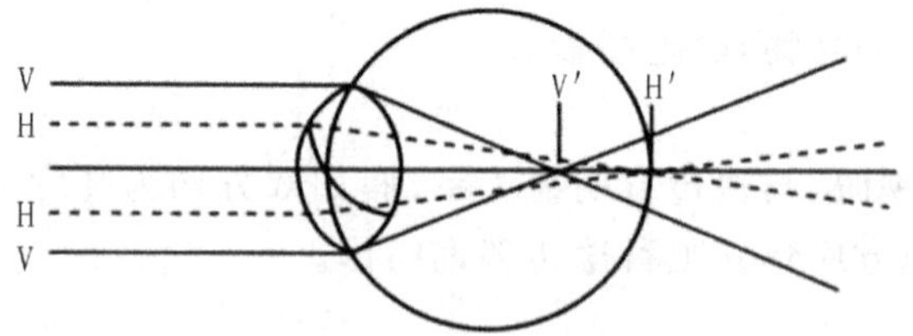

H:水平的平行光线;V:垂直的平行光线;H':水平的平行光线所成之焦点;V':垂直的平行光线所成之焦线

图 15-7 单纯近视散光

复性远视散光:当眼不用调节时,平行光线入眼后,两个主要子午线在视网膜后面形成两条焦线(见图 15-8)。处方举例:+1.00DS+0.50DC×90°。

复性近视散光:当眼不用调节时,平行光线入眼后,两个主要子午线在视网膜前面形成两条焦线(见图 15-9)。处方举例:-1.25DS-0.75DC×180°。

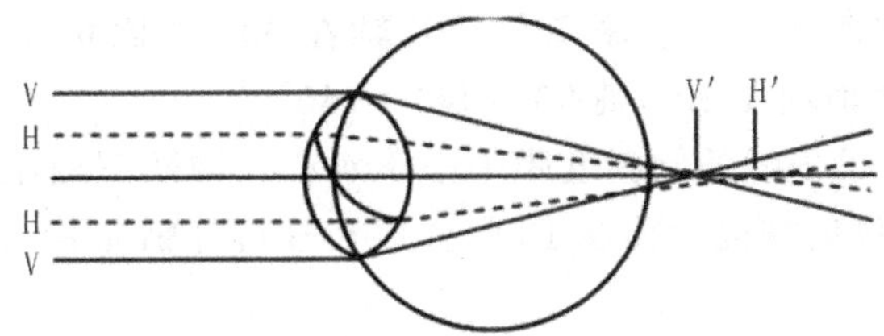

H:水平的平行光线;V:垂直的平行光线;H′:水平的平行光线所成之焦线;
V′:垂直的平行光线所成之焦线

图 15-8 复性远视散光

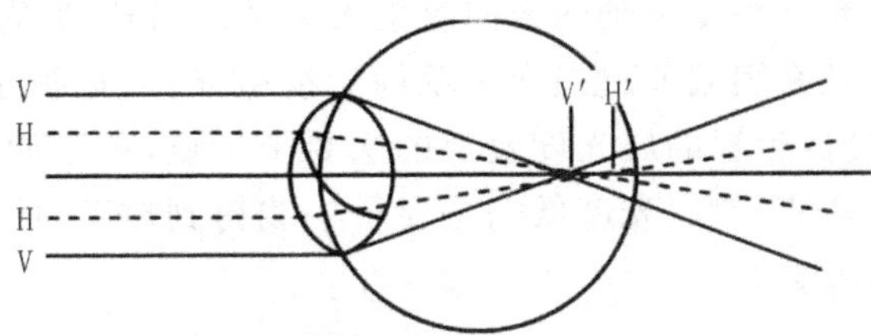

H:水平的平行光线;V:垂直的平行光线;H′:水平的平行光线所成之焦线;V′:垂直的平行光线所成之焦线

图 15-9 复性近视散光

混合散光:当眼不用调节时,平行光线入眼后,一个主要子午线成焦线于视网膜前面,另一条主要子午线成焦线于视网膜后面(见图 15-10)。处方举例:① +1.00DS −1.75DC×180°;② −1.50DS +2.0DC×90°。

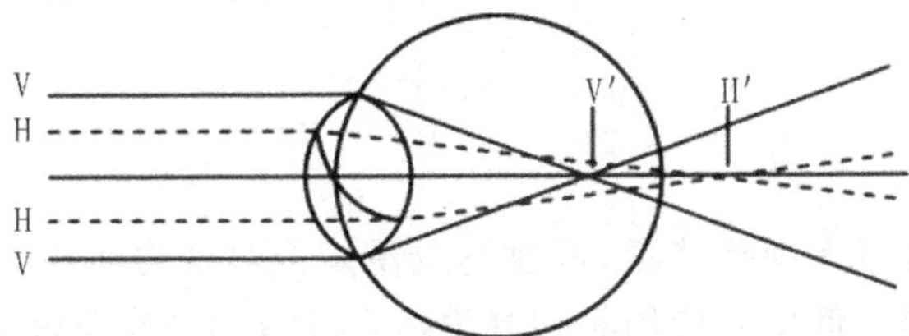

H:水平的平行光线;V:垂直的平行光线;H′:水平的平行光线所成之焦线;
V′:垂直的平行光线所成之焦线

图 15-10 混合散光

(2)在规则散光中,又因两个主要子午线力量的关系而分为以下两种。

循规性散光:是指垂直子午线的屈光力大于水平子午线的屈光力,可用正柱镜片×90°或负柱镜片×180°矫正。

逆规性散光:是指水平子午线的屈光力大于垂直子午线的屈光力,可用负柱镜片×90°或正柱镜片×180°矫正。

临床上循规性散光较多见,而逆规性散光则较少见。此外,凡散光镜片的轴在垂直或水平子午线 20°以内的均属于合例的或不合例的散光,即合例散光用负柱镜片轴在 180°±20°,不合例散光用负柱镜片轴在 90°±20°;而在这个子午线范围以外的则称为斜轴散光,即两个子午线距水平或垂直子午线均大于 20°,例如:−1.25DS×45°或+1.00DC×135°。

(3)根据双眼散光轴之间的关系又分为以下两种。

对称散光:双眼主要子午线的倾斜度距中线呈对称位置,即矫正两眼所用相同符号柱镜片的轴相加等于180°时，为对称散光。如右眼负柱镜片轴在60°，左眼负柱镜片轴在120°，则60°+120°=180°或双眼负柱镜片轴均在90°，则90°+90°=180°。

不对称散光：双眼主要子午线的倾斜度距中心不对称。即矫正两眼所用相同符号柱镜片的轴相加不等于180°。如右眼负柱镜片轴在120°，左眼负柱镜片轴在80°，则120°+80°≠180°。

（五）散光眼的症状

1.视力

低度散光的视力一般不受影响，中、高度散光则远、近视力均不好。单纯散光视力轻度减退；复性散光尤其是显著的混合性散光，视力减退较严重，且因矫正不良而易形成弱视。散光眼视力减退的程度与散光性质、屈光度高低及轴的方向有很大关系。另外，散光眼的视力与调节功能亦有一定的关系：单纯远视散光常因调节过强变为单纯近视散光，即远视子午线变为正视，而正视子午线则变为近视状态。复性远视的屈光度较低的主要子午线，由于调节可表现为单纯远视散光状态。混合性散光，由于调节，使屈光度低的主要子午线得到矫正，而高的主要子午线变为高度单纯近视散光，结果使视力更差。

2.视疲劳

视疲劳最常见，表现为眼痛、头痛尤以前额部明显，有重影、近距离工作不能持久。查体时有以下表现：①为了看得清楚些，常眯眼将睑裂变窄，以达到针孔或裂隙的作用，近视眼在看远时将睑裂变窄，而高度散光眼在看远看近时均将睑裂变窄。②为了得到较大的视网膜像，常把物体拿到近处，很像近视眼。③在高度不对称或斜轴散光时，常表现为头部倾斜或斜颈，矫正散光后，可逐渐消失。④高度散光时，为了看清楚常有扭转头部的表现。⑤眼底检查时，视盘常呈椭圆形，高度散光者，视盘的垂直缘能看清，而水平缘看不清，或相反。从视盘的形态，大致可了解散光的轴向。

（六）散光眼的治疗

1.柱镜片矫正

对度数较低、视力尚好且无视疲劳者，可暂不戴镜。但对视力明显减退且有视疲劳者应及早配镜。给镜原则是防止过矫，低度者应给足而高度者（3 D以上）或斜轴散光者，患者一次不易接受，因高度柱镜所产生的畸变对视觉干扰较大，故可分次给予矫正，使患者有一适应过程。

2.角膜接触镜矫正

±1.50 D以下的散光可用软性接触镜矫正，而±1.50 D以上的散光则需要用硬性角膜接触镜矫正。

3.手术治疗

可用于先天性或眼部手术后所造成的散光。术式包括横向角膜切开术、弧形角膜切开术（AK）以及角膜缘松解切口（limbal relaxing incisions，LRI）。横向角膜切开术主要用作联合放射状角膜切开术（RK）矫正近视性散光，但目前基本上已停止使用了。AK以往主要用于矫正自然产生的散光，但现在主要用来矫正角膜移植术后散光。LRI则用来处理白内障超声乳化和IOL植入术后散光。目前主要用于散光矫正的手术为准分子激光屈光性角膜手术，包括PRK、LASIK及LASEK，通过对角膜组织的圆柱形消融，使得角膜两条主径线上的屈光力达到一致。

八、屈光参差

(一)屈光参差的定义

两眼的屈光状态在性质或程度上有显著差异者称为屈光参差。

一般认为两眼屈光状态完全相同者较少，而轻度不同者较多，临床上将屈光参差分为生理性与病理性两种，多数作者将两眼屈光度相差 2 D 以上者列为病理性屈光参差，全国儿童弱视斜视防治学组提出的统一试行标准，定为两眼屈光度相差为球镜≥1.5 D，柱镜≥1.0 D。

(二)屈光参差的原因

(1)两眼远视消退的程度不同。

(2)近视加深，且双眼不平衡。

(3)由外伤、手术和眼病引起的屈光参差，如角膜各种手术及内眼手术后，角膜破裂、溃疡穿孔等引起的角膜瘢痕、外伤性白内障等均可形成屈光参差。

(4)由某种先天性疾病引起的屈光参差，如眼球后退综合征，患眼的轴长较对侧短而致屈光参差。

(三)屈光参差的分类

(1)一眼为正视，另一眼为非正视眼，包括近视、远视及散光。

(2)两眼均为非正视眼，但程度不等，又可分为近视性、远视性、散光性及混合性。

(四)屈光参差的症状

1.双眼单视障碍

轻度屈光参差，一般不影响双眼单视，但屈光参差超过一定程度后(多为 2.5 D 以上)，则因其一眼可看清目标，另一眼视物模糊而失去双眼融像能力，只能用好眼注视目标，称为单眼视。视力较差的眼因长时间废用，容易形成弱视、斜视。临床上因屈光参差而丧失双眼单视的两眼屈光度差值，各家报道不一，但多数作者认为两眼屈光度差在 2.5 D 以上时，则发生融合困难，破坏双眼单视。因为矫正框架眼镜镜片屈光度相差 0.25 D，即可导致两眼视网膜上的物像大小相差约 0.5%，而两眼物像相差 5%为大脑融合的最大极限，故一般主张两眼矫正镜片以不超过 2 D 为原则。由于高度屈光参差者的两眼视网膜上物像大小悬殊，导致融合功能丧失，而出现失用性弱视、斜视。但在近视性屈光参差时，即使双眼度数相差高些，经过矫正后，也有人能获得双眼单视。其原因是屈光度高的眼，在一定的距离可看到清晰的像，不致完全废用。

2.交替视力

当双眼视力比较好时才会出现，如一眼正视或轻度远视，而另一眼为轻度近视，这样的患者在看远时，习惯性地用正视或轻度远视的眼，看近时则使用近视的眼，即为交替视力。患者很少使用调节，视疲劳较少见。

3.单眼视力

两眼视物时，不论看远或看近，多用视力较好的那只眼，视力不好的眼被抑制而废用，这种情况多出现在高度屈光参差时，所以应尽早给予适当的矫正。

4.弱视、斜视

高度屈光参差所产生的弱视程度与年龄有关，年龄越小弱视程度越重，且容易发生失用性外斜。

(五)屈光参差的检查

1.验光

对儿童、青少年及远视性屈光不正最好在睫状肌麻痹下验光，对成年人的近视可用主觉验光。

2.仪器检查法

如角膜曲率计、角膜地形图仪检查；A 型超声测量眼轴长度；亦可用裂隙灯检查角膜及晶状体的混浊程度。

(六)屈光参差的治疗

1.普通眼镜矫正

多数人主张双眼相差最好不超过 2.5 D，但也有人主张在患者能耐受的情况下进行积极矫正为 2.0～4.0 D，假如不能耐受，可分次矫正。

2.角膜接触镜矫正

其效果比较好，能矫正较高度的屈光参差。

3.人工晶状体植入

它对单眼无晶状体眼屈光参差的矫正最理想，双眼像差显著减小。

4.手术矫正

各种准分子激光角膜屈光手术、晶状体手术等。

(吴国庆)

第二节　飞秒激光角膜屈光手术

一、飞秒激光辅助的准分子激光原位角膜磨削术

飞秒激光作为一种超精密的生物组织切割工具，它目前在医学领域最重要的应用就是在眼科准分子激光原位角膜磨削术中充当微型角膜板层刀的功能，利用它来代替机械刀辅助制作板层角膜瓣。准分子激光原位角膜磨削术手术是目前最主流的屈光手术方式，该手术主要包括三步：首先制作一带蒂的板层角膜瓣，然后掀开角膜瓣在角膜基质床上用准分子激光进行切削消融，最后瓣下冲洗切削面和复瓣。在飞秒激光技术引入之前，该手术的第一步是由机械性的微型角膜板层刀完成。尽管微型角膜板层刀经过 10 多年的发展和改良，其性能已大大提高，但是由此产生的并发症，诸如不全瓣、纽扣瓣、破碎瓣、过厚或过薄瓣等仍然是准分子激光原位角膜磨削术手术最主要和严重的并发症，是影响该类手术安全性的重要原因。飞秒激光制作角膜瓣是一种完全不同于机械刀的全新的角膜瓣制作技术。

由计算机精确控制下的飞秒激光角膜瓣制作技术可以克服机械刀的根本局限性，大大减少因角膜瓣制作导致的并发症，使准分子激光原位角膜磨削术手术的安全性进一步提高。具体来说，与机械刀相比，飞秒激光制作角膜瓣有如下优点：①所制作的角膜瓣厚度更精确，实际值与预设值的差值波动仅在±10 μm，而使用机械刀其波动可达±30 μm；②所制作的角膜瓣厚度各部位均匀一致，而机械刀制作的角膜瓣厚度各部位厚度不一，一般周边部厚，中央薄(见图 15-11)；

③重复性极好，基本上每一接受手术的患者都能获得预期的高质量角膜瓣；④可以按实际需要任意设计拟制作的角膜瓣边缘切入口的角度、角膜瓣直径大小、厚度以及角膜瓣蒂的位置和宽度；⑤飞秒激光制作角膜瓣不受角膜曲率大小以及角膜表面形态和规则性的影响，尤其适合于角膜曲率过陡或过平以及角膜形态不规则，机械刀无法完成的患者；⑥更重要的是，飞秒激光制作角膜瓣几乎不出现机械刀可能发生的诸如纽扣瓣、游离瓣、不规则瓣等并发症，还可以减少不规则散光的发生。

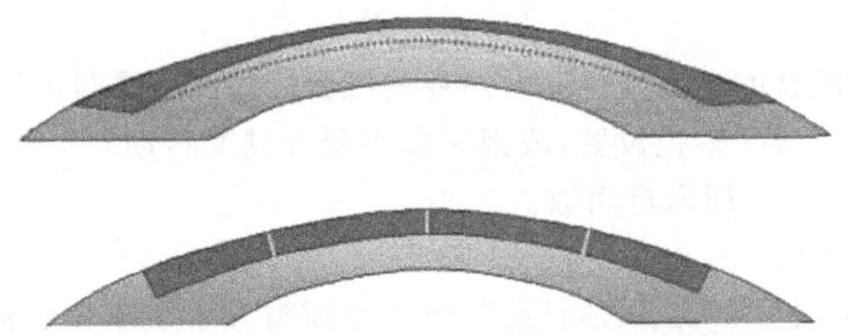

图 15-11　机械刀与飞秒激光制作角膜瓣比较

上图：机械刀制作角膜瓣效果图；下图：飞秒激光制作角膜瓣效果图

但是飞秒激光制作角膜瓣并非十全十美，它也存在差强人意之处：①尽管近几年飞秒激光机的性能在不断改进和提高，激光发射频率大大加快，其制作角膜瓣的总耗时已明显缩短，但与机械刀制作角膜瓣相比，其总耗时和眼球须承受负压吸引的时间均明显更长；②患者要多花费 1～2 倍的手术费用；③存在其特有的并发症，比如角膜基质床浅层微小气泡、偶尔出现的前房内气泡和揭瓣困难等。

(一)飞秒激光制作角膜瓣的手术流程和要点

尽管不同机型的使用要求、性能特点和具体操作不完全相同，但角膜瓣制作手术的主要步骤和要点基本一样。以 IntraLase 飞秒激光仪为例，下面介绍其角膜瓣制作的大概手术流程和要点。

(1)机器开启、预热，待自检通过后输入手术患者的相关信息如姓名、性别、出生年月日、眼别和术式。

(2)根据患者屈光度数和角膜厚度等具体情况，设计并输入相关激光参数和拟制作的角膜瓣参数，包括激光能量、点间距、线间距、角膜瓣直径(范围为 5.0～9.5 mm)、厚度(90～400 μm)、边缘入口角度(30°～90°)、蒂的位置(上方、鼻侧或其他方位)和宽度等。

(3)患者平仰卧位于手术床上，一般 IntraLase 飞秒激光机与准分子激光机成一定角度和一定间距排列，手术床位于两机之间。检查、连接和安装负压环和压平锥镜组件。

(4)滴表面麻醉眼药水，再次核对术眼所有数据后，上开睑器。嘱患者注视正上方闪烁指示灯，将负压吸引环放置于眼球的正确位置，以术眼瞳孔中心与负压环中心重叠作为位置放置正确的判断标准。

(5)将上方的压平锥镜准确推入负压吸力环内，当听到提示音及见到环的右上方出现绿色警示灯闪亮时，则停止继续推进，说明推进位置正确。

(6)脚踏启动激光发射，进行扫描切割角膜，按预定设计完成角膜瓣的制作。以 60 kHz 的机型为例，角膜瓣制作的时间约 20 秒。

(7)释放负压，移开压平锥镜，取下负压环，将手术床移至准分子激光机下，待角膜基质浅层微小气泡消退后，用揭瓣针将角膜瓣小心分离掀开。

(8)接下来进行的就是准分子激光在基质床上做切削消融、角膜瓣下创面冲洗和角膜瓣对合复位等。

(二)飞秒激光制作角膜瓣的相关主要并发症及处理

飞秒激光制作角膜瓣的原理与机械刀制瓣原理完全不同,前者利用激光爆破切割角膜,后者借助机械作用分割组织。两种方法制作角膜瓣所致的并发症有些是共同的,有些是各自特有的。下面重点讲述飞秒激光制作角膜瓣的相关并发症。

1.球结膜下出血

初学的手术者及不配合的患者发生此并发症的机会大些。主要与负压吸引环安装上后手术者过多或幅度过大地调整压平锥镜位置,或因患者不配合过度转动眼球而造成的对球结膜的挤压有关。一般无须处理,1～2 周自行消散。

2.负压吸引环位置移动

若移动幅度不大,偏离中心较小,估计所制作的角膜瓣大小足于完成准分子激光切削,则无须调整。否则需要重新放置负压环。

3.负压环脱失

多半因患者配合差,头位或眼球转动幅度大所致。负压环脱失若发生在激光发射前,则可以重新放置负压环;若发生于激光扫描过程中,角膜瓣边切未完成之前,则可以再重新放置负压环,压平锥镜不更换,角膜厚度设置不变,但角膜瓣直径须改为稍小于原设置的直径,手术可继续进行。

4.角膜基质床浅层微小气泡形成

角膜基质床浅层微小气泡形成飞秒激光制作角膜瓣的特有并发症,由激光产生的微小气泡不能迅速排除干净所致。其存在可能会影响下一步准分子激光的切削能量。若角膜基质床浅层微小气泡较多,则须等待气泡消散后再行后面的准分子激光切削。

5.角膜瓣掀开困难

其发生与角膜接受的激光能量偏低或激光点间距和线间距设置过大有关。若切边能量不够,则表现为角膜瓣边缘切口插入或起边困难;若角膜基质床切割能量不够,则表现为角膜瓣掀开困难以及基质床表面不平滑。调整激光能量、激光点间距或线间距等参数,重新进行激光扫描可以解决此问题。

6.角膜瓣部分撕裂和上皮损伤

此病多发生于角膜瓣掀开困难的情况。小面积的损伤无须特别处理,只需手术后加戴角膜接触镜。

7.前房内气泡

前房内气泡也是飞秒激光制作角膜瓣的特有伴随现象,推测可能由于角膜瓣层间高压微小气泡通过减压袋逆向进入 Schlemn 管再进入前房。量多或体积大的气泡会影响激光跟踪,可关闭跟踪系统或等待前房气泡消散后再继续后面的手术。

8.角膜瓣细皱褶

角膜瓣细皱褶可能跟角膜瓣偏薄,眼球受到挤压、揉搓或角膜基质床切削过深等因素相关。明显的角膜瓣细皱褶需要处理,重新冲洗,对合复位,佩戴角膜接触镜可以使角膜瓣细皱褶消失。

9.角膜瓣下基质混浊

角膜瓣下基质混浊与角膜瓣过薄有关,角膜瓣部分前弹力层被破坏,引起瓣下基质细胞增生和胶原纤维排列混乱。早期使用激素可以抑制其发展。一般对视力的影响有限,而且有逐渐自行消退的趋势。

10.短暂光敏感综合征

短暂光敏感综合征很少见。个别患者对激光极度敏感所致。激素治疗对其有效。

11.弥漫性层间角膜炎

弥漫性层间角膜炎与激光能量对角膜组织产生作用有关,角膜瓣边缘处发生率较高,激素滴眼液治疗有效。

12.其他并发症

其他并发症如角膜上皮内生,由于角膜瓣过薄、角膜瓣移位引起。程度重者须重新掀开角膜瓣,刮出上皮,再对合复位。

二、全飞秒激光角膜屈光手术

全飞秒激光角膜屈光手术与上述飞秒激光辅助的准分子激光原位角膜磨削术手术不同,其整个手术包括第一步的角膜瓣制作和第二步的角膜屈光矫正均由飞秒激光完成。该手术的基本设计原理是利用飞秒激光的组织切割功能,根据需要矫正的屈光度数,在角膜内按预先设计程序切除并取出一定大小和形状的透镜样基质组织片,以改变角膜的原有曲率,达到屈光矫正的目的。

以蔡司公司的 VisuMax 飞秒激光仪为例,其拥有的全飞秒激光角膜屈光手术技术已正式获准在临床上应用。目前主要有两种手术类型:一种是开瓣式飞秒激光角膜基质透镜切除术;另一种是小切口式飞秒激光角膜基质透镜切除术。以上两种类型的手术其第一步是相同的,即按预先设计的角膜瓣厚度和拟矫正的屈光度数,在角膜基质层内进行两次不同深度的飞秒激光扫描,切割成具有一定形状、大小和屈光力的透镜样角膜基质片。手术的第二步就是取出已制作成的透镜样角膜基质片,两种类型的手术有差异:开瓣式飞秒激光角膜基质透镜切除术手术须先揭开角膜瓣,仅保留约 50°的蒂,然后取出基质透镜片;小切口式飞秒激光角膜基质透镜切除术手术只需打开约 60°膜瓣边缘切口,不掀开角膜瓣,然后通过打开的小切口将制作的基质透镜片取出。

尽管目前有关全飞秒激光角膜屈光手术在中、高度近视矫正的结果令人鼓舞,但是由于该技术在临床上应用的时间较短,接受该手术的患者数也有限,此类手术的精确性、预测性、远期稳定性和并发症以及是否合适低度近视矫正等方面都有待于更长时间和更多患者的验证和评估。

(吴国庆)

第三节　准分子激光角膜屈光手术

角膜的屈光能力占眼球全部屈光能力的 3/4,角膜屈光力的改变将极大地影响整个眼的屈光状态,因而通过角膜手术来矫正眼的屈光状态具有巨大的潜力,而且由于角膜位于眼球的前表面,其手术亦相对安全。角膜屈光手术已出现了整整 1 个世纪。贝茨发表了用角膜切开术矫正散光的文章;日本眼科专家佐藤勉从角膜后面切开治疗近视;巴拉克尔创立了板层角膜屈光手术，即角膜镜片术、角膜磨削术及角膜内镜片植入术等；眼科专家费奥多罗夫从角膜前表面进行放射状角膜切开，获得了巨大成功。美国眼科医师考夫曼在巴拉克尔的角膜磨削术的基础上提出了表层角膜镜片术，用于治疗无晶状体眼、圆锥角膜、高度近视及角膜变薄性病变。角膜热成形术是通过热探头、激光及高强度超声等方法改变角膜形态以获得矫正屈光效果的一种手术方法，目前多用于治疗圆锥角膜和老视。采用波前像差或角膜地形图数据引导的准分子激光角膜个性化切削等激光切削模式的临床应用，对于改善术后视觉质量有积极意义。以准分子激光屈光性角膜切削术为代表的表层切削手术也不断进步，绷带式角膜接触镜的应用可以明显促进角膜上皮愈合和减轻眼部疼痛等刺激症状，化学法上皮瓣下角膜磨削术和机械法上皮瓣下角膜磨削术的应用和发展在临床也取得了很好的效果。

目前多种角膜屈光矫正手术都已在国内开展，其中部分手术已经达到国际先进水平。

值得提出的是，角膜屈光手术是一种高度选择性手术，应在具备精密仪器设备的情况下，由经过专门培训的专科医师施行，以免造成患者不必要的损失。

准分子激光角膜屈光手术包括准分子激光屈光性角膜表层切削手术和准分子激光原位角膜磨削术。

一、准分子激光屈光性角膜表层切削术

准分子激光屈光性角膜表层切削手术是指以机械、化学或激光法去除或分离角膜上皮后，对角膜前弹力层和浅基质层进行准分子激光屈光性切削的手术，包括准分子激光屈光性角膜切削术、化学法上皮瓣下角膜磨削术、机械法上皮瓣下角膜磨削术。

（一）准分子激光屈光性角膜切削术

1.手术原理

以机械、化学或激光法去除角膜上皮，对角膜前弹力层和浅基质层进行准分子激光屈光性切削。准分子激光是一种激发的二聚体激光，又称受激准分子激光，其活性介质是惰性气体与卤素分子混合后受外来能量激发而形成的极不稳定的化合物，即二聚体。这类激光的激光介质的分子极不稳定，寿命仅为几十纳秒，故称为“准分子”。不同惰性气体与不同的卤素分子结合产生不同波长的准分子激光。准分子激光单个光子能量高，用该激光照射角膜时，很容易将其分子键打开，使角膜分离成小片段而汽化。准分子激光脉冲宽度极窄，仅为 10～20 nm，因此几乎没有热效应，十分适合对角膜组织进行精确的切削。氟化氩准分子激光还具有穿透深度浅（$<3\ \mu m$）的特点。使用 193 nm 的准分子激光进行角膜切削不会对眼内组织造成损害。准分子激光每个脉冲的可重复性好，因此可以精确控制切削量。切削精度高、可预测性强是准分子激光的特征。利用激光的释放系统按能量图形作用于角膜，通过电脑控制能量强度、发射频率、光圈大小等参数，便及全眼球波阵面像差检查；瞳孔直径测量（包括自然光及暗光下瞳孔直径）；对比敏感度检查、眩光检查；调节功能检查；双眼视功能检查；角膜内皮细胞检查；眼轴长度测量等。

2.手术适应证与禁忌证

（1）适应证：①年龄 18 岁以上；②屈光度稳定 2 年以上（每年变化不超过 0.50 D）；③屈光参差；④近视屈光度在－1.00 D～－6.00 D；⑤散光度数不超过 6.00 D；⑥屈光介质无混浊；⑦表层切削手术的术后预计中央角膜厚度不小于 350 μm。

（2）禁忌证：包括相对禁忌证和绝对禁忌证。

相对禁忌证：①高度近视，－6.00 D 以上；②角膜中央平均曲率低于 39 D 或高于 47 D；③瞳

孔直径＞5 mm或暗光下瞳孔直径＞7 mm；④佩戴角膜接触镜，角膜地形图呈不规则改变者；⑤对侧眼为法定盲眼；⑥白内障；⑦视网膜脱离病史；⑧轻度内皮营养不良；⑨轻度眼干燥症；⑩轻度眼睑闭合异常。

绝对禁忌证：①变性性近视。②圆锥角膜。③单眼畸形或另一眼功能不良者。④眼局部或全身有严重影响切口愈合的疾病。⑤有眼部疾病如未受控制的青光眼、眼部活动性炎症、严重眼干燥症等。

3.术前准备

(1)了解病史：了解屈光度是否稳定，佩戴角膜接触镜历史，眼部及全身病史等。

(2)充分向患者解释手术目的、风险及注意事项，并签署知情同意书。

(3)戴角膜接触镜的患者，需停戴接触镜至角膜无水肿、角膜上皮完好、眼屈光状态和角膜地形图稳定后方可接受手术。建议术前软性球镜停戴2周以上，软性散光镜及硬镜停戴4周以上，角膜塑形镜停戴3个月以上。

(4)术前专科检查：裸眼视力；电脑自动验光、睫状肌麻痹下客观验光和主觉验光；主视眼检查；眼压检查；泪膜检查；裂隙灯显微镜检查眼前节；散瞳眼底检查；角膜水平径测量；角膜曲率检查；角膜厚度测量；角膜地形图检查(包括前、后表面角膜曲率)；角膜表面非球面系数测量；角膜统，准确对焦后，将激光切削区中心定位于入射瞳孔中心，根据视轴位置做相应调整，启动机器开始切削。

4.手术步骤

(1)术前应认真核对输入电脑之手术参数，包括患者姓名、眼别、切削量、切削区大小等，并做好能量校准。

(2)按内眼手术要求常规消毒铺巾。

(3)麻醉：通常选用0.5%丁卡因作表面麻醉剂，术前表面麻醉2～3次。

(4)粘贴睫毛，开睑器开睑。

(5)去除角膜上皮：据切削区的大小，用角膜上皮刮刀轻轻刮除较切削区大1 mm左右区域的角膜上皮。

(6)激光切削：去除角膜上皮后应尽快进行激光切削，以免角膜过分干燥使切削速率改变，影响手术效果。嘱患者注视目标，启动自动眼球跟踪系统，准确对焦后，将激光切削区中心定位于入射瞳孔中心，根据视轴位置做相应调整，启动机器开始切削。

(7)切削完毕后，涂抗生素眼药膏，眼垫包眼；或戴绷带作用软性角膜接触镜。

5.术后处理

(1)术后24～48小时内，患者会有程度不同的疼痛和异物感。应嘱患者尽量休息。

(2)术后当天必要时口服止痛剂和镇静剂。

(3)角膜上皮完全修复前，每天检查，注意绷带作用软性角膜接触镜的配适状况，或换药、用抗生素眼膏包眼。

(4)角膜上皮愈合后开始滴类固醇激素眼药水。可用地塞米松或氟甲松龙，但长期使用时，前者更易引起高眼压。用药时间的长短根据术后屈光状态和角膜雾状混浊状态而做调整，明显过矫者用药时间可缩短。一般来说，第一个月每天4次，然后逐渐减量，整个过程3～6个月。

(5)术后应定期复查，通常术后1周、1个月、3个月、6个月、1年和2年要进行详细的复查，检查的内容同术前检查各项。

(二)化学法上皮瓣下角膜磨削术

1.手术原理

以乙醇松解角膜上皮后将其分离,形成角膜上皮瓣,然后对角膜前弹力层和浅基质层进行准分子激光屈光性切削,最后将角膜上皮瓣复位。

2.手术适应证与禁忌证

同准分子激光屈光性角膜切削术。

3.术前准备

同准分子激光屈光性角膜切削术。

4.手术步骤

(1)术前应认真核对输入电脑手术参数,包括患者姓名、眼别、切削量、切削区大小等,并做好能量校准。

(2)按内眼手术要求常规消毒铺巾。

(3)麻醉:通常选用0.5%丁卡因作表面麻醉剂,术前表面麻醉2~3次。

(4)按常规铺手术巾,粘贴睫毛,开睑器开睑。

(5)制作角膜上皮瓣:采用角膜上皮环钻刻切角膜中央上皮,置20%乙醇于乙醇罩杯内,浸润角膜上皮时间不超过35秒,用平衡盐溶液充分冲洗,分离角膜上皮,形成带蒂角膜上皮瓣。

(6)激光切削:嘱患者注视目标,启动自动眼球跟踪系可有效地对角膜组织进行准确的水平切削。若矫正近视,中央角膜切削最深,越往周边越浅;若矫正远视,则从角膜视觉中心向角膜光学区周边切削渐深;切削面为椭圆形时,则可矫正散光。

5.术后处理

同准分子激光屈光性角膜切削术。

激光切削完成后,将角膜上皮瓣复位,戴绷带作用软性角膜接触镜。

(三)机械法上皮瓣下角膜磨削术

1.手术原理

以特制的角膜上皮分离器制作角膜上皮瓣,然后对角膜前弹力层和浅基质层进行准分子激光屈光性切削,最后将角膜上皮瓣复位。

2.手术适应证与禁忌证

同准分子激光屈光性角膜切削术。

3.术前准备

同准分子激光屈光性角膜切削术。

4.手术步骤

(1)术前应认真核对输入电脑的手术参数,包括患者姓名、眼别、切削量、切削区大小等,并做好能量校准和确认微型角膜上皮刀工作正常。

(2)按内眼手术要求常规消毒铺巾。

(3)麻醉:通常选用0.5%丁卡因作表面麻醉剂,术前表面麻醉2~3次。

(4)按常规铺手术巾,粘贴睫毛,开睑器开睑。

(5)制作角膜上皮瓣:采用微型角膜上皮刀制作带蒂角膜上皮瓣。

(6)激光切削:嘱患者注视目标,启动自动眼球跟踪系统,准确对焦后,将激光切削区中心定位于入射瞳孔中心,根据视轴位置做相应调整,启动机器开始切削。

(7)激光切削完成后，将角膜上皮瓣复位，戴绷带作用软性角膜接触镜。

5.术后处理

同准分子激光屈光性角膜切削术。

二、准分子激光原位角膜磨削术

(一)手术原理

以微型角膜刀或飞秒激光制作一带蒂的角膜瓣，翻转角膜瓣后，应用准分子激光对角膜基质进行屈光性切削，按预定模式改变角膜屈光力，最后将角膜瓣复位。这种方法保留了角膜上皮和前弹力层，设计相对合理，符合“角膜的生理状态”，术后反应轻微，恢复较快。这种手术设备精密昂贵，要求较高的手术技法及无菌的手术环境，在条件较好的医院才能够开展。目前准分子激光原位角膜磨削术已经成为最常用的屈光手术方法。

(二)适应证

(1)有摘镜要求并对手术结果有合理的期望。

(2)近视－0.50～－15.00 D，远视＋1.00～＋6.00 D，散光 6.00 D 以内。

(3)年龄满 18 周岁以上(特殊情况下除外)，屈光度稳定 2 年以上(每年变化不超过 0.50 D)。

(4)经术前检查排除手术禁忌证。

(三)禁忌证

(1)圆锥角膜。

(2)眼部活动性炎症。

(3)面部疖肿等化脓性病灶。

(4)重度眼干燥症。

(5)中央角膜厚度＜450 μm。

(6)未受控制的青光眼。

(7)玻璃体视网膜疾病。

(8)严重的眼附属器病变，如眼睑缺损、变形，睑裂闭合不全，慢性泪囊炎等。

(9)全身免疫性或结缔组织疾病。

(10)心理障碍。

(11)妊娠。

(12)一眼手术中出现严重并发症，对侧眼应停止手术。

(四)术前准备

(1)了解病史：上呼吸道感染及其他感染性疾病活动期，女性患者月经期手术暂缓。

(2)充分向患者解释手术目的、风险及注意事项，并签署知情同意书。

(3)常戴角膜接触镜的患者，需停戴接触镜至角膜无水肿、角膜上皮完好、眼屈光状态和角膜地形图稳定后方可接受手术。建议术前软性球镜停戴 2 周以上，软性散光镜及硬镜停戴 4 周以上，角膜塑形镜停戴 3 个月以上。

(4)术前专科检查：裸眼视力；电脑自动验光、睫状肌麻痹下客观验光和主觉验光；主视眼检查；眼压检查；泪膜检查；裂隙灯显微镜检查眼前节；散瞳眼底检查；角膜水平径测量；角膜曲率检查；角膜厚度测量；角膜地形图检查(包括前、后表面角膜曲率)；角膜表面非球面系数测量；角膜及全眼球波阵面像差检查；瞳孔直径测量(包括自然光及暗光下瞳孔直径)；对比敏感度检查、眩光检查;调节功能检查;双眼视功能检查;角膜内皮细胞检查;眼轴长度测量等。

(五)手术方法

(1)按内眼手术常规清洗结膜囊及消毒眼睑及周围面部皮肤。

(2)准备和调试制作角膜瓣的设备。

(3)准分子激光仪准备,将患者相关检查数据输入仪器计算机,由相关软件导出相应的消融计划,仪器完成测试。

(4)详细核对输入准分子激光仪电脑的手术参数,包括患者姓名、眼别、屈光度和相应的切削量、切削区域大小等。做好能量校准并确认角膜瓣制作设备工作正常。

(5)眼球表面麻醉,局部0.5%~1.0%丁卡因或0.5%丙氧苯卡因滴3次。

(6)常规消毒术眼,铺无菌巾,开睑器开睑。

(7)用微型角膜刀或飞秒激光制作一带蒂的角膜瓣。

(8)嘱患者注视目标光源,调整准分子激光,激光消融定位于视轴中心。

(9)翻转角膜瓣,并吸干层间过多的水分。

(10)嘱患者注视目标光源,启动准分子激光作光学性切削,在切削过程中注意保护角膜瓣的“蒂”免受激光切削。

(11)回复角膜瓣,瓣下适度冲洗,避免异物残留,再用吸水海绵轻轻吸出层间的水分,再从中央向周边轻轻抚平角膜瓣,保证角膜瓣无移位或皱褶,力求达到解剖对位。

(12)去除开睑器,嘱患者瞬目,观察确保角膜瓣无移位。

(13)滴抗生素和皮质类固醇滴眼液,用硬质眼罩遮盖术眼。避免使用眼膏和棉垫包眼,以免角膜瓣移位。

(六)术后处理

(1)术后第1天复诊,检查视力,裂隙灯观察角膜瓣位置是否良好,角膜上皮是否已经修复,有无异常炎症反应等。

(2)术后滴用抗生素和糖皮质激素滴眼液,每天4次,持续1周。按需使用人工泪液。

(3)术后1个月、3个月、6个月、1年和2年时复查,观察视力、屈光度、角膜曲率、角膜地形图和角膜瓣变化。

(七)并发症及其处理

1.疼痛

大多数的患者术后都感觉良好,或许有异物感、眼部瘙痒等不适。有些患者有眼眶部疼痛,往往由术中开睑器和吸引环的应用引起,一般不需要镇痛药。剧烈的疼痛往往提示角膜瓣移位、上皮缺损或感染。

2.角膜瓣移位或游离

常伴有剧烈的疼痛和视力下降,应及时将角膜瓣复位,如果游离,应注意按标记对准钟点,使角膜瓣紧密附着,并加戴治疗性角膜接触镜。若以上措施仍不能解决,可用10-0或11-0尼龙线作无张力缝合。

3.感染

准分子激光原位角膜磨削术后感染发生率极低,只有在手术过程的这段时间内细菌才有可能侵入基质。术后如有基质水肿和上皮破损也将增加表层感染的机会。降低感染发病率的措施有:预防性的抗生素应用、角膜微型刀系统的彻底消毒、术前眼球彻底冲洗、术中严格执行无菌操作规程等。

4.角膜瓣下异物残留

如棉丝、睫毛等，应早期取出。手术中将角膜瓣复位前应彻底冲洗，尤其是睑板腺分泌物较多的患者，应仔细冲洗和观察。尽量避免使用普通棉签或劣质纸质吸水海绵。少量睑板腺分泌物，如不引起角膜基质浸润，可暂不处理，密切观察。

5.弥漫性层间角膜炎（弥漫性层间角膜炎）

多出现在术后1～7天，表现为角膜层间有灰白色、细小的点片状渗出物，多位于周边部角膜层间，少数出现于角膜中心，通常对视力无明显影响。如果同时伴有角膜瓣的水肿，渗出较多，又位于层间角膜中心则对视力有影响。一般情况下，激素治疗1周左右可逐渐吸收，对后期视力无明显影响。弥漫性层间角膜炎发病机制目前不详，可能的诱因有瓣下残留的异物、细菌内毒素、眼睑分泌物和消毒液等。

6.上皮内生

周边部轻度上皮内生可不急于处理，密切观察。光学区附近的上皮内生直接影响视力或造成不规则散光时，可将角膜瓣翻开或用特殊设计的器械清除层间的上皮组织。

7.眩光

当切削区过小时，由于接近瞳孔直径，在夜间易出现眩光。根据术前自然光线下及暗光下瞳孔直径设定光学区，增大切削直径或将切削区边缘切削成平滑的“过渡区”，可降低眩光的发生率。

8.切削区偏中心

相当一部分患者术后可发现程度不同的切削区偏离中心的现象，但对于中、低近视眼，如果偏离的程度<0.5 mm，对视力影响甚微。高度近视对切削区的中心要求较高，增大切削区可减少偏中心的影响。切削区偏中心一旦发生则很难处理。手术前对机器的检查以及训练患者在手术过程中充分合作，是防止发生明显偏离中心的关键。

9.中央岛状效应

手术后在角膜地形图上表现为切削区中央有一个曲率较大的“岛”状区域，发生的机制不明，可能与切削时水分积聚于中央以及术后角膜上皮增生等因素有关。这种岛状改变常有逐渐消退的趋势，可在数月或6个月左右消失或明显减轻。随着准分子激光机的不断改良和手术技术的不断提高，术后出现中央岛效应的情况已不多见。

10.过矫、欠矫及回退

术后早期的轻度过矫是正常现象，至术后1个月左右多数过矫会逐渐消失，视力可恢复正常。如果过矫在术后6个月还持续存在，可考虑在屈光状态稳定后进行再次准分子激光原位角膜磨削术手术。欠矫常见于高度近视的患者，由于残余的少量近视比过矫引起的远视容易治疗，所以治疗高度近视时，计算软件总是偏向于术后的欠矫，如果欠矫的屈光度较大，常需要佩戴眼镜或再次准分子激光原位角膜磨削术手术进行治疗。尽管从理论上说，准分子激光原位角膜磨削术手术由于有角膜瓣的覆盖，病理愈合反应很轻微，屈光效果应该在术后早期取得稳定，但事实上，一些患者术后还是有一定程度的屈光回退。产生屈光回退的原因可能与术后角膜后表面膨隆、基质再塑形、干眼等因素有关。

11.眼干燥症

患者术后早期感觉眼睛干涩，检查时发现部分患者泪液分泌量减少，泪膜破裂时间缩短，荧光素着色阳性。眼干燥症的症状随着时间的延长可有所好转，滴用人工泪液有助于减轻症状。发生此种症状与多种因素相关。准分子激光原位角膜磨削术手术时损伤了角膜的感觉和自主神经，破坏了正常泪液分泌的调节系统，导致泪液分泌异常；负压吸引损伤了结膜杯状细胞，角膜刀损伤了角膜上皮的微绒毛，使泪液的黏附性下降；长期使用含有各种防腐剂的药物等都是眼干燥症产生的原因。

12.角膜后表面膨隆

在治疗高度近视眼时，角膜中心被切削变薄，在眼压的持续推压下，角膜后表面向前凸起。一般来说，术后中心角膜厚度越薄，角膜向前凸起的可能性越大。角膜后表面的前凸对角膜内皮也会产生影响，使角膜内皮细胞计数减少、形态改变。因此，为了避免这种并发症的产生，首先要保留足够厚度的角膜基质（$>250\ \mu m$），其次是控制好眼压，减少角膜后表面膨隆的发生。

13.术后眼压测量值低

从理论上讲，准分子激光原位角膜磨削术后眼压不会有变化，但临床上术后检查眼压时会发现比术前低，用非接触式眼压计测量时一般平均低 0.8 kPa(6 mmHg)左右。眼压下降的原因目前认为是准分子激光原位角膜磨削术后角膜中心变薄，角膜硬度系数降低，导致测量值下降，并非眼压真的降低了。因此，在准分子激光原位角膜磨削术后测量眼压时，应根据切削角膜的深度对眼压进行矫正，以免在术后出现高眼压和青光眼时漏诊。

（八）手术要点和注意事项

（1）负压吸引的时间应尽量短（一般应在 20 秒以下），避免由于眼部缺血时间过长引起的一系列并发症。

（2）部分高度近视患者的注视功能较差，为尽可能减少切削区偏离中心的量，可采用对准瞳孔中央进行切削的方法。

（3）光学切削区的大小应根据角膜厚度、角膜瓣的直径、角膜厚度、瞳孔直径和矫正的度数等参数来确定，一般以切削后、角膜瓣复位前的中央区剩余角膜厚度不小于 $270\ \mu m$ 为原则，尽量采用较大的切削区，以减少眩光的发生。

（4）对于术后欠矫或过矫的患者，应在前次手术后屈光状态、角膜地形图均达稳定状态后进行。可考虑在术后 3～6 个月期间内进行补充切削，方法是在表面麻醉下用钝刀在角膜瓣边缘插入层间，并从此处开始将整个角膜瓣轻轻掀开，按欠矫的度数进行补充切削，然后将角膜瓣复位。

（5）对于偏心切削者，可考虑在前次手术后 6 个月用角膜地形图或波阵面像差引导进行补充切削。

（陈世娟）

第四节　个体化切削的准分子激光原位角膜磨削术

个体化切削也称个性化切削，通常是指波前像差或角膜地形图引导的准分子激光角膜切削，手术方式可以是准分子激光原位角膜磨削术或表面切削手术，其目的是消除或尽可能降低眼屈光系统的单色像差(包括低阶像差和高阶像差),从而进一步提高术后的视觉功能。

一、适应证

波前引导手术(准分子激光原位角膜磨削术或表面切削手术)的适应证基本上与其传统手术一致。由于波前引导手术目的是同时矫正术前存在的高阶像差,所以如果术前高阶像差很低,波前引导手术未必能够显示出优于普通手术的结果,甚至因为影响波前引导手术疗效的因素较多而导致预测性下降。所以,一般认为,术前高阶像差 RMS 高于一定数值(不同系统有各自参考标准),才推荐波前引导手术。

个性化手术还可用于处理由于初次屈光手术所致的屈光性并发症,如偏中心切削、光学区过小和不规则切削等。由于这些并发症往往导致高阶像差明显增高,难以用传统方法进行手术处理,利用个性化切削可消除或减少这些角膜不规则性,从而改善光学特性,消除或减轻患者症状。

二、手术步骤

传统准分子激光原位角膜磨削术是根据验光结果来确定手术参数的,主要切削参数有球镜度数、柱镜度数及轴向、切削区直径等。波前引导准分子激光原位角膜磨削术中,除了上述参数之外,还包括波前像差检查数据用于矫正高阶像差。波前像差检查数据量往往很大,由此产生的角膜切削方案也比较复杂,手术时将引导切削的数据文件导入激光机的电脑内,并由此引导和控制激光切削过程。一般来说,除激光切削方案不同外,波前引导的准分子激光屈光手术过程与传统准分子激光手术过程基本相同。

个性化切削的实施由以下 3 个部分组成:①数据的采集;②切削方案的生成;③准分子激光的投射。各部分必须相互配合与协调,才能取得良好的临床疗效。

(一)数据采集

数据采集的准确与否直接影响手术效果。而检查结果往往受多个因素影响,例如泪膜的稳定性、患者的调节状态、瞳孔大小、注视状态、眼球活动等。应尽可能避免或减少这些因素的影响,必要时间隔数天后再重复检查。

波前像差仪是精确测量眼屈光系统总体像差的设备。目前临床上常用的波前像差仪有基于 Hartmann-Shack 或 Scherning 原理,还有采用 Ray-tracing 或 OPD-Scan 的。各种机器均有其优、缺点。像差仪必须具有良好的准确性和可重复性。由于目前波前像差检查的表述尚未完全标准化,对同一只眼睛来说,不同品牌像差仪检查所报告的结果可有很大差异。因此,各种像差仪检查所得数据仅可供本系统作引导激光切削之用。作为诊断用途时,不宜对两种不同系统所测量的结果直接进行比较。虽然各厂家推荐不同方法作为参考,但术前仍无确切方法验证波前像差检查数据是否准确。在临床中,多以连续几次检查结果是否一致和波前像差换算的屈光度与主观验光结果是否相似等,判断波前像差检查结果是否可靠。一般情况下,每只眼应进行 3~5 次检查,如果其重复性很高,波前屈光度与主观屈光度差异不超过 0.50 D,散光轴线相差不超过 15°,则可被接受。否则,应重复检查,直至达到满意效果。在比较各次检查结果时,尤其应注意比较视觉影响最大的像差成分,如彗差、球差等。如果可能的话,最好能够检查每次检查的原始图像,成像质量差的结果应当予以排除。另外,目前绝大多数像差仪假设瞳孔为圆形,且以瞳孔中心作为参考点对象差进行表述,所以在检查中应尽量保持瞳孔直径一致。

角膜地形图引导手术仍以 Placido 环地形图数据为主,这些数据直接反映角膜前表面的弯曲度，有些系统采用角膜断层照相的数据，直接测量角膜各点的厚度及其隆起度，但其屈光力的数据是间接推算的，所以有一定的局限性。应根据不同实际需要选取引导的方法。

(二)切削方案的制订

获得准确的波前像差或地形图数据后，下一步是制订切削方案。首先要决定采用波前引导还是地形图引导。一般来说，波前引导手术旨在矫正全眼像差，多用于无既往角膜手术史的眼睛，而地形图引导的手术直接诊断角膜的像差，多用于处理手术并发症或严重的不规则角膜。但近来也有些学者主张地形图引导手术用于初次手术。

在一系列检查结果中选出最可靠的数据后，就可利用各自的软件开始切削方案的设计，由于各厂家的软件不同，可供调整的参数和各种功能也不尽相同，在实际应用中宜多参考厂家的指引和其他用户的经验。在制订切削方案时应考虑下列问题。

(1)切削区的大小：对于初次手术，原则上选择尽可能大的切削区直径，以期获得较好的术后视觉质量。对于再次手术情况常常比较复杂，由于最大切削深度与切削直径的平方成正比，剩余的角膜床厚度往往允许采用大的切削区。对于症状严重的患者，即使采用较小的切削区(如 5.0 mm)也可明显改善术后的视觉质量。由于这些患者角膜非常不规则，再次手术后屈光度往往不理想，还存在需手术矫正残余屈光度的可能性，所以在设计再次手术方案时应“留有余地”，不宜一味追求采用大的切削区直径。

(2)矫正的目标：有些系统默认矫正所有的高阶像差，而有些系统允许用户选择欲矫正的像差项。是否矫正全部像差需具体分析。第一，对于各种高阶像差成分对视觉的影响尚有学术争论，某些像差成分对视觉质量影响不大甚至有好的作用。第二，应分析检查结果中高阶像差哪些成分是导致患者光学并发症的主要原因。选择矫正主要的高阶像差成分可节省角膜，同时可避免多种像差成分之间的相互影响。

(3)手术参数的调整：与传统手术一样，波前引导手术往往也需要有参数调整的过程。用于传统手术的参数调整方案不宜直接用于波前引导手术。在调整参数前，应对环境温湿度、角膜刀、角膜床暴露时间等影响因素尽量控制到一致。应注意高阶像差与低阶像差之间以及各高阶像差成分间的相互影响。

(4)对于高度不规则的角膜，采用地形图引导切削手术时，往往难以一次获得准确的屈光度矫正。可考虑采用分次手术的方法，即第一次手术先恢复角膜的规则性，隔一段时间后再做第二次手术解决残余的屈光不正。

(三)激光的投射

理想的矫正效果最终须由将所制订的切削方案引导激光准确投射到角膜进行切削来实现。由波前像差数据或角膜地形图引导的角膜切削方案是一个复杂的图案，激光切削时，这一图案必须在角膜表面精确地与追踪系统对合，确保每个激光脉冲均投射在角膜正确的位置上。

传统近视性准分子激光原位角膜磨削术对偏中心切削有一定的容忍度，一般来说，偏中心切削若$<$0.5 mm 则通常不会明显影响术后视力(但会引起彗差等增加，视觉质量下降)。但是，个体化切削手术则对切削区中心的准确性有很高的要求。有研究报道，偏中心 0.1 mm 即可对高阶像差的矫正产生影响。要确保激光的准确投射，往往依赖精准的跟踪系统。手术中患者的眼球运动是非常复杂的，至少包括 6 种不同的模式：水平平面运动、垂直平面运动、水平旋转、垂直旋转、眼旋、上下移动。此外，瞳孔直径变化引起的瞳孔中心变化也影响切削的准确性。所以，理想的跟踪系统必须能够识别和追踪上述的眼球运动变化并在极短时间内作出补偿。一般来说，

眼球跟踪的工作过程均由采样、计算和扫描镜调整3个部分组成，而这三个部分均需耗时，其所需时间的总和即为该跟踪系统的总响应时间。其中某一个部分速度快并不一定意味该系统的跟踪速度快，在评价时应综合考虑。跟踪系统应能配合激光机的工作要求。一般来说，激光频率越高、光斑越小，则要求跟踪系统速度和精度越高。例如对于200 Hz的激光，激光脉冲间隔为5毫秒，如果跟踪系统的总响应时间大于5毫秒，则必然漏掉一些激光脉冲，跟踪效果随之降低。

由于视轴与入射瞳中心往往不重合，在传统手术中，常需进行微调，使切削中心位于视轴。但个性化手术由于在检查时以瞳孔中心为参考点，计算中已考虑了视轴与入射瞳中心偏差的因素，因此在手术中应将切削中心设定为入射瞳中心，而且应通过调整照明亮度等措施尽可能调整瞳孔直径与检查时相同，以减少瞳孔中心偏移所造成的影响。

三、存在的问题

个体化切削使准分子激光屈光手术的疗效上了一个新台阶，但在临床应用中仍存在一些问题亟待解决。角膜并不像一块塑料，手术中对角膜组织进行切削后，角膜发生的改变是极其复杂的，而且每个人角膜对手术的反应均不同。例如有研究发现，准分子激光原位角膜磨削术手术切断了角膜胶原纤维，破坏了胶原纤维间的相互联结，结果可导致切削区旁角膜胶原轻度水肿增厚，并导致屈光度改变。角膜的这一生物物理改变存在明显的个体差异，令手术的最终效果存在较大差异。所以，理想的个性化手术不仅应有个性化的手术切削方案，还应对每一个体角膜术后的生物力学改变作出个体化的分析和预测。但在现阶段，我们距离这一目标尚有很大的距离。另外，高阶像差是动态变化的，人眼的总体像差在一生中随年龄不断改变，高阶像差的各个成分及其组合对视觉的影响也极其复杂，对此认识也相当粗浅。

（吴国庆）

第十六章

弱视与斜视

第一节 弱 视

一、概述

眼球无明显器质性病变，而单眼或双眼矫正视力仍达不到0.8者称为弱视。弱视是一种严重危害儿童视功能的眼病。

二、病因与分类

（一）斜视性弱视

为了克服斜视引起的视觉紊乱及复视，视觉中枢主动抑制斜视眼的视觉，久而久之形成弱视。一般斜视发病越早，产生抑制越快。据统计，约有50%斜视儿童有弱视现象。

（二）形觉剥夺性弱视

形觉剥夺性弱视指婴幼儿因睑裂缝合术而致重度上睑下垂，或长期遮蔽阻止光线入眼，影响黄斑发育而引起的弱视。

（三）屈光不正性弱视

屈光不正性弱视常见于双眼屈光不正而又未佩戴矫正眼镜的患者，由于黄斑中心凹视细胞长期得不到充分刺激而引起弱视。

（四）屈光参差性弱视

由于两眼屈光度数相差2.5 D以上，双眼黄斑上的物像大小相差约5%，使大脑融合发生困难，导致大脑皮质对屈光度较高的眼（或过小的物像）长期抑制，日久就发生弱视。

（五）先天性弱视

先天性弱视可能与新生儿黄斑部病变有关，从而影响视细胞功能的正常发育，导致眼球震颤，不能注视而出现视力障碍。

三、临床表现

单眼或双眼视力低下，常在0.3以下，且不能用镜片矫正，眼底检查正常。对单个视标的识别力比对同样大小排列成行的视标的识别力要高得多(增进2～3行),这称为拥挤现象或分开困难。此类患者多伴有眼位偏斜、眼球震颤或注视性质异常等特征。

四、诊断

(1)检查和矫正视力。

(2)鉴定注视性质、知觉视觉、融合功能主体知觉、屈光状态等。

(3)检查内外眼有无明显的器质性病变。

(4)对弱视患者,测定弱视是中心凹注视眼,还是旁中心凹注视眼。以便在治疗时选择适当方法。

中心凹注视者用遮盖治疗疗效好,而旁中心凹注视眼用红色滤光胶片法作遮盖治疗效果好。

五、治疗

弱视应在学龄前(5岁前)积极治疗。年龄越小、疗效越好,成年后治疗无效。

(1)验光配镜散瞳验光,戴准确度数的眼镜。

(2)矫正斜视促进双眼单视、提高弱视能力是治疗弱视的最基本方法。

(3)增视疗法常用疗法有以下几种。①遮盖疗法:两眼戴矫正眼镜后,遮盖视力好的眼强迫弱视眼看东西,使其锻炼而提高视力。在遮盖期间,要观察健眼的视力状况,不使其视力减退,故健眼遮盖数天应打开一天,以防健眼发生遮盖性弱视。本法对中心凹注视者疗效好。②红色滤光胶片:将620～700 mm波长的红色滤光胶片贴在旁中心注视眼的眼镜片上,每天贴2～3小时,而健眼仍遮盖住。红光能促使圆锥细胞活跃,使旁中心凹注视自发地转变为中心凹注视。③后像疗法:此疗法对旁中心凹注视转变为中心凹注视有一定效果。④光栅刺激疗法:嘱患儿戴好矫正眼镜,遮住健眼,接通电源使条栅旋转,患儿用彩色铅笔在有图案的玻璃板上重复描画。开始每天1次,以后隔天1次、3天1次,直至每周1次,以巩固疗效。⑤光学药物压抑疗法。⑥判点训练及穿珠训练。

(赵爱云)

第二节　共同性斜视

共同性斜视是指眼外肌功能异常,一对拮抗肌的力量不平衡,在双眼注视同一目标时,一眼注视而另一眼出现偏斜的现象,偏于内侧者为内斜,偏于外侧者为外斜。

一、共同性内斜视

(一)病因

共同性内斜视的融合功能不健全,不能双眼单视,也不能形成正常的立体视觉。

1.调节性内斜

调节性内斜多发生在3岁左右的幼儿,因过度调节而增强集中能力,形成内斜视。

2.非调节性内斜

非调节性内斜多在出生后即可发病。两眼视力虽然相等又无明显屈光不正,但因眼外肌解剖异常。集合力过强,特别是外直肌发育不良、功能较弱或者受过损伤,使外展较弱而形成内斜视。

(二)临床表现

(1)眼位向内偏斜,其表现形式可能为单眼性或交替性。①单眼性斜视多一眼视力好,注视眼固定于该眼;另一眼视力差,成为固定性斜视眼。②交替性斜视多因双眼视力都好,任何一眼都可作为注视眼或斜视眼,呈交替出现。

(2)眼球运动正常。

(3)角膜映光法检查,一眼反光点在角膜中央,另一眼反光点偏向角膜的颞侧。

(4)一眼或双眼中有中等或中等度以上的远视。

(5)第一斜视角和第二斜视角相等。

(6)经常偏斜眼长期处于被抑制状态,最终形成失用性弱视。

(三)治疗

(1)儿童内斜视合并有远视眼者应验光配镜,以矫正其斜视和恢复双眼单视功能,常可使眼位得到满意的矫正。

(2)滴用阿托品眼膏麻痹睫状肌,消除调节作用,防止和治疗失用性弱视。应先滴健眼使其视力模糊,迫使斜视眼得到锻炼,以提高视功能。如此反复多次,内斜视可得到矫正。经治疗一年以上无效者,可考虑手术矫正,术后仍需配镜。

(3)非调节性内斜可考虑手术治疗,手术应当从幼年时开始,关键时期为5岁前;成年以后难以恢复双眼单视功能,因而手术只是解决美容问题。

二、共同性外斜视

(一)分类

共同性外斜视指双眼注视同一目标时,一眼眼轴出现不同程度的外斜征象。根据其发病情况,它可分为以下两类。

1.原发性共同性外斜视

原发性共同性外斜视由中枢性的辐辏与分开兴奋的不平衡或融合功能太差所致。

2.继发性共同性外斜视

继发性共同性外斜视多由辐辏减弱或失去作用所致,可见于没有双眼单视功能的内斜视。其内斜程度随年龄增长而减弱,并逐步形成外斜视。

(二)临床表现

(1)眼位向外偏斜,双眼向同一目标注视时,其中一眼向外偏斜,其偏斜眼根据其类型不同而表现不一。原发性者开始为间歇性,以后为恒定性。继发性者为恒定性外斜,是由原来内斜视自然转化而来。

(2)斜视度变化较大,清晨思想集中时,斜视度明显减小,精神不集中时斜视角加大。

(3)眼球运动正常。

(三)治疗

(1)进行弱视治疗,做融合功能训练,提高辐辏能力。

(2)手术矫正。要尽早进行手术,其原则是两眼外直肌后退。

(3)戴高度凹透镜,达到最好视力。

(4)建立双眼视觉。

(赵爱云)

第三节　非共同性斜视

非共同性斜视是指眼位偏斜,双眼分别注视时和各方向注视时测量的偏斜角不同,第二斜视角大于第一斜视角;眼球向一个或者几个方向运动受限制;可有复视及代偿头位。

一、临床特点

(一)临床表现

复视和眩晕;眼球运动障碍;眼位偏斜,双眼分别注视时和向各方向注视时测量的偏斜角不同,第二斜视角大于第一斜视角;可有复视及代偿头位。

(二)误诊分析

临床上易误诊为非共同性斜视的疾病特点如下。

1.先天性斜颈

有产伤史,生后即发现颈部胸锁乳突肌呈索条状,头向患侧斜。而眼科斜颈胸锁乳突肌不强硬,闭合一眼后头位改善或消失。

2.共同性斜视

多在5岁前发病,病因未明。无明显自觉症状,眼球运动正常,第一斜视角等于第二斜视角,向各方向注视的斜视度不变。

3.牵制性斜视

由于眼眶内肌肉或筋膜的异常对眼球产生牵制力,限制眼球的运动,产生的斜视称为牵制性斜视。病因有先天发育异常或后天外伤手术。此病被动牵拉试验阳性。

4.眼球后退综合征

先天性眼球运动异常,Ⅰ型有患眼外转受限,第一眼位可视正位,内转时睑裂缩小,眼球后退。有代偿头位。

5.眼眶肿瘤或炎性假瘤

可引起眼球突出和眼球运动受限;眶壁骨折肌肉嵌顿可导致眼球运动受限,患者自觉复视。

6.甲状腺相关性眼病

有或无甲状腺功能亢进病史,单眼或双眼突出,上睑退缩和迟落,结膜充血,眼外肌肌腹肥大,常引起眼位偏斜和眼球上转、外运动转受限。患者常有复视。

7.重症肌无力

可累及提上睑肌和所有眼外肌,根据受累肌肉可有上睑下垂和不同方向眼球运动受限。常在晨起较轻,下午加重,休息后减轻。新斯的明试验阳性。

二、辅助检查

(一)眼球运动检查

观察双眼运动是否对称及有无运动限制或过强。

(二)复像检查

复像检查可有麻痹眼和麻痹肌。

(三)眼科全面检查

眼科全面检查包括裂隙灯检查和眼底检查。

(四)影像学检查

B 型超声、眼眶和颅脑 CT、MRI 等有助于眼眶及神经系统疾病的诊断。

(五)Hess 屏检查

Hess 屏检查用以明确麻痹眼及肌肉。

(六)试验检查

(1)牵拉试验:检查眼外肌有无运动限制。

(2)考虑重症肌无力时,应作新斯的明试验。

(七)其他检查

(1)视力:分别检查双眼视力(包括裸眼、矫正和小孔视力),确定有无弱视。

(2)用角膜映光法和三棱镜测量眼球在第一眼位和各方位的斜视度。测量第一偏斜角和第二偏斜角。

(3)神经科检查:寻找麻痹性斜视的病因,内科检查除外内分泌疾病。

三、治疗要点

(一)治疗原则

先天性麻痹性斜视患者应早期手术,以给患儿创造发展双眼视觉的条件。对后天性麻痹性斜视患者,应首先弄清病因,针对病因进行治疗。在排除其他疾病,或者病情稳定一段时间后,才可考虑其他疗法。

(二)具体治疗方法

1.药物疗法

全身使用神经营养药,给予维生素 B_1、维生素 B_{12} 或者三磷腺苷等药物治疗,或者针对原发病进行药物治疗。

2.光学疗法

在 10°以内的斜视,可试戴三棱镜以消除复视。由于麻痹性斜视患者其斜视度随注视方向而变动,所以只能矫正位于正前方以及正下方的复视。

3.手术治疗

在弄清病因或证明其已停止发展、保守治疗无效的情况下,病情稳定 3～6 个月以后,可考虑手术治疗。

4.眼眶疾病

由眶内炎症引起者经抗感染治疗后可好转。有肿瘤者应手术摘除。眼眶骨折应在发病早期尽早手术,错误手术时间可使肌肉及筋膜组织发生粘连硬化而导致手术失败。

5.甲状腺相关性眼病

甲状腺相关性眼病以内科治疗为主，眼部局部滴用或球后注射皮质激素。眼位稳定后可行手术矫正斜视。

（赵爱云）

第四节　麻痹性斜视

一、概述

由于支配眼肌运动的神经核、神经以及眼外肌本身麻痹所致的斜视，称为麻痹性斜视。它分为先天性和后天性两种。

二、病因

（一）颅内疾病

病毒或细菌引起的大脑炎、脑膜炎、脊髓前角灰质炎、周围神经炎等导致眼肌麻痹。

（二）肿瘤

颅内、眶内、鼻咽部肿瘤压迫支配眼外肌的神经核、神经或眼肌本身，使眼肌麻痹。

（三）血管病变

颅底动脉瘤、高血压动脉硬化、颅内出血等常可引起眼肌麻痹。

（四）外伤

头颅外伤损伤了支配眼外肌的神经而使眼外肌麻痹。

（五）毒素

急性一氧化碳中毒或铅中毒损伤神经系统，可致眼肌麻痹。

（六）B族维生素缺乏症

B族维生素缺乏症可引起多发性神经炎，也可导致第Ⅰ、Ⅳ和Ⅵ对脑神经不同程度的损伤而致眼外肌麻痹。

三、临床表现

（一）眼位偏斜，眼球运动障碍

当某一条眼外肌麻痹时，其拮抗肌力量相对过强，眼向麻痹肌作用相反的方向偏斜，向麻痹肌作用的方向转动受限。如外直肌麻痹，则眼球向外转受限而内斜；若内直肌麻痹，则内转受限而外斜。

（二）复视

因融合功能破坏而产生复视，将一个物体看成两个物体。定向定位障碍，头晕恶心，步态不稳，当遮蔽一眼时，症状明显减轻或消失。

（三）代偿性头位

为克服复视的干扰，患者自动将头倾向麻痹肌作用的一侧。与此同时还可转动脸部克服内外直肌麻痹引起的复视；或将下颏上举或内收，再加上轻度转脸克服上下直肌麻痹引起的复视；或以头向肩部歪和下颏及脸的转动克服上下斜肌麻痹所致的复视，其目的是为获得双眼单视、避免复视。

（四）第二斜视角大于第一斜视角

用患眼注视时大脑皮质需增强对麻痹肌的神经冲动，这冲动也同时传递给麻痹肌的配偶肌，引起健眼大幅度偏斜，故第二斜视角大于第一斜视角。

四、诊断

（一）眼球运动检查

让患者向六个诊断眼位注视以寻找麻痹肌。如一眼向鼻侧、颞侧、颞上、颞下、鼻上、鼻下转动受限，分别表示内直肌、外直肌、上直肌、下斜肌或上斜肌及下直肌等相应眼外肌的麻痹。若眼球固定不动，则为全眼各眼外肌都麻痹。

（二）复像测定

先测定同侧复像；再确定是以水平分离为主还是以垂直分离为主。复像有无倾斜，按六个诊断眼位查出最大分离方位及周边物像属何眼。

（三）综合分析代偿头位

（1）右眼向左侧转动受限，呈同侧复像，水平分离为主。最大分离方位在右侧，周边物像属右眼，患者脸向右转，即是右外直肌麻痹。

（2）右眼向右上方转动受限，交叉复像，垂直分离为主。最大分离方位是右上方，周边物像属右眼，患者下颏上举，脸向左侧转，头稍向左肩歪，即为右上直肌麻痹。

（3）右眼向鼻上方转动受限，同侧复像，垂直分离为主，像朝颞侧偏斜，最大分离方位是左眼颞上方即右眼鼻上方，周边物像属右眼，患者头向右肩歪，下颏上举，脸稍向右侧转，即为右下斜肌麻痹。其余类推。

五、治疗

（1）根据各种病因，采取相应措施，及时准确地进行治疗。对于病因不明者，可采用皮质激素及抗生素常规治疗。常规服用B族维生素、血管扩张剂、能量合剂，可辅以理疗、针灸治疗。

（2）遮蔽一眼消除复视，改善代偿头位。

（3）经治疗半年无效，且有明显斜视，眼视角稳定者，应考虑手术治疗。手术原则以达到正常眼位、保持两眼外肌肌力平衡为目的。

（叶　峻）

参考文献

[1] 张翠英,王丽娟,张华.临床眼科疾病检查与治疗[M].上海:上海交通大学出版社,2024.
[2] 孟祥波,王芳,边俊杰.现代眼科疾病治疗精要[M].上海:上海交通大学出版社,2024.
[3] 宋学英,郭建莲,尉明花.眼科实用技术与疾病诊治[M].上海:上海交通大学出版社,2024.
[4] 杜珍.当代五官科诊疗技术[M].长春:吉林科学技术出版社,2023.
[5] 陈景尧.现代眼科学理论与临床诊疗指南[M].长春:吉林科学技术出版社,2023.
[6] 姜浩.眼部健康与疾病防治[M].天津:天津大学出版社,2023.
[7] 刘莛.临床常见眼科疾病诊疗与病案教学探讨[M].北京:中国纺织出版社,2022.
[8] 刘君.现代耳鼻咽喉与眼科疾病诊疗精粹[M].济南:山东大学出版社,2022.
[9] 李会琳,于楠楠,金迪,等.眼科学基础与疾病诊治[M].北京:中国纺织出版社,2022.
[10] 于丰萁.眼科及屈光手术新进展[M].上海:上海交通大学出版社,2023.
[11] 张利娟,张霜霞,张利,等.眼科常见手术与临床实践[M].上海:上海科学技术文献出版社,2023.
[12] 李沭岩.实用眼科学理论基础与实践[M].上海:上海交通大学出版社,2023.
[13] 张慎成,张丹丹,王建刚,等.现代眼科常见病规范化诊疗[M].上海:上海交通大学出版社,2023.
[14] 冯霞,马玉红,郭红芳.眼科学基础与临床[M].上海:上海交通大学出版社,2023.
[15] 韩启超,张素红,牟丽丽.眼科疾病诊疗学[M].沈阳:辽宁科学技术出版社,2022.
[16] 卢素芬,吴素虹.眼科专科护理管理学[M].北京:人民卫生出版社,2022.
[17] 张海涛,王述强,赵阳忠.临床眼科诊断与治疗探究[M].西安:陕西科学技术出版社,2022.
[18] 任胜卫,赵东卿.实用干眼诊疗学[M].郑州:郑州大学出版社,2022.
[19] 刘汉生,唐罗生.眼科功能影像检查[M].北京:科学出版社,2021.
[20] 吕红彬.眼科精选病例分析[M].北京:中国科学技术出版社,2021.
[21] 蒋敬霞,门盛男,耿斐,等.眼科护理与临床用药[M].成都:四川科学技术出版社,2021.
[22] 沈健,胥利平,付琳.眼科临床技能操作[M].北京:科学出版社,2021.
[23] 林浩添.眼科裂隙灯显微镜操作手册[M].北京:人民卫生出版社,2021.
[24] 王莉,储三军,贾飞.眼科常见疾病诊断与治疗精要[M].上海:上海交通大学出版社,2024.

[25] 杨笑天，侯勇生，王朝.眼科诊疗技术与临床[M].北京：中国纺织出版社，2024.
[26] 高玉.图解常见眼部疾病防治[M].西安：陕西科学技术出版社，2023.
[27] 韩冰.常见眼科疾病诊断与治疗[M].哈尔滨：黑龙江科学技术出版社，2023.
[28] 张健，袁彩云.眼科临床经验集[M].长沙：湖南科学技术出版社，2021.
[29] 黄永志，张明.华西眼科特殊检查操作手册[M].成都：四川大学出版社，2021.
[30] 吴革平.耳鼻咽喉与眼科疾病临床诊疗技术[M].济南：山东大学出版社，2021.
[31] 吕帆.眼科学[M].北京：高等教育出版社，2021.
[32] 陈夫胜，王历阳.全科医师眼科学[M].北京：北京科学技术出版社，2021.
[33] 郑广瑛.外伤性白内障显微联合手术学[M].北京：人民卫生出版社，2023.
[34] 乔春艳.前房角镜检查图谱[M].北京：人民卫生出版社，2023.
[35] 黎晓新.实用眼科学[M].北京：人民卫生出版社，2023.
[36] 张斌，李军，何伟.年轻眼科医师基于手术模拟器的小切口白内障囊外摘除手术培训的有效性评估[J].国际眼科杂志，2023，23(9)：1564-1567.
[37] 常恒，黄堂睿，程艺，等.恶性青光眼的诊疗进展[J].临床眼科杂志，2023，31(4)：372-377.
[38] 逯青丽，吴松笛.视网膜动脉阻塞："视网膜卒中"的认识与挑战[J].中国卒中杂志，2023，18(6)：712-719.
[39] 干静云，李青松，符之瑄，等.结膜松弛症动物模型的构建和评估[J].眼科学报，2023，38(4)：305-311.
[40] 孙旭光.《眼科手术相关性角结膜病变》一书出版[J].临床眼科杂志，2023，31(3)：269.